전공의들이 쓴

의과대학생, 전공의를 위한

신경과매뉴얼

Manual of Neurology

제2판

집필진(가나다순)

강동완 (서울대병원 신경과 전공의 수련: 2013/03~2017/02)
김경준 (서울대병원 신경과 전공의 수련: 2008/03~2012/02)
김준순 (서울대병원 신경과 전공의 수련: 2008/03~2012/02)
김진아 (서울대병원 신경과 전공의 수련: 2016/03~2020/02)
김태정 (서울대병원 신경과 전공의 수련: 2010/03~2014/02)
박기홍 (서울대병원 신경과 전공의 수련: 2007/03~2011/02)
선우준상 (서울대병원 신경과 전공의 수련: 2007/03~2011/02)
신제영 (서울대병원 신경과 전공의 수련: 2006/03~2010/02)
신채원 (서울대병원 신경과 전공의 수련: 2007/03~2011/02)
이우진 (서울대병원 신경과 전공의 수련: 2012/03~2016/02)
이웅우 (서울대병원 신경과 전공의 수련: 2006/03~2010/02)
장윤혁 (서울대병원 신경과 전공의 수련: 2015/03~2019/02)
정종원 (서울대병원 신경과 전공의 수련: 2008/03~2012/02)
정한영 (서울대병원 신경과 전공의 수련: 2010/03~2014/02)
황성은 (서울대병원 신경과 전공의 수련: 2013/03~2017/02)

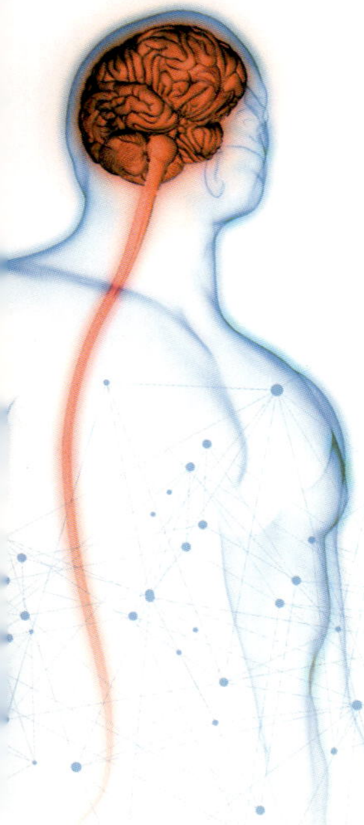

SNUH

전공의들이 쓴

의과대학생, 전공의를 위한

신경과매뉴얼

Manual of Neurology

제2판

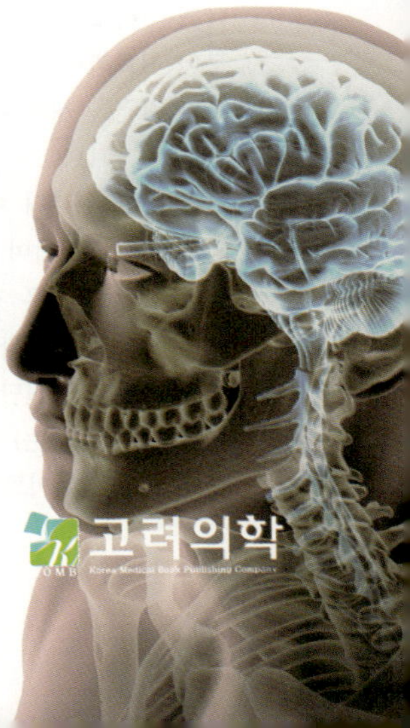

SNUH

서울대학교 의과대학 신경과학교실

Department of Neurology, Seoul National University College of Medicine

고려의학

머리말

많은 의과대학생들이 이론을 배우고 병원 실습 과정을 거치면서 가장 어려워하는 과목 중의 하나로 '신경과학'을 뽑는 경우가 많습니다. 전공의 수련 과정에서도 타과 전공의뿐만 아니라 신경과 전공의들조차도 초년 시절에는 신경과 환자를 대함에 있어 막연한 두려움과 긴장을 느끼는 경우가 태반입니다. 아마도 신경과와 관련된 신체 부위의 해부학적 복잡함과, '신경'영역의 특성 상 매우 다양한 병태생리 및 증상 발현이 가능하고, 그에 따라 정확한 감별진단이 매우 까다롭기 때문일 것입니다.

'신경과학'이 워낙 방대한 양의 학문이기에 하나의 작은 책으로 모든 내용들을 엮는다는 것이 당연히 어렵겠지만, 임상에서 신경과 환자에 접근함에 있어 길잡이 역할을 할 수 있는 매뉴얼이 있다면 많은 도움이 될 것이라는 생각이 들었고, 이에 본 신경과학 교실에서 학생들과 전공의들(특히 신경과 초년 전공의 및 타과 전공의)을 위한 매뉴얼 핸드북을 제작하게 되었습니다. 신경과에서 볼 수 있는 가장 흔하고 대표적인 증상들과 질환들을 중심으로 다뤘는데, 보통 임상학과 매뉴얼들과 다른 점은 해당 증상/질환에 대해 접근부터 치료까지의 모든 과정을 언급하기보다는, 주로 환자의 감별진단을 위한 초기 접근 단계에 대해서 중점적으로 다루고자 했다는 점입니다.

병력 청취부터 이학적/신경학적 검진으로 이뤄지는 초기 과정은 신경과 의사로서 기본이며 가장 중요한 단계임에도 불구하고, 최근 진단적 검사 기술의 발달로 많은 전공의들이 손쉽게 검사에만 의존하려 하기에, 본 매뉴얼에서는 기본적인 과정의 중요성을 되새기고자 했습니다. 본 매뉴얼을 바탕으로 환자의 감별진단을 시행한 후, 다음 단계인 최신 진단법이나 치료법(수시로 업데이트 되는) 등에 대해서는 각종 교과서 및 문헌 고찰을 통해 스스로가 지식을 업데이트해야 할 것입니다.

본 의국에서 전공의 수련과정을 막 마치고 현재 공중보건의사로 재직 중인 여러 제자들이 전공의 수련과정의 경험을 바탕으로 직접 집필해 주었는데, 김준순 군을 포함해 집필에 참여해 준 제자들과 검토 과정에 애써준 전공의들에게 고마움과 격려의 말을 전하고 싶고, 출판 과정에 많은 도움을 주신 고려의학 관계자 분들께도 감사의 인사를 전하는 바입니다. 첫 작업인 만큼, 내용과 형식에 있어 여러 부족한 점이 있을 것입니다.

본 매뉴얼을 보고 실제로 활용함에 있어 개선, 수정되어야 할 내용 및 오류에 대해서는 언제든지 neurologymanual@hotmail.com으로 의견을 개진해 주시면 추후 개정판 출판에 많은 참고가 될 것입니다. 아무쪼록 본 매뉴얼이 많은 의과대학 학생들과 전공의들의 신경과학 학습 및 임상 진료 활용에 밑거름이 되길 기원합니다.

서울대학교 의과대학 신경과학교실
교수 전범석

CONTENTS

01 신경과 환자로의 접근(Approach to patients with neurologic disorders) 1
주치의 노트 1 / 13

02 반신마비(Hemiplegia) 15
Case discussion 1 / 26
Case discussion 2 / 27

03 실어증(Aphasia) 31
Case discussion / 38

04 실조증(Ataxia) 39
Case discussion / 51

05 이상운동질환(Approach to movement disorders) 53
Case discussion / 71

06 발작과 뇌전증(Seizure and Epilepsy) 73
Case discussion / 88

07 급성 시각 장애(Acute Visual Disturbance) 91
주치의 노트 1 / 110
Case discussion / 111

08 현훈(Vertigo) 113
Case discussion / 125

09 두통(Headache) 127
Case discussion / 136

10 두개내 뇌압 항진(Increased intracranial pressure, IICP) 139
Case discussion / 149

11 실신(Syncope) 151

12 혼수(Coma) 157

13 척수병증(Myelopathy) 169

주치의 노트 1 / 180

주치의 노트 2 / 182

Case discussion 1 / 184

Case discussion 2 / 186

14 말초신경병증(peripheral neuropathy) 189

Case discussion 1 / 218

Case discussion 2 / 220

15 근위약(Muscle weakness) 223

Case discussion / 237

16 뇌졸중(Stroke) 241

Case discussion / 259

17 각종 뇌졸중 증후군 및 일과성 허혈 발작
(Selected stroke syndromes & Transient ischemic attack) 261

Case discussion / 273

18 중추신경계 감염(CNS infection) 275

Case discussion / 289

19 다발경화증 및 기타 중추신경계 탈수초질환
(Multiple sclerosis and other CNS demyelinating disease) 293

Case discussion / 308

20 치매(Dementia) 311

Case discussion / 321

21 종양과 신경계(Neuro-oncology) 323

22 알코올과 관련된 신경계질환(Neurology of Alcoholism) 329

주치의 노트 1 / 341

Case discussion / 342

23 외상성 뇌손상(Traumatic brain injury) 345

24 대사장애/전신질환과 관련된 신경계 이상
(Metabolic, Systemic disease-related neurology) 353
Case discussion 1 / 372
Case discussion 2 / 373

25 뇌척수액 검사(CSF study) 375

26 신경과적 응급(Neurologic Emergency) 381
주치의 노트 1 / 406
주치의 노트 2 / 408

27 타과에서 자주 의뢰되는 신경과적 문제(Consultation for Neurology) 409
Consult 1 / 410
Consult 2 / 412
Consult 3 / 414
Consult 4 / 415
Consult 5 / 417
Consult 6 / 418

찾아보기 421

표 1-1. 대뇌 반구의 해부학적 위치에 따라 보일 수 있는 임상 증상 / 7
표 1-2. 상부운동신경세포 징후 (upper moton neuron sign) vs 하부운동신경세포 징후 (lower motor neuron sign) / 8
표 1-3. 추체로 징후(pyramidal tract sign) vs 추체외로 징후(extra-pyramidal tract sign) / 9
표 1-4. Etiologic categories in neurology / 10
표 1-5. 건반사 정도 표시 방법(Tendon reflex grading scale) / 13

표 2-1. MRC (Medical Research Council) 5단계 근위약 척도 / 19
표 2-2. 두점분별 부위별 정상치 / 20

표 3-1. 실어증의 분류 / 35

표 4-1. 소뇌 실조증 vs. 감각 실조증 / 41
표 4-2. 소뇌 실조증 vs. 전정 실조증 / 41
표 4-3. 산발성 실조증의 원인 / 41
표 4-4. 증상 발생 시기에 따른 실조증의 감별 진단 / 44
표 4-5. 실조증을 유발할 수 있는 약물의 예 / 45

표 5-1. 파킨슨증을 유발할 수 있는 질환들 / 57
표 5-2. 파킨슨증을 유발하는 주요 약물 / 62
표 5-3. Tremor를 유발할 수 있는 약물 / 63
표 5-4. Tremor의 주요 감별 진단 / 63
표 5-5. 무도증이 나타날 수 있는 주요 질환 / 66
표 5-6. 무도증의 감별 진단을 위한 검사 / 67

표 6-1. ILAE 2017 Classification of Seizure / 75
표 6-2. 뇌전증의 편측화 소견 / 76
표 6-3. 측두엽 뇌전증(TLE)과 전두엽 뇌전증(FLE)의 임상양상 비교 / 76
표 6-4. 실신과 발작의 감별 포인트 / 82
표 6-5. Circumstances in which a single seizure may be treated / 83
표 6-6. Choosing an antiepileptic drug for specific conditions / 84

표 7-1. RAPD의 의미 및 나타나는 경우 / 94
표 7-2. 시야 수평 결손을 보일 수 있는 경우 / 101
표 7-3. Retrobulbar optic nerve 압박의 원인 / 103
표 7-4. 단안성 복시의 원인 / 104
표 7-5. Painful ophthalmoplegia의 다양한 원인 / 105
표 7-6. Internuclear ophthalmoplegia의 원인 / 108
표 7-7. 대뇌피질 병변에 따른 다양한 임상 증후군(시각 관련) / 110

표 8-1. BPPV의 침범 부위에 따른 안진 소견과 사용되는 정복술 / 122

표 9-1. 두통 환자에서의 병력 청취 항목 / 128
표 9-2. 두통 환자에서의 신체 검진 및 신경학적 검진 항목 / 129
표 9-3. 이차성 두통 / 129

표 9-4. 이차성 두통을 의심해야 할 상황(Red Flag sign) / 130
표 9-5. 무조짐 편두통 진단 기준(ICHD-3) / 131
표 9-6. 편두통을 동반하는 전형적인 조짐의 진단기준 / 131
표 9-7. 편두통의 치료 / 132
표 9-8. 군발두통 진단기준 / 133

표 10-1. IICP를 일으킬 수 있는 신경학적 질환 / 143
표 10-2. Pseudotumor cerebri를 유발하는 원인 / 146
표 10-3. 뇌정맥 혈전증의 원인 및 위험인자 / 147

표 11-1. 실신과 발작의 구분 / 153
표 11-2. 실신의 감별 / 154

표 12-1. 혼수의 흔한 원인들과 주요 감별 포인트 / 167

표 13-1. Conus medullaris syndrome vs cauda equina syndrome / 173
표 13-2. Differential diagnosis of myelopathy / 176
표 13-3. 척수의 수질 내/외 종양에 따른 증상/징후 / 177
표 13-4. 병변 위치의 분류에 따른 대표적 척수 임상 증후군 / 181
표 13-5. ALS variants / 182

표 14-1. 신경생검이 도움이 되는 질환 / 194
표 14-2. 말초 신경병증의 대략적 분류 / 196
표 14-3. Small fiber neuropathy의 흔한 원인들 / 197
표 14-4. GBS의 아형과 그 특징 / 198
표 14-5. Mononeuritis multiplex의 원인 / 199
표 14-6. 주요 건반사와 관련 신경뿌리 / 202
표 14-7. 상지의 주요 신경 및 그 기능 / 214
표 14-8. 하지의 주요 신경 및 그 기능 / 216

표 15-1. 근육병/신경근육접합부 질환의 분류 / 226
표 15-2. 근육병을 일으킬 수 있는 원인 약제 및 독성 물질들 / 226
표 15-3. 외안근마비(external ophthalmoplegia)를 보일 수 있는 근육병 / 227
표 15-4. Myotonia를 보일 수 있는 근질환 / 228
표 15-5. 크레아틴 키나아제가 정상 혹은 약간의 상승만 보일 수 있는 경우 / 229
표 15-6. 피부근염(DM), 다발근염(PM), 봉입소체근염(IBM), 면역매개괴사근육병(IMNM)의 비교 / 233

표 16-1. 뇌졸중의 분류 / 242
표 16-2. 뇌졸중의 종류별 특이 사항 / 243
표 16-3. 뇌졸중을 일으키는 대표적인 원인 / 246

표 17-1. 대표적인 뇌줄기 침범 뇌졸중 증후군 / 265
표 17-2. 시상의 뇌졸중 발생 위치에 따른 임상증상 / 267
표 17-3. 뇌내 출혈에서 나타날 수 있는 다양한 안구 증상 / 268

표 17-4. ABCD2 score (TIA 이후 뇌졸중 발생 위험도를 예측하는 척도) / 269

표 18-1. 주요 중추신경계 감염의 종류에 따른 임상 경과 및 뇌척수액 소견 / 280
표 18-2. 연령 및 조건에 따른 감염 가능 원인균 및 이에 따른 경험적 항생제 / 282
표 18-3. 산발성 CJD와 새변이형 CJD의 특징 비교 / 287

표 19-1. 2017년 McDonald 다발경화증 진단기준 / 298
표 19-2. 2017년 McDonald 다발경화증 진단기준에서 공간파종과 시간파종을 만족하기 위한 MRI 기준 / 298
표 19-3. 다발경화증과 시신경척수염범주질환의 주요 항목에 대한 비교 / 300
표 19-4. 성인환자에서의 시신경척수염범주질환 진단기준(IPND, 2015) / 301

표 21-1. 자가면역뇌염의 임상특징 / 326
표 21-2. 자가면역뇌염의 치료법 / 327

표 22-1. 혈중 알코올 농도와 뇌기능 / 330
표 22-2 Clinical Institute Withdrawal Assessment from Alcohol-Revised(CIWA-Ar) scale / 337

표 23-1. Glasgow coma scale / 347

표 24-1. SIADH 및 중추요붕증의 원인 / 362
표 24-2. 만성 간기능 장애 환자에서 간성혼수를 유발할 수 있는 인자들 / 365
표 24-3. SLE 진단 기준 / 367
표 24-4. Sjögren syndrome 진단 기준 / 368
표 24-5. Behçet's disease 진단 기준 / 369
표 24-6. 침범혈관 크기에 따른 혈관염의 분류 / 370
표 25-1. 뇌척수액 검사의 적응 / 376
표 25-2. 요추 천자 검사의 금기 / 376
표 25-3. 뇌척수액 검사 항목들 / 378
표 25-4. 뇌척수액의 정상 수치 / 378
표 25-5. 주요 질환별 뇌척수액 소견 / 379

표 26-1. NIH stroke scale / 385
표 26-2. 정맥내 혈전용해제 투여의 적응증 / 388
표 26-3. 급성기 뇌졸중 환자의 혈압 관리 / 391
표 26-4. Recommendation for intubation / 393
표 26-5. Neurologic disorder that can induce respiratory failure / 394
표 26-6. 중증근무력증에서 근위약을 악화시킬 수 있는 약제 / 395
표 26-7. 뇌전증 중첩증을 유발할 수 있는 원인들 / 396
표 26-8. 뇌전증 중첩증의 분류 / 397
표 26-9. 뇌전증 중첩증의 치료 프로토콜 / 400
표 26-10. 지속적 뇌파 감시의(Continuous EEG monitoring) 적응증 / 401
표 26-11. 주요 항경련제의 주요 부작용 / 401

표 26-12. Neuroleptic malignant syndrome / 402
표 26-13. Serotonin syndrome을 유발하는 약물 / 403
표 26-14. Serotonin syndrome과 Neuroleptic malignant syndrome과의 감별점 / 403

표 27-3. 하지불안증후군의 진단기준(International RLS Study Group) / 419
표 27-4. RLS에 사용되는 주요 약물 용량 / 420

그림 2-1. 반신마비 환자에서 가능한 병변의 위치 / 16
그림 2-2. 반신마비의 발현 시간 및 경과에 따른 대략적인 감별 진단 / 18
그림 2-3. 호먼큘러스(homunculus): 감각지도(left) & 운동지도(right) / 19
그림 2-4. 손가락 맞물림 검사(interlocking finger test) / 22
그림 2-5. 좌측 신경핵사이눈근육마비(left internuclear ophthalmoplegia)의 징후 / 24
그림 2-6. Case 2에서 가능한 병변 부위 / 29

그림 3-1. 언어기능과 관련된 대뇌피질 해부학 / 33

그림 7-1. 방향별로 안구의 운동에 작용하는 안구 근육들 / 95
그림 7-2. 각각의 안구운동 관련 뇌신경 마비 때 나타나는 눈의 위치와 red glass test 결과 / 96
그림 7-3. 침범 부위에 따라 나타날 수 있는 시야 결손 / 97
그림 7-4. Oculomotor Nucleus structure / 105
그림 7-5. Cavernous sinus structure / 107
그림 7-6. 좌측: Fundus photo(우안): optic disc swelling with blurred margin, 우측: brain MRI: T1-enhanced imaging에서 우측 시신경의 강한 조영증강이 나타남 / 112

그림 8-1. 우측 뒤반고리관결석에 의한 BPPV에서 행해지는 modified Epley maneuver / 120
그림 8-2. 우측 수평반고리관 canalolithiasis 때 행해지는 Barbeque maneuver / 121

그림 9-1. Brain MRI- 좌측부터 T1-enhanced, T2-FLAIR, GRE image임 / 137

그림 10-1. 다양한 형태의 뇌탈출 / 141
그림 10-2. Brain CT에서 급성기 혈전에 의한 고음영이 우측 가로정맥동에서 관찰됨 / 150

그림 11-1. 일시적인 의식소실 환자의 분류 및 감별진단 / 152

그림 12-1. 대뇌제거자세와 겉질제거자세 / 160
그림 12-2. 혼수 환자에서 나타날 수 있는 다양한 호흡 패턴 / 161

그림 13-1. 하부 척수의 구조 / 173
그림 13-2. 척수 단면에서의 topography / 180
그림 13-3. Spinal cord MRI: T2-weighted imaging, sagittal (left) and axial (right) view / 185
그림 13-4. Spinal cord MRI: T2-weighted imaging: axial view / 187

그림 14-1. 신경뿌리(A)의 담당 피부분절 및 각 말초신경(B)의 신경지배영역 / 192
그림 14-2. L4~5, L5~S1 사이의 추간판 탈출 시에 그 위치에 따라 영향을 받는 신경레벨이 달라지게 된다. / 203

그림 14-3. 상완신경총의 구조 / 204
그림 14-4. Thoracic outlet syndrome by cervical rib / 206
그림 14-5. 허리엉치신경총의 구조 / 207
그림 14-6. Piriformis syndrome 유발 검사 / 211
그림 14-7. 시행한 수술 자세 / 218
그림 14-8. Case 환자에서 신경전도검사(분홍색 원) 및 근전도검사(붉은 사각형) 결과 침범된 것으로 생각되는 신경 / 220

그림 15-1. 저빈도 혹은 고빈도의 자극을 주었을 때 모두 CMAP이 감소하는 중증근무력증에서의 반복신경자극 검사 소견(A) 및 50 Hz의 고빈도 자극을 주었을 때 CMAP이 크게 증가하는 램버트-이튼근무력증후군에서의 반복신경자극 검사 소견(B) / 230
그림 15-2. 근위약에 대한 감별을 위한 개략적인 순서도(앞뿔세포 이하의 병변) / 236
그림 15-3. H&E stain, (대퇴사두근에서 생검 시행) 근육내막(endomysium)에 염증세포 침윤이 현저한 것을 확인할 수 있다. / 239

그림 17-1. Wallenberg syndrome (Green) & Dejerine syndrome (Red)에서 침범되는 구조물 / 266
그림 17-2. Millard-Gubler syndrome에서 침범되는 구조물 / 266
그림 17-3. Benedikt syndrome (Green) & Weber syndrome (Red)에서 침범되는 구조물 / 266
그림 17-4. 시상의 공급혈관 구조 / 267
그림 17-5. 캘리포니아, 영국에서 4,089명의 TIA 환자를 대상으로 발병 2일, 7일, 30일, 90일째 뇌졸중이 발생할 위험도를 분석한 결과(Lancet. 2007;369:283-292) / 269
그림 17-6. Brain MRI/A: T2-FLAIR imaging (left) & angiography (right) / 274

그림 18-1. Brain CT (upper) and brain MRI-T2WI (lower) / 291

그림 19-1. 다발경화증의 다양한 진행 패턴 / 295
그림 19-2. Spinal cord MRI (T2-weighted, sagittal) / 309

그림 20-1. MoCA-K (Montral Cognitive Assessment test, Korean version) / 322

그림 21-1. 자가면역뇌염의 진단과정 / 328

그림 22-1. Brain MRI T2-weighted imaging (Left) and FLAIR imaging (Right) / 343

그림 24-1. Chvostek sign(좌측)과 Trousseau sign(우측) / 356

그림 25-1. 침상 모서리에 옆으로 누운 자세를 취하게 한다(Lateral decubitus position) / 377

01

신경과 환자로의 접근

(Approach to patients with neurologic disorders)

정한영

본 책의 첫 장에서는, 신경과 환자를 처음 마주했을 때 접근하는 틀에 대해서 이야기 하고자 한다. 다시 말해 '국소화(localization)'를 하는 방법에 대해서 설명하려 한다. Localization은 많은 신경과 교과서에서 언급하듯이 환자를 접근하는 데 중요한 과정 중의 하나로, 아래의 세 단계로 이루어지게 되는데, localization을 잘 하기 위해서는 자세한 병력청취와 신경학적 검진이 필수이다.

Step 1. 환자의 증상이 신경 계통의 문제로 발생했는가?

환자의 증상이 정말 신경계 질환에 의한 것인가를 판단해야 한다. 신경과 의사가 만나는 환자들 중에는 고령의 환자들이 많고 이들 중 대다수가 내과적 문제를 가지고 있다. 실제로 내과 질환으로 인해 신경학적 증상이 발생하는 경우도 흔하기 때문에, 환자의 주증상이 순수하게 신경계 질환에 의한 것인지, 내과적 문제가 동반된 것인지를 판단해야 한다. 또한 환자 증상이 기질적인 신경 질환에 의한 것이 아니라, 정신 질환에 의한 증상으로 나타날 수도 있기 때문에, 이도 항상 염두에 두어야 한다. 이 경우 대부분은 자세한 병력 청취, 꼼꼼한 신경학적 검진으로 감별이 가능하기 때문에, 필요하지 않은 검사를 함으로써 생기는 비용 지출과 시간 낭비를 막을 수 있다.

Step 2. 병변의 위치는 어디인가(Anatomic localization)?

이 과정이 신경과 환자의 진단에서 하이라이트라고 할 수 있다. 신경과 의사는 환자의 병력과 신경학적 검진을 토대로 병변의 위치를 판단한다. 이에 따라 환자에게 어떤 검사를 해야 할지 결정하고, 치료의 방향을 잡고 예후를 판단하게 된다. 많은 전공의들이 이 과정을 제일 어려워하는데, 반복을 통해서 숙지하면 어렵지 않게 접근할 수 있다. 거의 모든 신경과 질환은 아래 목록에 있는 부분의 문제로 발생한다. 위치별로 특징적인 점만 간략히 살펴보자(환자의 기본적인 신경학적 검진 방법과 운동, 감각 신경의 주행 경로는 알고 있어야 한다. Appendix 2, 3 참고).

1) 대뇌겉질(cortex)

a) 대뇌겉질은 단순히 운동, 감각을 담당하는 영역뿐 아니라, 다양한 고위기능(언어기능, 시각기능, 인지기능, 감정 조절 기능 등)을 영역별로 담당하기 때문에 환자가 운동, 감각이상 외의 다른 증상을 호소한다고 하면 반드시 감별해야 한다. 우성 반구, 비우성 반구 여부에 따라서도 다른 증상 및

징후를 보인다(Chapter 2 참고). 침범 영역에 따라 환자가 보일 수 있는 대표적인 증상들을 정리한 표를 참고하고(표 1-1), 더 자세한 내용은 해당 교과서를 참고할 필요가 있다.

b) 운동, 감각 증상이 있는 경우, 운동 및 감각 기능은 신체 부위별로 담당하는 겉질 부위가 다르므로, 이를 안다면 더 자세한 위치를 localization할 수 있다(그림 2-3).

2) 대뇌부챗살(corona radiata)

a) 환자가 위약감이나 감각 이상을 따로 혹은 동시에 호소할 때(다른 증상 없이) 유력한 침범 부위가 될 수 있다. 검진에서는 상부운동신경세포(upper motor neuron, UMN) 침범 징후(표 1-2)를 보인다. 이미 운동, 감각 신경 모두 교차지점 위쪽 레벨이기 때문에 증상과 병소는 서로 반대방향이 되게 된다.

3) 속섬유막(internal capsule)/시상(thalamus)

a) 위약감만 있으면서 상부운동신경세포 징후를 보인다면 속섬유막을, 감각증상만을 보인다면 시상을 감별목록에 넣어야 한다.

b) 둘은 위치상 연접해 있기 때문에 동시에 침범할 수 있다.

c) 시상의 경우는 감각증상뿐 아니라, 침범 부위에 따라 기억장애, 무감동(apathy), 무의지(abulia), 지남력장애, 시야장애 등의 증상을 보일 수 있다(Chapter 17 참고).

4) 기저핵(basal ganglia, BG, Chapter 5 참고)

a) Caudate nucleus, putamen, globus pallidus로 이루어진 시스템으로 대뇌겉질(특히 운동겉질)과 회로를 형성해 수의적 운동의 시작, 불수의적 운동의 억제, 근육 긴장도의 종합적 조절, 인지 기능 등에 관여하게 되며, 이곳의 이상은 추체외로 징후(extrapyramidal tract sign)를 야기하게 된다(표 1-3).

b) 이곳이 손상되면 각종 이상운동 증상(과운동, 서동증, 진전, 강직 등) 및 인지기능 장애를 유발할 수 있다. 임상적으로 파킨슨증, Huntington's disease, Wilson's disease 등을 유발할 수 있다.

5) 소뇌(cerebellum)

a) 위약감 없이 운동의 조절에 장애가 발생한다. 중심을 잡지 못하고 비틀거리거나(truncal ataxia), 병변쪽으로 쏠리거나, 병변과 동측인 손/발에서 사물에 대한 조준이 안 되고, 미세 동작을 수행할 수 없게 된다(dysmetria, dysdiadochokinesia). 심할 때는 의도성 진전(intentional tremor)이 보인다.

b) 주시유발 안진(gaze evoked nystagmus, GEN), 안뜰눈반사(vestibulo-ocular reflex, VOR)의 소실 등이 보일 수 있다.

6) 뇌줄기(brainstem) → 뇌신경(cranial nerve)

a) 모든 뇌신경핵이 위치해 있으며, 운동 및 감각 관련 신경들이 모두 지나가는 부위로, 다양한 증상을 보인다.

b) 해부학적 분포(topography)가 뇌줄기의 위에서 아래까지 계속 달라지기 때문에 localization에 가장 어려움을 느끼는 부분이기도 하다. 중간뇌(midbrain), 다리뇌(pons), 숨뇌(medulla)별로 대략적인 topography를 알아두고(Appendix 5 참고), 자주 나타나는 임상증후군은(예, Wallenberg syndrome) 기억할 필요가 있다(Chapter 17 참고).

c) 각종 뇌신경들이 뇌줄기에서 갈라져 나가게 되는데, 뇌신경별로 주행과정을 알아두면 많은 도움이 된다(특히 제2번 뇌신경(optic nerve)~제7번 뇌신경(facial nerve)까지는 전공의 초기에 외워두는 것이 많은 도움이 된다).

7) 척수(spinal cord) (Chapter 13 참고)

a) 여기서는 겉질 침범 징후나 뇌신경 침범 징후는 보일 수 없다.

b) 위약감, 감각 이상 증상을 보이는데, 위약감은 증상과 병변이 동측에 위치하게 되고, 감각 증상은 감각의 종류에 따라 병변의 동측(위치, 진동 감각)에 혹은 반대측(통증, 온도 감각)에 증상이 발생한다. 그 외 배뇨이상, 발기부전, 변실금 등을 보일 수 있다.

c) 상부운동신경세포 징후를 보이며, 증상이 어디냐에 따라 병변의 레벨이 결정된다(팔의 침범이 있다면 흉추 이하 레벨이 될 수 없을 것이며, 환자에게 감각층(sensory level)이 존재하다면 병변은 그보다 위일 것이다).

d) 환자의 증상이 양측성이라면 병변이 척수보다 더 위쪽일 가능성은 상대적으로 떨어진다.

e) 척수 안에서의 자세한 localization을 하려면 척수 단면에서 상행로, 하행로들이 어떻게 분포하고 있는지 알아둬야 한다.

8) 앞뿔세포(anterior horn cell)

a) 감각증상은 없다.

b) 이완성 마비를 야기하고, 하부운동신경세포(lower motor neuron, LMN) 침범 징후(근위약, fasciculation, wasting)를 보인다.

c) 운동신경세포질환(motor neuron disease, MND)에서 침범하는 경우가 많다.

9) 신경뿌리/신경얼기(root/plexus) (Chapter 14 참고)

a) 침범 부위에 따라 침범 근육(myotome) 및 피부(dermatome) 범위가 결정된다.
b) 신경뿌리의 문제인 경우(radiculopathy) 감각증상이 대부분이며, 운동 증상까지 나타나는 경우는 드물다.
c) 신경다발의 경우는 아주 다양한 조합의 증상들이 가능한데, 신경다발의 해부학적 지식을 가지고 있어야 환자를 파악할 수 있다.
d) 하부운동신경세포 징후를 보이게 된다.
e) 신경뿌리의 dermatome은 경계가 겹치는 경우가 많으나(환자에게 감각이 이상한 부분을 말해보라고 하면 경계가 명확하지 않다) 신경얼기의 이상인 경우는 어느 정도 경계가 명확한 경우가 많다.

10) 말초신경(peripheral nerve) (Chapter 14 참고)

a) 다양한 패턴의 위약, 감각증상을 보인다.
b) 말초신경별로 지배하는 근육 및 피부 분지를 모두 기억하는 게 쉽지 않지만, 자꾸 익혀야 한다.
c) 하부운동신경세포 징후를 보이고, 증상은 편측 혹은 양측 동시다발적으로 진행 가능하다.

11) 신경근접합부(neuromuscular junction) (Chapter 15 참고)

a) 감각증상 없이 위약감만 보이고, 증상은 보통 양측으로 나타난다.
b) 사지의 침범 없이 얼굴 쪽만 침범해 안구운동 장애, 구음/연하 장애를 일으킬 수 있다.
c) 증상이 활동할수록(오후나 저녁으로 갈수록) 심해지고, 쉬면 호전되는 패턴을 보인다.

12) 근육(muscle) (Chapter 15 참고)

a) 위약감만 나타나게 되고, 대부분의 근육병증(myopathy)은 근위부를 더 침범하고, 지속적인 근력약화를 보인다(대사성 근육병증, 주기 마비 등 제외).
b) 종류에 따라 침범하는 신체부위는 다양하나 편측에서만 발현하는 경우는 아주 드물다.

환자의 주증상에 대해 병력 청취 및 검진 결과로 대략적으로 위 12개의 위치 중 한두 곳을 간추리게 되고, 해당 부위의 세세한 해부학적 분포(topography)에 따라 더 국소적인 병변을 예측하게 된다.

한 가지 간단한 예를 들어 보자.

- **왼쪽 하지의 위약감으로 찾아온 환자(여기서는 localization 과정만 진행하겠다).**
  : 이론적으로는 우측 대뇌겉질의 운동겉질(motor cortex)에서 다리를 담당하는 부위에서부터 corona radiata, internal capsule을 거쳐 brainstem(숨뇌(medulla)에서 반대편으로 교차), spinal cord의 pyramidal tract를 통과해 앞뿔세포(anterior horn cell)에서 연접 후 좌측 lumbosacral nerve root, lumbosacral plexus, 좌측 하지의 peripheral nerve, neuromuscular junction, muscle까지의 병변이 모두 가능한 상태이다.

▶▷ 만약 환자의 심부건반사가 항진되고, Babinski sign이 나타난다면?

병변은 자연히 척수 이상으로 좁혀진다. 그런데 경추 레벨부터는 상지의 운동신경들과 합쳐져 위로 올라가다가 corona radiata에서 서로 갈라지게 된다. 합쳐서 올라가는 부위에서 선택적으로 하지의 운동신경들만 침범하기란 상대적으로 어려운 일일 것이다. 따라서 환자가 정말 상지의 침범 없이 하지만 침범했다면 척수에서 경추 아래 레벨이거나, 대뇌겉질에서 선택적으로 하지의 운동을 담당하는 운동겉질의 병변일 가능성이 올라간다. 이때 척수는 증상과 같은 쪽인 왼쪽이, 대뇌겉질은 반대편인 오른쪽이 병변이 된다. 그럼 다시 척수와 대뇌겉질 중에서는 어디가 가능성이 더 있을지를 살펴보면,척수의 topography를 보면 알겠지만, 여러 신경다발들이 존재하기 때문에 하지의 겉질척수로(corticospinal tract)만 선택적으로 침범하는 게 쉽지 않다. 감각증상이 같이 생기거나, 반대편 하지의 위약감이 같이 생기거나, 방광 증상이 나타나는 경우가 더 많다. 따라서 이런 증상이 전혀 동반되지 않았다면 척수보다는 대뇌겉질을 우선 생각해야 한다. 한편 만약 환자가 왼쪽 하지의 근위축 및 근육잔떨림(fasciculation) 등을 보인다면 요추의 앞뿔세포와 겉질척수로를 동시에 선택적으로 침범하는 운동신경세포질환(motor neuron disease)을 감별해야 할 것이다.

▶▷ 반대로 심부건반사가 떨어져 있고, Babinski sign도 없다면?

병변의 가능성은 척수 아래쪽으로 좁혀진다. 신경뿌리질환의 경우로 근위약이 오긴 쉽지 않다. 또한 신경얼기도 감각 증상 없이 위약감만 오기는 어렵다. 그럼 하지의 말초 운동신경만 선택적으로 침범했거나, 신경근접합부, 근육질환을 생각해야 하는데, 신경근접합부 질환이나 근육질환이 한쪽 하지에 한정되어 발생하지는 않으므로, 가능성이 떨어진다. 하지의 말초신경이라면, 환자의 위약감이 특정 관절의 특정 움직임에 국한되어 있을 가능성이 높다. 이때는 관절별로 세심한 검진이 필요하게 되며, 대부분의 말초신경은 운동, 감각신경을 모두 포함하는 경우가 많기 때문에(Gluteal nerve 같은 경우는 순수한 운동신경), 숨어 있는 감각증상을 검사로 찾아내는 것도 중요하다.

이 외에도 여러 변수(증상의 유병 기간 및 진행 여부 등)가 있을 수 있지만, 이를 이번 장에서 모두 언급할 수는 없다. 위의 예를 보고 어떤 방법으로 논리적 접근을 하는지를 느끼는 것이 중요하다. 환자를 볼 때마다 계속 반복적으로 훈련을 하다 보면 localization 과정에 몇 가지 큰 갈림길이 있음을 알게 될 것이다. 아래 리스트 항목은 그 갈림길의 역할을 할 수 있는 기본 항목들이다.

1) 대뇌겉질을 침범한 징후가 있는가?
2) 뇌신경을 침범한 징후가 있는가?
3) 소뇌를 침범한 징후가 있는가?
4) 상부운동신경세포 징후(혹은 하부운동신경세포 징후)가 있는가?
5) 감각층(sensory level)이 존재하는가?
6) 감각증상 또는 운동증상 단독인가? 아니면 같이 있는가?
7) 감각 유형별로 이상증상이 한쪽에 분포하는가? 나눠서 분포되는가?
8) 운동증상이 관절별로 특정 움직임에 제한이 있는가? 위약감이 유동적으로 변하는가?
9) 감각증상이 그림을 그리듯 경계가 분명한 편인가?

표 1-1. 대뇌 반구의 해부학적 위치에 따라 보일 수 있는 임상 증상

<table>
<tr><td rowspan="3">전두엽
(precentral gyrus 제외)</td><td>Medial
(cingulate)</td><td colspan="2">Akinesia, Perseveration
Hand grasping
Alien hand sign
Bilateral ideomotor apraxia
Transcortical motor aphasia (dominant side)</td></tr>
<tr><td>Lateral
(premotor)</td><td colspan="2">Impaired contralateral saccades
Pure agraphia, Motor aphasia (dominant side)
Motor aprosodia (non-dominant side, 음률불능증)</td></tr>
<tr><td>Orbitofronal
(prefrontal)</td><td colspan="2">Apathy, Abulia
Impaired goal-directed behavior
Inability to plan and execute process
Impotence</td></tr>
<tr><td rowspan="3">두정엽
(postcentral gyrus 제외)</td><td>Medial
(cuneus)</td><td colspan="2">Transcortical sensory aphasia (dominant side)
Attention disorder</td></tr>
<tr><td rowspan="2">Lateral
(sup. & inf. lob-ules)</td><td>Dominant side</td><td>Non-dominant side</td></tr>
<tr><td>Finger agnosia
Acalculia
Right-left disorientation
Agraphia
Conduction aphasia</td><td>Anosognosia
Autotopagnosia
Spatial disorientation
Dressing apraxia
Constructional apraxia
Hemispatial neglect</td></tr>
</table>

<table>
<tr><td rowspan="4">측두엽</td><td>Inferomedial (hippocampal)</td><td>Amnesia (Rt: visuospatial, Lt: verbal)</td></tr>
<tr><td>Anterior tip</td><td>Kluver-Bucy syndrome(양측 모두 침범 시)
: visual agnosia, hypersexuality, hypomotility, oral-exploratory behavior</td></tr>
<tr><td>Lateroinferior</td><td>Dominant side: transcortical sensory aphasia, word selection anomia
Non-dominant side: impaired recognition of facial expression</td></tr>
<tr><td>Laterosuperior</td><td>Contralateral superior quadrantanopia
Dominant side: pure word deafness, sensory aphasia
Non-dominant side: sensory aprosodia
Bilateral: auditory agnosia, pure word deafness</td></tr>
<tr><td rowspan="2">후두엽</td><td>Medial</td><td>Visual field defect
Visual agnosia, hallucination
Alexia without agraphia
Visual anosognosia (Anton syndrome)</td></tr>
<tr><td>Lateral</td><td>Alexia with agraphia
Palinopsia
Impaired opticokinetic nystagmus</td></tr>
<tr><td>뇌들보</td><td></td><td>Inability to mimic position of the contralateral hand
Left hand apraxia
Left hand agraphia
Right hand constructional apraxia
Alien left hand</td></tr>
</table>

표 1-2. 상부운동신경세포 징후 (upper moton neuron sign) vs 하부운동신경세포 징후 (lower motor neuron sign)

	상부운동신경세포 징후	하부운동신경세포 징후
근긴장도	경직	이완
근부피	정상 or 감소(경미)	감소(중증도)
근다발수축(m. fasciculation)	없음	있음
심부건반사	항진	감소
병적반사[1]	있음	없음

[1] Babinski sign, Oppenheim sign, Chaddock sign, Gordon sign, ankle clonus, Tromner-Hoffmann sign etc.

표 1-3. **추체로 징후**(pyramidal tract sign) vs **추체외로 징후**(extra-pyramidal tract sign)

	추체로 징후	추체외로 징후
근육 tone	Spastic (clasp-knife)	Rigid (lead-pipe)
침범 부위	Flexors of upper limbs Extensors of lower limbs	Whole body (flexors 〉 extensors)
불수의적 운동	No	Yes
심부건반사	Increase	Normal or slightly increase
Babinski 징후	Yes	No
수의 운동 마비	Yes	No (if yes, mild)

운동 겉질부터 대뇌부챗살, 속섬유막, 뇌줄기, 척수의 앞뿔세포(혹은 뇌줄기의 뇌신경핵)에서 연접하기까지의 경로를 추체로(pyramidal tract, corticospinal/corticobulbar tract)라고 부르게 되고, 그 옆에서 각종 운동 조절에 직 · 간접적으로 작용하는 회로를 추체외로라고 부른다. 추체외로에는 rubrospinal tract, reticulospinal tract, lateral vestibulospinal tract, tectospinal tract가 있으며, 이들은 상위 레벨에서 기저핵, 소뇌, 전정핵, 흑질선조체 회로(nigrostriatal pathway) 등의 조절을 받게 된다.

Step 3. 원인은 무엇인가(Etiologic evaluation)?

'Anatomic localization'과 함께 반드시 같이 이뤄져야 하는 과정이다. 이 과정까지 지나야 최종적인 감별진단이 완성된다. 'Etiology'는 주로 환자의 병력 청취에서 얻은 정보를 바탕으로 이뤄지게 된다.

1) 성별/나이
2) 주증상 발병 시간, 발생모드, 위치, 진행 여부
3) 동반 증상 발생 유무 및 주증상과의 연계성
4) 다른 비특이적 전신 증상 유무(발열, 체중 변화, 피부 병변 등)
5) 과거 질환력/수술력
6) 현재 투약력
7) 특정 직업 등으로 인해 노출되는 환경
8) 특정 질환에 대한 위험인자 유무(음주/흡연력 포함)
9) 각종 질환에 대한 가족력

환자를 처음 만나서 주증상에 대한 병력 청취로부터 과거력, 사회력, 가족력 등을 조사하는 과정까지의 모든 정보들이 'etiologic evaluation'의 단서가 된다. 대부분의 신경과 질환은 아래 리스트의 각종 원인분류 중 한 가지에 속하게 되는데(표 1-4), 한 가지 질환이 여러 분류에 속하게 될 수도 있다(대략적인 분류임).

표 1-4. Etiologic categories in neurology

Category	Examples
혈관성(vascular)	Stroke (ischemic, hemorrhagic), cerebral venous thrombosis, arteriovenous malformation, cerebral aneurysm etc.
염증성(inflammatory)	Neuro-Behçet's disease, vasculitis, inflammatory myopathy (polymyositis, dermatomyositis) etc.
감염성(infectious)	Meningitis, meningoencephalitis, brain abscess etc.
퇴행성(degenerative)	Alzheimer's disease, Parkinson's disease, amyotrophic lateral sclerosis (ALS), frontotemporal dementia etc.
대사성(metabolic)	Metabolic myopathy (ex. McArdle disease), subacute combined degeneration, diabetes-related neuropathy etc.
종양성(tumorous)	Brain tumor, spinal cord tumor, paraneoplastic syndrome etc.
선천성(congenital)	Arnold-Chiari malformation, congenital myopathy etc.
외상성(traumatic)	Epidural hematoma, subdural hematoma etc.
탈수초성(demyelinating)	Transverse myelitis, multiple sclerosis, neuromyelitis optica, acute inflammatory demyelinating polyradiculopathy etc.
자가면역성(autoimmune)	Myasthenia gravis, Lambert-Eaton myasthenic syndrome etc.
유전성(hereditary)	Charcot-Marie-Tooth disease, muscular dystrophy etc.
독성(toxic)	Lead encephalopathy, CO poisoning, botulism, drugs etc.

Clinical Tip

1) 혈관성

혈관질환의 위험인자를 가진 고령의 환자에서 급성으로 국소 신경학적 결손(focal neurologic deficit)이 발생한 경우, 무조건 뇌졸중을 감별해야 한다.

2) 염증성

염증성 질환은 세부 질환에 따라 다양한 발병연령, 발현 양상(대부분은 급성-아급성 발현)과 진행을 보이게 된다.

3) 감염성

전신 감염의 징후가 보이고, 환자의 신경학적 증상과 시간이 맞물린다면 항상 의심해야 한다. 대부분 급성으로 발현하지만, 원인균에 따라 감염된 후 한참이 지나서야 뇌신경 증상을 보이는 것도 가능하며, 뇌농양의 경우도 서서히 커지면서 뒤늦게 증상을 보일 수 있다.

4) 퇴행성

환자의 질병경과가 만성으로 발생해 천천히 진행한다면 의심해야 하고, 대부분의 퇴행성 질환은 발병연령이 늦다.

5) 대사성

후천성, 유전성으로 나눌 수 있으며, 신경계 하나만 침범하기보다는 다른 전신 증상 및 장기의 이상을 동반하는 경우가 흔하다. 환자가 특정 영양소의 결핍이나 과다섭취를 일으킬 수 있는 조건이라면 더 의심해야 한다.

6) 종양성

종양이 자라나는 속도에 따라 발현 양상이 결정되나, 대부분은 증상이 서서히 진행하는 경우 의심하게 된다. 종양의 위치에 따라 신경학적 증상은 아주 다양하게 보일 수 있어서, 'Sudden onset'의 증상이 아니고, 병변이 종양이 발생 가능한 위치라면 종양은 감별 리스트에 들어가야 한다(드물게 'tumor bleeding'의 경우는 뇌졸중처럼 급격한 증상 발현 가능함). 부종양증후군(paraneoplastic syndrome)의 경우, 정확한 병인은 일종의 자가항체에 의한 면역반응의 결과물이나 종양과 연관성이 있어 본 카테고리에 넣기도 한다. 환자가 과거에 종양이 발생한 적이 있다면 염두에 두고, 없다 하더라도 종양 진단 전에 먼저 부종양증후군이 나타나는 경우가 있어, 자주 발생하는 증후군에 대해서는 알고 있어야 한다.

7) 선천성

발병연령이 어린 경우가 대부분이다.

8) 외상성

외상의 병력이 있다면 항상 의심해야 한다(물론 증상과의 논리적인 인과관계가 있을 경우).

9) 탈수초성

대부분 급성-아급성으로 발현하며, 다양한 병변의 위치를 가질 수 있어 증상 또한 다양하게 나타난다. 중추신경계의 경우 재발이 흔하고, 고령의 나이에서는 드물기 때문에 20~50대에서 발병할 경우, 더 염두에 두어야 한다.

10) 자가면역성

증상의 발현 양상은 다양하며, 다른 자가면역성 내과 질환들과 동반되는 경우가 많다. 자가항체에 대한 검사가 진단에 중요한 역할을 차지하게 된다.

11) 유전성

가족력에 대한 조사가 가장 중요하며, 검사가 가능한 항목에 대해서는 유전자 검사를 통한 진단을 내려야 한다.

12) 독성

독성 물질에 대한 노출력 확인이 필수적이며, 시간의 선후관계가 맞아야 한다.

위의 세 가지 단계를 거치는 것이 신경과 환자에 대한 기본적인 접근이 되며, 환자를 볼 때는 항상 저 과정을 거치는 습관을 들이는 것이 좋다. 최근 영상 검사, 기능 검사 등의 진단적 도구가 발달하면서 정확한 감별 진단 과정 없이 검사에 의존하는 경우가 늘고 있다. 하지만 신경과 의사라면 환자 증상, 병력, 정확한 검진을 바탕으로 어느 정도의 감별진단 목록을 작성할 수 있어야 할 것이다. 이 책의 많은 부분이 신경과의 주요 증상들에 대한 localization과 etiologic diagnosis에 필요한 환자 접근법에 대해 논하고 있으니, 참고가 되었으면 한다.

References & Reading materials

1. Alexander R−G. Weiner and Levitt's Neurology. 8th ed. Philadelphia: Lippincott Williams & Wilkins, 2008; 1−3.
2. Ropper AH, Brown RH. Adams and Victor's Principles of Neurology. 11th ed. New York: McGraw−Hill, 2019; 3−12.
3. Brazis PW, Masdeu JC, Biller J. Localization in Clinical Neurology. 5th ed. Philadelphia: Lippincott Williams & Wilkins, 2007.
4. 대한신경과학회. 신경학. 3판. 군자출판사, 2017.
5. Marshall Mayre, On Call Neurology, 3 ed. Saunders, 2007; 3−10.
6. Mathias Baehr, Michael Frotsher. Duus' Topical Diagnosis in Neurology, 4 ed. Thieme Stuttgart, 2005; 18−115.
7. Erwin B. Montgomery, Michael Wall, Victor W. Henderson. Principles of neurologic diagnosis. Little Brown, 1986.

주치의 노트 1

Hyperreflexia & Hyporeflexia

- 건반사 경로는 근방추(muscle spindle) → Ia 구심신경섬유(afferent fiber) → 알파 운동신경세포(alpha-motor neuron) → 골격근으로 이뤄져 있다.
- 상부운동신경, 하부운동신경 침범의 감별에 중요한 포인트로 작용하며, 심부건반사 항진은 겉질척수로(corticospinal tract)의 병변을 의미하며, 반사 감소/소실은 척수의 앞뿔세포(anterior horn cell) 이하의 병변을 의미한다.

표 1-5. 건반사 정도 표시 방법(Tendon reflex grading scale)

표기	의미
0	건반사 없음
1^{+} or $^{+}$	약함(Hypoactive)
2^{+} or $^{++}$	정상(Normal)
3^{+} or $^{+++}$	항진(Hyperactive)
4^{+} or $^{++++}$	간대를 동반한 항진(Hyperactive with clonus)

반사 검사: 반사는 0에서 4까지 등급을 매길 수 있다. 종종 1+, 2+, 이런 방식으로 쓰여지지만 + 표시에 다른 의미는 없다(표 1-5). 이에 환자의 심부건반사를 검진하고 결과를 해석하는 데 몇 가지 팁을 이야기하고자 한다.

1. Hyperreflexia

1) 편측 반사항진
  - 출생 손상의 결과로 경미한 뇌성마비 시에도 보일 수 있다.
  - 오랜 과거의 신경학적 질환의 결과를 의미하기도 한다(경미한 뇌졸중의 경우 환자는 알지 못하고 지나갈 수도 있음).

2) 양측 반사항진
  - 척추 압박, 경추증, 다발성 경화증
  - 다발성의 작은 뇌졸중(état lacunaire, multiple lacunar infarction): 고혈압이나 당뇨가 있는 노인에게서 흔히 관찰된다. "다발성 뇌졸중"의 다른 징후가 있는지 찾아야 한다(감정의 불안정성, 심한 턱 반사, 구역 반사의 항진, 실조증 '거짓 숨뇌 마비-pseudobulbar palsy'의 특징들).

- 가족성 경직성 하지마비(familial spastic paraparesis): 천천히 진행하는 양측 반사 항진과 경직으로 나타날 수 있다. 가족력과 foot arch가 높은지 확인해야 한다. 백색질형성장애(leukodystrophy)가 비슷한 징후를 보일 수 있으며, Human T-lymphotropic virus type 1(HTLV-1) 감염 역시 경직성 하지마비를 일으킬 수 있다.
- 대사적 원인으로 간성 뇌병증과 요독 뇌병증, 비타민 B 결핍증, 부신백질형성장애증(adrenoleukodystrophy), 구리 결핍성 척수증 등이 있다.
- 근위축측삭경화증(amyotrophic lateral sclerosis, ALS)
- 신경학적으로 정상이지만, 불안증이 있는 환자에게서도 보일 수 있다.

3) 하지에 한정된 항진(일반적으로 흉추 이하 병변에서 보이는 소견이나, 아래의 경우는 예외이다.)
   - 뇌성 마비: 두뇌 반구 백색질의 다리쪽 신경 섬유만 선택적으로 마비될 경우
   - 목 척추관 협착증: 팔과 목에는 상대적으로 거의 증상을 일으키지 않으면서 다리에만 근위약과 강직을 일으킬 수 있다.
   - 시상 주위의 머리뼈 안 종괴(parasagittal intracranial mass): 그 위치 때문에 대뇌겉질의 다리쪽 신경 섬유에 영향을 준다.
   - 수두증(hydrocephalus): 바깥쪽 뇌실이 커지면 시상주위 다리 신경 섬유들이 당겨져 경직성 하지마비를 일으킬 수 있다.
   - 아놀드-키아리 증후군(Arnold-Chiari malformation)

2. Hyporeflexia

1) 환자가 긴장하여 근육에 힘을 주고 있으면 정상이어도 건반사는 감소되어 보일 수 있다. 이에 환자에게 양손 깍지를 껴 당기게 하는 등 주의를 다른 곳으로 돌리는 방법을 써야 한다.
2) 반사에서 이완기가 두드러지게 느려지는 경우는 갑상선기능저하증을 의심해 보자.
3) 근육병증에서 감소될 수 있으나, 소실에까지는 이르지 않고, 근위축과 근력 저하의 정도와 비례한다. 신경근접합부 질환에서는 보통 유지된다.
4) 편측의 소실은 앞뿔세포병증, 신경뿌리병증, 신경총병증, 건반사에 관여하는 말초근육을 지배하는 말초신경병증의 가능성이 높고, 양측성일 경우 다발성 말초신경병증에 의한 경우가 흔하다(보통 발목반사부터 침범).
5) Adie syndrome: '비정상적으로 확장된 동공(빛에 반응하지 않음) + 전체 건반사 소실 + 땀분비 장애'가 특징으로 보이는 임상 증후군

02

반신마비
(Hemiplegia)

신채원

반신마비(hemiplegia)란 왼쪽 혹은 오른쪽 한편 상지와 하지 모두에 힘이 아예 들어가지 않을 정도의 심한 마비를 뜻한다. 만약 반신마비의 정도가 심하지 않아 어느 정도 움직임이 가능할 때에는 반신불완전마비(hemiparesis)라고 한다. 일반적으로 반신에 힘이 빠진 환자를 지칭할 때에는 불완전마비라 하더라도 반신마비라고도 하지만 의학적으로 명확한 구분이 필요할 때에는 용어를 구분하여 써야 한다. 반신마비는 대부분 증상 반대편의 겉질척수로(corticospinal tract)의 병변으로 발생하기 때문에, 반신마비 환자를 검진할 때에는 병변이 대뇌겉질, 겉질하, 뇌줄기, 척수 중 어디에서 발생하였는지 국소화하는 것이 중요하다(그림 2-1). 본 장에서는 반신마비 환자에게 병력 청취 및 신경학적 검진을 할 때 중점적으로 살펴야 하는 부분들과 해석에 대하여 논의할 것이다. 상세 감별 질환들에 대한 접근 방법은 책의 뒷장들에서 다룰 것이다.

반신마비의 원인이 되는 겉질척수로는 전두엽의 중심앞이랑(precentral gyrus)에서 시작하여 속섬유막(internal capsule)을 지나 앞쪽 뇌줄기(anterior brainstem)로 향한다. 이후 숨뇌 피라미드에서 반대편으로 건너가 일차적으로 외측 겉질척수로(lateral corticospinal tract)를 따라서 내려간 후 하부운동신경에 시냅스한다. 이 경로에 병변이 생기는 질환들을 묶어 상부운동신경질환이라고 부른다.

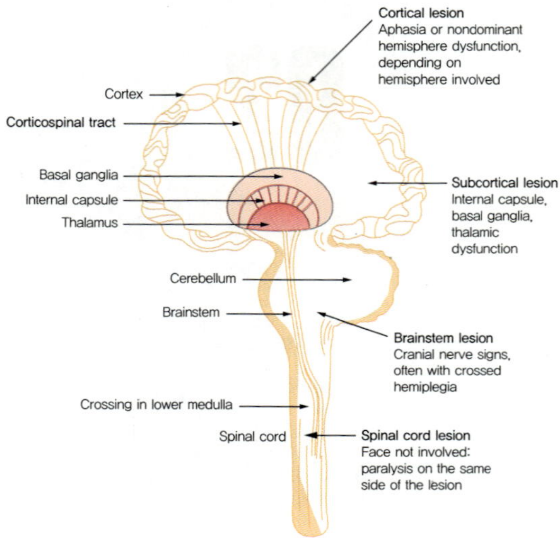

그림 2-1. 반신마비 환자에서 가능한 병변의 위치

1. History Taking

병력 청취 시에는 환자의 병변이 신경학적 경로의 어느 부위에 있을지를 생각하며 청취를 한다. 증상의 시작 시점, 경과와 동반 증상을 파악하는 것은 반신마비의 원인을 밝혀내는 데 매우 중요하다. 우측 반신마비가 있는 환자는 실어증(aphasia)이 있을 수 있어 의사소통이 어려울 경우에는 환자 보호자에게도 병력 청취를 진행하여야 한다. 왼손잡이라 할지라도 70% 정도의 환자는 왼쪽 대뇌가 언어 중추가 있는 우성 반구이며, 나머지 30%는 오른쪽 혹은 양쪽 반구에 언어 중추가 분포한다.

1) 증상의 발현 시간과 진행 양상을 파악한다.

증상의 발현 시간과 진행 양상은 반신마비의 원인을 파악하는 데 아주 중요한 정보를 준다. 우선 반신마비의 가장 흔한 원인은 허혈성 혹은 출혈성 뇌혈관 질환(ischemic or hemorrhagic stroke)임을 항상 명심하여야 한다. 이 경우 증상은 수분-수시간 내로 갑자기 발현하여 지속되거나 악화 혹은 완화되는 경과로 진행한다. 두 번째로 흔한 원인은 외상(cerebral contusion, epidural and subdural hemorrhage)이다. 그 외 원인으로는 빈도순으로 뇌종양, 뇌농양, 탈수초성 질환(demyelinating disease), 뇌수막염, 뇌염 등이 차지한다. 이런 경우에는 증상의 진행이 뇌졸중의 경우보다 느리고 천천히 진행하는 경과를 보인다(그림 2-2).

••• *Clinical Tip*

급성의 반신마비 환자가 뇌졸중이 의심될 경우 증상의 발현 시각(onset time)은 이후 치료 방침 결정에 매우 중요한 역할을 한다. 응급실에 내원한 환자는 그 중요성을 모르며 힘이 빠져서 당황하거나 실어증이 있어, 잘 묻지 않으면 정확한 정보를 얻지 못하는 경우도 많다. 이런 경우에는 보호자에게서도 정보를 얻으려고 노력하여야 한다. 자다가 일어났더니 힘이 빠져 있었다든지 하여 정확한 발현 시각을 확인하기 힘들 경우 마지막으로 정상으로 확인된 시각(last normal time: ex. 잠든 시각)과 처음 비정상임을 확인한 시각(first abnormal time: ex. 일어난 시각) 두 가지를 확인하여야 한다.

2) 반신마비 발병 시 상황과 동반 증상을 파악한다.

뇌졸중은 외상 등 특별한 병력이 없는 상황에서 갑자기 발생한다. 출혈성 뇌졸중일 경우에는 두통, 오심, 구토를 동반하는 경우가 많다. 뇌 감염에 의한 증상일 경우 환자가 고열, 극심한 두통, 오심, 구토를 가지고 있는 경우가 많다. 탈수초성 질환의 경우 증상 발현 전에 감기, 설사 등 경미한 감염 증상이 있거나 백신 접종 등 면역체계가 영향을 받는 상황이 있을 수 있다.

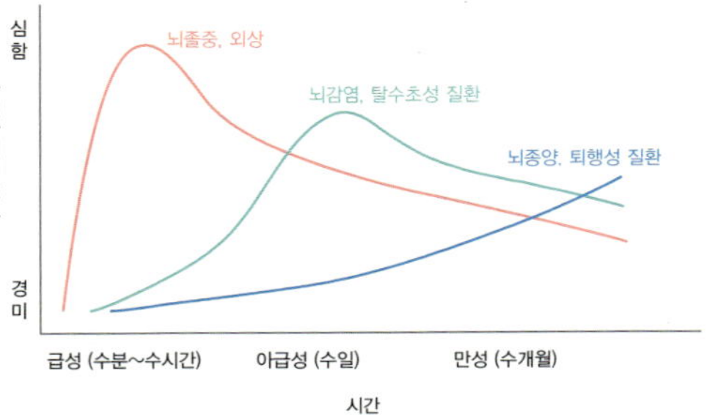

그림 2-2. 반신마비의 발현 시간 및 경과에 따른 대략적인 감별 진단

3) 감별 대상 질환들의 위험 인자를 확인한다.

뇌졸중은 당뇨, 혈압, 고지혈증, 심근경색 등 심혈관질환 병력과 음주, 흡연력이 있는 노인에게서 잘 발생한다. 뇌감염증은 어떤 연령에서도 일어날 수 있지만, 나이가 들었거나 면역 억제가 된 사람에게 더 잘 생긴다. 또한 한국은 결핵의 유병률이 높아 그로 인한 뇌감염증도 고려하여야 한다.

▶▷ **대부분의 급성 반신마비는 뇌졸중에 의한 것이어서 병력 청취 시에도 이를 중심으로 진행하는 것이 좋다. 병력을 청취하여 원인으로 추정되는 진단을 간추린 다음, 신경학적 검진으로 병변이 발생한 정확한 부위를 확인한다.**

2. Neurological Examination

- 신경학적 검진은 반신마비 자체의 정도를 정량화(표 2-1)하고 동반 징후를 평가하여 정확한 병변의 위치를 확인하고, 이후 증상 변화를 객관적으로 비교하는 것이 주목표이다. 신경학적 검진은 우측 반신마비인지, 좌측 반신마비인지에 따라서 자세히 평가해야 하는 동반 징후가 달라진다. 우측 반신마비의 경우에는 실어증과 같은 언어 기능에 대한 검사가 주를 이루며, 좌측 반신마비의 경우에는 비우성 반구에 대한 기능 검사가 주를 이루게 된다.
- 신경학적 검진을 할 때 항상 유념해야 하는 것은 신경학적 검진과 병력 청취는 단절된 별도의 절차가 아닌, 서로 유기적으로 연결된 환자의 평가 과정이라는 것이다. 예를 들어 실어증으로 대화가 되지 않는 환자는 병력 청취 단계에서 이미 실어증에 대한 많은 신경학적 정보를 얻을 수가 있다. 신경학적 검진 절차에서 이를 더 정확하게 확인하고, 비언어 명령(non-verbal command)에 따

르는지와 같은 병력 청취에서 미흡한 부분을 추가하면서 검진하면 환자를 더욱 효율적으로 평가할 수 있다. 또한 병력 청취에서 확인된 증상은 신경학적 검진으로 반드시 객관화하여야 한다. 예를 들어 병력 청취에서 실어증이 의심된다면 좌측 반신마비라고 하여도 언어 기능 검사는 반드시 시행하여야 한다.

표 2-1. MRC (Medical Research Council) 5단계 근위약 척도

표기	의미
0/5	아무 수축도 없음
1/5 or I	근 수축은 확인되나 움직임 없음
2/5 or II	움직일 수 있으나 중력에 버티지 못함
3/5 or III	중력을 버틸 수 있으나 저항에는 못 버팀
4/5 or IV	약간의 저항에는 버틸 수 있음(버티는 정도에 따라 IV+ or IV-로 세분화 가능)
5/5 or V	정상

1) 피질 병변 검진

a) 근위약의 분포: 피질 병변은 병변 반대측에 부분적인 근력이나 감각 저하를 일으킬 수 있다. 피질의 운동과 감각 기능을 그린 지도를 호먼큘러스(homunculus)라고 한다(그림 2-3). 얼굴이나 팔이 다리보다 더 증상이 심한 경우 외측 전두엽, 중대뇌동맥 영역을 의미하고 다리가 더 증상이 심한 경우에는 위쪽 전두엽 혹은 전대뇌동맥 영역을 의미한다.

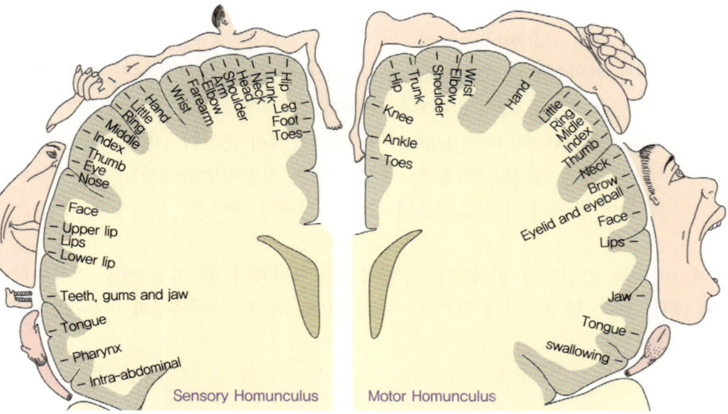

그림 2-3. 호먼큘러스(homunculus): 감각지도(left) & 운동지도(right)

b) 피질감각결손(cortical sensory loss)검사: 피질감각결손은 일차 감각(통각, 촉각, 온도 감각)이 우선 정상임을 확인한 후 검사를 시행한다. 피질감각결손은 결손 부위 반대편의 마루엽이나 피질하 부위의 문제를 뜻한다.
두점분별(two-point discrimination): 피부의 두 곳에 동시에 점 자극을 주었을 때 다른 자극임을 감지. 정상치(표 2-2)보다 긴 거리에서 주어진 두 점의 자극을 구별하지 못하면 비정상이다.
피부그림감각(graphesthesia): 보지 않고 손바닥에 쓴 숫자를 알아내는 것
입체감각인식(stereognosis): 보지 않고 손에 든 물체를 맞추는 것

표 2-2. 두점분별 부위별 정상치

부위	정상치
입술	2~4 mm
손가락끝	2~8 mm
손바닥	8~12 mm
아래팔	10~20 mm
위팔	10~30 mm
정강이, 등	30~40 mm

c) 발작(seizure): 발작은 피질 병변과 출혈성 뇌졸중에서 잘 발생한다. 환자가 근위약이 있는 부위에 발작이 존재하는지 확인한다. 뇌졸중 환자의 2.2~33 %에서 발작 증상이 생기는 것으로 알려져 있다. 하지만 발작은 뇌감염 등 다른 반신마비 원인에서 더 잘 발생하기 때문에 다른 원인에 대한 고려 역시 필요하다.

d) 주시 편위(eye deviation or gaze preference): 피질 병변에서 눈동자는 병변이 있는 쪽, 즉 마비 반대편을 향한다.

e) 시야 장애(visual field defect): 시야 외각에서 손가락들이 잘 보이는지 검진한다. 시야 장애와 "피질형" 주시 편위는 피질하병변에서도 나타날 수 있기 때문에 반드시 다른 소견들과 같이 해석해야 한다.

여기까지는 반신마비 환자에서 공통적으로 확인해야 할 피질 기능 검사이다. 아래는 우측, 좌측 반신마비에 따라 더 중점적으로 봐야 하는 우성과 비우성반구 기능 검사들이다.

▶▷ 우측 반신마비 환자의 경우(실어증 검사)

a) 환자가 실어증(aphasia: 언어의 생성이나 이해에 장애가 생기는 것)이 있는지 잘 검진하여야 한다. 병력 청취를 하면서 말이 유창하게 나오는지 확인한다(fluency). 단어나 음절 선택에 오류가 없는지를 확인하여 착어증(paraphasia)을 확인한다. 환자가 음성 명령(comprehension)을 이해하는지 확인한다(e.g., 왼쪽 엄지로 우측 귀를 만지세요. 눈을 감으세요). 환자에게 물건의 이름(naming)을 말하게 하고(e.g., 펜, 넥타이, 시계), 문장을 읽어보고(reading) 또 환자에게 문장을 써보게 한다(writing). 마지막으로 검사자가 말하는 단어, 문장을 따라 읽게 한다(repetition).

▶▷ 좌측 반신마비 환자의 경우(비우성반구 기능 검사)

a) 무시 증상(neglect symptom): 환자가 몸이나 방안, 혹은 그림의 왼편을 무시하는지 확인한다. 촉각이나 시각 자극을 동시에 양쪽에서 주면서 감각 소거 증상(sensory extinction)이 있는지 확인한다(동시에 환자의 양손을 만지면서 어느 쪽을 만졌는지 물어보거나 환자가 시야의 왼쪽과 오른쪽에 동시에 보여준 손가락을 둘 다 잘 맞추는지 확인한다). 감각 소거가 있을 경우 오른쪽 마루엽의 병변을 의심할 수 있다.

b) 무관심(lack of concern): 환자가 반신마비가 있음에도 불구하고 아무것도 잘못된 것이 없다고 말하거나 무관심하지 않는지 확인한다. 가끔, 환자의 왼손을 들어서 보여주면 환자는 자신의 손이 아닌 남의 손으로 인식하는 경우도 있다. 이런 것들이 질병인식불능증(anosognosia; 신경학적 결손의 거부)의 증상이다. 이런 증상은 오른쪽 마루엽 병변에서 흔하다.

c) 구성행위상실증(constructional apraxia): 환자가 간단한 자전거, 차, 혹은 집 같은 그림을 따라 그려보게 한다. 또 환자에게 시계를 그리고 안에 시간 표시 숫자를 적은 후 시침/분침을 표시하게 한다(예, 2시 30분 시침 분침을 그려넣으세요). 복잡한 그림을 그리게 하면 다른 검사들에서 놓칠 수 있는 마루엽 장애를 알아낼 수 있다. 마루엽은 지도를 따라가거나 그림을 그릴 때 위치 관계를 파악하는 위치 지남력에 중요한 역할을 한다.

d) 위치 지남력(spatial disorientation): 환자가 병원이나 집 근처에서 운전할 때 길을 잃지 않는지, 환자를 방에서 데리고 나온 후 다시 잘 찾아갈 수 있는지를 확인한다.

e) 혼동(confusion): 환자가 갑자기 지남력을 잃는 등 혼동에 빠지는지 확인한다.

f) 음률불능증(aprosody): 말이나 생각의 음률을 잃거나 감정적인 부분을 상실하지는 않는지 확인한다. 비우성반구병변은 감정적인 표현을 하거나 이해하는 능력을 잃게 만들어 환자를 평범한 감정 자극에 무반응하게 만들기도 한다.

g) 운동지속불능증(motor impersistence): 혀를 내밀어서 유지하거나, "아아아" 소리를 유지할 수 있는지 확인한다. 비우성반구 전두엽병변 시에는 운동 지속에 장애가 생길 수 있다.

h) 착의행위상실증(dressing apraxia): 비우성마루엽병변일 경우 환자가 운동능력은 멀쩡하지만 옷을 입는데 문제가 생길 수 있다.

i) 손가락 맞물림 검사(interlocking finger test): 그림 2-4를 참고하여 환자가 손 모양을 따라서 할 수 있는지 확인한다. 이는 마루엽 병변의 존재를 확인할 수 있는 좋은 검사 방법이다.

2) 피질하 병변 검진

피질하 구조물은 속섬유막(internal capsule), 기저핵(basal ganglia: 창백핵과 조가비핵 포함), 그리고 시상(thalamus)이 있다.

a) 얼굴, 손, 그리고 발이 한쪽에 동시에 이환되었는지 확인한다(속섬유막 병변에서 특징적인 증상). 또한 위에서 열거한 피질 병변 검진은 모두 정상으로 나오는지 확인한다.

b) 얼굴, 손, 발의 통각과 촉각에 큰 감각 장애(시상의 병변에서 보이는)와 동측의 마비(근처 속섬유막 병변의 존재)가 있는지 확인한다.

c) 이상운동증상(근긴장이상: dystonia)이 발생하는지 확인한다.

d) 시야 장애: 시각로 혹은 시각부챗살의 병변으로 발생할 수 있다.

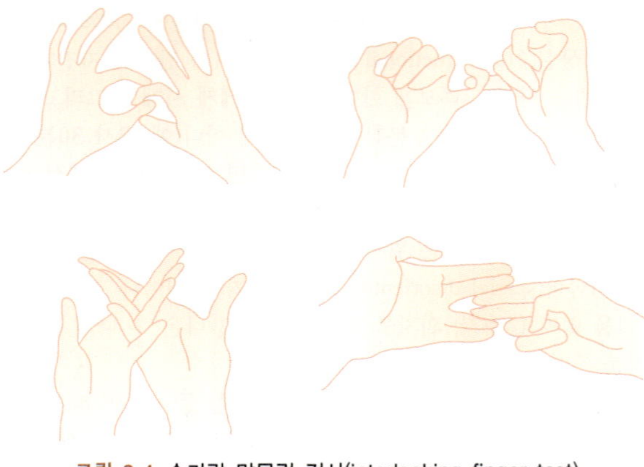

그림 2-4. 손가락 맞물림 검사(interlocking finger test).
위와 같은 손 모양을 제시하면서 환자가 따라서 같은 손 모양을 만들 수 있는지 확인한다. 마루엽에 병변이 있는 환자는 시각적인 공간 파악 능력이 떨어져 수행하지 못한다.

3) 뇌간 병변 검진

a) 교차 마비(crossed hemiplegia): 교차 마비는 뇌간 병변의 전형적인 특징이다. 예를 들면, 왼쪽 뇌간의 병변으로 인한 오른쪽 반신마비가 있을 경우 종종 병변이 있는 단계의 왼쪽 뇌간 징후(예, 왼쪽 겨냥이상 혹은 안면신경마비)를 동반할 때가 많다.

b) 감각 징후도 얼굴과 몸이 교차될 수 있다. 왼쪽 뇌간 병변 시 왼쪽 얼굴의 통각, 온도감각, 각막 감각 저하(5번 뇌신경의 하행로병변)와 몸 오른쪽의 통각, 온도감각 저하가 특징적이다.

c) 운동실조(ataxia): 손가락-코 검사에서 운동실조, 사지의 빠른교대운동의 어려움, 일자 걸음의 어려움은 소뇌 혹은 뇌간의 병변을 의미할 수 있다. 거의 언제나 운동 실조는 병변과 동측에 위치하며, 왼쪽 뇌간 병변은 왼쪽 팔다리 운동실조를 일으킨다. 근위약으로 인한 행동 장애를 운동실조로 잘못 해석할 수 있어 주의가 필요하다. 반신마비 환자의 운동실조 여부는 근위약 정도와 맞지 않은 심한 실조증이 있는지를 확인하여야 하며, 따라서 임상 경험이 쌓여야 제대로 평가를 할 수 있다. 또한 소뇌는 대뇌와 밀접한 연관을 가지고 많은 경로들을 가지기 때문에 운동 실조가 있다고 하여 반드시 소뇌 병변이라고 단정할 수는 없다.

d) 복시(diplopia) 및 주시편위: 왼쪽 뇌간 병변이 있을 때 환자는 왼쪽을 보는 것이 힘들 수 있다. 혹은 우측 주시편위가 일어나거나, 왼쪽 눈 내전에 장애가 있을 수 있다(신경핵사이눈근육마비, internuclear ophthalmoplegia; 그림 2-5, Chapter 7 참고).

e) 안진(nystagmus): 수평 안진은 환자가 병변측을 볼 때 더 심해진다. 수직 안진은 수평 안진보다 뇌간과 소뇌 병변에 더 특이적이다.

f) 8번 뇌신경 장애로 반신마비 반대편의 청력감소와 현훈 증상이 생길 수 있다.

g) 9번, 10번 뇌신경(하부운동신경) 혹은 피질연수로(corticobulbar tract, 상부운동신경)의 장애에서 올 수 있는 구음장애나 연하곤란이 있는지 확인한다. 구역반사의 저하는 하부운동신경 병변에서 나타난다. 상부운동신경 병변일 경우에는 거짓연수마비(pseudobulbar palsy; 과반응성 구역질, 심한 턱반사, 감정 불안정성)를 일으킨다.

h) 12번 뇌신경 마비 때 혀는 병변 쪽으로 치우친다. 예를 들어 왼쪽 12번 뇌신경 마비일 경우 혀는 더 강한 우측 혀 근육에 의하여 왼쪽으로 치우치게 된다. 코끝을 기준점으로 삼으면 평가가 좀더 용이해진다. 상부운동신경 마비일 경우 혀의 두께는 그대로 유지되면서 혀 운동은 느려지는 데 반하여, 하부운동신경 마비일 경우 병변측의 혀 근위축을 동반한다.

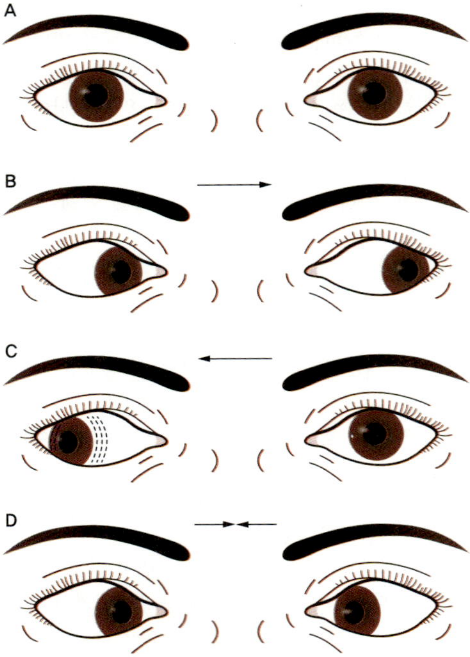

그림 2-5. 좌측 신경핵사이눈근육마비(left internuclear ophthalmoplegia)의 징후.
A. 정면 주시 - 정상, B. 좌측 주시 - 정상, C. 우측 주시 - 좌안의 내전 불가, 우안의 안진, D. 눈모음 - 정상

4) 척수 병변 검진

a) 척수 병변일 경우 목척수의 윗부분을 제외하고는 얼굴에는 문제가 없다. 삼차신경시상로(trigeminothalamic tract)는 1~2번 경수까지 내려오기 때문에 경수 윗부분의 병변일 경우에는 얼굴의 통각과 온도감각에 문제가 생길 수도 있다.

b) 척수 병변에서 근위약은 보통 양쪽에 생긴다. 만약 한쪽 척수에 병변이 생길 경우 같은 쪽의 진동감각과 위치감각이 소실되고 반대편의 통각과 온도감각이 소실된다(Brown-Séquard syndrome, 표 13-4 참고).

c) 감각층(sensory level): 척수병변이 발생한 아래쪽 피부분절(dermatome) 전체에 통각, 진동감각의 저하가 발생하면서 위쪽은 감각이 모두 정상인 감각층은 척수 병변의 가장 특이적인 소견이다.

d) 방광과 장운동 장애가 흔하다.

e) 동공에 가는 교감신경은 T1이나 T2 수준의 척수까지 내려온다. 그래서 목척수 혹은 위쪽 가슴척수 병변일 경우 호너 증후군(Horner syndrome)이 생길 수가 있다.

5) 상부운동신경징후(upper motor neuron findings)

a) 건반사 항진

b) 상하지의 이상반사: Babinski sign, Oppenheim sign, Chaddock sign, Gordon sign, Tromner-Hoffmann sign

c) 경직(spasticity): 구축이 없으면서 사지를 수동적으로 움직였을 때에 움직임에 저항이 생긴다.

d) 간대증(clonus): 발목을 수동적으로 발등굽힘을 시켰을 때 리듬있게 발등굽힘/발바닥쪽 굽힘이 반복된다.

References & Reading materials

1. Hopper AH, Samuels MA, Klein JP et al. Adams and Vitor's Principles of Neurology, 11th ed. New York: McGraw–Hill; 2019.
2. Baehr M, Frostscher M, Duus' Topical Diagnosis in Neurology, 4th ed. New York: Thieme; 2005.
3. Brazis PW, Masdeu JC, Biller J. Localization in Clinical Neurology. 5th ed. Philadelphia: Lippincott Williams & Wilkins; 2007.
4. Gilman S, Winans–Newman S. Manter and Gatz's Essentials of Clinical Neuroanatomy and Neurophysiology. 7th ed. Philadelphia: Davis; 1987.
5. Critchley M. The parietal lobes. In: Denny–Brown D, Chambers RA, eds. The Parietal Lobe and Behavior. New York: Hafner; 1969.
6. Fisher CM. Left hemiplegia and motor impersistence. J NervMent Dis. 1956;123:201.
7. Mesulam MM, Waxman S, Geschwind N, et al. Acute confusional states with right middle cerebral artery infarctions. J NeurolNeurosurg Psychiatry. 1976;39:84.
8. Moo, LR, Slotnick SD, Tesoro MA, et al. Interlocking finger test: a bedside screen for parietal lobe dysfunction. JNNP. 2003;74:530–532.
9. Koo JP, Kim SH, An HJ, Moon OG, Choi JH, Yun YD, Park JH, Min KO. Two–point discrimination of the upper extremities of healthy Koreans in their 20's. J Phys Ther Sci. 2016 Mar;28(3):870–4.
10. Xu MY. Poststroke seizure: optimising its management. Stroke Vasc Neurol. 2018 Dec 9;4(1):48–56. doi: 10.1136/svn–2018–000175. eCollection 2019 Mar.

Case discussion 1

1시간 전 갑자기 발생한 오른쪽 반신마비를 주소로 내원한 54세 남자

Q1. History taking

54세 오른손잡이 남자가 갑자기 발생한 우측 반신마비를 주소로 내원하였다. 환자는 어제 밤 1시까지 소주 6병을 마시고 잠에 들었으며, 오늘 아침 6시에 화장실에 가려고 일어나다 일어나지 못하고 넘어졌다. 아내가 소리에 놀라 일어나서 말을 걸었으나 환자는 제대로 대답하지 못하였다. 술 마신 게 깨지 않은 줄 알고 지켜보았으나, 아무리 봐도 이상하여 7시에 응급실에 왔다. 환자는 제대로 걷지 못하였으며, 오른쪽 손으로 물건을 잡질 못한다고 보호자가 말했다. 말을 걸어도 환자는 제대로 대답하지 못하였으며, 알 수 없는 소리만 계속 읊었다. 하지만 명령 등은 제대로 잘 수행하는 모습을 보였다. 과거력상 환자는 40대부터 고혈압으로 치료를 받았으며, 3년 전 심근경색으로 시술을 받은 적이 있었다. 이후 아스피린을 복용 중이었다고 한다. 작년부터는 당뇨가 진단되어 당뇨약을 복용하기 시작하였다. 환자는 하루에 1.5갑씩 30년의 흡연력과 1주일에 1~2번 한 번 마실 경우 소주를 최소 5병 이상 마시는 음주력이 있었다. 경련의 과거력과 특별한 가족력은 없었다. 특별히 두통, 오심, 구토는 호소하지 않았다.

Q2. Neurologic Examination

신경학적 검진상 환자의 의식은 명료하였으며 지남력은 의사소통 문제로 확인이 불가능하였다. 환자는 지시나 명령을 하였을 때는 잘 수행하였으나, 제대로 된 말을 하지 못하고, 따라 말하기도 불가능하였다. 쓰기 역시 불가능하였으며, 읽기도 불가능하였으나 글로 지시를 하였을 때에는 수행할 수 있었다. Pupil은 양측 모두 3 mm이었으며 빛에 잘 반응하였다. 안구 운동에 문제는 없었으며, 시야 검사는 불가능하였다. 환자는 오른쪽 입술 쪽 움직임이 둔하였으나 주름살은 양쪽 차이가 없었다. 혀와 입천장 움직임은 정상이었다. 오른쪽 상하지에는 상지 MRC Gr IV, 하지 MRC Gr IV+ 정도의 근력저하가 있었으며 deep tendon reflex에서 우측이 항진되어 있었다. 감각 검사는 수행할 수가 없었다. Babinski's sign은 오른쪽에서 양성으로 나왔다. Ataxia를 확인하기 위하여 finger to nose, heel to shin test를 하였을 때 양측 모두 근력 저하를 감안하면 큰 이상은 없었다.

Q3. Differential Diagnosis

1. Cerebral infarction, most likely
   - Left middle cerebral artery territory
2. Cerebral lobar hemorrhage
3. Post-ictal paralysis

환자는 혈관 질환을 일으킬 수 있는 많은 위험 인자를 가지고 있으며 갑자기 발생한 국소적인 신경학적 이상은 뇌졸중의 가능성을 시사한다. 환자는 우측 hemiparesis, motor aphasia, 우측 central type facial palsy를 가지고 있어 좌뇌 Broca 영역과 corticospinal tract 혹은 운동 피질을 침범한 cerebral infarction일 가능성이 높다. 환자가 aspirin을 복용하고 있기 때문에 좌뇌의 lobar hemorrhage(대뇌 lobe에 발생하는 뇌출혈)가 생겼을 가능성도 배재할 수는 없으나 심장의 문제 등 infarction을 일으킬 수 있는 원인이 더 많고 lobar hemorrhage 자체의 발병률이 훨씬 낮기 때문에 임상적으로는 후순위로 생각해야 한다. 환자가 silent cerebral infarction(임상 증상이 없는 뇌졸중)이 발생한 후 seizure를 할 수도 있으나, 가능성은 매우 낮다고 보고 접근해야 한다.

Q4. Lab findings

환자는 기본적인 혈액 검사 외에 Brain MRI를 촬영하였다. Brain MRI의 protocol 중 diffusion image는 급성기 뇌졸중 확인에 gold standard라고 할 정도로 좋은 검사로, 가능하면 반드시 촬영해주는 것이 좋다. 환자는 diffusion weighted image에서 왼쪽 middle cerebral artery territory의 Broca 영역을 포함한 여러 부분에 다발성 뇌경색이 있었다.

Q5. Confirmed Diagnosis

Multiple cerebral infarction, left middle cerebral artery territory

Case discussion 2

5시간 전 발생한 왼쪽 반신마비를 주소로 내원한 60세 남자

Q1. History taking

60세 오른손잡이 남자가 갑자기 발생한 왼쪽 근력 저하를 주소로 내원하였다. 환자는 어제 밤에 자기 전까지는 아무 문제가 없었으나, 아침에 일어나보니 왼쪽 팔 다리를 들기 힘들고 말이 어눌해졌다. 어제까지는 특별히 몸이 아프지도 않고 최근 컨디션도 좋았다고 한다. 보호자들은 환자가 오른쪽 입에서 침을 흘린다고 하였다. 하지만 의사소통에는 문제가 없었다고 한다. 환자는 감각 저하, 시야 장애, 복시, 청력 이상, 삼킴 곤란 등은 없었다고 한다. 과거력상 환자는 매일 1갑씩 40년 정도의 흡연력이 있었으며 직업적인 이유로 자주 음주를 하였다. 5년 전 혈압 진단을 받고 혈압약을 복용하고 있었으며 당뇨, 고지혈증, 심장질환, 경련의 과거력은 없었다. 특별한 가족력은 없었다.

Q2. Neurologic Examination

신경학적 검진상 환자의 의식은 alert하고 orientation은 intact하였다. 환자의 말은 어눌하였으나 말하기 듣기에 문제가 있지는 않았다. Pupil은 양측 모두 3 mm이었으며 빛에 잘 반응하였다. 안구 운동에 문제는 없었으며, confrontation test상 시야는 정상이었다. 환자는 오른편 얼굴과 입에 마비가 있었다. 눈을 감으려고 할 때도 오른편 눈꺼풀은 힘이 들어가지 않았다. 혀와 입천장 움직임은 정상이었다. 왼쪽 상하지에는 상지 MRC Gr IV, 하지 MRC Gr IV 정도의 근력저하가 있었으며 deep tendon reflex에서 좌측이 항진되어 있었다. 감각 검사는 정상이었다. Babinski's sign은 왼쪽에서 양성으로 나왔다. Ataxia를 확인하기 위하여 finger to nose, heel to shin test를 하였을 때 우측은 정상이었으며, 좌측도 근력 저하를 감안하면 큰 이상은 없었다.

Q3. Differential Diagnosis

1. Cerebral infarction, most likely
   - Right pontine infarction
2. Post–ictal paralysis
3. Hypoglycemia

여기까지가 laboratory test의 도움을 받지 않는 임상적인 접근이다. 감별진단에는 적었지만 이런 case의 경우 환자가 first attack seizure이거나 metabolic cause일 가능성은 거의 없다고 볼 수 있다. 다만 환자의 병력에 당뇨가 있을 경우 hypoglycemic attack은 metabolic cause이면서 stroke mimicking하는 증상이 발생할 수도 있음을 염두에 두어야 한다.

일차적인 원인이 확인되었다면, 그 다음은 병변의 위치를 국소화하여야 한다. 이 환자의 경우 특이하게 오른쪽 말초성 안면마비와 왼쪽 hemiparesis를 가지고 있었으며, 다른 뇌신경 기능은 정상이었다. 이런 경우 가장 의심할 수 있는 위치는 오른쪽 pons에서 corticospinal tract과 CN VII를 침범하면서 다른 뇌신경 경로는 피해가는 작은 병변을 의심할 수 있다(그림 2-6).

이 case에서 중요한 것 중 하나는, 신경학적 검진이 없이 병력 청취만으로 국소화를 거의 할 수 있다는 점이다. 상당수의 환자는 자신의 몸에 발생한 신경학적 이상을 정확히 인지하고 있다. 언어 문제, 침을 흘리는 방향, 감각 저하, 시야 장애, 복시, 삼킴 곤란 등은 이 환자에서 병변을 국소화하는 데 매우 중요한 정보이다. 하지만 이런 정보는 의사가 적극적으로 묻기 전에 환자가 말하기는 쉽지 않은 내용들이다. 그러므로 병력 청취 시에는 이런 정보를 환자와 보호자가 알기 쉽게 물어봐서 확인하는 것이 중요하다. 정확한 병력 청취는 신경학적 검진 시에 실수나 누락을 줄일 수 있으며, 또한 신경학적 검진은 병력 청취에서 놓친 문제를 찾아줄 수도 있다.

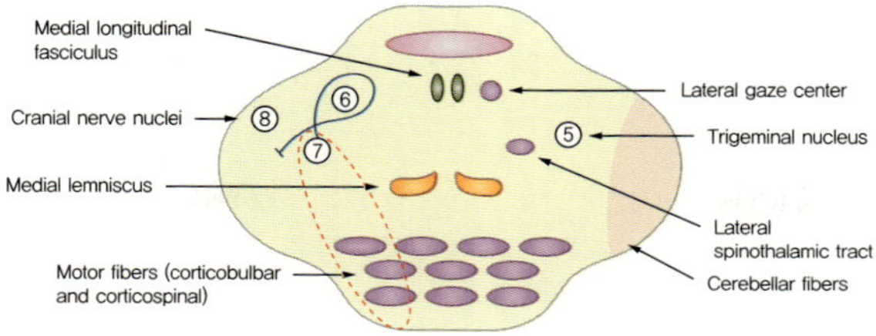

그림 2-6. Case 2에서 가능한 병변 부위.
붉은 원으로 칠한 부위에서 corticospinal tract와 facial nerve (CN VII)의 핵이나 신경 경로를 같이 침범하는 병변

Q4. Lab findings

환자는 cerebral infarction이 강력히 의심되어 기본적인 혈액 검사 외에 Brain MRI를 촬영하였다. 가능한 경우 diffusion image는 급성 뇌졸중의 병변을 확인하는 데 큰 도움을 주며 MR angiography 역시 혈관 상태를 확인하는 데 큰 도움이 된다. MRI diffusion image에서 오른쪽 pons에 small size infarction이 확인되었다.

Q5. Confirmed diagnosis

Right pontine infarction

Q6. Further management & Plans

환자는 뇌졸중의 이차 예방을 위하여 aspirin 복용을 시작하였으며, 재활 치료를 하였다.

03

실어증
(Aphasia)

박기홍

실어증(aphasia)은 언어기능의 장애를 말한다. 실어증이 발생할 경우 언어를 부정확하게 사용하거나 부정확하게 이해하게 된다. 반면에 조음장애(dysarthria)가 있는 환자는 발음이 서툴러지나 문법이나 단어선택은 정확하게 유지된다. 실어증은 단어선택의 어려움, 부적절한 단어의 사용, 따라 말하기 장애, 다른 사람이 말하는 것을 잘 이해하지 못하는 것 등의 형태로 나타날 수 있다. 실어증은 피질(혹은 피질하) 병변의 국소화에서 중요하며, 특히 좌측 뇌반구 병변에서 주로 나타난다. 하지만 여기에 예외도 있다.

- ▶▷ **오른손잡이들 중 약 4%, 그리고 왼손잡이들 중 약 15%는 우측 뇌반구(right hemisphere)에서 언어기능을 담당하고 있다.**
- ▶▷ **주로 단어 이름을 떠올리지 못하는 명칭실어증(anomic aphasia)은 대사성 질환이나 큰 부피로 인해 압력 효과를 주는 병변에 의해서도 발생할 수 있다.**
- ▶▷ **바닥핵(basal ganglia)이나 시상(thalamus)의 병변, 특히 좌측 뇌반구 병변일 때 실어증이 발생할 수 있다.**

서로 다른 형태의 실어증은 각각 다른 병변 위치를 나타내므로 임상의는 특성을 판별해 내는 것이 중요하다.

1. 해부학

1) 언어기능은 거의 모든 오른손잡이들과 많은 수의 왼손잡이들에게 있어 좌측 뇌반구에서 관장하게 된다. 이 언어영역은 중대뇌동맥(middle cerebral artery)에 의해 공급되고, 전두엽과 측두엽에 걸쳐 실비우스열(sylvian fissure)을 감싸고 있다. 이 중 특히 하전두엽(inferior frontal lobe)의 브로카 영역(Broca area), 상측두엽(superior temporal lobe)의 베르니케 영역(Wernicke's area), 궁형섬유속(arcuate fasciculus), 모서리위이랑(supramarginal gyrus), 그리고 이들 주변의 피질이 중요한 역할을 한다(그림 3-1).
2) 브로카 영역과 베르니케 영역은 궁형섬유속으로 서로 이어져 있다. 베르니케 영역은 일차청각피질 옆에 있으며 청각 입력을 이해하고 언어출력을 감시하는 역할을 한다. 또한 감각과 이와 연관된 정보들을 통합하는 중추인 모서리위이랑과도 연결되어 있다.
3) 궁형섬유속은 브로카 영역으로 연결되는 백질로서 언어의 운동 및 생산 역할에 참여하고 있다. 브로카 영역은 다른 영역에서 전해진 정보들을 해석하여 발성까지 이르게끔 해준다.

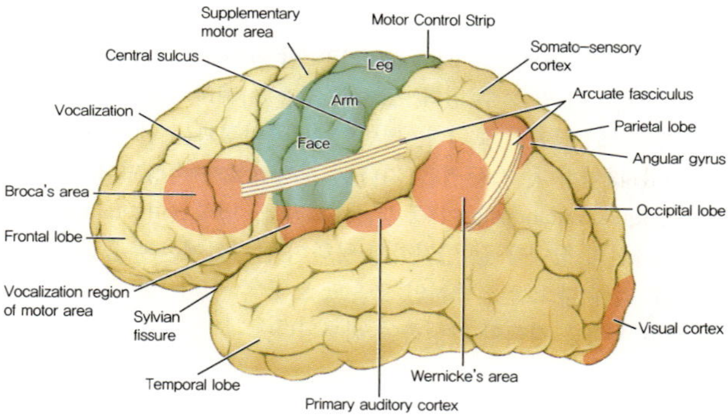

그림 3-1. 언어기능과 관련된 대뇌피질 해부학

2. 실어증의 분류

1) 브로카 실어증(Broca aphasia)

브로카 영역 혹은 하전두피질 등 브로카 영역 주변에 병변이 있을 때 발생한다. 말이 유창하지 않으며 많은 노력이 소요된다. 말수가 전반적으로 크게 감소하며 단어 중간이나 끝을 생략함으로 인해 전보와 같이 끊어지는 현상도 발생하게 된다. 글자를 읽거나 듣는 말을 읽는 것은 정상이다. 한 단어를 따라 말하는 것은 많은 노력이 필요하기는 하지만 대체로 양호한 편이며, 구절을 따라 말하는 것에는 어려움을 겪는다. 쓰기 역시 실어증과 같은 방식으로 영향을 받는다. 이름대기는 자발적 말하기에 비해서는 양호하지만 역시 기능이 떨어져 있다. 운동 피질이 브로카 영역과 가까이 있기 때문에 큰 병변일 경우에는 편측마비가 동반되기도 한다. 환자는 이러한 장애를 스스로 인지하나, 이를 무서워하고 때로는 우울감에 빠지기도 한다. 재미있는 사실은 멜로디를 흥얼거리는 것은 가능할 수 있다는 것이다. 하지만 음악가들은 음악을 하는 데 있어서는 장애를 가지게 된다. 욕설이나 내뱉는 말들은 또렷할 수 있다. 이것은 우측 뇌반구가 감정적인 언어에 작용을 해서 비롯되었을 것이다. 지시에 따라 얼굴을 움직이지 못하는 협설실행증(buccolingual apraxia)도 관찰되는데, 이는 혀를 내밀거나 뺨에 바람을 부풀게 하거나 휘파람을 불게 하여 관찰할 수 있다.

2) 베르니케 실어증(Wernicke aphasia)

베르니케 영역 혹은 그 주위 측두엽 병변으로 인해 발생한다. 말하기는 유창하기는 하나 두서가 없고 에둘러 말하며 부적절한 단어 사용 등으로 인해 정확한 정보를 담아내지 못한다. 틀린 단어를 사용하는 경우가 있는데, 예를 들어 '책상'을 '책장'으로 말하는 음소착어증(phonemic paraphasia)과 '귤'을 '사과'라고 말하는 의미착어증(semantic paraphasia)이 있을 수 있다. 글자와 말을 이해하지 못하며 쓰기와 따라 말하기, 이름대기에서도 장애를 보인다. 병변이 운동 피질과는 떨어져 있기 때문에 편측마비는 없거나 경미하다. 측두엽을 지나는 시각경로가 손상되어 반맹(hemianopsia)이나 사분맹(quadrantanopsia)이 동반될 수 있다. 병식결여증(anosognosia)이 동반되기도 하여 자신의 장애를 잘 인지하지 못하며 급성기에는 우울감도 거의 동반되지 않는다. 이로 인해 다소 편집증적인 모습도 보일 수 있다. 이 유형의 실어증은 대개 상측두이랑에 색전증 경색이 발생하여 비롯된다.

3) 전도실어증(conduction aphasia)

상측두이랑의 뒤쪽 부분이나 모서리위이랑의 병변에 의해 발생한다. 이로 인해 언어 영역의 앞쪽과 뒤쪽을 분리시키게 된다. 말하기는 유창하지만 부정확한 정보를 담게 되고, 착어증이 흔히 동반된다. 문법이 별로 필요 없는 말이나 글은 이해할 수 있다. 따라 말하기가 가장 심하게 손상되는데 특히 문법적인 단어가 있는 구절과 무의미한 철자들을 따라 말하는 데 가장 어려움을 겪는다. 이름대기 역시 기능이 떨어져 있다.

4) 명칭실어증(anomic aphasia)

이것은 실어증들 중 병변 국소화가 가장 잘 되지 않는 것으로 우성 뇌반구의 다양한 질환에 의해 발생할 수 있다. 알츠하이머병의 흔한 임상증세이기도 하며 다른 심한 실어증에서 회복되는 과정 중에 나타날 수도 있다. 말하기는 유창하나 착어증 및 에둘러 말하기 때문에 정보는 제대로 담아내지 못한다. 이름대기를 시켜 1분간 동물이름을 아는 한 가장 많이 대보라고 하여 확인할 수 있다. 정상적으로는 10개 이상은 댈 수 있어야 한다. 언어 이해와 따라 말하기는 정상이다.

5) 완전실어증(global aphasia)

브로카 영역과 베르니케 영역을 동시에 침범하는 큰 병변에 의해 발생한다. 심한 편측마비가 동반되며 말하기와 이해하기 모두 장애를 보인다. 중대뇌동맥 영역의 큰 뇌경색 때 발생한다.

6) 기타 실어증

실어증은 실비우스열 주위 외, 즉 경계영역(borderzone area)의 병변에 의해서도 발생할 수 있다. 이러한 피질경유실어증(transcortical aphasia)은 따라 말하기는 비교적 잘 보존되어 있는 것이 특징이다. 이것은 저혈압, 저산소증 등에서 특징적으로 나타날 수 있기 때문에 임상적으로 중요하다. 따라 말하기와 읽기는 잘 되는 반면, 앞측 경계영역 병변에서는 유창성이 떨어지고 뒤측 경계영역 병변에서는 이해도가 떨어지게 된다. 유창성이 떨어지는 경우 피질경유운동실어증, 베르니케실어증처럼 이해력이 떨어지는 경우 피질경유감각실어증, 따라 말하기만 유지되어 있는 경우 피질경유혼합실어증으로 각각 나눌 수 있다.

3. 실어증 환자에게 확인해야 할 사항들

1) 환자의 모국어, 왼손잡이 여부, 교육 수준 등을 우선 확인해 보아야 한다.
2) 말하는 것을 들어보자. 유창한가 유창하지 않은가? 유창하다면 뒤쪽 병변, 유창하지 않다면 앞쪽 병변의 가능성이 높다.
3) 읽고 쓰기가 실수 없이 이루어지는가? 이를 통해 조음장애와 실어증을 구분할 수 있다.
4) 이름대기를 확인하자. 실어증에서는 대부분 이름대기가 손상되어 있다.
5) 따라 말하기를 확인하자. 실어증이 있으나 따라 말하기가 가능하다면 겉질경유실어증일 것이다.
6) 단순한 예/아니요 질문을 이해할 수 있는가? 브로카 실어증에서 이해력은 상대적으로 보존되어 있다.
7) 편측마비가 있는가? 있다면 앞쪽, 특히 운동영역을 침범하였다.
8) 다양한 형태의 실어증를 기술하기 위해 유창성, 알아듣기, 따라 말하기, 이름대기 등을 확인하자(표 3-1)

표 3-1. 실어증의 분류

실어증의 유형	유창성	알아듣기	따라 말하기	이름대기
브로카 실어증	비유창	양호	불량	불량
베르니케 실어증	유창	불량	불량	불량
전도실어증	유창	양호	불량	불량
명칭실어증	유창	양호	양호	불량
피질경유운동실어증	비유창	양호	양호	불량
피질경유감각실어증	유창	불량	양호	불량
피질경유혼합실어증	비유창	불량	양호	불량
완전실어증	비유창	불량	불량	불량

4. 실어증의 원인

1) 뇌졸중
    a) 대혈관질환: 중대뇌동맥, 속경동맥
    b) 심인성 뇌경색(cardiogenic embolism)
2) 뇌농양
3) 뇌종양
4) 급성 뇌염
5) 외상
6) 원발성 진행성 실어증(primary progressive aphasia): 편측마비/감각증상 없이 실어증만 서서히 진행하는 경우 특히 의심해 보아야 함

5. 예후

병변의 위치, 크기, 기저 병리 등에 의해 좌우된다. 완전 실어증이 있다면 예후가 불량하며 대부분 완전히 호전되지 않는다. 전도성, 명칭, 겉질경유실어증은 예후가 좋은 편이며 완전한 회복도 자주 발생한다. 브로카 및 베르니케 실어증은 중등도의 예후를 보이며 다양한 형태의 결과를 낳게 된다. 초기에 따라 말하기가 가능하면, 그렇지 않은 경우보다 예후가 좋으며, 대개 외상에 의한 경우가 뇌경색에 의한 경우보다 예후가 좋다. 언어치료가 도움이 될 수 있다는 증거들이 속속 나오고 있으므로 이에 대한 다각적인 접근이 필요할 것이다.

6. 같이 나타날 수 있는 신경학적 이상

1) 실인증(agnosia)은 기본적인 인식 장애에 기인하지 않는 인지 장애를 의미한다. 예를 들어 시각 실인증은 일차적 시력은 정상이므로 대상을 볼 수는 있으나 시각적으로 그것을 판별해 낼 수는 없다. 반면 그 물건을 쥐면 촉감에 의해 그것이 무엇인지 인지할 수 있게 된다.
2) 거스트만 증후군(gerstmann syndrome)은 좌측 모이랑(angular gyrus)의 병변에 의해 실서증(agraphia), 좌우지남력장애(left-right disorientation), 손가락실인증(finger agnosia), 계산불능(acalculia)이 발생하는 것을 말한다.
3) 실서증 없는 실독증(alexia without agraphia): 쓸 수는 있으나 읽을 수 없다. 병변은 좌측 후두엽이나 그 주위 뇌들보(corpus callosum)에 위치한다. 이 경우 우측 후두엽이 좌측 뇌반구의 언어영역과 분리된다.

4) 순수어농(pure word deafness): 소리를 들을 수도 있고 쓰인 글자도 이해할 수 있으나 들리는 단어를 이해하거나 따라 말하지 못한다. 좌측 측두엽의 심부나 양측 측두엽의 일차 청각 피질의 병변일 때 발생한다.
5) 관념운동실행증(ideomotor apraxia): 환자의 왼쪽 손의 다른 모든 기능은 정상이나 구두 지시에 의한 것은 실행하지 못한다. 좌측 전두엽이나 인접한 뇌들보 병변에 기인한다.

References & Reading materials

1. Alexander R-G. Weiner and Levitt's Neurology. 8th ed. Philadelphia: Lippincott Williams & Wilkins, 2008; 12-18.
2. Ropper AH, Brown RH. Adams and Victor's Principles of Neurology. 11th ed. New York: McGraw-Hill, 2009; 461-480.
3. Brazis PW, Masdeu JC, Biller J. Localization in Clinical Neurology. 5th ed. Philadelphia: Lippincott Williams & Wilkins, 2007; 455-520.
4. 대한신경과학회. 신경학. 3판. 군자출판사, 2017.
5. Marshall Mayre, On Call Neurology, 3 ed. Saunders, 2007; 11-15.
6. 대한뇌졸중학회, 뇌졸중. 이퍼블릭, 2009; 299-305.

Case discussion

1시간 전에 발생한 우측 위약감과 언어장애를 주소로 내원한 32세 남자

Q1. History taking

이전 건강하던 32세 남자 환자로 친구들과 함께 여행을 갔다가 호기심에 번지 점프를 하였다. 바닥이나 주위에 직접 부딪히는 외상은 없었고 뛰어내린 직후까지만 해도 흥분감에 소리를 지르며 만세를 부르던 그였으나, 약 10분가량 지난 다음부터 왼쪽 목에 둔한 통증을 느끼기 시작하였으며 이후 우측 팔다리에 힘이 없어지면서 말하기가 힘들어지고 점차 짧은 문장도 구사할 수 없게 되어 응급실로 옮겨졌다.

Q2. Neurologic Examination

의식은 alert 하였고 지시에 대한 수행은 가능하였으나 자발적인 말하기와 따라 말하기가 불가능하여 Broca aphasia 양상을 나타내었다. 그 외 우측 근력이 Gr III로 저하되어 있었으며 hyperreflexia와 Babinski sign 등 upper motor neuron sign들이 나타났다.

Q3. Differential diagnosis

- Localization
  - 우선 aphasia 양상을 볼 때 Broca area를 침범하였고, 그 외 rt hemiparesis, upper motor neuron sign을 볼 때 좌측 corticospinal tract 중 일부를 침범한 것을 알 수 있다. 이를 종합해보면 left MCA territory에 병변이 있음을 시사한다.
- Etiology
  - 비록 이전에 특이 질환이 없었고 젊은 연령이기는 하나 증상이 갑자기 발생한 것을 고려할 때 cerebral infarction을 우선 고려해야 할 것이다. Young age stroke의 원인들이 다양하나 급격하게 전신에 충격이 가해지는 번지점프를 한 직후에 발생하였고 왼쪽 목에 통증이 동반되었다는 점을 고려할 때, 특히 carotid artery dissection에 의한 stroke을 의심하였다.

Q4. Lab findings

상기 질환을 의심하여 Brain MRI를 실행한 결과 Broca area를 비롯한 left MCA territory에 다발적으로 infarction이 발견되었으며, carotid doppler상 true lumen과 분리된 false lumen이 나타나 carotid artery dissection이 있는 것을 확인하였다.

Q5. Confirmed diagnosis

Left MCA territory infarction due to traumatic carotid artery dissection

Q6. Further management & Plans

경동맥 박리에 의한 뇌졸중으로 항혈전 치료를 받게 된다.

04

실조증
(Ataxia)

김경준

실조증(ataxia)은 그리스어 a(=without)+taxi(=order)의 조합에서 비롯되었으며, 수의 근육의 조화 능력 상실로 인하여 나타나는 신경학적 증상을 일컫는 말이다.

실조증에서는, 간략히 다음과 같은 증상 및 임상적 특징들을 볼 수 있다.

- 균형 장애 및 보행 실조: 건강한 사람의 경우, 양 발을 붙인 채로 30초 이상 서 있을 수 있으나, 근력 저하 없이 양측 하지의 운동 조화 능력이 떨어질 경우 균형을 잡지 못하고, 서 있는 동안 넘어질 것 같은 불안감 때문에 주변을 잡고 있는 모습을 보일 수 있다. 또한 걸을 때 양 발을 옆으로 넓게 벌리고(wide stance), 보폭은 짧아지며 보행 리듬이 불규칙한 모습을 보일 수 있다. 시각 단서(visual cue)를 제거할 때 증상이 악화되는 경우는, 고유감각경로나 전정계 이상에 의한 실조를 시사하고, 시각 단서 유무에 상관없이 보행 장애가 유지되는 경우는 소뇌 실조증 가능성이 더 높다. 또한, 환자의 자세 및 보행이 한쪽으로 일관되게 치우칠 경우는 해당 편측의 전정계 및 소뇌연결경로 이상을 의심해야 한다.
- 감각 실조: 고유감각경로의 병변에 의해 나타나는데, 눈을 감아서 시각 단서를 제거하면 악화되는 균형 장애가 특징이다(Romberg 양성). 동반된 말초 신경 장애가 있을 경우 걸을 때 무릎을 높이 들고(high step), 발바닥으로 땅을 딛으면서 소리를 크게 내는(foot slapping) 보행을 보일 수 있다.
- 몸통 실조: 소뇌 가운데 쪽(midline cerebellum, 주로 spinocerebellum) 병변에 의해 발생하는데, 앉거나(팔을 앞으로 뻗으면 증상이 악화됨) 서 있을 때 몸통이 좌우나 앞뒤로 흔들리는 것(titubation)을 볼 수 있다.
- 사지 실조: 운동 궤적 목표에 제대로 겨냥이 되지 않는 측정 이상(dysmetria), 손바닥을 위아래로 번갈아 치는 반복운동을 시켰을 때 근육의 상호작용 장애로 인하여 잘 되지 않는 협동운동이상(dyssynergia), 반복 운동 시간이 불규칙한 상반운동반복수행장애(dysdiadochokinesia), 목표에 가까이 갈수록 커지는 의도 떨림(intention tremor) 등이 나타날 수 있다. 의도 떨림은 손가락-손가락 검사(finger to finger) 및 손가락-코(finger to nose) 검사에서 두드러지게 나타난다.
- 구음 장애: 자음발음이 불명확하고, 음절을 불규칙하게 나누며, 한 글자씩 끊어서 이야기하는 듯한 발음(scanning speech)을 들을 수 있다.

실조증은 운동의 조화를 담당하는 소뇌(cerebellum)뿐 아니라, 소뇌연결경로(connecting fiber), 고유감각경로(proprioceptive sensory pathway), 전정계(vestibular system) 등의 구조물 중 어디라도 침범을 당하면 나타날 수 있다. 실조증을 유발하는 병변의 위치에 따라서 대략적으로 구분되는 특징을 간단히 표로 정리하였다(표 4-1, 2).

표 4-1. 소뇌 실조증 vs. 감각 실조증

Cerebellar ataxia	Sensory Ataxia
Scanning speech	Normal speech
Nystagmus and other ocular signs (+)	Absent
Normal sensory examination, Romberg (−)	Sensory loss (+), Romberg (+)
Pendular deep tendon reflexes	Decreased or absent deep tendon reflexes
Reeling, ataxic gait	Stamping gait

표 4-2. 소뇌 실조증 vs. 전정 실조증

Cerebellar ataxia	Vestibular Ataxia
Sense of imbalance	Vertigo, tinnitus, and hearing loss
Gaze-evoked nystagmus (+)	Direction of the nystagmus is away from the lesion.
Dysarthria- Scanning speech	Absent
Intention tremors	Absent
Limb ataxia	Absent

실조증은 가족력 유무에 따라서, 산발성 실조증(Sporadic ataxia)과 유전성 실조증(Hereditary ataxia)으로 구분할 수 있다.

산발성 실조증: 다음과 같이 다양한 원인에 의해서 실조증이 나타날 수 있다 (표 4-3).

표 4-3. 산발성 실조증의 원인

원인	질환
1. 뇌혈관질환	Stroke – ischemic or hemorrhagic Migraine
2. 염증성/감염 질환	Multiple sclerosis Systemic lupus erythematosus Behçet's disease Sarcoidosis Brainstem encephalitis, Cerebellitis HIV

	Creutzfeldt-Jacob disease Progressive multifocal leucoencephalopathy Guillain-Barré syndrome, Miller-Fisher syndrome autoimmune ataxia with anti-GAD antibodies Lyme disease
3. 종양	Posterior fossa tumors Paraneoplastic cerebellar degeneration
4. 두경부접합부 이상	Chiari malformation Basilar impression Syringobulbia
5. 대사성 질환	Wernicke encephalopathy Vitamin E and B_{12} deficiency Diabetes Mellitus Hypothyroidism Hypoparathyroidism Wilson's disease
6. 독성 물질	Alcohol Drugs Radiation poisoning Toxins
7. 신경퇴행성 질환	Progressive supranuclear palsy Multiple system atrophy Normal pressure hydrocephalus
8. 외상	Brain contusion Postconcussion syndrome
9. 심인성	Chronic anxiety Panic disorder Phobic postural vertigo Psychogenic gait disorder

가족력이 있는 유전성 실조는 유전 방식에 따라 보통염색체우성실조증(autosomal dominant), 보통염색체열성실조증(autosomal recessive), 성염색체 관련실조증(X-chromosome related), 사립체 관련실조증(mitochondrial)으로 구분되며, 대표적인 유전성 실조로는 아래와 같은 것들이 있다.

a. Autosomal dominant Ataxias
  - Spinocerebellar ataxia (SCA1~48)
  - Dentatorubropallidoluysian atrophy (DRPLA)
  - Episodic ataxias (EA 1~7)

b. Autosomal recessive Ataxias
- Friedreich ataxia (FA1, FA2)
- Ataxia telangiectasia
- Ataxia with isolated vitamin E deficiency (AVED)
- Abetalipoproteinemia

c. X chromosome linked ataxia
- Fragile X associated tremor-ataxia syndrome (FXTAS)
- Rett syndrome

d. Mitochondria associated ataxia
- Mitochondrial encephalopathy, lactic acidosis with stroke-like episodes (MELAS)
- Myoclonic epilepsy with ragged red fiber (MERRF)
- Kearns-Sayre syndrome

다음으로는, 실조증을 호소하는 환자를 만났을 때 챙겨야 할 사항들에 대해서 간단히 짚어보도록 하겠다.

1. History taking

여느 신경과 질환이 그렇듯이, 실조증을 보이는 환자에게서도 충분한 병력 청취로 환자의 병변의 위치 및 병인에 대한 정보를 많이 얻을 수 있다. 특히, 다음과 같은 사항을 꼭 확인하는 것이 좋다.

1) 몇 살 때부터 증상이 시작되었는가?
2) 증상이 갑자기 또는 서서히 시작되었는가? 증상 발현 후 악화, 호전, 또는 주기적인 변동이 있는가?(표 4-4)
3) 실조증 이외에 동반하는 국소 신경학적 증상 혹은 전신 증상이 있는지?
   - 두개내압 상승을 시사하는 두통, 오심, 구토가 있는지
   - 전신 증상(표 4-4) 체중 감소, 소화불량, 자율신경계 장애, 피부 변화
   - 신경학적 증상: 편측 위약, 감각 저하, 떨림, 근긴장 이상 등
4) 현재 먹고 있는 약이 있는지?(표 4-5)
5) 가족 중에 비슷한 증상을 가지고 있는 사람이 있는지?

표 4-4. 증상 발생 시기에 따른 실조증의 감별 진단

Mode of onset	Disease	Age of onset
Acute (수 분~ 수 시간)	Cerebellar hemorrhage	usually adult
	Cerebellar infarction	usually adult
	Acute intoxication	any
	Head trauma	any
	Basilar migraine	children/young adult
Subacute (수 시간~ 수일)	Posterior fossa tumor	any
	Posterior fossa abscess	any
	Multiple sclerosis	young adult
	Toxins	any
	Hydrocephalus	any
	Miller Fisher syndrome	children/young adult
	Viral cerebellitis	chilren/adult
Chronic (수일~ 수주)	Multiple system atrophy	adult
	Alcoholic cerebellar degeneration	adult
	Paraneoplastic cerebellar syndrome	adult
	Craniocervical junction disorders	adult
	Autosomal recessive ataxia (Friedreich ataxia)	usually before the age of 15
	Autosomal dominant ataxia(SCA)	usually over the age of 15
	Hydrocephalus	any
	Vit.E deficiency	any
	Hypothyroidism	any
	Idiopathic degenerative ataxia	
Recurrent	Recurrent intoxications	any
	Multiple sclerosis	young adult
	Transient ischemic attacks	adult
	Autosomal dominant periodic ataxia	before the age of 20

표 4-5. 실조증을 유발할 수 있는 약물의 예

Anticonvulsants	Phenytoin Carbamazepine Primidone Ethosuximide Mesuximide
Sedatives	Barbiturates Benzodiazepines Chloral hydrate Paraldehyde
Immunosuppressants	Cyclosporine A Cytosine arabinoside Fluorouracil
기타 약물	Phenothiazines MAO inhibitors Reserpine Thiothixene Lithium Nitrofurantoin

2. Neurologic Examinations

환자가 실조증 이외에 다른 신경학적 징후가 있으면 병변의 위치 또는 병인를 파악하는 데 도움을 받을 수 있다. 그러므로, 실조증 이외에 추가적인 이상 소견이 있는지 자세한 확인이 필요하다.

1) 뇌신경검사(Cranial Nerve Examination)

a) 동공 검사

- pinpoint pupil(+): opiate intoxication
- asymmetric pupil: Horner syndrome을 의심할 수 있음. 특히, 반대쪽 감각 장애(pain and sensory)와 실조증이 동반되어 있으면 Wallenberg syndrome
- Argyll-Robertson pupil: 동공이 작고 불규칙하며, 조절반사는 있으나, 빛에 대한 반사는 소실된 상태임. CNS syphilis, brainstem encephalitis 또는 midbrain에 mass effect를 생각해야 함

b) 안구 운동
   - 수평안구운동 장애: large hemispheric lesion(특히, gaze deviation이 있을 경우) 또는 pontine lesion
   - Parinaud's syndrome
     Impaired upgaze, retraction nystagmus, loss of pupillary accommodation
     뇌압 상승으로 인한 중뇌 부분의 압박을 의심할 수 있다(pineal tumor, 또는 hydrocephalus).
   - Abducens nerve palsy: 뇌압 상승을 의심할 수 있다.
   - 안구운동 장애, 실조증, 건반사 소실이 같이 나타난 경우: Miller-Fisher syndrome을 의심할 수 있다.

c) 안진: vertical or dysconjugate nystagmus – brainstem 혹은 cerebellum의 병변

d) 안저 검사: papilledema (mass lesion, 특히 cerebellum) retinopathy, telangiectasia

e) 청각 저하, 이명: peripheral vestibular neuropathy or labyrinthitis.

f) Dysphagia, nasal speech, tongue deviation: lower brainstem stroke 또는 skull base tumor를 의심할 수 있다.

2) 소뇌 기능 검사(Cerebellar Function Test): Rapid Alternating Movement, Finger to nose test, Heel to shin test

a) 한쪽에서 보이는 사지 실조증 – 같은 편의 소뇌의 병변(특히 cerebellar lobe)

b) 사지 실조증은 저명하지 않으나, 몸통 실조증(titubation), 보행 실조증이 있는 경우
   - 소뇌 가운데 부분 병변(spinocerebellum)을 시사한다.

3) 운동 기능 검사(Motor Examination)

a) 편측의 근위약 여부 및 근긴장도 확인(rigidity, spasticity)

b) 떨림(resting or limb kinetic) 유무도 확인한다.

4) 감각 기능 검사(Sensory Examination)

a) Temperature and pain sense deficit with ataxia: Wallenberg syndrome

b) Loss of proprioception: Romberg test로도 확인.
   고유감각 경로의 병변을 유발할 수 있는 Vit. B_{12} deficiency (Subacute combined degeneration), Tabes dorsalis 등을 의심할 수 있다.

5) 심부건반사(Deep Tendon Reflex)

a) Unilateral hyperreflexia: hemiparesis
b) Bilateral hyperreflexia: spinal cord damage
c) Areflexia: Guillain-Barré syndrome

3. Localization

실조증을 유발하는 신경계 병변의 위치에 따라, 동반되는 신경학적 이상이 다르게 나타날 수 있으며, 증상을 유발하는 원인에도 차이가 있을 수 있다. 이에 대해서 간단히 정리하였다.

1) Frontal lobe

a) Corticocerebellar connection의 이상으로 발생할 수 있다. Cerebellar dysfunction을 의심할 만한 sign (staggering gait, rapid alternating movement 저하, nystagmus 등)과 함께, frontal lobe dysfunction (perseveration, grasp and primitive suck reflex, incontinence, 사고 및 언어 기능 저하)이 동반될 때 의심할 수 있다.

b) 의심할 수 있는 etiology
   - Frontal lobe tumor (meningioma, glioma, metastatic tumor)
   - Anterior cerebral artery territory infarction or A-com aneurysm
   - Hydrocephalus

2) Subcortical area

a) Corticocerebellar connection의 이상으로 발생하며, pyramidal tract이 흔히 같이 이환되고, ataxic hemiparesis, emotional lability, dysarthria, dementia 등이 동반될 수 있다.

3) Thalamus

a) Lateral ventral nucleus 및 근처의 subthalamic region의 손상으로 나타난다. Sensory ataxia 및 contralateral sensory deficit이 동반될 수 있다.

4) Brainstem

a) Cerebellar connection의 이상으로 발생하며, brainstem sign이 동반될 수 있다(crossed motor or sensory findings, internuclear ophthalmoplegia, nystagmus, dysarthria 등).

5) Cerebellum

가장 흔히 볼 수 있는 ataxia의 localization으로, coordination pathway의 직접적인 손상으로 발생한다.

a) Signs – limb, trunk, gait, speech ataxia, nystagmus, hypotonia 등이 나타날 수 있다. Cerebellum의 midline structure가 이환되었을 경우 trunk나 gait의 ataxia가 나타나며, lateral structure가 이환되었을 경우 ipsilateral limb ataxia가 나타난다. 증상이 심하지 않을 경우, tandem gait에서 이상을 확인할 수 있다. 이는 cerebellar ataxia의 특징적인 증상이다.

b) Cerebellar hemorrhage, infarction, tumor 등에서는 occipital headache 및 ocular gaze paresis가 동반될 수 있다. Cerebellar stroke에서(hemorrhage or infarction), 초기 증상은 가벼운 두통 및 보행 장애에 국한될 수 있으나, 응급 수술이 필요할 수 있으므로 가능한 빨리 imaging (CT)을 시행하여 진단을 내리는 것이 필요하다. Cerebellar tumor는 유년기에 흔히 발견되고, 성인에서는 잘 발견되지 않으나 metastatic tumor는 성인에서도 드물지 않게 나타날 수 있다.

c) 소뇌실조증의 가족력이 있는 경우 유전성 실조증을 염두에 둬야 한다.

– 소뇌실조증 이외 특정한 임상 양상이 같이 동반될 수 있으므로, 이를 확인하고 검사를 진행한다.

d) Alcoholism: Cerebellar degeneration이 나타날 수 있다. Alcoholic cerebellar degeneration은 보행 실조가 흔하며, 하지에서 상지보다 흔히 나타난다. 기억장애나 말초신경병증이 동반될 수 있다. 특히, 급성 내지는 아급성으로 나타난 실조증과 함께 안구 운동 장애, 혼돈이 동반된 경우, Wernicke encephalopathy를 의심할 수 있으며, thiamine 정주로 증상의 호전을 기대할 수 있다(Chapter 22 참고).

e) Occult malignancy: 아급성의 소뇌 실조가 paraneoplastic syndrome의 일종으로 나타날 수 있다. 임상 양상 및 underlying malignancy의 확인, paraneoplastic antibody의 확인이 필요하다.

f) Acute cerebellitis – viral infection으로 직접적 혹은 간접적(post-infectious)으로 발생할 수 있다.

g) Multiple system atrophy (MSA): 40대 이후 발병하여 서서히 진행하는 실조는 MSA의 가능성을 염두에 두어야 한다. 특히, 자율신경계 이상(orthostatic hypotension, urinary incontinence, constipation, erectile dysfunction), 파킨슨 증상 동반 여부를 진찰을 통해 확인한다.

6) Spinal cord

a) Posterior column 이상으로 나타나고 Romberg sign이 나타나며, MRI로 병변을 확인할 수 있다.

b) 의심할 수 있는 etiology
- Cervical myelopathy (cervical spondylosis 동반)
- Multiple sclerosis
- Vit B_{12} deficiency (subacute combined degeneration)
- Spinal cord tumor
- Tabes dorsalis

7) Peripheral nerve

a) Weakness나 position sense의 이상으로 ataxia가 나타날 수 있다.

b) Miller-Fisher syndrome: ataxia, 심부건반사 감소, ophthalmoparesis

c) Peripheral sensory neuropathy: paraneoplastic, Sjögren syndrome, Chemotherapy

4. Diagnostic Labs

병력 청취와 신체 검진을 거쳐, 적당한 검사를 선정하여 진행한다.

1) 대사질환의 감별

갑상선 기능검사, 부갑상선 기능검사, 혈중 암모니아 농도, 혈당, Vitamin B_1, B_{12}, E, 혈중 지질농도검사, lactate, 독성 물질 선별검사 등

2) 면역학적 검사

Paraneoplastic antibodies

3) 유전자 검사

- AD: SCA 1, 2, 3, 6, 7, 17, DRPLA (commercially available)
- AR: Friedreich ataxia, Ataxia telangiectasia
- X-linked: Rett syndrome, Fragile X syndrome

4) 뇌영상 검사(brain MRI) – 구조적 병변 확인

Atrophy or degeneration in cerebellum or brainstem, Chiari malformation, White matter change, Hemorrhage or infarction

5) 뇌척수액 검사 – 염증성 질환, 자가면역 질환 등의 감별을 위하여 시행

CSF cell count, glucose, protein, lactate, oligoclonal bands, autoantibodies including paraneoplastic antibodies.

6) 안과적 검사

Retinal degeneration (SCA type 7), Kayser-Fleischer ring (Wilson's disease), Macular degeneration 등을 확인

5. 치료

안타깝게도, 실조증 자체를 호전시키는 약제는 없다. 실조증을 유발하는 기저 원인을 확인하고, 그에 대한 치료를 진행하는 것이 가장 중요하다.

References & Reading materials

1. 대한신경과학회. 신경학. 3판. 군자출판사, 2017.
2. Ropper AH, Adams RD, Samuels MA, Victor M. Adams and Victor's Principles of neurology. 11th ed. New York: McGraw-Hill Medical, 2009; 78-88.
3. Alexander R-G. Weiner and Levitt's Neurology. 8th ed. Philadelphia: Lippincott Williams & Wilkins, 2008; 144-160.
4. Marshall Mayer. On call Neurology, 3 ed. Saunders, 2007; 131-141.
5. Ashizawa T, Xia G. Ataxia. Continuum (Minneap Minn). 2016;22(4 Movement Disorders):1208-1226.
6. Tanburoglu A, Karatas M. Ataxias: Pathogenesis, Types, Causes and Treatment. Medical Journal of Mugla Sitki Kocman University 2017;4(2):32-39.

Case discussion

27세 여자 환자, 일주일 전부터 발생한 보행 장애를 주소로 내원

Q1. History Taking

환자는 일주일 전 발생한 보행 장애를 주소로 내원하였다. 걸을 때 양쪽으로 모두 균형이 잡히지 않는 느낌이었으며, 이와 함께 옆으로 보려고 할 때 눈이 잘 움직이지 않는 느낌이 든다고 하였다. 증상은 하루에 걸쳐서 악화된 다음, 뚜렷한 변동 없이 지속된다고 하였다. 증상 발생 일주일 전 감기를 걸린 적이 있었으며, 최근 한 달 동안 체중 감량을 위해 하루에 식사를 한 번만 하였다고 한다. 그 외 특이 병력은 없었다. 직업은 회사원이었으며, 음주와 흡연은 하지 않았다.

Q2. Physical Examinatioun

특이 사항 없음

Q3. Neurologic Examination

의식 상태, 지남력 및 언어 기능은 정상이었다. 뇌신경 검사에서 양측 수평 안구운동의 장애가 있었다. 안진은 보이지 않았으며, 구음 장애는 없었다. 근위약, 근위축, 경직은 없었으며, 감각 변화도 없었다. 소뇌 기능 검사에서 양측 사지의 실조증이 있었다. 건반사는 양 상하지 모두에서 저하되어 있었다. Romberg 검사는 음성이었다.

Q4. Differential diagnosis

- Localization
  - 대칭적인 양측 상하지의 실조증 및 수평안구운동 장애가 있었다. 소뇌 및 교뇌에 걸친 중추성 병변을 생각할 수 있으나, 증상이 대칭적이고, 이러한 중추성 병변의 경우 다른 신경학적 증상이 동반되었을 가능성이 높다. 그리고, 건반사가 저하되어 있으므로, 환자의 증상은 안구 운동 및 사지 운동 조절을 담당하는 말초 신경 섬유의 손상에 기인했을 가능성이 높다.
- Etiology
  - 아급성(subacute onset)으로 발생해 특별한 변동 없이 유지되는 양상을 보였다. 최근 감염력(감기)이 있고, 하루 한 번만 식사를 하여 영양 상태가 좋지 않았을 가능성이 높으므로 염증성 병변, 감염성 병변 또는 영양 결핍의 가능성을 먼저 고려해야 한다. 혈관성 병변은 증상이 급성으로 발생하여 수 시간 내에 증상이 정점에 도달하므로 가능성이 낮고, 특별한 약물 노출력이 없으므로 약물이 원인일 가능성도 떨어진다.

Q5. Lab findings

1) Blood lab: CBC, Electrolyte profile의 이상은 없었으며, Vit. B_{12}, thiamine level도 정상이었으나, anti-ganglioside antibody 검사에서, anti-GQ1b antibody(+)였다.

2) CSF study: pressure는 15 cmH_2O, Q test는 정상이었으며, WBC 1개, glucose 68이었다(단백세포해리). Anti-ganglioside antibody 검사에서, anti-GQ1b antibody(+)였다.

3) 신경전도검사: 정상이었다.

Q6. Confirmed diagnosis

밀러-피셔 증후군(Miller-Fisher syndrome)

Q7. Further management & Plans

IVIG를 400 mg/kg으로 5일 동안 투여하였고, 투약 3일째부터, limb ataxia의 호전을 보이기 시작하였다. 이후 증상 호전 추세를 보여, 외래에서 경과를 관찰하기로 하고 퇴원하였다.

05

이상운동질환
(Approach to movement disorders)

김경준

이상 운동 질환은, 자발적이거나 자동적인 운동이 과다하거나 감소한 상태를 초래하는 질환군으로, 증상이 근위약 혹은 감각 이상에 기인하지 않는 경우를 의미한다. 이상 운동 질환은 운동 조절을 담당하는 기저핵, 소뇌, 혹은 추체외로계의 기능 이상으로 발생한다.

이상 운동 질환은 다양하게 나타날 수 있는데, 크게 두 가지 범주로 나눌 수 있다.
– 운동 과다(hyperkinesia): chorea, dystonia, myoclonus, tic, tremor 등
– 운동 과소(hypokinesia): bradykinesia, hypokinesia, freezing 등

이상 운동 질환 환자를 처음 접할 때에는 증상을 분류하고 기술하는 데 막연함과 어려움을 느낄 수도 있지만, 진단 및 치료 과정에서 필요한 원칙들을 유념해서 반복적으로 환자들을 접하면 어렵지 않게 진료에 임할 수 있을 것으로 생각된다.

이상 운동 환자를 보는 기본 원칙

- ✓ 이상 운동을 보이는 환자는 증상을 충분히 관찰하고 진단을 내려야 한다.
- ✓ 환자를 관찰한 결과를 기술해볼 것. 예를 들어, '눈을 간헐적으로 찡그리면서 꽉 감는다' 혹은 '왼쪽 팔을 5초에 한 번씩 움찔거린다' 정도로 기술하라.
- ✓ 환자의 이상 운동이 hyperkinesia와 hypokinesia 중 어디에 들어가는지를 확인한다.
- ✓ Hyperkinesia 또는 hypokinesia 중에 구체적으로 어떤 이상 운동을 보이는지 확인한다(tremor, chorea, bradykinesia 등). 이상 운동의 유형에 대해서는 아래를 참조.
- ✓ 증상을 종합해서, 가능한 진단명을 생각해보자. 대표적으로 tremor와 bradykinesia가 같이 있다면 파킨슨병일 가능성이 높다.
- ✓ 진단을 붙이고 나서, 추가적인 검사 및 치료 계획에 대해 생각한다.

이와 같이, 이상 운동을 보이는 환자에게는 빨리 진단을 내리기보다는 충분히 관찰하고, 기술하고, 분류하고, 진단을 내리는 과정이 필요하며, 이를 바탕으로 치료를 진행해야 한다. 위의 기본 원칙들을 좀 더 상세히 살펴보면서 대표적인 이상운동 증상에 대해서도 알아보도록 하겠다.

••• *Clinical Tip*

처음 접하는 이상 운동 질환을 기술하는 것은 굉장히 어렵다. 또한 일부 이상 운동의 경우 일시적으로 발생하였다가 소실되거나 양상이 바뀌는 경우도 있기 때문에 비디오 혹은 휴대폰 카메라로 기록을 남겨놓는 것이 향후 환자의 진단에 도움이 되는 경우가 많다.

Step 1. 충분히 관찰할 것

환자가 진료실에 들어오는 순간부터 시작해서, 병력 청취와 신체 검진을 진행하는 동안 환자에게서 보이는 증상을 주의 깊게 관찰한다. 환자들이 진료 중에 본인의 증상을 억누르려는 경우도 있지만(특히 이상 운동 증상이 불편하거나 당황스러울 때), 환자에게 몸이 그냥 움직이도록 놔두게 한다. 특정한 운동이나 자세가 이상 운동을 일으키는 경우(예: 연필을 쥐면 손이 떨린다, 걸을 때 발이 굳으면서 꼬인다) 그러한 상황을 만들어서 증상을 유발해볼 수도 있다. 오래 관찰해야 완전히 이상 운동 증상의 패턴을 인식할 수 있는 경우도 있으므로, 진료 시 가급적 충분히 환자를 관찰하도록 한다.

Step 2. 이상 운동에 대해 기술해볼 것

처음에는 어렵겠지만 환자의 증상을 말로 표현하는 방법을 연습하는 것이 증상을 분류하는 데 도움이 된다. 예를 들면, '환자의 오른쪽 얼굴이 5초에 한 번씩 움찔거린다', '환자의 목이 뒤로 젖혀진 상태에서, 고개가 왼쪽으로 돌아간다' 등으로 기술해본다. 단, 이 단계에서, 환자가 'hemifacial spasm'이 있다거나, 'torticollis'가 있다고 '진단명'을 붙일 필요는 없다.

Step 3. 증상을 분류해볼 것

우선 환자의 이상 운동이 hyperkinesia인지, hypokinesia인지 분류해본다. 단, 이 두 가지가 한 환자에서 존재할 수 있다는 것을 유념해야 한다. 예를 들어, 파킨슨병 환자에서는 tremor (hyperkinesia에 해당)와 bradykinesia (hypokinesia에 해당)가 같이 나타날 수 있다.

Step 4. 환자에서 관찰한 이상 운동이 구체적으로 무엇에 해당하는지 확인한다.

(아래 목록을 참조)

- 흔히 볼 수 있는 hypokinesia

1) Bradykinesia/hypokinesia: 운동의 속도가 느리거나(bradykinesia), 크기가 줄어든(hypokinesia) 상황. 파킨슨증(parkinsonism)의 주요 특징이다.

2) Freezing: 짧은 시간 동안(대개 수 초간) 운동이 막힌다. 보행에서 잘 나타난다.
3) Rigidity: 수동적인 운동에서 muscle tone의 증가. Spasticity와 다르게 모든 관절 운동 범위에서 나타난다.

- 흔히 볼 수 있는 Hyperkinesia

1) Akathisia: 한 자세를 유지하지 못하고 지속적으로 복합적이고 정형화된 운동을 보인다(꿈틀거리거나, 다리를 꼬았다가 풀거나, 앞뒤로 몸을 흔드는 등). 주관적인 내적 불편감이 있으며, 운동에 의해 해소됨.
2) Asterixis: 팔을 앞으로 뻗었을 때 갑자기 근육의 수축이 없어지면서 밑으로 살짝 떨어진다.
3) Athetosis: 느리고, 구불구불하고, 비틀거리는 운동, 특히 팔다리의 원위부
4) Ballismus: 사지를 보다 격하고 크게 흔드는 운동. 사지의 근위부에서 주로 나타남. 편측에서 나타날 때는 hemiballism.
5) Chorea: 불규칙한, 움찔거리는 불수의 운동이 신체의 여러 부분에서 불규칙하고 순서로 나타나거나 한 부분에서 다른 부분으로 물 흐르듯이 이동하는 이상 운동
6) Dyskinesia: 과다한 운동을 일반적으로 일컫는 용어. Tardive dyskinesia (neuroleptics를 장기간 복용한 환자에서 나타나는 입 주위의 오물거리는 운동)을 줄여서 표현하는 것으로 쓰이기도 함.
7) Dystonia: 일정한 시간 동안, 몸이 꼬이거나 특정한 자세를 유지한 채로 지속되는 상태가 나타나는 이상 운동.
8) Myoclonus: 갑자기 나타나는, 움찔거리는 느낌의 짧은 근수축.
9) Myokymia: 잔물결치듯이 나타나는 근육의 떨림.
10) Tachykinesia: 지속적인 가속 혹은 amplitude의 저하로 나타나는 움직임이나 speech
11) Tics: 반복적이고 정형화된 움직임이나 말소리가 나타남. 이로써 내적 긴장감 해소함. 억제 가능함.
12) Tremor: Rhythmic, oscillatory movements – resting 상태나 action 상태에서 나타남. Intention tremor는 특정한 행동에서 환자의 limb이 목표물에 다가갈 때(eg. finger to nose) 나타나는 진전을 의미함.

Step 5. 환자가 어떠한 이상 운동을 보이는지 확인하고, 가능성이 높은 진단명에 대해 생각해볼 것

모든 이상 운동 질환을 다루기에는 지면이 부족하므로, 흔히 볼 수 있는 이상 운동 증상(또는 질환)을 다음에서 간단히 소개하고자 한다.

1. 파킨슨증(Parkinsonism), 파킨슨병(Parkinson's disease)

• 파킨슨증(Parkinsonism)

tremor, bradykinesia, rigidity, postural instability 등의 특징적인 이상 운동의 복합체(complex)를 말하며, 그 자체가 질환은 아니다. 파킨슨증의 진단 기준은 다음과 같다.

〈Diagnostic criteria for Parkinsonism〉

1. Tremor at rest
2. Bradykinesia
3. Rigidity
4. Loss of postural reflexes
5. Flexed posture
6. Freezing (motor blocks)

Definite: At least two of these features must be present, one of them being 1 or 2

Probable: Feature 1 or 2 alone is present

Possible: At least two of features 3 to 6 must be present

파킨슨증의 원인은, 크게 퇴행성 신경질환으로 인한 경우와, 그 외의 원인에 의한 경우(이차성 파킨슨증)로 나눌 수 있다(표 5-1).

표 5-1. 파킨슨증을 유발할 수 있는 질환들

퇴행성 파킨슨증	
특발성(Idiopathic)	1) 파킨슨병(Idiopathic Parkinson's disease) 2) 다계통 위축(Multiple system atrophy, MSA) 3) 루이소체치매(Lewy body dementia, LBD) 4) 진행성 핵상마비(Progressive supranuclear palsy, PSP) 5) 피질기저핵변성(Corticobasal degeneration, CBD)

유전성(Hereditary)	1) 유전성 파킨슨병(PARK 1~18) 2) 척수소뇌실조증(SCA2, SCA3, SCA17) 3) X-chromosome linked dystonia-parkinsonism syndrome (DYT 3) 4) Levodopa-responsive dystonia (DYT 5) 5) Rapid onset dystonia-parkinsonism (DYT12) 6) 윌슨병(Wilson's disease)
이차성 파킨슨증	
뇌혈관질환	혈관성 파킨슨증(Vascular parkinsonism)
약물	약물 유발 파킨슨증
독성 물질	CO, cyanide, pesticides, manganese, MPTP, rotenone
감염	Postencephalitic parkinsonism, syphilis, HIV, prion disease, toxoplasmosis
기타	정상압 수두증(Normal pressure hydrocephalus, NPH)

• 파킨슨병(Parkinson's disease)

파킨슨증을 유발하는 대표적인 질환으로, 흑색질(substantia nigra)의 도파민 신경세포의 소실과 레비 소체(Lewy body)가 축적되면서 만성적으로 진행하는 신경퇴행성 질환이다. 파킨슨병의 확진은 부검을 통해서만 가능하지만, 임상적으로 파킨슨병을 진단하기 위한 기준이 마련되어 있고, 그중 가장 널리 쓰이는 것이 UK Parkinson's Disease Society Brain Bank에서 마련한 진단 기준이다.

〈UK Parkinson's Disease Society Brain Bank's Clinical Diagnostic Criteria〉

Step 1

1. Bradykinesia
2. At least one of the following criteria:
   a. Rigidity
   b. 4 – 6 Hz rest tremor
   c. Postural instability not caused by primary visual, vestibular, cerebellar, or proprioceptive dysfunction

Step 2: Exclude other causes of parkinsonism

Step 3: At least three of the following supportive (prospective) criteria:

1. Unilateral onset
2. Rest tremor present

3. Progressive disorder
4. Persistent asymmetry affecting side of onset most
5. Excellent response (70~100%) to levodopa
6. Severe levodopa-induced chorea (dyskinesia)
7. Levodopa response for 5 years or more
8. Clinical course of 10 years or more

그 외, 파킨슨병에서 보일 수 있는 증상으로 다음과 같은 것들이 있다.
- 얼굴 표정이 감소한다(hypomimia).
- 발을 끌면서 걷는다(shuffling gait).
- 말할 때 목소리가 작아지고, 느리게 말한다(hypophonic and hesitant speech).
- 글씨를 써 나갈수록 글씨가 작아진다(micrographia).

1) 파킨슨병과 기타 질환과의 감별을 위한 검사

파킨슨병과 그 외 파킨슨증을 유발할 수 있는 질환들(Parkinson plus, drug-induced parkinsonism 등)이 발병 초기에는 임상적으로 구분이 잘 되지 않을 수도 있다. Parkinsonism 이외 다른 신경학적 증상(조기에 나타나는 치매, 실조증, 안구운동 이상 등)이 있거나, 약물 치료에 반응이 좋지 않을 경우 다른 질환에 대한 감별을 위하여 추가적인 검사를 진행한다.

〈파킨슨증의 감별을 위해 진행하는 검사〉: 임상적 소견에 기반하여, 적절히 선택한다.

- 혈액 검사 – 혈액 화학 검사, 갑상선기능 검사, 혈청 ceruloplasmin(윌슨 병이 의심되는 경우), 유전자 검사
- 뇌영상 검사 – brain CT, MRI(구조적 병변 감별)
  [^{123}I]β-CIT SPECT or [18F]FP-CIT PET (dopaminergic transporter 측정)
- 자율신경계 검사
- 안구운동 검사

〈파킨슨병 이외, 파킨슨증을 유발할 수 있는 주요 질환 및 특징적 임상 소견〉

a) 약물 유발 파킨슨증(drug-induced parkinsonism)(표 5-2)
   - 기저핵의 도파민 수용체(D2)를 억제하는 약물이 주로 관련된다.
   - 병력 청취 시 약물 복용력을 자세히 확인한다.

b) 다계통 위축(multiple system atrophy, MSA)
   - 진행성의 실조증

- 자율신경계의 이상(뚜렷한 기립성 저혈압, 배뇨 장애, 발기 부전 등)
- brain MRI에서 소뇌, 뇌줄기의 위축, T2 weighted image에서 putamen의 위축으로 인한 putaminal rim sign (+), 또는 pons의 십자 모양의 고음영(hot cross bun sign)

c) 진행성 핵상마비(Progressive Supranuclear Palsy, PSP)
- 초기부터 자세 불안이 있거나 자주 넘어질 때
- 몸통에 나타나는 근긴장이상(axial dystonia)
- 안구운동장애(특히, 하향 주시의 장애가 흔함)
- brain MRI에서 midbrain의 현저한 위축(humming bird sign on sagittal image, morning glory sign on axial image)

d) 피질기저핵변성(Corticobasal degeneration, CBD)
- 실행증(apraxia)
- 피질성 감각 손상(cortical sensory loss)
- 한쪽에 국한된 지속적인 dystonia 혹은 myoclonus
- 사지의 통제불능(alien limb movements)
- brain MRI에서 증상 반대쪽의 fronto-parietal atrophy

e) 레비소체치매(Dementia with Lewy body, DLB)
- 치매(진행하는 인지 기능 감소가 사회생활이나 직장생활에 지장을 줄 정도)가 있다.
- 변동하는 인지 장애, 반복되는 환시, 신경이완제감수성(neuroleptic hypersensitivity) 등이 동반되는 경우 의심한다.
- 1 year rule: parkinsonism이 발생한 시점을 기준으로 치매 증상이 1년 이내 나타나면 DLB, 1년 이후 나타났으면 파킨슨병 치매의 가능성이 높다.

f) 혈관성파킨슨증
- 보행 장애가 주로 나타남: 종종걸음(small stepped gait), 동결보행(freezing)
- 배뇨지연
- 안정 시 떨림이 없고, levodopa에 거의 반응하지 않음
- 심부건반사 항진, 피질척수로(corticospinal tract) 이상 소견
- brain MRI에서 basal ganglia 또는 subcortical white matter의 multiple lacunar infarction or T2 weighted hyperintensity

g) 정상압수두증
- 주 증상은 보행 장애 – small-stepped, wide based gait, start hesitation, magnetic gait
- 시각 단서(visual cue)에 의해 보행 장애가 개선되지 않음

– 인지 장애와 배뇨 장애가 파킨슨병에서보다 자주 나타남
– brain CT or MRI에서 뇌실이 확장된 것을 확인할 수 있음

2) 파킨슨병의 치료 – 약물 치료와 수술적 치료로 나눌 수 있다.

a) 약물 치료

– Levodopa 제제(levodopa/carbidopa, levodopa/benserazide)
Levodopa 용량으로 초기 50~100 mg tid, 최대 용량 2,000 mg/day

Entacapone: 200~600 mg/day, levodopa/carbidopa에 보조적으로 투여
→ Levodopa 제제는, 파킨슨 약제 중 운동 증상 개선 효과가 가장 좋다(특히 bradykinesia, rigidity). 그러나 tremor에 대해서는 환자에 따라 반응에 차이가 있을 수 있다.

– Dopamine agonist (non-ergot)
Pramipexole: 초기 0.125~0.25 mg tid, 최대 용량 8 mg/day
Ropinirole: 초기 0.25 mg tid, 최대 용량 24 mg/day

– MAO-B inhibitor
Selegiline: 5~10 mg/day, qd or bid.
Rasagiline: 0.5~1 mg qd
→ Dopamine agonist와 MAO-B inhibitor는 파킨슨병의 초기에, 레보도파 제제를 투여하기 전 증상 조절 목적으로 시도해볼 수 있다.

– 그 외 추가할 수 있는 약물
Amantadine: 초기 100~300 mg/day, 하루 2~3회 투여
Trihexyphenidyl: 초기 1~10 mg/day, 하루 3~4회 투여
→ Amantadine은 NMDA antagonist로, dopamine의 release를 증가시키며, anti-dyskinetic effect가 있어, levodopa induced dyskinesia가 있을 때 투여해볼 수 있다.
→ Trihexyphenidyl은 anticholinergic agent로, tremor에 효과를 기대할 수 있다.

b) 수술적 치료

– 장기간에 걸쳐 파킨슨 약을 복용한 이후 dyskinesia, fluctuation이 잘 조절되지 않는 환자에게서 수술적 치료를 고려할 수 있다. 뇌심부 자극술

(Deep brain stimulation)을 주로 시행하게 되며, 수술 자체로 증상의 완화를 도모할 수 있고, 약물의 복용량을 줄여서 파킨슨 약제의 부작용도 줄일 수 있다.

표 5-2. 파킨슨증을 유발하는 주요 약물

Typical antipsychotics	Phenothiazines: chlorpromazine, promethazine, perphenazine, fluphenazine, promethazine Butyrophenones: haloperidol Diphenylbutylpiperidine: pimozide Benzamide substitutes: sulpiride
Atypical antipsychotics	Risperidone, olanzapine, ziprasidone, aripiprazole
Dopamine depleter	Reserpine, tetrabenazine
Antiemetics	Metoclopramide, levosulpiride, clebopride
Calcium channel blocker	Flunarizine, cinnarizine

2. 본태떨림(Essential tremor)

본태떨림은 4~10 Hz 정도의 활동떨림(action tremor) 형태로 나타난다. 주로 상지를 침범하나, 머리나 목소리가 떨릴 수 있고, 비교적 대칭적으로 나타난다. 체위떨림(postural tremor)이 동반될 수도 있다. 본태떨림은 다방향성이고, 목표에 다가가면서 떨림의 크기가 증가하지 않는다는 점에서 소뇌떨림(cerebellar tremor)과 구별된다. 소뇌 병변 시 흔히 나타나는 측정 이상(dysmetria)도 보이지 않는다. 본태떨림이 오래되면, 안정 시 떨림도 동반될 수 있으나, 서동증은 나타나지 않는 것이 파킨슨증과의 감별점이다.

1) 진단

표면 근전도(surface EMG)에서, 주동근과 길항근의 동시 흥분을 확인할 수 있으나, 아직까지 확실한 진단법이나 유전자 검사는 없으며, 아래 질환과의 감별이 필요하다.

a) 갑상선 항진증(hyperthyroidism) – 갑상선 기능 검사
b) 윌슨병(Wilson's disease) – 24시간 소변 구리 양, 혈중 ceruloplasmin, slit lamp 검사
c) 약물 유발 떨림(표 5-3)

그리고 본태떨림은 다른 종류의 떨림과의 감별이 필요하다. 아래에 여러 가지 떨림의 임상적 특징에 대해 요약하였다(표 5-4).

표 5-3. Tremor를 유발할 수 있는 약물

갑상선호르몬, synthyroid
Epinephrine
Amphetamine, phenylephrine 등 교감 신경 작용 약물
Caffeine, Theophylline 등 xanthine 계열 약물
Nicotine
Lithium
Valproic acid
Phenothiazines
삼환계항우울제
Methylbromide
Amiodarone
항암제 - Cyclosporine, FK506
Monosodium glutamate (MSG)
Corticosteroids(고용량복용 시)
Insulin, 경구혈당강하제
알코올 금단
중금속 중독(lead, arsenic, bismuth, mercury, manganese)

표 5-4. Tremor의 주요 감별 진단

떨림의 종류	속도(Hz)	침범 부위	유발환경 혹은 약제	감소환경 혹은 약제	비고
생리적 떨림	8~13	팔	Epinephrine, beta-adrenaline	Alcohol beta blocker	본태떨림에 비해 빠르고, 일상생활에 큰 지장 없음
파킨슨 떨림	4~6	팔, 손가락, 다리, 혀, 입술	감정적 흥분	Levodopa, anticholinergics	Pill-rolling tremor

소뇌 떨림	2~4	사지, 몸통, 머리	감정적 흥분	Alcohol	Resting tremor, action-postural tremor, intention tremor 모두 나타날 수 있음
본태 떨림	4~9	손, 머리, 목소리	불안, 화, 알코올 금단, 운동피로 lithium, xanthine beta-adrenaline	Alcohol, primidone, propranolol	안정 시에 소실
원발 기립 떨림	14~16 (불규칙)	다리	서 있기	걷기, clonazepam valproic acid	
신경병에 의한 떨림	4~9	손	–	–	

2) 치료

a) 1차 약제

Propranolol이 효과적이다. 초기에 10~20 mg bid or tid 혹은 서방형 60 mg qd로 시작한다. 하루에 240 mg까지 증량할 수 있다. 천식, 심부전, 인슐린의존성당뇨에서는 금기이다. 부작용으로는 저혈압, 피로, 우울증, 성기능 장애 등이 있다. Primidone은 심혈관계 질환이 동반되어 있거나, beta blocker가 금기인 환자에서 사용할 수 있다. 초기에 25 mg qd hs부터 시작해서, 하루에 250 mg까지 투여해볼 수 있다. Primidone은 간에서 대사되며, 간효소 유도 작용이 있다.

b) 2차 약제

항경련제(gabapentin, topiramate), benzodiazepine (clonazepam), mirtazapine 등을 고려할 수 있다. 1차 약제에 비해 치료 효과는 뚜렷하지 않으나, 몇몇 환자에서 효과를 봤다는 보고가 있다.

c) 그 외

Botulinum toxin A 주사(특히 머리의 진전에 효과적임)나 기능적 뇌정위 수술 고려 가능

3. 근긴장이상증(Dystonia)

근긴장이상증은 경련성의 근수축으로 인해서 운동이 꼬이거나 이상한 자세가 지속되는 양상의 증후군을 의미한다. 불수의적인 긴장성의 근육 경직이 반복적으로 일어나는 것이 특징이며, 일차성 혹은 이차성, 그리고 전신성 혹은 국소성으로 구분한다. 대개 어린 나이에 발병할 경우 전신성으로 발전하는 경우가 흔하며, 성인에서 발병할 경우 국소성으로 남는 경향이 강하다.

1) 진단

a) 근골격계 질환이나 심인성 질환과 구별하는 것이 필요하다. 특히 심인성 근긴장이상증과 구별하는 것이 중요하나, 이를 감별할 검사는 없으며, 병력과 임상 소견으로 구분해야 한다. 그리고, 근긴장이상증은 완화가 가능하고, 환자가 잘 때 없어진다는 점에서 관절 구축과 구별할 수 있다.

b) 영상 검사(머리, 척추)는 2차성 원인을 배제하기 위해 시행한다.

c) 어린 나이에 발병하거나, 가족력이 있을 경우 유전자 검사(DYT1)를 시행한다.

2) 치료

a) 전신 근긴장이상(generalized dystonia)

- 여러 가지 약물 치료를 고려할 수 있으나, 대개 전신 근긴장이상은 약물 치료로 억제하기 어렵다. 어린 나이에 발병한 환자에서, 소량의 levodopa 치료로, 도파반응 근긴장이상(dopa-responsive dystonia, DRD)을 감별해낼 수 있다. 이러한 경우, 근긴장이상과 함께, 일주기성을 가지고, 치료에 아주 효과적이다. 그러나 levodopa를 400~600 mg/day 이상 유지하는데도 효과가 없을 경우 DRD를 배제해야 한다.
- 그 외의 근긴장이상은, 다음과 같은 약물 치료로 효과를 볼 수 있다.
  - ✓ Trihexyphenidyl: 2 mg bid부터 시작해서, 30 mg/day까지 증량 가능하다. 입마름, 인지 기능 저하, 변비 등이 동반될 수 있으므로 고령의 환자에서는 주의해서 사용한다.
  - ✓ Carbamazepine: 돌발성 근긴장이상(paroxysmal dystonia)에서 도움이 될 수 있다.
  - ✓ Baclofen: 두부 근긴장이상(cranial dystonia)에서 효과를 기대할 수 있다. 몸통과 하지를 침범하는 심한 전신 근긴장이상에서는 척수강내 주사를 시도해볼 수 있다.
  - ✓ Tetrabenazine: 도파민 고갈약제로, 12.5 mg~25 mg/day로 시작해

서, 최대 200 mg/day까지 증량 가능하다. 파킨슨증을 유발할 수 있고, 우울증 악화에 유의해서 사용해야 한다.

✓ 근이완제 및 진정제(cyclobenzaprine, clonazepam, diazepam): 증상 완화에 도움을 줄 수 있으나, 주의해서 사용해야 한다.

– 약물 치료에 반응하지 않을 경우, 척수강내 baclofen 주사, 수술적 요법(시상 파괴술, 뇌심부 자극술)을 고려할 수 있다.

b) 국소 근긴장이상(focal dystonia)

– 사경(torticollis), 입턱 근긴장이상(oromandibular dystonia), 눈꺼풀연축(blepharospasm), 쓰기경련(writer's cramp) 등이 있으며, 보톡스 근육 주사로 치료할 수 있는데, 수개월마다 반복 치료가 필요하다.

4. 무도증(chorea), 도리깨질(ballismus), 비틀림운동(athetosis)

무도증은 얼굴, 몸통, 팔다리에 연속적으로 불규칙하고 불수의적으로, 짧게 옮겨 다니면서 나타나는 특징이 있다. 무도증이 원위부에서 느리게 나타나는 경우는 비틀림 운동, 사지의 근위부에서 발생하여 진폭이 더 크고 격렬할 경우, 도리깨질이라고 한다.

1) 진단

a) 운동조절경로에 이상이 나타나는 다양한 형태의 질환에서 나타날 수 있으며, 이들을 감별하기 위한 여러 가지 검사가 필요하다(표 5-5, 6).

표 5-5. 무도증이 나타날 수 있는 주요 질환

Huntington disease
Benign hereditary chorea
Neuroacanthocytosis
DRPLA
Familial calcification of the basal ganglia
Paroxysmal kinesigenic choreoathetosis
Acquired hepatocerebral degeneration
Acute rheumatic chorea (Sydenham disease)
Systemic lupus erythematosus

Senile chorea
Encephalitis, HIV
Chorea gravidarum
Acute vascular hemichorea
Drug-induced dyskinesia : neuroleptics, anticholinergics, antihistamine, oral contraceptives : levodopa and dopamine agonists

표 5-6. 무도증의 감별 진단을 위한 검사

검사	가능한 진단
혈액화학검사	고/저혈당, 고/저나트륨혈증, 저마그네슘혈증, 고/저칼슘혈증
전체혈구계산과 혈액도말표본	신경가시적혈구증가증, 판토텐산키나아제연관신경퇴행증(PKAN)
간기능검사	윌슨병, 신경가시적혈구증가증
갑상선기능검사	갑상선항진/저하
부갑상선호르몬	부갑상선항진/저하, 거짓부갑상선저하증
임신검사	임신무도병
세룰로플라스민	윌슨병, 무세룰로플라스민혈증
페리틴	신경페리틴병
적혈구침강률, 항핵항체	자가면역질환
루푸스항응고인자	전신홍반루푸스
항인지질항체	항인지질증후군
ASO역가	시덴함무도병
HIV 검사	HIV/AIDS 관련 감염
매독혈청검사	매독
비타민 B_{12}	비타민 B_{12} 결핍
혈청 납	납중독
항신경세포항체	신생물딸림증후군
유전자검사	유전자질환(특히 헌팅턴병)
조영증강 MRI/CT	구조적 병터, 철침착, 석회화
뇌파	발작관련증후군, 크로이츠펠트-야콥병
요추천자	크로이츠펠트-야콥병, 만성감염, 젖산염/피루브산염
소변과 혈청의 유기산과 아미노산	유기산병/아미노산병

2) 치료

증상이 심할 경우, 불수의적 운동을 억제하는 치료가 필요하다. 헌팅턴병 환자의 경우, 우울증, 영양 상태에 대한 고려도 해야 한다.

a) 항정신병약: 저용량의 항정신병 약물로 효과를 볼 수 있다. Haloperidol 0.5~2 mg/day로 투여한다. 운동 증상이 나타날 수 있으므로, 주의해서 사용한다. Quetiapine 25~150 mg이나 clozapine 12.5~75 mg은 헌팅턴병 환자에서 불안이나 행동 장애를 조절하는 데 효과적이다.
b) Tetrabenazine: 도파민 고갈 약제로, choreic movement를 줄일 수 있다. 12.5~25 mg/day부터 시작해서 반응에 따라 용량을 조절해볼 수 있다. 헌팅턴병 환자에서는 우울증을 악화시킬 수 있으므로 추천되지 않는다.
c) Amantadine (100~300 mg): amantadine의 효과는 크지 않으나, chorea를 줄일 수 있다는 보고가 있다.
d) Benzodiazepines: diazepam과 clonazepam은 헌팅턴병에서 치료 보조제로 쓸 수 있다.
e) Coenzyme Q(CoQ) 10: CoQ 600 mg/day가, 헌팅턴병 환자에서 기능 감소의 속도를 30개월 이상 늦췄다는 대규모 임상 연구 결과가 있다.
f) 항전간제(phenytoin, carbamazepine): 돌발 운동유발성 무도비틀림 운동(paroxysmal kinesigenic choreoathetosis)에 특히 효과적이다.

5. 지연 운동이상증(Tardive dyskinesia)

1) 운동이상증(dyskinesia)은 무도증 또는 근긴장의 이상을 포함하는 개념으로, 특히 특정 약물(항정신병약)을 오랜 기간 복용한 경우 나타나는 반복적이고 정형화된 형태의 운동이상증을 지연 운동이상증이라고 하며, 입 주위에서 흔하게 나타난다(입맛 다시기, 혀 내밀기 등).
2) 지연 운동이상증의 증상 조절을 위하여, 도파민 고갈약제인 tetrabenazine를 사용(12.5 mg~25 mg/day로 시작, 최대 200 mg/day)할 수 있으나, 저혈압과 우울증 등의 부작용에 주의해야 한다. 또한 가능하다면 항정신병 약물을 중지해 보거나, 새로운 항정신병 약물로 바꾸는 것이 도움이 될 수 있다.

6. 근간대경련(Myoclonus)

갑자기 나타나는 짧은 근수축으로, 다양한 원인에 의해 나타날 수 있다.

1) 진단

근간대경련을 일으키는 흔한 원인은 아래와 같다.

a) 뇌전증에 의한 근간대경련 – 감별에 뇌파 검사가 도움이 된다.
b) 퇴행성 질환이나 프리온 질환에서 근간대경련이 나타날 수 있다.
c) 대사성뇌병증, 특히 신부전, 저나트륨혈증, 저혈당 등에서 근간대경련이 나타날 수 있으므로, 혈당, 전해질, 칼슘, 마그네슘, BUN/Cr, 간기능 검사가 필요하다.
d) 약물에 의해 근간대경련이 나타나는 경우 – bismuth, lithium, meperidine, levodopa, phenytoin, SSRI
e) 심정지 이후 나타나는 저산소후 근간대경련(postanoxic myoclonus)
f) 척수 근간대경련은 대개 주기적이고 범위가 제한적이다. 척수분절의 이상에 기인하며, 척수 조영술이나 척수마취 이후 나타날 수 있다.

2) 치료

기저 원인에 대한 치료가 우선적이나, 아래와 같은 약물을 고려할 수 있다.

a) 대뇌 겉질에서 유발되는 근간대경련의 경우, valproate가 효과적이며, clonazepam도 사용할 수 있다. 척수에서 유발되는 근간대경련의 경우, clonazepam이 효과적이다.
   - Clonazepam: 0.5 mg~18 mg/day.
   - Valproate: 뇌전증으로 인한 myoclonus에 특히 효과적으로, 뇌전증의 therapeutic level로 유지한다(250~750 mg tid).

7. 하지 불안 증후군(Restless legs syndrome) Chapter 27 참고

하지의 불안감 및 불편감이 주 증상으로, 다리를 움직이면 완화된다. 환자는 주로 다리 속에서 벌레가 기어가는 듯한 느낌을 받는다고 호소한다. 저녁에 악화되며, periodic leg movement가 동반되기도 한다. 철분 결핍 또는 말초신경병증 여부에 대한 검사가 필요하다. 도파민 효현제가 일차 치료약제이며, 철분 결핍이 있으면 철분제를 사용한다.

8. 윌슨병(Wilson's disease)

복잡한 운동 양상을 가진다. Tremor, rigidity, bradykinesia, dystonia, chorea 등 다양한 이상 운동 증상이 나타날 수 있다. Parkinsonian form은 resting tremor, rigidity, bradykinesia가 주로 나타나며, pseudosclerotic form은 wing-beating tremor (어깨를 벌리고, 팔꿈치를 구부린 상태에서 손가락을 마주보게 했을 때 나타나는 크고 퍼덕거리는 양상의 떨림)가 주로 나타난다. Dystonia와 chorea도 흔히 볼 수 있다. 구음 장애도 동반된다. 정신과적 증상(불안, 우울, 정신병)도 나타날 수 있다.

1) 진단

진단은 병력과 신체 검진, Slit-lamp 검사에서 Kayser-Fleischer ring의 존재, 낮은 혈청 ceruloplasmin level, 간기능 검사 이상 등으로 확인할 수 있다. Brain MRI에서 병변(T2 hyperintensity of basal ganglia, T2 hyperintensity on midbrain sparing red nuclei: giant panda sign)을 확인할 수 있다. 유전자 검사로, 13번 염색체 장완의 ATP7B gene의 변이를 확인할 수 있다(상염색체 열성 유전).

2) 치료

체내 구리 축적을 방지하기 위해, 아래와 같은 약물 치료가 필요하다.

a) Penicillamine 1,000 mg/day, 소량부터 서서히 증량, pyridoxine 25 mg을 같이 투여
b) Trientine 1000~2000 mg/day, 2~4회에 걸쳐 투여
c) Zinc acetate 50~200 mg/day, 2~3회에 걸쳐 투여
d) 약물치료에 반응이 없고, 심한 간기능 저하가 있을 때는 간이식을 고려해야 함

References & Reading materials

1. 대한신경과학회. 신경학. 3판. 군자출판사, 2017.
2. Ropper AH, Adams RD, Samuels MA, Victor M. Adams and Victor's Principles of neurology. 11th ed. New York: McGraw-Hill Medical; 89-110.
3. Fahn S, Jankovic J, Hallett M, Science Direct (Online service). Principles and practice of movement disorders. Edinburgh ; New York: Elsevier Saunders; 2011.
4. Alexander R-G. Weiner and Levitt's Neurology. 8th ed. Philadelphia: Lippincott Williams & Wilkins, 2008; 72-80.
5. Marshall Mayre, On Call Neurology, 3rd ed. Saunders; 2007;357-368.
6. Merritt HH, Pedley TA, Rowland LP. Merritt's Neurology, 12th ed. Philadelphia: Lippincott Williams & Wilkins; 2010.

Case discussion

65세 남자 환자, 4개월 전부터 나타난 손떨림 및 보행 장애를 주소로 내원

Q1. History Taking

환자는 4개월 전부터 나타난 손떨림 및 보행 장애를 주소로 내원하였다. 증상은 서서히 나타났으며, 지속적인 양상을 보였다. 손떨림은 주로 오른손에서 나타났으며, 가만히 있을 때도 나타난다고 하였다. 비슷한 시기부터 걸을 때, 오른쪽 다리가 끌리는 듯한 느낌이 들었으며, 움직임이 이전보다는 약간 느려진 것 같다고 한다. 인지 기능의 장애는 호소하지 않았고, 배뇨 장애나 발기 부전은 없었으며, 기립 시 어지럼증도 없었다. 과거 병력에서 특이 사항은 없었으며, 복용 중인 약물도 없었다. 1년 전 사무직에서 퇴직하였으며, 술은 한 달에 2회 정도 소주 1병/회, 담배는 5년 전에 끊었다고 한다.

Q2. Physical Examination

특이 사항 없음

Q3. Neurologic Examination

의식 상태, 지남력 및 언어기능은 정상이었으며, 간이정신상태검사(MMSE)는 30점(대졸 학력)이었다. 뇌신경검사에서 이상 소견은 없었으나, 얼굴 표정이 감소되어 있었다. 근위약은 없었으나, 오른손의 5 Hz 정도의 resting tremor와, 오른팔의 cogwheel rigidity가 있었다. 감각 변화는 없었다. 소뇌 기능 검사에서 실조증은 없었다. 건반사도 정상이었다. 보행 시 약간 구부정한 자세로, 오른쪽 다리를 약간 끄는 모습을 보였다(shuffling gait).

Q4. Differential diagnosis

환자에게서 나타나는 신경학적 이상 소견 – Masked face, Resting tremor, Rigidity, Gait disturbance → Parkinsonism에 합당하다.

그러므로 Parkinsonism에 대한 감별 진단이 필요하다(위의 파킨슨증의 감별 진단 참조).

Q5. Lab findings

Blood lab 및 Brain MRI에서 특이 소견은 없었다.

Q6. Confirmed diagnosis

Idiopathic Parkinson's Disease

Q7. Further management & Plans

Parkinson's Disease의 진단 하에, L–dopa/carbidopa 100 mg/25 mg 0.5T tid를 시작하였으며, 이후 운동 증상의 호전을 보여, 약물 치료를 유지하면서 경과 관찰 중이다.

06

발작과 뇌전증

(Seizure and Epilepsy)

선우준상

발작(seizure)은 대뇌 겉질 세포 일부의 비정상적 방전에 의해 발생하는 일시적인 신경학적 증상 또는 징후를 뜻한다(transient signs and symptoms caused by abnormal excessive and synchronous neuronal discharge in the brain).

발작에 의해 나타나는 증상 또는 징후는 발작파가 침범하는 뇌영역에 따라 의식 소실, 운동, 감각, 자율신경 및 정신 증상 등으로 다양하게 나타날 수 있다. 뇌전증(epilepsy)은 뚜렷한 유발 요인이 없는 발작이 반복적으로 발생하는 만성적인 상태를 뜻한다(chronic condition of repeated spontaneous and unprovoked seizures).

실제 임상에서 뇌전증의 진단 기준은 1) 비유발(unprovoked) 발작이 최소 두 번 발생한 경우, 2) 단 한 번의 비유발 발작이라도 기저 뇌질환을 고려하여 향후 10년 내 발작 재발의 가능성이 60% 이상인 경우, 3) 특정 뇌전증 증후군(epilepsy syndrome)에 합당한 경우에 해당한다. 반면, 대사-독성 뇌병증 또는 급성 신경학적 손상 등 일시적이고 가역적인 유발요인에 의해 발생하는 발작은 유발(provoked)발작 또는 급성증상(acute symptomatic)발작이라고 일컫는다.

뇌전증의 원인은 매우 다양하며 후천적인 원인과 유전적인 원인 모두 포함된다. 본 장에서는 발작 환자에게 접근하는 법과 발작의 종류 및 그 치료에 대해 간략히 살펴보고자 한다(응급 상황인 뇌전증지속상태에 대해서는 Chapter 26에서 중점적으로 다룰 예정임).

1. Classification of seizure

발작의 형태(type of seizure)는 크게 두 가지 형태로 분류되며, 추정되는 발작 병소에 따라서 부분(focal) 발작과 전신(generalized) 발작으로 나뉜다. 전통적으로 사용해온 1981년 ILAE (International League Against Epilepsy) 발작 분류에서는 부분 발작을 의식소실 유무에 따라서 복합부분(complex partial) 발작과 단순부분(simple partial) 발작으로 분류한다.

부분발작으로 시작해서 전신발작으로 전파되는 경우는 이차전신(secondarily generalized) 발작이라 칭한다. 전신발작은 임상양상에 따라서 소(absence), 근간대(myoclonic), 간대(clonic), 강직(tonic), 강직간대(tonic-clonic), 무긴장(atonic) 발작으로 분류한다.

2017년 발표된 ILAE 발작 분류에서 몇 가지 주목할 만한 변화가 있다(표 6-1). 부분발작에서 의식 소실이 동반되지 않는 발작(과거 단순부분발작)은 focal aware seizure로, 의식 소실이 동반되는 발작(과거 복합부분발작)은 focal impaired awareness seizure로 용어가 변경되었다. 발작 시 처음으로 나타나는 증상 혹은 징후에 따라 간대, 자동증(automatism), 행동정지(behavior arrest), 감각(sensory) 등의 분류자(classifier)를 추가로 명시할 수 있다.

표 6-1. ILAE 2017 Classification of Seizure

Focal		Generalized
Aware	Impaired awareness	Motor Tonic-clonic Other motor
Motor onset Nonmotor onset		Nonmotor (Absence)
Focal to bilateral tonic-clonic		

이차전신발작은 focal to bilateral tonic-clonic seizure로 변경되었다. 전신발작은 기존 분류체계와 유사하나, myoclonic-atonic, myoclonic absence 등 몇 가지 분류가 추가되었다.

1) 부분발작에서 발작파는 뇌의 특정 부위에서 시작된다. 이 경우 환자들은 해당 피질의 기능과 관련된 증상을 보인다. 따라서 한쪽 손의 근연축(twitching) 또는 "불에 탄 사탕(burned candy)"과 같은 후각 전조(aura)로 시작되는 발작은 각각 전두엽 또는 측두엽으로 임상양상(semiology)에 따른 병소의 국소화가 가능하다. 부분발작에서 일시적인 의식 장애가 동반되는 focal impaired awareness seizure는 측두엽 뇌전증(temporal lobe epilepsy)이 대표적이다. 배에서 치밀어 오르는 명치조짐 이후에 행동정지와 의식 소실이 일어난다. 뒤이어 입맛을 다시거나 손을 만지작거리는 자동증이 흔히 발생하고 발작 후 일시적인 혼돈이 흔하다. 측두엽 뇌전증의 가장 흔한 원인은 해마경화증(hippocampal sclerosis)이고 그 외에 종양, 뇌졸중, 혈관기형, 겉질형성이상 등의 다양한 원인이 있을 수 있다. 측두엽 뇌전증의 몇몇 증상은 병소 편측화(lateralization)의 단서를 제공한다. 대표적으로, 손의 자동증은 병변과 같은쪽(ipsilateral)에서 나타나는데, 반대쪽 상지의 근긴장이상(dystonia)이 동반되는 경우 편측화의 정확도가 더욱 높아진다. 발작 후 일시적인 실어증이 발생하면 우성 대뇌반구의 침범을 시사하고, 발작 중 언어기능이 보존되어 말을 할 수 있으면 반대로 비우성반구의 발작병소를 시사한다. 그 외 뇌전증 병소의 편측화 단서를 제공하는 임상양상은 표 6-2와 같다.
측두엽 뇌전증과 비교하면 전두엽 뇌전증(frontal lobe epilepsy)의 임상양상은 상대적으로 움직임이 복잡하고 과도한 패턴을 보이나 그에 반해 의식은 유지되는 경우가 흔하다. 또한, 발작 지속시간이 짧으면서 더 자주 나타나고, 갑작스럽게 시작하거나 종료되는 특징을 갖는다(표 6-3).

표 6-2. 뇌전증의 편측화 소견

Contralateral signs	Version just before generalization Unilateral dystonic/tonic posturing Unilateral clonic movement Ictal paresis Postictal Todd paralysis
Ipsilateral signs	Unilateral hand automatism Unilateral ictal blinking Postictal nosewiping
Nondominant hemisphere signs	Ictal vomiting Ictal speech Automatisms with preserved consciousness Ictal or postictal coughing Ictal spitting
Dominant hemispheric signs	Postictal aphasia

표 6-3. 측두엽 뇌전증(TLE)과 전두엽 뇌전증(FLE)의 임상양상 비교

	TLE	FLE
Aura	더 흔하게 발생. 다양하지만 위치에 따라서 특징적인 증상을 보임	비특이적이고 모호한 증상 (cephalic sensation, forced thinking 등)
Duration	1~2분	10~60초
Frequency	Less frequent(주 또는 개월 단위)	Frequent(하루에도 수차례) Nocturnal cluster(밤에 심하다)
Onset	Behavior arrest with staring Oroalimentary automatism	Sudden onset Vocalization Fearful faces
Automatism	Simple Oroalimentary Fumbling movement	Complex, bizarre Semi-purposeful Bimanual/bipedal (bicycling) Sexual behavior
Vocalization	Simple Speech possible	Bizarre (screaming, cursing)
Generalization	Uncommon	Common
Postictal	Confusion Lethargy, aphasia 등 30분 이상	없거나 경미하다

2) 발작은 국소적으로 시작해서 이차적으로 전신화될 수 있다(focal to bilateral tonic-clonic seizure). 발작 초기에 발생하는 안구와 머리의 회전(version), 한쪽 팔 또는 얼굴에서 시작되는 간대경련이나 감각전조 등은 국소 발병(focal onset)을 시사하는 단서이다. 하지만 이차 전신화 과정은 매우 급작스럽게 일어날 수 있기 때문에 임상적으로 발작의 국소성이 관찰되지 않을 수도 있고 환자가 증상을 기억하지 못할 수도 있다. 그럼에도 뇌파에서 국소적인 이상이 확인되는 경우가 흔하며, 방사선학적 및 조직학적 단서(예, 뇌종양, 동정맥기형)는 발작의 국소적 원인을 시사한다. 부분발작은 대개 외상, 종양, 혈관 질환, 선천 기형 등과 같은 국소적 병리에 이차적으로 발생한다.
3) 의식이 소실되는 부분발작(focal impaired awareness seizure)은 단순히 일시적인 비정상적인 행동만으로도 발현될 수 있고, 전형적인 발작성 움직임이 없이 나타날 수도 있음을 염두에 두어야 한다. 측두엽 뇌전증의 의식소실은 움직임이 중단되고 멍하게 허공을 바라보는 형태가 전형적인데, 정도가 경미하거나 지속시간이 짧을 경우 주변에서 의식 소실 여부를 인지하지 못할 수 있다. 이는 특히 노인 환자들에서 주의가 필요한데, 노인 연령에서 뇌전증 발생률이 크게 증가할 뿐 아니라 노인들에서는 비전형적인 양상으로 발작이 나타날 수 있기 때문이다.
4) 전신발작에서는 발작의 원인이 되는 국소적 병터가 없다. 선행하는 전조가 없고, 발작 동안 국소성의 특징이 나타나지 않는 것이 일반적이다. 전신발작의 대표적인 예로 과거 petit mal로 불리던 소발작(absence seizure)과 grand mal로 불리던 강직간대발작(tonic-clonic seizure)이 있다. 강직간대발작은 사지를 침범하는 대표적인 운동성 발작으로 강직(뻣뻣해짐)과 간대(규칙적인 수축) 운동이 순차적으로 나타난다. 근간대경련은 다양한 뇌전증 증후군에서 나타날 수 있으나, 성인에서 가장 흔한 증후군은 청소년근간대뇌전증(juvenile myoclonic epilepsy)이다. 이 증후군에서 근간대경련은 주로 이른 아침에 호발하며, 양측 어깨와 팔 근위부를 주로 침범하여 순간적으로 상지를 움찔하는 양상으로 나타난다. 주로 십대 중후반 나이에서 나타나는 증후군으로 소발작과 전신강직간대발작이 함께 나타날 수 있다. 뇌파에서 generalized 3~6 Hz polyspike-and-wave complex가 관찰되고 valproic acid에 치료반응이 좋다.

▶▷ **발작은 발작 역치를 낮추는 급성 원인이나 특별한 조건에서 발생할 수 있으며(provoked 또는 acute symptomatic seizure), 이는 뇌전증으로 간주하지 않는다.**

2. History taking

첫째, 발작양상의 특징에 대한 정보, 둘째, 과거력상 뇌전증 발생의 위험인자 규명, 셋째, 뇌전증 혹은 신경계질환에 대한 가족력의 유무를 파악하는 데 중점적으로 문진한다.

1) 발작양상에 대한 정보는 보통 목격자나 보호자로부터 병력 청취가 필요하다.

a) 정확히 발작이 어떻게 시작했는지 확인한다. 무엇을 하다가 발작이 시작되었는가(누워 있다가, 소변보다가 등)? 전조가 있었는가(속에서 치밀어 오르는 느낌, 기시감, 공포, 시각, 후각, 미각 증상 등)? 국소 신경학적 증상이 있는가(언어장애, 한쪽의 강직, 자동증, 감각이상 등)? 초기에 머리와 눈이 한쪽으로 돌아갔는가(version)? 그 외 국소성의 특징이 있는지 확인한다. 조짐이나 국소 또는 편측 운동 징후로 시작되는 발작은 부분발작을 시사하며, 임상양상을 통한 병변의 국소화(semiological localization)가 가능하다.

b) 발작 중의 환자가 보인 행동을 확인한다. 떨림, 긴장성 자세, 소리 지름, 자동증(측두엽 뇌전증의 흔한 특징), 배뇨, 혀 깨물음, 안색변화, 식은땀 등을 확인하고 발작 지속시간을 파악한다.

c) 발작 후에는 정신혼미, 수면, 두통, 국소 마비, 실어증 등이 있는지 기술한다.

d) 몇 세부터 발작이 시작했는지 확인하는 것은 매우 중요하다. 특발성 전신발작이 3세 이전 혹은 18세 이후에 시작하는 경우는 드물다. 소발작이 성인기에 처음 시작되었다면, 실제로 이는 대개 측두엽 기원의 focal impaired awareness seizure이다.

2) 과거력을 조사한다.

분만 과정에서 뇌손상이 있었는지, 출생 후 환자의 발육과 발달과정이 어땠는지, 사고로 인한 두부 외상의 병력이 있는지 확인한다. 열발작(febrile seizure)의 유무를 확인하고, 뇌졸중이나 뇌염, 뇌종양과 같은 과거의 신경학적 손상이 있었는지 확인한다. 첫 번째 비유발발작 환자에서 과거 뇌질환의 병력(remote symptomatic cause)은 향후 발작 재발의 가장 중요한 위험인자이다.

3) 원인 인자(etiologic factors)를 확인한다.

a) 약물금단(알코올, barbiturate, 진정제 등)은 성인에서 나타나는 발작의 흔한 원인이다. 알코올 금단발작(alcohol withdrawal seizure)은 음주 중단 후 12시간에서 48시간 사이에 주로 발생한다. 빈번한 낙상으로 인한 외상후 뇌

전증(posttraumatic epilepsy)을 앓고 있는 알코올 중독자의 경우는 알코올 금단이 발작의 역치를 낮춰 발작을 악화시킬 수 있다.

b) 발작이 잘 조절되던 뇌전증 환자가 발작이 재발되어 병원에 오는 경우는 보통 다음과 같다.
   - 항뇌전증약물을 복용하지 않은 경우(혈액 검사를 통해 약물 농도를 확인한다)
   - 음주
   - 수면 부족
   - 발작 역치를 낮추는 약물 복용(항생제, 항히스타민제, 정신과약물 등)

c) 생활습관의 변화, 정신적 스트레스, 생리, 수면박탈 역시 발작을 악화시킬 수 있다. 감염이 병발된 기간 동안 발작이 재발한다면 일시적으로 약물 용량을 증가시킨다. 발작이 잘 조절되어온 환자가 뚜렷한 원인 없이 악화를 보인다면 발작에 대한 재평가가 필요하다.

d) 외상후 뇌전증에서 절반 이상은 두부 외상으로부터 1년 이내에 발작이 발생하며, 80% 이상이 4년 이내에 발생한다. 경막을 관통하는 두부외상, 뇌출혈, 뇌좌상, 뇌감염증, 국소 신경학적 징후, 장기간 지속된 혼수는 모두 외상후 뇌전증 발생의 위험을 증가시키는 요인들이다. 두부 외상 직후(immediate)에 발생하는 발작은 뇌전증 발생의 위험을 높이지 않지만, 두부 외상 후 1주 이내에 발생하는 조기(early) 발작은 뇌전증의 위험 인자로 작용한다.

e) 경막하혈종(subdural hematoma)은 발작의 원인이 될 수 있으며, 알코올 중독환자가 처음 발작을 한 경우 경막하혈종을 반드시 고려해야 한다.

▶▷ 발병 연령과 관련된 발작의 원인은 다음과 같다.

✓ 유아기 및 아동기: 분만손상, 선천 기형, 감염, 외상, 대사성, 유전성, 특발성 질환
✓ 청소년기: 특발성, 유전성, 외상, 약물 관련 질환
✓ 젊은 성인: 외상, 알코올, 종양, 약물 관련 질환, 동정맥기형
✓ 중년 성인: 종양, 알코올, 혈관성 질환, 외상, 동정맥기형
✓ 65세 이상 노인: 혈관성 질환, 종양, 치매 관련 질환

- 특발전신뇌전증(idiopathic generalized epilepsy)은 대개 18세 전에 발현한다. 18세 이후에 시작되는 발작은 대개 국소 뇌병변, 대사 이상, 또는 약물 금단에 의해서 발생한다. 뇌종양은 성인의 모든 연령층에서 가능한 뇌전증의 원인이다. 65세 이후에는 혈관성 질환(뇌졸중)이 처음 발생한 발작의 가장 흔한 원인이다.

4) 마지막으로, 발작의 가족력이 있는지 확인한다.

이는 부분발작과 전신발작 두 가지 형태의 발작 모두에서 있을 수 있지만, 전신발작에서 더욱 관련성이 높다. 발작의 유전적 원인은 유아와 청소년 환자에서 중요하다. 과거 특발성(idiopathic)으로 분류되었던 뇌전증은 원인 유전자가 밝혀지면서 점차 유전성으로 변경되고 있다. 뇌전증의 유전적 전달은 보통염색체 우성, 보통염색체 열성, 또는 미토콘드리아 유전이 가능하다. 뇌전증의 원인 유전자의 대표적인 예로 SCN1A가 있으며, 이 유전자의 돌연변이는 Dravet syndrome과 Genetic Epilepsy with Febrile Seizures Plus (GEFS+)의 주된 원인이다.

3. Physical & Neurological Examinations

1) 국소신경학적결손 또는 발작 후 편마비(Todd's paralysis) 여부를 확인하기 위해서 좌우 근력과 반사의 비대칭, 바빈스키징후, 하지의 hemiparetic posture를 확인한다.
2) 손톱, 발가락 및 사지의 크기가 좌우 비대칭인지 확인한다. 이는 반대측 대뇌반구의 과거 손상을 시사하는 단서가 된다.
3) 소발작은 과호흡으로 유발할 수 있다. 환자에게 5분 동안 심호흡을 하도록 지시하고, 잠깐 동안 행동의 중단이나 무표정한 눈길(glassy stare)이 나타나는지 관찰한다.
4) 피부를 주의깊게 관찰한다. Neurofibromatosis, tuberous sclerosis, Sturge-Weber syndrome과 같은 신경피부질환에서 발작이 나타날 수 있다.

4. Diagnostic Labs

1) 혈액요소질소(blood urea nitrogen), 칼슘, 마그네슘, 나트륨을 포함한 기본적인 혈액 검사를 시행하고, 추가적으로 뇌파, MRI 또는 CT 스캔을 시행한다. 부분 발작의 원인을 국소화하는 데는 MRI가 CT보다 더 예민하다.
2) 부분발작이 의심되면 수면 박탈 뇌파검사(sleep-deprived EEG)를 시행한다. 흔히 이를 통해서 뇌전증모양방전(epileptiform discharge)을 더 민감하게 찾을 수 있다. 내측두엽 뇌전증 환자 중 일부에서는 전방측두(anterior temporal) 전극 또는 나비(sphenoidal) 전극과 같은 특수한 전극을 사용한 경우에만 뇌전증모양방전이 관찰되기도 한다.

3) MRI는 작은 크기의 종양, 신경아교증(gliosis), 피질이형성, 해마경화증 등 부분발작의 원인 병변을 발견하는 데 정밀한 검사법이다. FLAIR (fluid-attenuation inversion recovery)영상으로 측두엽의 관상면 영상을 얻으면 해마경화증과 관련된 뇌전증의 진단율을 높일 수 있다.

▶▷ **뇌전증 환자들 중 뇌 MRI 영상에서 구조적 병변이 확인되지 않는 경우도 흔하다. 뇌 MRI가 정상이라고 뇌전증의 진단을 배제할 수 있는 것은 결코 아니다.**

5. Seizure vs Syncope

신경과 의사는 갑자기 의식이 소실된 환자에 대해서 발작과 실신(syncope) 중 원인이 무엇인지 결정할 수 있어야 한다. 이는 대개 병력을 통해서 구분할 수 있다. 실신 환자는 흔히 특징적인 전구 증상(prodrome)이 나타나는데, 어지럼증, 시야가 흐려짐, 발한, 곧 쓰러질 듯한 기분 등이 선행하여 나타난다. 반면에 발작에서 이런 전구증상은 드물며, 발작에서 나타나는 전조는 냄새, 기시감, 공포, 치밀어 오르는 느낌 등 특정한 신경학적 증상이 일반적이다.

실신에 의한 의식소실은 대개 30초 이내로 짧지만, 발작에 의한 의식소실은 대개 수 분 단위로 길게 지속된다. 발작성 실신(convulsive syncope)의 경우 발작과 실신의 감별이 어려울 수 있는데, 실신에서도 수차례 짧은 움찔거림은 흔히 나타날 수 있다. 하지만 보다 길게 지속되는 발작성 움직임은 실신에서 드물다. 환자에게 물어야 하는 핵심 질문은 "어디에서 의식이 회복되었는가?"이다. 보통 발작 환자는 구급차 안에서 또는 응급실에서 의식이 회복되는 반면, 실신 환자는 그들이 쓰러진 바로 그 위치에서 의식이 회복된다. 혀를 깨무는 일(tongue biting)이나 요실금(incontinence)은 실신에서 드물다. 마지막으로 실신 환자들은 의식 회복 후 주변 상황을 바로 파악하지만, 발작 환자들은 혼란(confusion) 상태를 보이며 바로 주변 상황을 알아차리지 못한다(표 6-4, 실신에 관한 더 자세한 내용은 Chapter 11 참고).

표 6-4. 실신과 발작의 감별 포인트

	Syncope	Seizure
Prodromal symptoms	Nausea, faintness, blurred vision, sweating, muffled hearing	Aura (visual, auditory, gustatory, olfactory, deja vu, etc)
Duration	< 30 seconds	1~2 minutes
Convulsive movements	Occasionally, a few tonic jerks	More prolonged tonic jerking
Awakens where	Right where they fall	Later, in the ambulance
Tongue biting	No	Yes
Incontinence	No	Yes
Confusion after the event	No	Yes

6. Medical Treatment

일반적으로 첫 번째 발작 후 약물 치료를 시작하는 것은 뚜렷한 이득이 없는데, 이 경우는 발작의 재발위험이 낮고 또 불분명하기 때문이다. 두 번 이상의 발작이 특별한 유발요인 없이 일어나면 세 번째 발작의 가능성은 70% 이상으로 높기 때문에, 뇌전증으로 진단하는 근거가 되며 동시에 항뇌전증약물(antiepileptic drug) 치료를 시작하는 적응증이 된다. 하지만 첫 번째 발작이라도 항뇌전증약물 치료를 시작하는 경우가 있다(표 6-5). 연구에 따라 결과가 다양하지만, 발작 재발의 가장 강력하고 일관된 인자는 과거 뇌질환의 병력, 뇌파에서 뇌전증모양방전, 뇌영상에서 확인되는 뇌병변이다. 주의할 점은 뇌전증 환자에서 MRI와 뇌파 검사 모두 정상으로 나오는 경우도 있다는 점이다(뇌전증의 진단기준에 MRI와 뇌파 결과가 포함되지 않는 점을 명심하라).

발작의 임상증상이 확실하고 비유발발작이 반복된다면 MRI와 뇌파검사 결과가 정상이더라도 적절한 항뇌전증약물을 선택하여 치료를 시작한다. 종합하면, 비유발발작이 두 차례 이상 발생한 경우는 향후 발작 재발의 위험이 높기 때문에 항뇌전증약물 치료를 시작해야 한다. 단 한 번의 비유발발작은 구조적인 병변이 없고 뇌파가 정상이며 신경학적 검진이 정상인 환자는 당장 약물 치료가 필요하지 않다.

일반적으로 항뇌전증약물 치료 후 발작 관해율(seizure free rate)은 약 65%로, 세 명 중 두 명은 약물치료에 성공한다고 볼 수 있다. 하지만 발작관해에 도달하기 위해서는 적절한 약물을 선택하는 것이 중요하며, 이는 발작의 종류, 동반질환, 약물의 내약성 및 환자의 사회경제적 상태 등을 고려해서 결정해야 한다. 두 가지 이상의 적절하게 선택된 약물치료에도 불구하고 발작 관해에 이르지 못하고 재발하는 경우를 약물난치성 뇌전증(drug-resistant epilepsy)으로 정의한다. 이 경우 추가적인 항뇌전증약물을 시도할 수 있으나, 세 번째 약물 이후부터는 성공률이 극히 낮다는 점을 고려해야 한다. 따라서, 약물난치성 뇌전증 환자에서는 뇌전증 수술을 포함한 비약물(non-pharmacological) 치료의 대상자를 적절하게 선정하는 것도 중요하다.

표 6-5. Circumstances in which a single seizure may be treated

1. 뇌파에서 뚜렷한 뇌전증모양방전이 확인되었을 때
2. 뇌에 구조적인 이상이 있을 때
3. 신경학적 진찰에서 이상소견이 있을 때
4. 뇌질환의 과거력이 있을 때
5. 첫 번째 발작이 뇌전증지속상태(status epilepticus)로 나타났을 때

1) 부분발작의 약물치료

약물 치료는 한 가지 약물로 시작하며 발작이 조절될 때까지 유효 범위 내에서 용량을 증량한다. 첫 번째 약물치료에 실패한 환자는 두 번째 약물로 교체할 수도 있고(alternative monotherapy), 두 번째 약물을 추가해서(add-on therapy) 사용할 수도 있는데, 현재까지 연구에서 두 치료요법의 유의한 차이는 없다.

복합약물치료(combination therapy)를 시행할 경우 약물의 작용기전이 서로 다른 약물을 조합하는 것이 좋다. 부분발작에 사용되는 전통적인 약물로는 carbamazepine과 phenytoin이 있다. Oxcarbazepine과 lamotrigine은 sodium channel blocker 기전의 2세대 항뇌전증약물로 부분 발작의 단일 약물로 사용될 수 있다. 이후 개발된 gabapentin, pregabalin, levetiracetam, topiramate, zonisamide, lacosamide와 같은 약물들도 부분발작의 단독 또는 추가요법에 사용 가능하다. 이 신약들 중 많은 약물들은 비록 임상 시험에서 추가요법으로 치료효과가 검증되었지만 단일요법으로도 사용되고 있다. 신약들은 전통적인 약물과 비교하면 치료효과는 비슷하지만 내성이 좋고 부작용이 덜하다. 또한, 많은 신약들은 간효소를 유도하지 않기 때문에 경구 피임제나 와파린 등의 약물 대사에 영향을 끼치지 않는다. 환자 개개인에 맞춰서 최선의 약물을 결정하는 것이 중요하다(표 6-6).

2) 전신발작 환자의 약물 치료

Valproic acid, carbamazepine, phenytoin은 일차성 전신강직간대발작 치료의 일선 약물이다. 대체 가능한 약물로는 lamotrigine, levetiracetam, topiramate와 같은 광범위(broad-spectrum) 항뇌전증약물이 있다. Carbamazepine, phenytoin은 오히려 소발작과 근간대발작을 악화시킬 수 있음을 주의해야 한다. Ethosuximide는 소발작에 단독으로 사용 가능하지만, 전신강직간대발작이 동반되지 않은 경우에 한해

서 가능하다. Valproic acid는 소발작과 근간대발작에도 효과가 좋으며, 특히 전신강직간대발작이 동반된 경우에도 효과적이다. Levetiracetam과 lamotrigine 역시 다양한 형태의 전신발작에서 효과적이다. 또한 환자의 현재 상태 및 동반질환 등을 고려하여 알맞은 약물을 선택해야 한다(표 6-6). 가임기 여성에서는 기형발생위험이 높은 valproic acid 사용은 금기다. Topiramate와 zonisamide는 체중감소 효과가 있어 비만 환자에서 유용하게 사용가능하나, 신장결석 위험을 증가시키므로 해당 병력이 있는 환자에서는 사용을 피하는 것이 좋다.

표 6-6. Choosing an antiepileptic drug for specific conditions

Patient characteristics	Antiepileptic drug preferences
Depression	Lamotrigine, oxcarbazepine
Migraine	Topiramate, valproate
Chronic pain	Pregabalin, gabapentin, oxcarbazepine, carbamazepine
Obesity	Topiramate, zonisamide Avoid pregabalin, gabapentin, valproate
Pregnancy	Avoid valproate
Older adult	Lamotrigine, gabapentin
Nephrolithiasis	Avoid Topiramate, zonisamide
Atopic (rash prone)	Avoid Lamotrigine, carbamazepine

3) 대표적인 항뇌전증약물 소개

a) Phenytoin

나트륨통로에 작용하며 부분발작과 전신강직간대발작의 치료에 사용한다. 평균 성인 용량은 하루 300~400 mg이다. 치료 농도는 10~20 μg/mL이다. Phenytoin의 대사는 zero-order kinetics를 따르기 때문에, 치료 농도 내에서 약물 증량 시 혈중 농도가 크게 증가하는 점을 주의해야 한다. 90% 가까이 혈장단백질과 결합한다. 비교적 강력한 효소유도제로 작용하여 다른 약제들의 혈중농도를 감소시킨다. 부작용으로 피부발진, 무과립구증, 재생불량성빈혈, 간염, 신장염, 잇몸비대, 남성화 등이 나타날 수 있다.

b) Fosphenytoin

페니토인에 에스테르기가 붙은 전구약물이다. 생체 내에서 혈관과 근육에 존재하는 인산분해효소에 의해 빠르고 완전하게 페니토인으로 바뀐다. 근육주사도 가능하며 단백질과 결합하지 않는 페니토인의 비율이 상대적으로 높다는 장점이 있다. 또한 페니토인에 비해서 더 빠른 속도로 정맥 주입이 가능하다.

c) Carbamazepine

시냅스전후 나트륨통로에 작용한다. 간에서 대사되며 75~80%의 약물이 혈장단백과 결합한다. 대사에 주로 관여하는 CYP450, CYP3A4가 주 효소이며 자신을 분해하는 효소를 스스로 활성화해서 치료 시작 후 수주 지난 시점에서 혈중농도가 떨어질 수 있다. 부분발작과 전신강직간대발작의 치료에 사용된다. 부작용으로 어지럼, 운동실조, 복시, 의식혼란, 피부발진, 스티븐존슨증후군, 무과립증, 저나트륨혈증이 나타날 수 있다. 적정 치료농도는 4~12 mg/mL이다.

d) Phenobarbital

GABA 수용체와 결합하여 염소이온통로를 오래 열리게 해서 세포막을 안정화시킨다. 간에서 대사되며 혈장단백질과는 45~60%만이 결합한다. 역시 효소유도제로 작용하며 인지기능에 대한 부정적인 영향 때문에 사용이 제한적이다.

e) Valproic acid

부분뇌전증과 전신뇌전증에 모두 사용되는 대표적인 광범위 항뇌전증약물로, 작용기전이 완전히 알려져 있지는 않으나 GABA농도를 올리고 나트륨통로에 작용한다고 알려져 있다. 혈장단백결합률은 85~95% 정도로 알려져 있다. 가장 흔한 부작용으로 혈소판감소증이나 혈소판기능이상이 있다. 혈액검사에서 간효소 상승을 보일 수 있으며, 손떨림, 진정, 피로감, 운동실조, 탈모, 고암모니아혈증을 나타낼 수 있다. 여성에서는 다낭성난소의 빈도를 높여 불임을 초래할 수 있다.

f) Oxcarbazepine

Carbamazepine의 유도체로 부분뇌전증과 전신뇌전증에서 사용된다. 간에서 어느 정도 효소활성화를 촉진하기는 하지만 그 정도가 carbamazepine보다 적으며 피부발진도 carbamazepine보다 드물다. 그러나 저나트륨혈증은 더 잘 나타난다.

g) Lamotrigine

부분뇌전증과 전신뇌전증 모두에서 사용될 수 있으며 나트륨통로차단 외에 여러 가지 작용기전을 가진다. 간에서 glucuronidation에 의해 대사가 되며 특징적으로 lamotrigine이 다른 약물의 혈중농도를 변화시키지는 않지만, 다른 간대사효소 유도제와 억제제에 의해 lamotrigine의 약물농도는 영향을 많이 받는다. 부작용으로 발진이 생길 수 있으므로 이 약을 시작할 때는 소량부터 시작하여 점차 증량하는 것이 중요하다.

h) Topiramate

광범위 항뇌전증약으로 분류되며 나트륨통로, 칼슘통로, GABA 관련작용, 흥분신경전달의 억제 등의 여러 작용기전을 가진다. 50% 이상이 신장으로 배설되며 간에서 대사되는 일정부분이 있어 효소억제의 효과가 있다. 언어 및 인지기능을 저하시키는 부작용이 있으며 식욕 및 체중감소가 흔히 관찰된다. 또한 탄산탈수소효소억제효과와 관련하여 요로결석이 발생할 수 있다.

i) Zonisamide

T형 칼슘통로 및 나트륨통로에 작용한다. Topiramate와 비슷한 광범위 항뇌전증약물이다. 진정, 어지럼, 운동실조, 단어 찾기에 어려움을 겪거나 인지행동이 느려지는 부작용이 있으며 요로결석이 생길 수 있다.

j) Pregabalin

시냅스전 칼슘통로의 알파2델타-단백질소단위에 결합하여 탈분극에 따르는 칼슘의 유입을 억제한다. 90%에서 신장으로 배출되며 간대사를 거치지 않기 때문에 약물상호작용 측면에서 유리하다. 신경병성 통증에도 효과적이다.

k) Levetiracetam

시냅스 소포에 위치하는 SV2A 단백질에 결합하며 적혈구를 비롯한 다양한 신체조직에서 카르복실산 대사물로 대사되며 대사물질은 모두 신장을 통하여 배설된다. 따라서 다른 약제들과 약물상호작용이 없는 점이 장점이다. 드물게 감정기복이 심해지거나 정신병 유사증상을 보일 수 있다. 우울증 및 정신과적 병력이 있는 환자에서 사용에 주의가 필요하다.

l) Clobazam

GABA 수용체와 결합하는 기전을 갖고 있으며 간에서 대사된다. 기전은 알 수 없으나 30~50%의 환자에서 지속적인 사용으로 치료효과가 떨어지는 내성이 발생한다. 광범위 항뇌전증약으로 사용되며 월경주기와 관련된 뇌전증은 월경주기에 맞춰 간헐적으로 사용하는 방법도 있다.

m) Ethoxusimide

T 칼슘통로에 작용하며 소발작에만 효과적이다.

n) Vigabatrin

시냅스에 존재하는 GABA 분해효소인 GABA 아미노전달효소와 결합하여 GABA의 분해를 억제하는 기전을 가진다. 비가역적인 시야결손(visual field defect)이 30~40%의 환자에서 부작용으로 나타나므로 주의가 필요하다.

o) Gabapentin

Pregabalin과 마찬가지의 기전을 가진다. 단백질결합이 없고 신장에서 배설된다. 이와 같은 약리학적 장점 때문에 부분발작의 치료에 사용되고 특히 노인 뇌전증 환자에서 추천되지만 항뇌전증효과가 크지 않다는 단점이 있다.

4) 항뇌전증약물의 중단(Discontinuing antiepileptic drug in seizure-free patients)

American Academy of Neurology 가이드라인은 2~5년간 발작이 없고, 과거 발작의 양상이 한가지였으며, 신경학적 검진과 지능이 정상이며, 뇌파가 정상화된 경우에 약물 중단이 성공할 가능성이 가장 높다고 제시한다. 이럴 경우 약물 중단이 성공적으로 이루어질 확률은 60~70% 정도이다. 논란의 여지가 있으나 MRI에 구조적 이상이 있는 경우, 발병이 소아 연령이 아닌 경우, 뇌파가 비정상인 경우에서 약물 중단 후 예후가 나쁘다고 알려져 있다. 약물 중단 후 발생 가능한 위험은 사전에 충분히 논의되어야 하며, 약물 감량 후 처음 수개월 간은 운전을 제한해야 한다.

References & Reading materials

1. Alexander R-G. Weiner and Levitt's Neurology. 8th ed. Philadelphia: Lippincott Williams & Wilkins, 2008; 144-160.
2. 대한신경과학회. 신경학. 3판. 군자출판사, 2017.
3. CONTINUUM, Volume 16 Number 3 JUNE 2010.
4. Marshall Mayer, On call Neurology, 3rd ed. Saunders, 2007; 45-56.
5. 대한뇌전증학회, 임상뇌전증학, 범문에듀케이션, 2013.
6. Allan HR, Martin AS. Adams and Victor's Principles of Neurology. 11th ed. McGraw Hill, 2009; 304-338.

06

Case discussion

5년 전부터 시작된 수면 중 이상행동을 주소로 내원한 36세 남자

Q1. History taking

5년 전부터 수면 중 목이 갑자기 뻣뻣해지는 느낌이 발생하였고, 이는 월 10회 이상 반복적으로 발생하였다. 배우자의 말에 따르면 환자는 수면 도중 갑자기 일어서서 허공에 양팔을 휘젓는 모습을 보이기도 하고, 화장실로 걸어가서 수 분간 반응 없이 서 있기도 했다. 증상은 보통 2~5분 정도 지속되며 이후에 갑자기 정상으로 돌아왔다. 환자는 수면 중 갑자기 뭔가 뜨거운 느낌이 머리 위로 올라오는 기분이 들면서 잠에서 깬다고 하며, 심호흡을 하면 저절로 사라지기도 하나 가끔은 목이 뻣뻣해지는 느낌으로 진행되었다. 일어나서 화장실에 갔던 일을 포함하여 수면 중 발생한 이상 행동은 기억하지 못했다.

약 20년 전인 고등학생 시절부터 잠깐씩 의식을 잃는 일이 있었다. 수 초간 허공을 바라보거나 식사 중 움직임을 멈추고 침을 흘리는 일이 있었으며, 이는 3달에 한 번 정도 발생하였다. 밤에 자는 도중에 목 주변 근육이 수 분간 뻣뻣해지는 느낌이 들었고, 이는 6개월에 한 번 정도 발생하였다. 상기 증상으로 15년 전 외부 병원에 방문하였고 뇌파에서 이상 소견이 관찰되어 항뇌전증약물을 복용하기 시작하였다. 이후부터 5년 전까지 낮과 밤 모두 증상이 사라졌었다. 약은 최근까지 꾸준하게 복용해 왔다(carbamazepine 200 mg 2T bid).

그 외 주산기 병력, 열발작이나 두부 외상 등 특별한 과거 병력은 없으며, 경련이나 수면질환의 가족력은 모두 부인하였다. 학력은 대졸이며 오른손잡이다.

Q2. Physical examination

정상

Q3. Neurologic examination

의식수준과 지남력, 언어기능 및 인지기능 모두 정상이며, 뇌신경 기능도 모두 정상. 사지의 근력, 감각, 심부건반사 및 소뇌기능 검사를 포함하여 모두 정상

Q4. Differential diagnosis

Etiology

1. Focal impaired awareness seizure
2. Parasomnia (REM sleep behavior disorder, somnambulism, confusional arousal)
3. Delirium

발작적으로 발생하는 감각증상(목이 뻣뻣해지는 느낌, 뜨거운 느낌), 이후 의식소실을 동반하는 이상 행동(팔을 휘젓는 행동, 화장실로 걸어감), 증상이 2~5분 정도로 발작적이며 반복적으로 발생한다는 점을 고려하면 focal impaired awareness seizure의 가능성을 가장 먼저 고려해야 한다. 과거 병력 중 고등학생 시절 있었던 반복적인 의식 소실(motionless staring)과 항뇌전증약물의 치료 반응 역시 뇌전증 발작의 가능성을 뒷받침한다. 발작 병소

의 국소화는 증상이 주로 밤에 나타나는 점, 갑작스럽게 발생하여 갑자기 회복되고 postictal confusion이 동반되지 않는다는 점, 양팔을 휘두르거나 걸음을 걷는 양상의 과도한 운동증상 등을 고려하면 전두엽 뇌전증의 가능성이 높다.

발작 이외의 원인으로, 수면 중에 발생하는 이상행동 증상에 초점을 맞추면 REM sleep behavior disorder, somnambulism 등 사건수면(parasomnia)의 가능성을 고려해 볼 수 있으나, 이상행동에 선행하는 감각증상, 일관되게(stereotypic) 반복되는 운동증상, 과거 의식소실 병력은 이에 맞지 않는다.

급성으로 나타나는 의식변화 및 동반된 hyperactivity에 대해서 delirium을 고려해볼 수 있으나 가능성은 낮다.

Q5. Lab findings

- Brain MRI/A: not remarkable
- EEG: rhythmic slow activity, Rt frontal. Brief run of spike and waves, Rt frontal.

Q6. Confirmed diagnosis

Frontal lobe epilepsy, Rt

Q7. Further management & Plan

Carbamazepine 증량 및 약물농도 모니터링. 경과에 따라서 필요시 항뇌전증약물 추가

07

급성 시각 장애
(Acute Visual Disturbance)

강동완

시각과 관련된 증상은 급성으로 발병하는 경우에는 특히 환자에게 심한 불안감과 걱정을 안겨주는 증상 중의 하나이다. 굉장히 다양한 스펙트럼의 증상들이 발생할 수 있는데 시력 자체의 감소, 시야의 장애, 복시, 환시, 왜곡된 상맺힘 등이 있을 수 있다. 이 모든 경우에 대해 장에서 자세히 다루기에는 양이 너무 방대하기 때문에, 본 장에서는 환자에게 접근할 때 놓쳐서는 안 되는 부분들을 중점적으로 다루고자 한다. 사람의 시각 경로는 각막에서부터 calcarine cortex까지 동일한 경로를 가지기 때문에, 정확한 문진, 검진이 이루어지면 병변의 위치를 추정하는 것은 어렵지 않다(하지만 많은 전공의들이 정확한 검진 자체에 애를 먹는 경우가 많다). 그리고 치료적인 측면에서, 응급으로 즉각적인 조치가 취해지지 않으면 영구적인 후유증을 남길 수 있는 경우가 있기 때문에 정확하고 빠른 감별진단이 중요하게 된다. 또한 안과 의사와의 협진이 잦은 분야로, 기본적인 communication이 이루어질 수 있어야 하고, 환자가 신경안과적인 문제인지, 순수한 안과적 질환인지 감별해 내는 것도 주치의가 갖추어야 할 능력이라고 할 수 있겠다.

1. History taking

1) 증상의 성격이 무엇인가? 갑자기 흐려진 건지? 아니면 시야 일부가 보이지 않는 건지? 상이 찌그러져 보이는 건지? 없는 사물이 보이는 것처럼 느껴지는지? 상이 갈라져 보이는지? 등 환자 주소의 성격을 정확히 물어서 파악하는 것이 첫 번째 할 일이다.
2) 증상이 단안에 있는 건가? 양안에 있는 건가? 해부학적 국소화를 시키는 데 가장 중요한 포인트가 되는 질문이다. 단안의 경우 각막에서부터 시각교차(optic chiasm)까지의 병변일 가능성이, 양안일 경우는 시각 교차 이후의 병변일 가능성이 높기 때문이다. 문진 시에 환자 본인이 '한쪽 눈을 가렸을 때 증상 차이가 있었다, 없었다.' 등으로 먼저 말하는 경우도 있지만, 그렇지 않은 경우에는 꼭 문진해야 한다. 특히 '우측 시야 결손' 환자들이 '오른쪽 눈이 안 보인다'라고 표현하는 경우가 흔하게 있다. 이때 이 말을 그대로 받아들이고 접근하면 엉뚱한 접근이 되기 때문에 의사가 직접 눈을 가려보며 확인을 해봐야 한다.
3) 증상의 시간적 분포는 어떤가? 갑자기 생겼는지? 서서히 생겼는지? 증상이 일시적인지? 아니면 계속 되는지, 계속 된다면 얼마 동안 시간이 흐른 건지? 급성으로 발병한 시각 증상이 지속되고 있다면, 즉각적인 치료가 필요한 경우가 많다. 특히 급성 단안 시력 소실은 신경안과적으로 응급인 경우로, 특히 중심망막동맥폐색(central retinal artery occlusion, CRAO)에 의한 것이라면 촌각을 다투게 된다. 따라서 정확한 문진이 바탕이 되어야 하겠다.

4) 증상 발생 전후로 동반된 증상은 없는지? 구토, 현훈, 구음장애, 연하장애 등이 동반될 때는 후두와(posterior fossa)의 뇌졸중이나 mass lesion 등을 감별해야 하고, 위약감이나 이상감각, 요실금 등이 동반될 경우 다발성경화증(multiple sclerosis)의 일환으로 시신경염이 생겼을 가능성이 있다. 또한 복시, 안검하수(ptosis) 등이 간헐적으로 구음장애, 사지위약감 등과 반복될 시에는 중증근무력증(myasthenia gravis)의 가능성을 생각해야 한다.
5) 환자의 나이는? 환자파악 시 제일 기본이 되는 항목이기 때문에 빠질 리는 없겠지만, 다른 질환에서와 마찬가지로 나이에 따라 감별진단 카테고리가 바뀔 수 있기 때문에 체크해야 한다. 허혈성 시신경병증(ischemic optic neuropathy, ION)이나 일과성단안소실(transient monocular blindness) 등은 젊은 나이에 드문 반면 시신경염, 양성 두개내 고혈압(benign intracranial hypertension, pseudotumor cerebri), 편두통의 시각전조증상 등은 젊은이들에게 흔하다.
6) 최근 외상력은 없는지?
7) 통증이 동반되었는지? 편두통, 측두 동맥염(temporal arteritis), 뇌거짓종양(pseudotumor cerebri)에서는 두통이 자주 동반되며, 'masticatory claudication'은 동맥염의 중요 단서이다. 눈동자를 움직일 때 안구통이 있을 때는 시신경염을 의심해볼 수 있고, 허혈성 시신경병증에는 보통 통증이 동반되지 않는다(측두 동맥염 제외).
8) 뇌혈관질환에 대한 위험인자를 가지고 있는지?(고혈압, 당뇨, 고지혈증, 음주, 흡연, 가족력)

2. Physical examinations

1) 외상의 흔적이 있는지?
2) 열이 나는지?(감염성 원인, 기타 전신 염증성 질환과 연관)
3) 경동맥잡음(carotid bruit)이 들리는지?(색전증에 의한 허혈성 시신경병증 발생 가능성)
4) 측두동맥 촉진(압통이 있는지)
5) 안구돌출증이 있는지?(눈뒤공간의 덩이성 병변 가능성: retrobulbar mass)

3. Neurologic examinations

모든 신경과 질환이 마찬가지이지만, 시각 증상과 관련해서는 정확한 검진이 아주 중요하다. 실제 임상에서는 많은 초년생 주치의들이 실수를 가장 많이 하는 부분이 눈과 관련된 검진 부분이다. 그만큼 기술적으로도 어렵다는 것을 의미하기 때문에, 반복해서 꼼꼼히 체크해보려는 자세가 중요하다.

1) 실어증이나 반쪽무시가 있는지? – 시각부챗살(optic radiation)이 지나가는 통로 이상 여부
2) 동공 크기 및 반사 – Isocoric한지(제3번 뇌신경 마비 시 동공 확대) 살피고, 직접/간접 동공반사를 모두 검사해야 하며 이때 중요한 것이 상대적 구심성 동공운동장애(relative afferent pupillary defect, RAPD) 유무를 보는 것이다. 있을 경우, 망막, 시신경의 손상을 의미한다(표 7-1).

••• Clinical Tip

가끔 응급실에 내원한 환자를 안과와 협진해 보는 경우가 있는데, 안과에 보통 자세한 안저검진을 위해 의뢰하는 경우가 대부분이다. 이때 환자를 보내기 전에 반드시 동공반응과 관련된 exam은 기본적으로 모두 확인한 후 보내야 한다. 안저검진을 위해 보통 산동을 시키기 때문에 산동제 투여 후 검진은 부정확할 수밖에 없다.

표 7-1. RAPD의 의미 및 나타나는 경우

RAPD (Marcus-Gunn Pupil)
정상쪽 눈에서 병변쪽 눈으로 불빛을 옮겼을 때, 순간적으로 동공이 확장되는 현상으로, 이는 병변쪽에서 뇌간의 efferent pupil control center로 상대적으로 적은 양의 빛이 들어갔음을 의미하게 된다. 이런 현상이 보이는 경우는 아래와 같다.

- Optic nerve disease (unilateral, or, if bilateral, asymmetric)
- Large amount of retinal disease (usually visible with ophthalmoscope)
- Optic tract lesion: crossed fiber: uncrossed fiber의 비율이 53:47이기 때문에 병변 반대쪽에서 RAPD가 나타남
- Rarely amblyopia or vitreous hemorrhage.
- pretectal lesion: contralateral RAPD without visual field loss

** Cataract, corneal disease, media difficulty에서는 RAPD가 생기지 않는다.

3) 안검하수(ptosis)가 있는지?
4) 안구 운동(eye movement) 검사 – 안구 운동 검사는 안구 고정(fixation/gaze holding), 단안 움직임(ductions), 양안 움직임(versions, pursuits, saccades) 이렇게 3가지를 차례로 확인하는 과정으로 이루어진다.
   a) 안구 고정(fixation/gaze holding): 물체를 바라보게 한 뒤 fixation에 문제가 있는지(square-wave jerk, nystagmus 등) 확인
   b) 단안 움직임(ductions): 한 쪽 눈을 가린 채 다른 한 눈의 움직임을 확인. 상하좌우로 따라보게 한 뒤 안구운동 제한이 있는지, 따라보기 운동(pursuit)

이 자연스러운지 확인. 방향별로 안구의 움직임을 담당하는 안구근육들이 정해져 있다(그림 7-1).

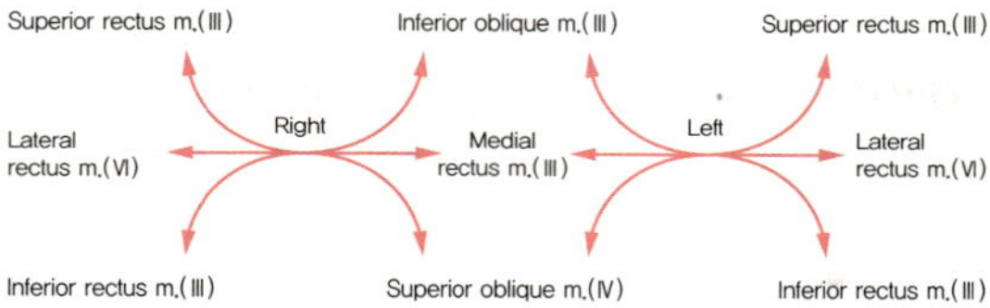

그림 7-1. 방향별로 안구의 운동에 작용하는 안구 근육들

c) 양안 움직임(versions, pursuits, saccades): 안구 정렬(alignment)이 정상인지 확인. 상하좌우를 보게 하여 양안이 같이 움직이는지(conjugate, versions) 따로 움직이는지(disconjugate, vergences) 확인. 홱보기 운동(saccadic movement)과 따라보기 운동(pursuit movement)을 확인(속도, dysmetria 여부)

5) 안구 운동 관련 뇌신경의 완전 마비의 경우에는 어렵지 않게 안구운동의 제한을 육안으로 확인할 수도 있으나, 그렇지 않은 경우 가림/안가림 검사(cover/uncover test), 교대가림검사(alternative cover test), Red glass test를 시행한다.
  a) 가림/안가림 검사: 사시(−tropia)를 감별할 수 있는데, 예를 들어 가리지 않은 눈이 재고정을 위해 가쪽으로 움직였다면 내사시(esotropia)가 됨. 안구의 편향정도가 눈 위치에 따라 변하지 않으면 일치성(comitant) 사시, 변하면 비일치성 사시가 됨.
  b) 교대가림 검사: 좀 더 민감한 검사로 사위(−phoria)를 감별함. 사시가 없었는데, 해당 검사에서 눈이 재고정을 위해 움직인다면 사위로 진단 가능함.
  c) Red glass test: 복시를 호소하는 환자에서 널리 쓰이는 검사로, 한쪽 눈(보통 오른쪽)에 red glass를 갖다 대고 앞의 불빛을 방향별로 보게 해 붉은 빛과 하얀 빛이 갈라지는지 여부를 검사함. 정확한 red glass test는 복시에 대한 localization에 많은 정보를 주므로, 정확하게 검사하는 것이 중요함(그림 7-2).

6) 시야검사 – 한 눈씩 대면검사를 정확히 시행해야 한다. 시야검사 결과는 해부학적 병변의 위치를 찾는 데 큰 실마리를 제공해 준다(그림 7-3). 의사소통이 불가능하거나 의식이 떨어진 환자에서는, 각 사분면에서 빠르게 환자의 눈 가까이 손가락을 가져갈 때 눈을 깜박이는지를 확인함으로써(blink-to-threat test) 대략적인 시야 결손을 파악할 수 있다.

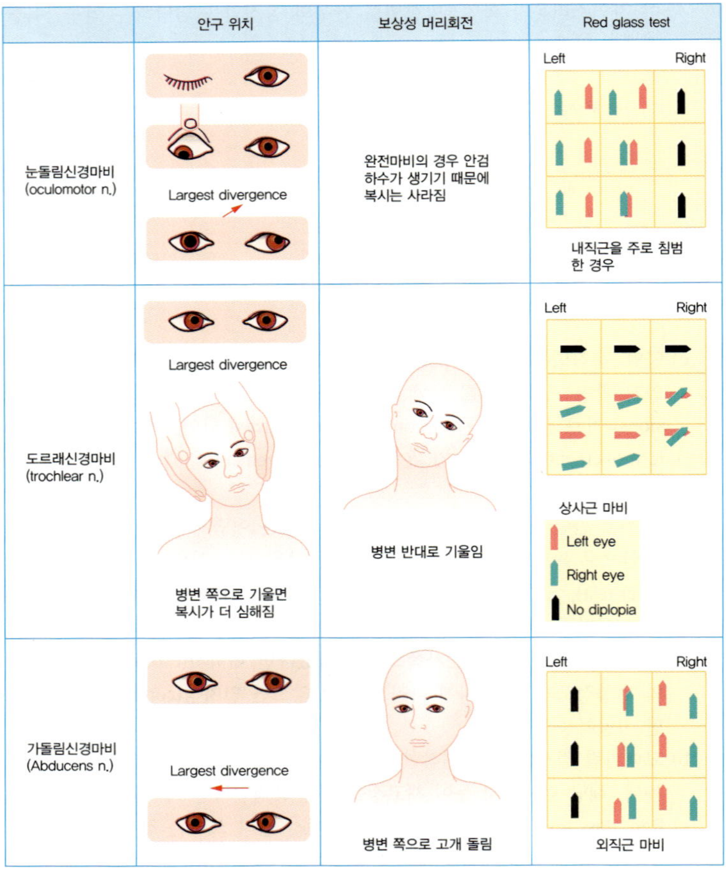

그림 7-2. 각각의 안구운동 관련 뇌신경 마비 때 나타나는 눈의 위치와 red glass test 결과 (모두 우측 병변일 때의 예시임)

7) 안저검사 – 신경과 주치의 초반에 제일 어려운 검사라고 할 수 있다. 기술적으로도 여러 번 반복해야 습득이 가능한 검사이고, 산동하지 않은 채로 할 때는 더욱 힘든 검사이다. 하지만 힘들다고 넘어가지 말고, 계속 보려고 노력해야 실력이 늘어난다는 것을 명심해라. 망막의 전반적인 색깔 및 상태는 어떤지, 디스크 경계(disc margin)는 선명한지, 유두함몰비(cup-todisc ratio)의 크기는 어떤지, 비정상적인 점들이 보이는지, 망막 혈관 상태는 어떤지 등을 살펴

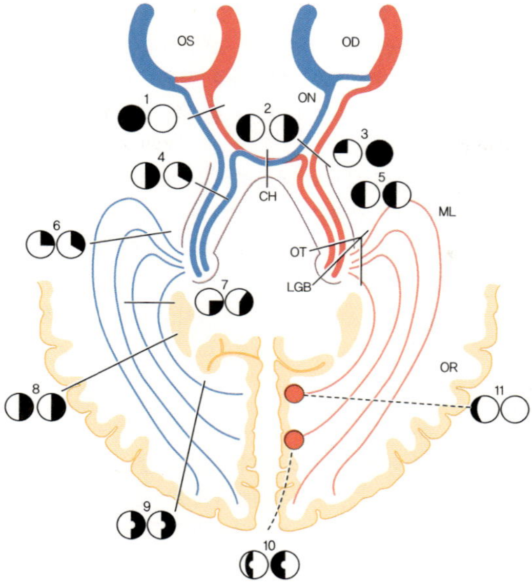

그림 7-3. 침범 부위에 따라 나타날 수 있는 시야 결손

1. 시신경 손상 시에는 동측 눈에만 영향을 미친다.
2. Chiasmal lesion: bitemporal hemianopia
3. Junction of optic nerve and chiasm: ipsilateral central scotoma + contralateral superior temporal quadrantanopia(이건 반대편에서 inferonasal fiber 일부가 동측의 prechiasmal portion까지 넘어 왔다가 돌아가는 부분(so called Wilbrand's knee)이 영향을 받아서 나타나는 현상임). 이음부암점(Junctional scotoma)이라고도 불림
4. Partial interruption of optic tract: contralateral incongruous homonymous hemianopia
5. Complete interruption of optic tract, LGB, optic radiation: contralateral total homonymous hemianopia
6. Temporal lobe lesion: inferior retina에서 나온 신경섬유들은 temporal lobe을 거쳐서 뒤로 들어가게 된다(so called Meyer's loop). 손상 시 superior homonymous quadrantanopia
7. Parietal lobe lesion: superior retina에서 나온 신경섬유들이 지나가게 되고, 손상 시 inferior homonymous quadrantanopia
8. Complete interruption of optic radiation: contralateral total homonymous hemianopia.
9. Posterior occipital lesion: contralateral homonymous hemianopia를 보이나, macula는 보존된다.
10. Occipital lobe에서 좀 더 뒤쪽을 국소적으로 침범하면(즉, 앞쪽이 보존되면 앞쪽은 unpaired crossing nasal retinal fiber를 담당), temporal field 일부가 살아남아 'temporal crescent'를 보인다('unpaired'이기 때문에 한쪽 시야만 영향을 받는 것임).
11. 10번과 반대의 상황으로 제일 앞쪽을 국소적으로 침범하면 한쪽 시야의 temporal field 일부만 침범을 받는다.

야 한다. 만약 보는 데 실패하여 안과에 안저 사진 검사 등을 의뢰하였다면 추후에 직접 사진과 판독을 확인해서 계속 눈에 익히는 연습이라도 해야 한다.

8) 침공(Pinhole) 검사 – 단안 복시에서 아주 작은 구멍(pinhole)을 통하여 보면 증상이 호전되며, 이 경우 굴절이상이나 렌즈와 연관된 질환을 의심해야 하며 안과에 의뢰한다.
9) 다른 뇌신경 검사 – 특히 복시와 관련하여 눈의 움직임과 관련된 뇌신경(제 3, 4, 6번 뇌신경)들의 주행 경로를 알고 있다면 그 인접 구조물들의 침범 유무를 검진을 통해 확인해 해부학적 병변을 찾는 데 도움이 될 수 있을 것이다.
10) 운동 검사 – 근위약은 없는지, 위약의 정도가 유동적인지 등을 확인한다.
11) 감각, 소뇌기능 검사 – 후방순환 구조물(시상, 소뇌)의 침범여부를 확인해야 한다.

••• ***Clinical Tip***

Red glass test에서 가장 중요한 원칙은 허상이 더 바깥쪽에 맺히게 되고, 허상은 항상 문제가 있는 눈에서 맺히는 상이라는 것이다. 수직 복시를 호소하는 환자에서 마비 근육을 찾아내는 유용한 방법 중 하나가 'Bielschowsky's head-tilt test'이다(그림 7-1 참고).

1. 어느 쪽 눈이 높이 위치하는지 확인: 만약 우측 눈이 높으면(hypertropia), 우측 눈을 아래로 내리거나(우측 하직근, 상사근), 좌측 눈을 위로 올리는(좌측 하사근, 상직근) 근육이 마비됨을 의미한다.
2. 환자에게 양쪽을 보게 해라: 좌측을 보게 했더니 복시가 더 심해지면, 우측 상사근이나 좌측 상직근이 마비되었음을 의미한다.
3. 환자에게 고개를 기울이게 해라: 우측으로 기울였을 때 증상이 심해지면 우측 상사근의 마비를 의미한다.

4. Diagnostic labs

1) 기본 routine blood labs (including CBC, ESR, coagulation panel, chemistry panel)
2) Special blood labs – 갑상선 기능 이상, 중증근무력증, 감염성 원인, 독성, 대사성(영양 결핍) 등이 원인으로 생각될 때, 해당되는 채혈 검사를 시행.
3) Brain MRI/A – 혈관성 원인이 의심될 경우, 기본적으로 시행하여 급성 병변의 위치 및 정도를 확인하고, 혈관 상태를 평가해야 한다. 그 외 안구 주변의 염증이나, mass lesion 등이 의심될 경우에는 routine brain MRI protocol에 'orbit view'를 추가하는 센스를 발휘해야 한다.

4) Fundus photo – Bedside에서의 검진이 용이하지 않을 시에는 안과에 의뢰해 검사를 시행한다.
5) Lancaster test – 환자의 복시에 대한 검사로, 비교적 정확한 정보를 제공해 주지만, 이 검사에 의존해 red glass test를 소홀히 해서는 안 된다. 검사 의뢰 후 대기하는 사이 복시가 호전되거나 양상이 변할 수 있기 때문에 bedside에서 반드시 red glass test를 해서 기록해놓아야 한다.
6) Goldmann/Humphrey perimetry – 시야 검사로 시야 결손이 의심되는 경우, 진단 및 추후 f/u 목적으로도 시행할 수 있다. 대면 검사만으로도 대략적인 시야 결손 측정은 가능하지만, 시야계 검사를 통해 정확하고 객관적인 평가를 할 수 있다. 하지만 두 검사 모두 의사소통 및 협조가 가능한 환자에서 시행 가능하다는 점을 기억하라. 골드만 시야계는 검사자가 수동으로 검사하는 "수동계"로 검사자에 따른 오류가 발생할 수 있으며 재현성이 부족하기 때문에 숙련된 검사자가 필요하다는 단점이 있다. 하지만 중심 30도 이상의 전체 시야 평가가 가능해 주변시야 결손을 발견할 수 있고, 큰 중심시야 결손도 쉽게 발견할 수 있다. 험프리 시야계는 시야에 자동으로 불빛이 들어오는 "자동계"이며 중심 30도 이내의 시야 결손이 있는 경우 수동 시야계보다 초기에 시야 결손을 발견할 수 있고 표준화하기 쉬우며, 숙련된 검사자가 없어도 된다는 장점이 있다.
7) Angiography – 만약 환자의 병력 및 검진 상 급성 CRAO가 의심된다면 이때는 초응급 상황이므로, MRI를 찍는 등의 시간 소모를 해서는 안 된다. 바로 진단 및 치료 목적으로 동맥 내 혈관조영술(IA angiography)을 시행하는 경우가 늘어나고 있다(증상 발생 후 90~120분 이내로 치료가 되어야 시력의 회복이 비교적 가능하며, 12시간까지도 가능하다는 사례보고가 있지만, 시간이 지날수록 성공률은 급격히 낮아진다).

5. Differential diagnosis

1) 시력 소실

▶▷ 급성/아급성 단안 시력 소실

a) 안구 외상, 급성 폐쇄각 녹내장, 각막 손상 등의 안과 질환

b) 중심망막동맥폐색(central retinal artery occlusion, CRAO)

- 통증 없는 급성 시력 소실을 유발하고, 초응급 질환이다. Ophthalmic artery에서 첫 번째로 분지하는 망막동맥의 폐색으로 일부 환자에서는 색전을 발견할 수도 있다.

07

- 안저 검진: papilledema는 없거나 희미하고, cherry-red spot, ground-glass retina를 볼 수 있음
- 치료: 즉시 안압을 낮추고, 망막의 혈류 개선을 위해 약물 치료(혈관 이완제, 경정맥 혈전 용해제) 및 시술(경동맥 혈전용해술)을 시행할 수 있음

c) 중심망막정맥폐색(central retinal vein occlusion, CRVO)

- 통증 없이 급성 시력 소실을 야기하며, 심질환, 만성콩팥병, 고혈압, 당뇨 등의 위험인자를 가지는 경우가 많다. 안저 검진을 통해 CRAO와 감별할 수 있다.
- 안저 검진: papilledema, peripapillary hemorrhage, dilated and tortuous veins
- 치료: hemodilution 및 기저 질환 치료를 시행하고, 선택적으로 레이저 시술을 할 수 있음

d) 앞허혈시각신경병증(Anterior ischemic optic neuropathy, AION): 눈에 혈액을 공급하는 두 개의 순환계 중 하나인 섬모체 순환(ciliary circulation)이 차단되면서 시신경머리(optic nerve head)에 허혈이 발생하는 질환

- 비동맥염성(non-arteritic): 보통 통증은 없으며, optic disc swelling과 블록 모양 출혈이 동반되며, 색각은 보통 보존된다. 수평 시야 소실(특히 아래시야 침범, 표 7-2)을 야기할 수 있고, 고혈압, 당뇨 등의 위험인자를 가진 경우가 많다. 약 10~20%에서 5년 이내에 반대편 눈을 침범하게 된다.
- 동맥염성(arteritic): 시력과 관련된 증상은 비동맥염성과 동일하며(동통을 동반한다는 점 제외), 60대 이상에서 가장 중요한 원인이 거대세포동맥염(giant cell arteritis, 측두동맥염, temporal arteritis)이나 동양인에서는 매우 드물게 나타난다. 두통, 두피의 압통, 식욕 저하, 열, 근육통, 턱파행(jaw claudication) 등이 동반되고 CRP, ESR, fibrinogen 수치가 상승한다. 얕은측두동맥 생검으로 확진 가능하며, 진단 즉시 빠른 치료에(급성기에 IV methylprednisolone) 들어가야 한다. 약 40%에서 반대쪽 눈을 침범하기 때문이다.

e) 염증성 시신경염(Inflammatory optic neuritis)

- 특발성(idiopathic), 감염성(매독, Lyme병, tuberculosis, herpes virus, fungus, HIV 등), 비감염성(다발성 경화증, 시신경척수염 범주질환, myelin oligodendrocyte glycoprotein autoantibodies(MOG-IgG) 연관 시신경염, sarcoidosis, Wegener granulomatosis 등) 등으로 나눌 수 있다.
- 특발성 시신경염(idiopathic optic neuritis): 젊은 층에서 많이 발생하는데

여성에서 더 흔하고, 색각도 감소하며, 주시점중심암점(cecocentral scotoma)/중심시야 소실(central scotoma)/수평반맹 등의 다양한 형태의 시야소실(수평반맹은 드물다), 안구통이 나타난다. 안저 검진상 다양한 정도의 optic disc swelling이 관찰되며, 뇌척수액 검사에서 림프구, 단백 수치 및 감마글로불린 증가, 올리고클론띠가 보일 수 있다. 특발성의 경우는 비교적 치료에 잘 반응하고, 시력 예후도 나쁘지 않은 편으로 다른 질환들과 감별이 중요하다. 환자가 비전형적인 양상(나이가 50세 이상, 처음에 optic disc pallor가 보이는 경우, 양안 침범, 통증이 없는 경우, 수주에 걸쳐 진행하는 경우, 치료에 반응이 없는 경우, 다른 전신 질환/증상이 있는 경우)을 보일 때는 특발성이 아닌 다른 경우를 의심해서 감별해줘야 한다. 특히 다발성 경화증이나 시신경척수염 범주질환으로 진단되는 경우는 재발도 잦아지고 치료 반응도 떨어지기 때문에 유의해야 한다. 시신경염이 진단되면 빨리 치료에 들어가는 것이 중요하다(IV methylprednisolone).

- 감염성: 아주 다양한 균주에 의해 증상 발생이 가능하며, 대부분의 경우에 통증은 동반되지 않는다. 안와 주변 구조물이 감염된 후 퍼지면서 눈까지 침범하는 경우가 흔하다. 감염 균주에 따른 맞춤치료를 해야 하므로 정확한 진단이 필수적이다.
- 비감염성: 대부분 통증을 동반하며, 다발성 경화증, 시신경척수염 범주질환, MOG-IgG 연관 시신경염 등 원인에 따라 예후 및 장기 치료 방법에 차이가 있으므로(Chapter 19 참고), 서로의 감별이 중요하고, 그 외 전신질환과 연관된 경우는(ex. SLE, sarcoidosis, vasculitis, paraneoplastic, etc) 질환별로 특징적인 장기 침범, 징후, 검사 소견들이 있어 서로의 감별이 어렵지는 않다.

표 7-2. 시야 수평 결손을 보일 수 있는 경우

망막 질환
Branch retinal artery/vein occlusion, Retinal coloboma
시신경 질환
Ischemic optic neuropathy Optic disc coloboma Optic neuritis (rare) Pituitary tumor: 크기가 클 경우 시각 교차 전에 아래에서 압박해 상방 수평 결손을 야기함 Bilateral post-chiasmal lesion (occipital, temporal, parietal): 양쪽을 동시에 침범하는 건 사실 힘들다. 후두엽에서는 양쪽에 모두 영향을 주는 종양성, 혈관성, 외상성 병변 등으로 발생할 수 있음

f) 침윤성 시신경병증(infiltrative optic neuropathy): 각종 종양, 염증성 전신 질환에 의해 발생하며, 아급성/만성 진행 모두 가능하다(예를 들어 같은 Sarcoidosis라고 해도 여러 형태–infiltrative form, optic neuritis form, retrobulbar optic neuropathy form–로 발현할 수 있고, 이에 따라 발현 모드 및 진행 정도의 차이를 보일 수 있음).

▶▷ 일시적 시력 소실(Transient visual loss)

a) 수 초 동안의 시력 소실

단안으로 발생할 경우, papilledema, optic disc drusen, optic nerve sheath meningioma 등을 고려해야 하며 양안일 경우 peudotumor cerebri 등 뇌압 상승의 상황을 고려해야 한다.

b) 수 분 동안의 시력 소실

혈관성 원인일 가능성이 매우 높다. 단안일 경우, 흔히 amaurosis fugax라고 부르는 경우로, 심한 경동맥 협착을 동반하는 경우(심한 경우 수술적 치료가 필요하고, 그렇지 않은 경우는 항혈소판제, 뇌졸중 위험인자 조절 등의 방법을 취함), 측두동맥염인 경우 등에 발생할 수 있다. 양안일 경우는 후방 순환과 관련된 혈관의 이상(ex. top-of-basilar syndrome)을 의미하므로, 이에 대한 철저한 평가가 필요하다(응급 상황일 수 있음. 후방순환이 손상될 경우 환자의 의식 및 생명에도 지장을 줄 수 있기 때문).

c) 수십 분 동안의 시력 소실

단안/양안 모두 대부분이 편두통의 시각 전조 증상과 관련된 경우로 양성(반짝거림, 울퉁불퉁함 등)/음성(작은 암점들) 시각 증상 모두 가능하다. 음성 시각 증상일 경우는 역시 혈관성 원인에 대한 평가를 같이 진행해줘야 한다.

▶▷ 급성/아급성 양안 시력 소실

a) 악성 고혈압 망막병증(Malignant hypertensive retinopathy)

- 일차성/이차성 고혈압 모두 가능하며, 두통은 있지만 안구통은 없는 채로 급성 시력 소실이 가능하다. 치료는 빨리 혈압을 조절하는 것이다.
- 안저: papilledema, peripapillary hemorrhage, retinal infarct

b) 빈혈

- 수술 후나 심한 혈액 소실 후 바로, 혹은 약간 시간이 지난 후에 통증 없는 급성 시력 소실을 유발할 수 있고, 기전과 안저 검진 소견은 고혈압 망막병증과 유사하다. 빈혈 수치를 빨리 교정해야 한다.

c) 독성/대사성 시각 신경병증

외부 물질(독성) 또는 특정 인자 결핍(대사성)에 의한 미토콘드리아 기능 이상으로 발생하는 시각 신경병증. 대칭성, 진행성(progressive), 중심결손(central scotoma)/주시점중심암점(cecocentral scotoma)이 특징이며 통증은 잘 동반되지 않는다. 알코올 중독에서 가장 흔하게 나타난다(특히 비타민 B_{12}, 엽산, thiamine 결핍증). 그 외 독성 시신경병증을 야기할 수 있는 원인으로는 담배, ethylene glycol, ethambutol, isoniazid, chloramphenicol, linezolid, aminoglycoside, fluoroquinolone, vigabatrin, arsenic, lead, digitalis, radiation, amiodarone, vincristine, methotrexate, anti-TNFα agent, tacrolimus 등이 있다.

d) 유전성 시각 신경병증(Leber hereditary optic neuropathy)
젊은 시절에 잘 발현하고, 양쪽이 침범된다(한쪽씩 순차적으로 침범도 가능하나 그 간격은 길지 않음). 미토콘드리아 DNA의 결손에 따른 질환(모계유전)으로 안저 검진상 거짓부종(pseudopapilledema), 시야 검사상 central/cecocentral scotoma 소견을 보인다. 독성/대사성과 유전성 시각 신경병증은 미토콘드리아 기능 이상이 공통 병인이기 때문에 임상 양상이 비슷하다.

▶▷ 만성 시력 소실

a) 주로 백내장 등과 같은 안과 질환
b) Pseudotumor cerebri: 시력 소실 없이 papilledema만 나타날 수도 있으나, 시력 소실이 일단 시작되면 바로 응급조치가 취해져야 한다.
c) 압박성 시각신경병증: 다양한 원인으로 발생 가능하며(표 7-3) 대부분 천천히 진행해 환자가 시력 소실을 느끼지 못하는 경우도 종종 있다. 다양한 형태의 시야 소실을 보이고, papilledema는 보통 없으나, 압박 정도와 경과 시간에 따라 optic disc pallor는 관찰 가능하다. 대부분이 만성 진행이지만 갑작스런 시력 소실을 보이기도 하는데 그럴 경우 pituitary apoplexy (triad: headache, vomiting, acute visual impairment)를 의심해야 함.
d) 독성/대사성 시각신경병증
e) 침윤성 시각신경병증

표 7-3. Retrobulbar optic nerve 압박의 원인

종양: meningioma, pituitary lesions (adenoma, apoplexy), craniopharyngioma etc.
동맥류
염증성: paranasal sinuses
Bony lesion: osteopetrosis, fibrous dysplasia, Paget disease
안구 외상
갑상선안병증

2) 시야 장애

a) 시력 소실 자체에 시야 장애가 같이 동반되기 때문에 위에서 언급된 질환들에서는 다양한 패턴의 시야 장애가 발생한다. 그 외 양측성으로 시야 장애가 발생하는 경우(즉 optic chiasm부터 occipital cortex), 기질적 병변에 의한 시야 장애는 정확한 검진 및 검사를 통한 localization이 중요하다고 할 수 있다.

b) 후두엽 피질(occipital cortex)을 침범하는 경우 대부분 우리가 흔히 알고 있는 형태의 시야 장애를 유발하지만, 경우에 따라서는 아주 특별한 증상을 유발하기도 한다(주치의 노트 1 참고).

c) 발생 원인은 해당 경로를 직접적으로 침범하거나 간접적으로 압박하는 종양, 뇌출혈, 뇌경색, 농양 등 다양할 수 있다. Sudden onset으로 발생하여, 이상감각, 어지러움, 실조 등 후방순환과 관련된 증상이 동반될 경우는 후대뇌동맥(posterior cerebral artery, PCA) 영역의 뇌혈관 질환을 먼저 생각해야 하고, 서서히 진행하는 경우는 종양성 병변이나 감염성 병변 등의 가능성을 먼저 생각해야 할 것이다.

3) 복시

가장 먼저 단안성인지(표 7-4), 양안성인지를 감별하고 그 다음은 어느 쪽 안구의 어떤 안구 근육마비로 인해 증상이 생긴 것인지 파악해야 한다. 양안성 복시를 일으킬 수 있는 경우는 핵상성 병변(supranuclear), 핵간 병변(internuclear), 핵 병변(nucleus), 핵아래 병변(infranuclear), 신경근접합부 병변, 안구근육 자체 병변으로 나눠지게 된다. 그럼 각각의 경우를 살펴보도록 하자.

표 7-4. 단안성 복시의 원인

Refractive error Corneal disease Iris injury Cataract Macular disease Visual cortex disease (cerebral polyopsia, palinopsia)
Polyopsia: 두 개 이상의 상이 보임 Palinopsia: 물체를 보다가 다른 곳을 볼 때 이전 상을 포함해 여러 상이 남아 보이는 경우

▶▷ Nuclear/Infranuclear ophthalomplegia

a) 눈돌림신경(oculomotor nerve, CN III): 뇌신경 핵의 특징적인 분포(그림 7-4)로 인해 동반된 동공 이상, 안검 하수의 정도에 따라 localization이 달라

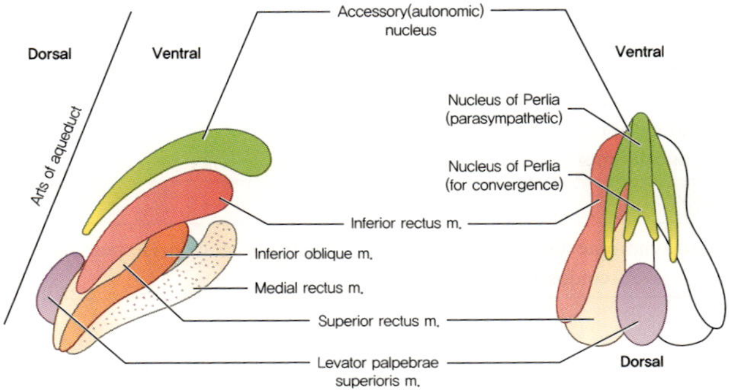

그림 7-4. Oculomotor Nucleus structure

진다.

- 전형적인 nuclear lesion (rare): 편측 눈돌림 신경 마비 + 양측 안검하수, 동공확장, 상직근 위약
- 편측 안검하수나 산동은 nuclear lesion이 될 수 없음
- Fascicular lesion은 편측의 완전/부분마비가 가능하며, 중간뇌의 주위 침범으로 다른 신경학적 증상 동반이 흔함(편측 실조, 반대측 진전, 무도증, 마비, 수직 안구운동 마비 등)
- 대부분 혈관성 원인에 의해 발생하며, 그 외 종양, 감염, 탈수초성 병변 등이 가능함
- 지주막하 공간, 해면정맥동(cavernous sinus)을 지나, 위분지(눈꺼풀올림근, 상직근)와 아래분지(나머지 근육)로 나뉘어져 안와 안으로 들어가게 되고, 경로 중간 어디라도 침범 가능함. 허혈성 마비(ischemic 3rd nerve palsy)의 경우 고령의 위험인자(고혈압, 당뇨)를 가진 환자에서 많이 발생하고, 통증을 동반하지만(표 7-5), 동공의 침범은 없음(pupil-sparing). 동공 침범이 있을 경우 후교통동맥(posterior communicating artery) 동맥류의 감별이 필수임

표 7-5. Painful ophthalmoplegia의 다양한 원인

혈관성 원인
Intracavernous carotid artery/P-com/PCA aneurysm, Cavernous sinus thrombosis Carotid-cavernous fistula, Diabetic ophthalmoplegia, Temporal arteritis Ophthalmoplegic migraine

종양성 원인
Pituitary adenoma, Pituitary apoplexy, Pericavernous meningioma Metastatic nodules to dura of cavernous sinus Giant-cell tumor of orbital bone Nasopharyngeal tumor
염증성/감염성 원인
Tolosa-Hunt syndrome, Orbital pseudotumor, Sinusitis, Mucocele, Herpes zoster Mucormycosis, Sarcoidosis

b) 도르래신경(Trochlear nerve, CN IV): 외상에 의한 손상이 제일 흔한 원인이다. 도르래 신경은 핵이 반대편에 위치하는 특징을 가지고 있어 우측 도르래신경핵 손상 시 증상은 좌측 눈에 나타난다.

- Fascicular lesion은 워낙 짧아 드물지만 나타날 경우 반대측 도르래신경 마비가 동측의 호너 증후군, 실조, 반대측 감각 소실 등과 같이 나타날 수 있음
- 선천성 마비가 탈보상(decompensation)되면서 증상이 드러나기도 하며, 위소뇌동맥(superior cerebellar artery, SCA) 동맥류가 원인이 되기도 하며, 다른 안구 운동 신경 마비에 비해 예후가 양호함

c) 갓돌림신경(Abducens nerve, CN VI): 가장 긴 주행경로를 가지고 있고, 양쪽 마비가 다양한 원인(뇌압 상승, 지주막하출혈, 뇌수막염, 종양)에 의해 발생하며, 뇌압 상승 시에는 신경 마비가 일시적으로 나타나는 게 가능함

- 핵을 침범하는 경우는 병변쪽 방향으로 향하는 모든 수평 주시 운동의 장애가 발생한다.
- Fascicular lesion은 침범된 주위 구조물이 무엇인지에 따라 다양한 동반증상이 가능하다(안면 마비, 청력 소실, 호너 증후군, 반대측 반신마비 등).
- 주행 경로를 따라 cerebellopontine tumor (with 7th, 8th cranial nerve palsy), Clival tumor, (with 12th cranial nerve palsy) Petrous apex lesion(제 5, 6번 뇌신경 침범 가능, 삼차신경통/6번 뇌신경 마비/만성 중이염인 경우 Gradenigo syndrome)

Clinical Tip

편측 다발성 안구 운동 마비를 보이는 경우

✓ 해면정맥동 병변(그림 7-5)
   - 제3, 4, 6번 뇌신경 모두를 침범하거나, 각각 하나씩만 침범하거나 모두 가능하다. 이에 다발성 안구운동 마비라면 당연히 의심해야지만, 단독 마비더라도 배제해선 안 된다. 물론 그 외 제 5–1 (ophthalmic branch), 5–2 (maxillary branch)번 뇌신경 마비, 호너 증후군 증상이 같이 있다면 당연히 해면정맥동 병변의 가능성이 올라갈 것이다.
   - 가장 흔한 병인은 종양이며, 그 뒤를 동맥류, 경동맥–해면정맥동 샛길, 해면정맥혈전증(septic), Tolosa–Hunt 증후군(steroid에 반응이 좋은 편이며, 저절로 좋아지는 경우도 있음. 일부 환자에서는 시신경도 침범 가능함) 등이 잇는다.

✓ 위눈확틈새(superior orbital fissure) 병변 – 이때는 제5–2번 뇌신경 마비는 불가능

✓ 안와꼭지(orbital apex) 병변 – 시각 소실과 함께 안구 돌출 동반 가능

✓ Miller–Fisher syndrome – 양측의 다발성 안구운동 마비를 보인다. Gullain–Barré syndrome의 한 아형으로 anti–GQ1b syndrome이라고도 불리며, 실조, 안구운동마비, 건반사 소실을 특징으로 하는 증후군이다.

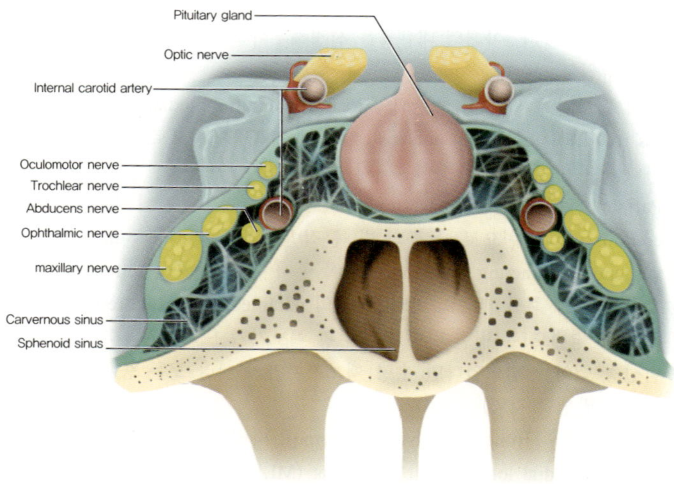

그림 7-5. Cavernous sinus structure

▶ ▷ Intranuclear ophthalmoplegia (INO)

INO는 워낙 특징적인 소견(병변 쪽으로 향하는 수평 주시는 문제가 없으나, 병변 반대쪽으로 수평 주시를 시키면 병변측 눈의 모음–adduction–에 장애를 보이고, 이때 병변 반대측 눈은 abducting nystagmus을 보임)를 보이기 때문에 반드시 알고 있어야 한다. 안쪽세로다발(medial longitudinal fasciculus, MLF) 구조물이 침범을 받으면 발생하고 병인은 아주 다양하다(표 7-6).

표 7-6. Internuclear ophthalmoplegia의 원인

외상
감염: HIV, Lyme disease, tuberculoma, cysticercosis
출혈
종양
혈관염: SLE
독성: phenytoin, methotrexate, radiation etc.
대사성: abetalipoproteinemia, hexosaminidase A deficiency, Nonketotic hyperglycemia, thiamine deficiency

▶ ▷ Supranuclear ophthalmoplegia

주치의 초기에는 핵상성 병변에 의한 안구운동 마비에 대해 잘 감지하지 못하고 지나치는 경우가 많다. 아래의 내용들을 신경해부학책과 비교해 위치를 파악하면 기억하기 더 수월할 것이다.

a) 수직 핵보기 주시마비: 중간뇌의 rostral interstitial medial longitudinal fasciculus (riMLF), interstitial nucleus of Cajal (INC) 병변으로, 위, 아래의 수직 방향 핵보기 운동이 느려지거나 되지 않음
b) Parinaud syndrome (dorsal midbrain syndrome): 중간뇌 뒤맞교차(posterior commissure) 병변으로, 동공의 빛–근접반사해리(light-near dissociation), convergence– retracting nystagmus, 위쪽 주시 마비, 눈꺼풀 retraction이 나타남
c) 수평 핵보기 주시마비: 다리뇌(pons)의 paramedian pontine reticular formation (PPRF) 병변으로, 병변 방향으로 수평 핵보기가 느려지거나 사라짐(만약 눈돌림신경 핵이 침범되었다면 수평 핵보기뿐만 아니라 모든 종류의 수평 눈운동 마비가 발생할 것임)
d) 1과 1/2 증후군(one-and-a half syndrome): 다리뇌의 'PPRF 병변 혹은 6번 뇌신경핵'+medial longitudinal fasciculus (MLF) 병변으로, 병변 방향으로 수평 주시가 전혀 되지 않고, 병변측 눈의 모음(adduction) 작용도 되지 않음
e) Skew deviation: 수직성 복시의 흔한 원인으로 말초전정기관에서 눈의 수직운동과 관련된 신경핵들을 연결하는 경로의 이상으로 발생하고, 눈기울임반응(ocular tilt reaction, OTR– 고개 기울임, 눈회선, skew deviation 세 가지로 구

성되는데, 눈회선과 skew deviation은 머리가 기운 쪽으로 일어남)의 일환으로 나타난다. 전정신경핵을 지나 다리뇌 안에서 반대편으로 교차하게 되는데, 이 교차점 아래 병변일 경우 병변쪽 눈이 더 아래에 위치하게 되고, 교차점 위의 병변일 경우는 병변쪽 눈이 더 위에 위치하게 된다. 제4번 뇌신경 마비와의 감별이 중요하다.

▶▷ 신경근접합부, 근육 병변

보통 안검하수, 안구운동 마비 등이 전형적인 뇌신경 마비 패턴으로 나타나지 않고 복합적으로 발생하며 신경근접합부 병변일 경우는 증상이 유동적으로 변하게 된다. 환자 검진에서 다발성 안구운동 마비가 의심되면 항상 이 카테고리는 감별진단에 넣는 것이 좋으나, 한쪽에 국한된 급성, 지속적 증상인 경우는 가능성이 떨어지게 되겠다.

a) 중증근무력증이 의심될 때는 유발 검사, 자가항체 검사(anti-acetylcholine receptor Ab), Jolly test 등으로 진단 가능하고 해당 약물 치료 시 증상은 쉽게 호전될 수 있다.

b) 안구 근병증은 다른 사지 근육의 침범과 함께 나타나는 경우도 있고(mitochondrial myopathy), 갑상선 안병증의 경우는 전신 증상과 함께 발현한다.

References & Reading materials

1. Ropper AH, Brown RH. Adams and Victor's Principles of Neurology. 11th ed. New York: McGraw-Hill, 2009; 248-275.
2. Brazis PW, Masdeu JC, Biller J. Localization in Clinical Neurology. 5th ed. Philadelphia: Lippincott Williams & Wilkins, 2007; 169-270.
3. 대한신경과학회. 신경학. 3판. 군자출판사, 2017.
4. Marshall Mayre, On Call Neurology, 3rd ed. Saunders, 2007; 142-154.
5. Mathias Baehr, Michael Frotsher. Duus' Topical Diagnosis in Neurology, 4th ed. Thieme Stuttgart, 2005; 130-151.
6. American Academy of Neurology, Neuro-ophthalmology, Continuum 25(5);2019.
7. 오선영, 양태호, 안구의 비정상배열과 복시, Clin Neuroophthalmol 2012;2(1):13-21.

주치의 노트 1

본 장에서는 시신경부터 시각 피질까지 실제 시력/시각을 담당하는 구조물들의 직접적인 손상에 의한 시각 장애에 대해서 다뤘다. 하지만 이런 직접적인 visual system 자체의 문제는 없지만(생리학적으로 보는 것에는 이상이 없어도), 보는 과정에서 '인식(perception)'의 과정에 문제가 발생하면 마치 안 보이는 것과 마찬가지의 증상이 나타날 수 있다. 모든 감각기관이 마찬가지로 실제 말초 수용기에서 받아들인 정보를 처리하는 상부 체계의 이상이 생기면 아무리 수용기가 제대로 작동해도 소용이 없게 된다. Chapter 1에서 각 대뇌피질의 이상 시 발생할 수 있는 증상들을 표로 간략히 살펴봤는데, 여기서는 '보는 것'과 관련된 증상들만 구체적으로 살펴보고자 한다(표 7-7).

표 7-7. 대뇌피질 병변에 따른 다양한 임상 증후군(시각 관련)

증상	특징	위치
Anton syndrome	완전한 대뇌맹(cerebral blindness)인데, 환자는 이를 부정하고 마치 보이는 것처럼 거짓으로 꾸며냄	Both occipital lobes or both optic radiations
Temporo-occipital areas 〉 주로 'What' pathway에 관여(사물 자체의 인식)		
Object agnosia	사물 인식을 하지 못함	Both medial temporal lobes
Alexia with agraphia	읽지도 쓰지도 못함	Left temporooccipital cortex and left angular gyrus
Alexia without agraphia	쓸 수는 있으나 읽지 못함	Left temporooccipital cortex and left posterior splenium of corpus callosum
Prosopagnosia	사람 얼굴을 알아보지 못함 (본인 얼굴 포함)	Both or right medial temporal lobes
Central achromatopsia (hemiachroamtopsia)	시야 전체의 색깔을 인지 못함	Lingual, fusiform gyrus of both medial temporal lobes (한쪽 병변일 때는 증상도 반쪽)
Topographagnosia	지리적 표지물을 인식 못함	Right medial temporooccipital cortex
Parieto-occipital areas 〉 주로 'where' pathway에 관여		
Balint syndrome	Optic ataxia(눈앞의 사물을 제대로 잡을 수 없음), ocular apraxia(목표물에 대해 수의적인 안구 고정이 되지 않음), simultanagnosia(시야를 '전체' 적으로 인지하지 못하고 부분 부분만 인지함)	Both parietal and/or both occipitoparietal lobes
Visual neglect	시야의 반을 무시(시력은 정상)	Right parietal lobe
Akinetopsia	움직임을 감지하지 못함	Both occipitoparieto-temporal junction

Case discussion

5일 전 발생한 우측 시력 감소를 주소로 내원한 50세 여자

Q1. History taking

5일 전 횡단보도 앞에 서 있는데 건너편 신호등의 붉은색, 녹색이 구별되지 않고, 횡단보도의 가로줄이 뿌옇게 보이기 시작했다고 함. 증상은 그 이후로 하루 정도에 걸쳐 점점 더 심해졌고, 그 이후는 비슷한 정도로 유지되었다고 함. 왼쪽 눈으로 볼 때는 평소와 같았다고 함. 안구를 움직일 때 통증이 느껴졌고, 증상 발생 2일 전에 경한 두통이 양측 전두엽 부위에 있다 호전되었다고 함. 특별한 과거 질환력 없던 환자로 외상력도 부인함. 30갑년의 흡연력을 가진 흡연자임

Q2. Physcial examination

활력징후는 정상이었고, 양측 측두 압통도 없었음

Q3. Neurologic examination

간이시력 검사상 우측 눈의 시력은 0.1, 좌측은 1.0으로 측정되었고, 우측 눈의 색각이상이 관찰되었다. 동공 크기는 동일했으나, 우측의 동공반사가 약간 감소되고, RAPD가 관찰되었다. 대면검사를 통한 시야 검사에서는 우측 눈의 아래 수평 결손(inferior altitudinal defect)이 의심되었다. 안저 검진상 우측에서 optic disc margin의 blurring이 관찰되었다. 그 외 뇌신경 검사 및 운동, 감각, 건반사 검사상 특이 소견은 없었다.

Q4. Differential diagnosis

- Localization

환자는 한쪽 눈의 시력 소실 및 색각 이상, RAPD를 보이는 상태로 우측의 retina 혹은 optic nerve (prechiasmal) 병변임을 어렵지 않게 의심할 수 있다. 안저 검진상 retina의 다른 이상 없이 papilledema만 약간 의심되는 상황으로 망막이상이 아닌 시신경의 문제일 가능성이 더 올라갈 것이다.

- Etiology

급성 단안 소실을 일으킬 수 있는 여러 원인 중(CRAO, CRVO, AION, ON etc) 환자의 증상의 중증도와 진행 속도(하루에 걸쳐), 안저 검진 소견을 바탕으로 봤을 때 CRAO/CRVO 등의 가능성은 떨어지며, AION의 경우 수평시야결손을 보였다는 점, 흡연력이라는 위험인자를 가진 점 등은 가능성을 시사하나(이 환자의 경우는 arteritic AION보다는 non-arteritic AION의 가능성이 높다. 측두동맥염에 대한 증거가 아직까지는 없는 상태기 때문), 안구통을 동반한다는 점, 색각이상이 동반되었다는 점, ON에서도 수평시야 결손은 가능하다는 점 등을 고려할 때 ON의 가능성이 올라가게 된다. ON 안에서는 환자 감염 및 전신 질환 침범을 시사하는 병력 및 검진 소견이 없다는 점에서 idiopathic의 가능성이 상대적으로 올라갈 것이다.

Q5. Initial Labs

Blood labs: ESR 22 (0–20), otherwise (including rheumatology, vasculitis labs), normal

CSF: OP 10 cm H2O, RBC 0, WBC 4 (Lympho 2, others 2), protein 38, Glucose 58

Fundus photo(그림 7-6): optic disc swelling

Brain MRI(그림 7-6): Right optic nerve enhancement, no parenchymal lesion

Q6. Confirmed diagnosis

Rt. Optic neuritis (idiopathic, demyelinating)

Q7. Further treatment

환자 IV methylprednisolone 치료를 받게 되고, 기존 병변에 대한 추적관찰도 중요하지만, 추후 재발(시신경염 재발 포함하여 뇌실질의 침범, 척수염 등의 병발)에 대한 가능성도 항상 염두에 두고 있어야 한다.

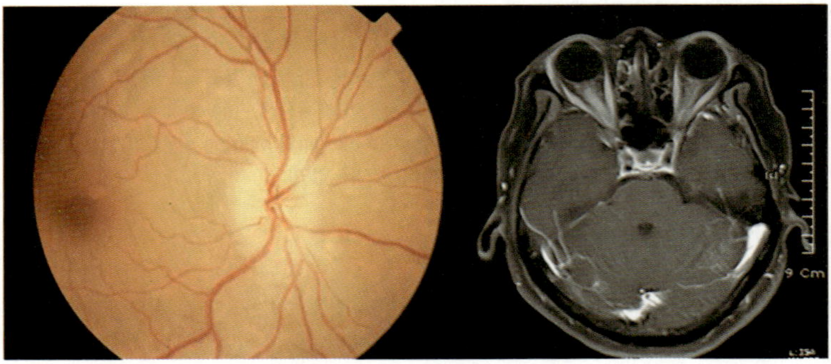

그림 7-6. 좌측: Fundus photo(우안): optic disc swelling with blurred margin, 우측: brain MRI: T1-enhanced imaging에서 우측 시신경의 강한 조영증강이 나타남

08

현훈
(Vertigo)

김태정

어지럼증(dizziness)은 매우 흔한 증상이지만, 양상이나 원인 질환이 매우 다양하여 진단이나 치료가 어려운 경우가 많다. 환자들은 몇 가지 다른 증상들을 모두 어지럽다고 표현하기 때문에 어떤 현상을 환자가 어지럽다고 이야기하는지를 알아내는 것이 환자의 병력 청취와 진찰에서 가장 중요하다. 가장 흔한 것은 "단순 어지럼증" 또는 "현기증"으로 우리가 흔히 어질어질하다고 표현하는 증상이다. 앉았다 일어나거나 갑자기 움직일 때 잠깐씩 발생하며 심할 때는 기절할 것 같은 느낌이 들 때도 있다.

어지럼증에 대한 평가는 환자에게 본인이 느끼는 어지럼증이 어떠한 증상인지 정확히 묘사하라고 하는 것으로 시작한다. 환자들이 이야기하는 어지럼증은 비특이적인 다양한 신체감각을 의미하는 경우가 많다. 대부분의 환자들이 어지럼증에 대하여 자세히 설명해 보라는 질문을 받을 경우에 자신의 증상을 더욱 자세하게 설명할 수 있다. 환자들이 말하는 어지러움을 크게 분류하면 아래와 같이 나눌 수 있다.

현훈(vertigo): 자신의 주위가 빙글빙글 도는 것과 같이 느끼는 심한 어지럼증으로 속이 메슥거리고 토하는 증상과 함께 자세불안을 동반한다. 머리의 움직임에 의해 악화되며, 특정 동작에 의해 유발되기도 한다.

- ✓ 현기증(light-headedness): 머리가 멍해지거나 의식을 잃을 것만 같은 느낌. 이러한 증상은 다양한 원인으로 인한 대뇌 피질의 혈류 공급 부족으로 발생한다 (ex. 빈혈, 부정맥 등).
- ✓ 자세불안정(unsteadiness): 똑바로 서 있기 힘들거나 쓰러질 것만 같은 느낌. 자세불안정은 전정신경계의 이상 외에도 다양한 원인의 신경학적 이상으로 발생할 수 있다.
- ✓ 띵한 느낌(wooziness): 환자들이 본인의 증상을 정확히 묘사하기 힘들 때 사용하는 표현으로 머리의 불편감을 호소할 때 주로 사용하며 불안감을 표현하기 위하여 사용하는 경우가 많다.

현훈은 결국 'whirling type dizziness'가 되는 것이고, 나머지는 'non-whirling type dizziness'로 명칭할 수 있을 것이다. 따라서 기질적인 신경계 이상으로 나타나는 경우는 현훈이므로, 환자를 볼 때 제일 처음 확인해야 할 것은 정말 'whirling type'의 어지러움인지를 묻는 것이다. 본 장에서는 전정신경계의(귀안 구조물~ 제8번 뇌신경~ 뇌간~ 측두엽) 이상으로 발생하는 '현훈(vertigo)'에 대해서 다룰 예정으로 말초성 현훈과 중추성 현훈의 구별에 초점을 둘 것이다.

1. History taking

병력 청취는 현훈 환자에게 접근하는 가장 중요한 단계이므로, 이 부분은 '어지러움'을 주소로 환자가 내원했다는 가정 하에 살펴보겠다.

1) 어지러움의 양상: 정말 현훈인가? 아니면 그냥 어질어질한 느낌인 것인가?
2) 증상의 발생 모드 및 지속시간
3) 처음 환자가 증상을 느꼈을 때 어떤 상황이었는지 설명해 보게 함.
4) 머리의 위치 또는 움직임과 증상의 연관성(자세 현훈): 환자가 어떤 자세에서 증상을 느끼는지 자세히 물어본다. 특별히 증상을 유발하는 상황과 완화되는 상황을 묻는다.
5) 구역, 구토, 두통의 동반 여부
6) 복시, 구음 장애, 국소적 위약, 감각 이상과 같은 신경학적 증상의 동반 여부(뇌줄기 이상을 의미)
7) 의식 소실의 동반 여부: 이 경우 실신에 동반된 어지러움인지, vertebrobasilar insufficiency가 원인이 되는 현훈인지, 드물지만 뇌전증에 의한 현훈인지 감별 필요
8) 이명과 청력 장애의 동반 여부(제8번 뇌신경 또는 귀안 구조물의 이상을 의미)
9) 심계 항진, 흉통, 식은 땀 등의 동반 여부: 심장 기능의 이상으로 뇌혈류가 감소되는 경우, 환자는 어지러움을 느낄 수 있음
10) 복용 약물(약물의 부작용으로 현훈이 발생할 수 있음): 사실 현훈, 그리고 어지러움을 유발할 수 있는 약물의 종류는 굉장히 많다. 여기서 다 언급하기는 힘들고, 환자의 복용 약물은 꼭 확인하여 과연 그 약물의 부작용에 현훈이 들어가는지 체크하는 것이 좋다.
11) 최근 감염을 시사하는 징후의 동반 여부: 감염 후 말초성 현훈을 일으키는 질환에 이환되는 경우가 있으므로 확인한다.
12) 외상 여부

2. Neurologic Examinations

1) 이경을 통한 귀 내부 구조의 이상 확인, 청력 검사(손목시계 초침소리, 검사자의 목소리, 손가락을 비비는 소리 등의 양측 귀의 차이를 확인한다)
2) 전신에 대한 자세한 신경학적 검진을 시행하며 특히 뇌신경의 이상, 실조의 유무, 안진(방향, 축)의 유무에 대하여 자세한 검진을 시행한다.
3) 가장 중요한 검사가 안진(Nystagmus) 관련 검진이다(각각의 자세에서 안진 유

무, 있다면 반응의 잠복기, 방향, 방향의 변화 유무, 지속 시간, 강도, 피로도를 관찰해야 한다).

a) 자발전정안진(Spontaneous nystagmus): 특별한 유발 없이 발생하는 안진, 중추성과 말초성 모두에서 나타날 수 있다. 중추성과 말초성 안진 각각의 특성이 있기 때문에 감별에 도움이 되고, 말초 병변에서는 병변 반대쪽으로 안진이 보통 생기는데, 정상쪽을 보면 그 강도가 세지고, 병변쪽을 보면 강도가 약해진다(Alexander's law).
  - ✓ 말초성 안진: Mixed torsional-horizontal type, 방향의 변화는 없음, 시선고정 시 억제됨
  - ✓ 중추성 안진: Pure vertical/torsional/horizontal type, 방향 전환 가능, 시선고정은 영향 없음

b) 주시유발안진(Gaze-evoked nystagmus, GEN): 수직/수평방향의 주시에 의해 유발되는 안진, 소뇌를 침범하는 질환에서 동반되며, 약물에 의하여 유발되는 경우가 많다. 주의할 점은 검사자가 환자에게 너무 바깥쪽을 주시하도록 하면 생리적 안진(physiologic nystagmus)이 유발될 수 있다는 점이다.

c) 도리질 검사(Head shaking test): 머리를 빠르게 20회 전후로(약 45도 정도 크기) 도리질한 후에 발행하는 안진이다. 자발전정안진이 미약한 경우 본 검사로 더 명확하게 나타나게 할 수도 있다. 머리를 흔든 다음 속도가 초당 5도 이상되는 안진이 5초 이상 발생하면 결국 안뜰계의 이상(중추 혹은 말초)이 있다는 것을 의미한다. 말초 병터에서는 병터 반대쪽으로 안진이 나타난다. 수평방향으로 도리질(head shaking) 후에 수직방향의 안진이 나타나면 이상 안진(perverted nystagmus)이라고 하며, 이는 중추 병터를 시사한다.

d) 머리충동검사(Head thrust test): 순간적인 머리회전 시 안구 움직임이 머리 회전속도와 맞지 않아 회전 후에 다시 목표물을 주시하려는 교정성 단속운동이 나타나는지를 살피는 검사 방법이다. 한쪽의 canal paresis가 있으면 그 쪽으로 고개를 돌릴 때 상대적으로 눈이 덜 회전해 catch-up saccade가 나타나고, 반대로 canal 기능이 과다할 경우는 눈이 머리보다 더 회전해 back-up saccade가 나타난다.

e) 두위변환검사(Head positioning test): 앉은 자세에서 고개를 앞으로 숙이기(bending), 뒤로 눕기(lying down), 바로 누운 상태에서 고개를 좌우로 돌리기(head turning), 앉은 자세에서 고개를 좌우로 약 30도씩 가로면으로 돌린 상태에서 뒤로 눕기(Dix-hallpike test, 누울 때 고개가 몸보다 더 뒤로 젖혀져야 함) 등을 시행해 안진을 관찰, 말초성 현훈의 감별에 유용하다. 안진의 방향, 강도, 반응의 잠복기, 지속시간, 반응의 피로도 등을 측정하게 된다.

4) 온도안진검사(caloric test): 환자가 똑바로 누운 자세에서 머리를 30도 올린 후 찬물과 더운물을 주사기를 이용하여 귀 안으로 투여한다. 양측 귀에서 모두 검사 시행 후 양측 검사에 대한 안구 운동의 차이를 확인한다. 한쪽 안뜰기능소실을 진단하는 유용한 검사이지만, 수평 세반고리관의 기능만 검사할 수 있는 단점이 있다.
   a) 찬물 투여 시 – 약 15~20초 정도의 잠복기가 지난 후에 일단 병변쪽으로 느리게 tonic deviation되었다가, 병변 반대방향으로 빠른 안진이 약 1~2분간 지속된다.
   b) 더운물 투여 시– 위와 반대로 잠복기 후, 일단 병변 반대쪽으로 tonic deviation 후, 병변쪽으로 빠른 안진이 발생한다.

5) 눈기울임반응(ocular tilt reaction, OTR): 눈기울임반응은 미로부터 뇌줄기 상단의 INC (interstitial nucleus of Cajal)까지의 중력수용경로(graviceptive pathway)의 이상에 의해 발생하고, ① 머리 기울임(headtilt), ② 스큐편위(skew deviation), ③ 눈회선(ocular torsion)의 세 가지 징후가 한 방향으로 나타나는 현상이다. 눈회선은 머리가 기운 방향으로 나타나고, 스큐편위도 머리가 기운 쪽 눈이 아래에 위치한다. 중력수용경로가 갓돌림 신경핵 바로 위에서 교차하는데, 교차지점 아래쪽의 병터에서는 병터쪽으로, 위쪽의 병터에서는 병터 반대쪽으로 눈기울임반응이 나타난다.

3. Peripheral Vertigo vs Central Vertigo

1) 현훈 환자의 진료

임상의의 가장 중요한 임무는 현훈의 원인이 말초성 원인에 의한 것인지 중추성 원인에 의한 것인지 감별하는 것이다. 환자의 병력 청취를 자세히 하는 것만으로도 현훈의 원인 감별에 중요한 정보를 얻을 수 있다.

현훈의 원인이 되는 말초 병변은 이명과 청력 감소를 동반하는 경우가 많으며 온도안진검사에서 어지럼증이 유발되거나 편측의 온도안진검사 반응이 떨어진 경우 말초 병변의 가능성을 더욱 강력히 시사한다. 중추성 원인에 의한 현훈은 중추신경계 이상을 시사하는 신경학적 이상(운동 실조, 뇌신경 기능 이상, 복시, 구음장애, 유두부종)이 동반되는 경우가 많다. 말초성 원인에 의한 현훈의 경우 환자는 병변과 같은 방향, 안진의 방향과 반대 방향으로 쓰러지려는 경향을 보인다. 소뇌 경색과 같은 중추성 원인에 의한 현훈의 경우 환자는 병변과 같은 방향, 안진의 방향과 같은 방향으로 쓰러지려는 경향을 보인다.

수직 방향의 안진의 경우 환자가 benzodiazepine, barbiturate와 같은 특정 약물을 복용 중이 아니라면 뇌간의 병변을 의미한다. 회전성 안진의 경우 주로 말초성 현훈에서 관찰된다.

2) 자세에 따른 안진의 검진

자세 변동에 따른 안진의 변화를 확인하는 것은 말초성 현훈과 중추성 현훈을 감별하는 데 있어 중요한 정보를 줄 수 있다. 말초성 원인으로 인한 자세 현훈은 자세를 취한 뒤 3~10초 뒤에 발생하게 되며 10초 정도(길어도 60초는 넘지 않음) 지속되는 구역, 현훈이 동반된다. 이러한 자세에 따른 현훈의 증상은 검사를 반복할수록 반응이 감소하게 되는데 이를 피로감(fatigability)이라고 한다. 중추성 원인에 의한 자세 안진은 환자의 자세 변화에 따라 바로 발생하며, 60초 이상 지속될 수 있으며 피로감(fatigability)이 없고, 구역감과 현훈이 심하지 않을 수 있다.

4. Diagnostic Labs

1) Brainstem auditory evoked potentials (BAEP): 청신경집종(vestibular schwannoma) 감별에 민감도가 높다.
2) Audiometry: 청력 기능에 대한 객관적 자료가 될 수 있다.
3) Electronystagmography (ENG): 각종 안진(자발, 주시유발, 자세변화)을 객관적으로 기록하는 것으로, 정확한 안진의 양상을 파악해 현훈의 원인을 유추하는 데 도움이 된다.
4) MRI: 중추성 원인의 현훈이 의심될 경우, 반드시 시행해야 하며, 뇌줄기, 소뇌, 제8번 뇌신경, 와우 등의 이상 유무를 확인한다.

••• *Clinical Tip*

MRI를 찍는 protocol에는 여러 가지가 있는데 현훈 환자에서 중추성 원인을 감별할 때는 뇌줄기 부분을 선택적으로 'thin section'으로 촬영하거나, auditory canal이 잘 보이는 특정 protocol을 함께 찍는 것이 도움이 될 것이다.

5. Peripheral vertigo

1) 병력 청취 및 검진

중이의 질환이 달팽이관에 영향을 줄 수 있으므로, 중이염 여부, 고막의 이상 유무를 검진을 통하여 확인하여야 한다. 환자가 최근 내이독성약물(ototoxic drugs)을 복용하였는지에 대한 자세한 병력 청취가 필요하다.

2) 메니에르병(Ménière's syndrome)

a) 반복적인 현훈, 이명, 청력 저하의 세 가지 특징적인 임상 양상이 반복적으로 나타나는 질환이다. 병인으로는 endolymphatic space의 부종과 연관성이 있는 것으로 알려져 있다. 현훈이 나타나기 전에 이명과 귀의 "먹먹함"이 동반될 수 있으며 구역감, 구토, 식은땀, 청력 감소가 나타난다. 환자들이 많은 경우에 귀가 막힌 느낌을 병측의 귀에서 느끼며 안진은 발병 시에만 동반되며 안진의 방향은 다양하게 나타날 수 있다.

b) 메니에르병은 30~60세 사이에 많이 발병하며 수차례 반복된 발병 후 지속적인 이명과 청력 저하가 후유증으로 남을 수 있다. 현훈은 급격히 발생하며 반복적이고 심하며 1~2시간까지 지속될 수 있다.

c) 치료로는 침상 안정, 안정제, 수액치료, 항히스타민제, 항구토제를 발병 시 사용할 수 있다. 예방적 치료로는 이뇨제와 염분 섭취를 줄이는 것이 도움이 될 수 있다. 최근 Cochrane review에서 이뇨제 복용이 메니에르병 예방에 효과가 없는 것으로 보고되었으며, endolymphatic shunt와 같은 수술적 치료가 만성적 메니에르병 치료에 효과를 보일 수 있다.

3) 양성 돌발성 두위현훈(Benign paroxysmal positional vertigo, BPPV)

환자가 고개를 돌리거나 자세에 변화를 줄 때 발생한다. 환자가 주로 자려고 누워서 고개를 돌릴 때마다 빙글빙글 도는 느낌이 수 초~1분 이내 지속된다면서 찾아오는 경우가 많다. 자세에 따른 안진 검진으로 진단 가능하며 청력 저하가 동반되지 않고 Caloric 검사는 정상이다. 많은 경우 저절로 증상이 호전되는 경우도 있으나, 그렇지 않은 경우 떨어져 나온 이석의 위치를 바로잡는 다양한 술기가 증상 완화에 도움이 된다.

a) 종류(반고리관별로 나타날 수 있는 안진 소견은 표 8-1 참고)

- 뒤반고리관 이석증(posterior semicircular canal BPPV): 양성 돌발성 두위현훈의 90%를 차지하며 자세에 따른 안진 검진 시 수초의 지연이 있으며 한 자세 유지 시 안진이 사라진다. 수직성(위쪽) 성분과 회전성 성분의 복합 안진이 나타나며 앉은 자세로 복귀 시 안진의 방향이 반대로

변한다.

- 수평반고리관 이석증(horizontal semicircularcanal BPPV): 수평방향의 안진이 발생하며, 병인이 팽대부릉정 결석(cupulolithiasis)인지, 반고리관 결석(canalolithiasis)인지에 따라 안진의 방향과 해석이 달라진다.
- 앞반고리관 이석증(anterior semicircularcanal BPPV): 드물며, 회전성 성분과 수직성(아래쪽) 성분의 안진이 나타난다(뒤반고리관의 경우와 반대라고 생각하면 된다).

b) 치료

- 양성 돌발성 두위현훈은 침범 반고리관이 무엇이냐에 따라 시행하는 술기가 약간 다르며 대부분의 환자가 이러한 술기에 증상이 완화된다.
  - ✓ 뒤반고리관 BPPV: Modified Epley Maneuver(그림 8-1)
  - ✓ 앞반고리관 BPPV: Reverse Epley Maneuver, 즉 만약 좌측 앞반고리관 병변일 경우, 우측 뒤반고리관 병변에 준한 epley maneuver를 시행하면 됨
  - ✓ 수평반고리관 BPPV: Canalolithiasis인 경우는 Forced prolonged position(누운 자세에서 머리 혹은 몸 전체를 정상 쪽으로 90도 돌린 상태의 자세를 12시간 정도 유지), barbecue maneuver(그림 8-2), Cupulolithiasis인 경우는 유양돌기에 진동기 등을 사용해 이석을 canaloli-

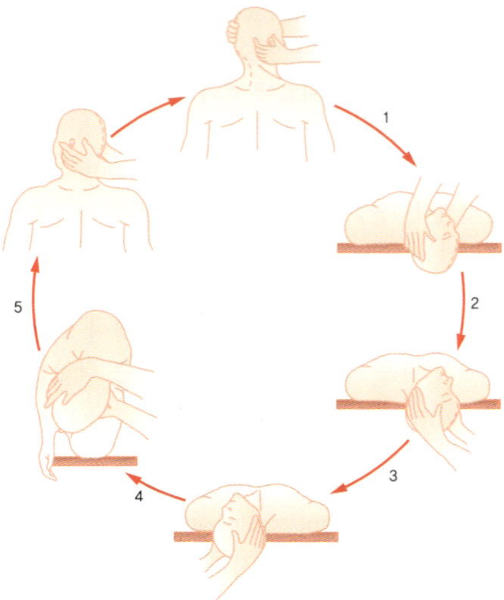

그림 8-1. 우측 뒤반고리관결석에 의한 BPPV에서 행해지는 modified Epley maneuver

thiasis type으로 바꾼 다음 진행해도 되고, Appiani maneuver(앉은 자세에서 병변쪽으로 재빠르게 몸을 옆으로 눕힌 뒤 안진이 사라진 후 1분까지 자세 유지하다가 머리를 45도 상방으로 돌리고 2분간 유지 후 천천히 일어나 앉음) 등을 시도해도 됨

– 약물 치료로는 항히스타민제와 diazepam, lorazepam과 같은 안정제, 항콜린성 약물이 사용될 수 있다. 환자에게 갑작스러운 자세 변화와 머리 움직임을 삼가할 것을 교육하여야 한다. 카페인, 니코틴, 알코올, 염분의 섭취를 제한하는 것이 도움이 될 수 있다. 단순 부분 발작과 동반되는 환자에서 항뇌전증제가 현훈의 호전에도 도움이 된다.

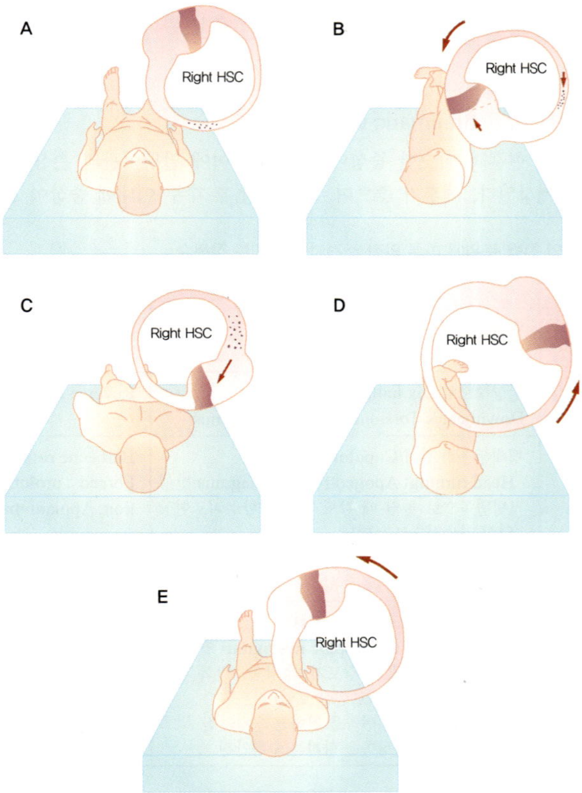

그림 8-2. 우측 수평반고리관 canalolithiasis 때 행해지는 Barbeque maneuver

4) 급성 달팽이관염(Acute labyrinthitis)

주로 세균과 바이러스의 2차 감염에 의하여 발생한다. 증상은 급격히 발생할 수 있으며 심한 현훈과 위장관계 증상이 동반될 수 있다. 증상은 1~3일 정도 지속되며 정상측 귀 방향으로 안진이 발생하고 청력 저하는 동반될 수도 되지 않을 수도 있다. Caloric 검사는 대부분 정상이다. 증상 완화를 목적으로 치료한다(침상 안적, 안정제, 수액 치료).

5) 전정신경계염(vestibular neuronitis)

주로 갑자기 발생하는 현훈과 구역감이 특징이며 청력 저하는 동반되지 않는다. 환자는 자꾸 병변 측으로 쓰러지려고 하며, 눈을 감고 제자리걸음을 시키면 병변 측으로 몸이 돌아간다. Caloric 검사에서 병변측 위에서 기능저하가 확인되며, 이러한 특징이 달팽이관염과 감별에 도움이 된다. 증상 완화를 목적으로 대증적 치료를 한다.

6) 손상후 현훈(posttraumatic vertigo)

주로 말초성 현훈과 비슷한 증상이 동반되며 이에 달팽이관의 손상이 가장 중요한 원인으로 예상된다. 예후가 좋으며 주로 손상 후 수주 이내에 증상이 사라진다.

표 8-1. BPPV의 침범 부위에 따른 안진 소견과 사용되는 정복술

<table>
<tr><th></th><th>안진 방향</th><th>정복술</th></tr>
<tr><td>Posterior SCC BPPV</td><td>병변쪽으로 Dix-hallpike test 시
Upbeat & Torsional(병변쪽) nystagmus</td><td>Modified Epley Maneuver</td></tr>
<tr><td>Anterior SCC BPPV</td><td>정상쪽으로 Dix-hallpike test 시
Downbeat & Torsional(병변쪽) nystagmus</td><td>Reverse-Epley Maneuver</td></tr>
<tr><td rowspan="2">Horizontal SCC BPPV</td><td>팽대부릉정 결석(Cupulolithiasis)
- Head-turning: Apogeotropic nystagmus 발생 (병변쪽으로 돌릴 때 강도가 더 약함): 피로현상 없이 지속적으로 나타남
- Head-bending: 정상쪽을 향하는 수평안진
- Lying down: 병변쪽을 향하는 수평안진</td><td rowspan="2">Barbecue rotation, Forced prolonged position, Appiani maneuver</td></tr>
<tr><td>반고리관결석(Canalolithiasis)
- Head-turning: Geotrophic nystagmus 발생 (병변쪽으로 돌릴 때 강도가 더 강함): 반복 검사 시 안진이 약해짐(피로현상 보임)
- Head-bending: 병변쪽을 향하는 수평안진
- Lying down: 정상쪽을 향하는 수평안진</td></tr>
</table>

6. Central vertigo

1) 후두개와 종양에 의하여 현훈과 어지럼증이 발생할 수 있으므로 소뇌, 뇌줄기 증상의 동반 유무를 확인하고, 현훈과 두통이 동반될 경우 안저 검사를 통하여 뇌압 상승의 증거를 확인하여야 한다.
2) 뇌 혈관 질환이 현훈의 원인이 될 수 있다. 뇌줄기나 소뇌의 병변이 가능성이 높으므로, 후방순환과 관련된 동맥이 원인 혈관이 되고, 척추뇌바닥 혈류부전(vertebrobasilar insufficiency, VBI)의 가능성을 확인하기 위하여 뇌줄기증상(복시, 구음장애, 감각 저하, 연하곤란) 동반 여부를 확인하여야 한다. 혈관 원인 현훈의 감별을 위해서는 하단의 내용을 숙지하여야 한다.
   a) 중추성 현훈 초기에는 어지럼증이나 현훈이 단독 증상으로 발생할 수 있다. 하지만 대부분의 중추성 현훈에는 뇌줄기 기능 장애 증상이 동반된다.
   b) 외측연수증후군(Wallenberg syndrome)에서 첫 증상이 현훈일 수 있다.
   c) 소뇌 경색, 출혈에서 급성 어지럼증, 구토, 보행실조, 두통이 나타난다.
   d) 청력저하가 동반되었다고 말초성이라고 확신하면 안 되며 전하소뇌동맥(anterior inferior cerebellar artery, AICA) 영역 침범 시에도 청력저하는 나타날 수 있다.
   e) 현훈은 드물게 경동맥 질환에서 나타날 수 있다.
3) 측두엽뇌전증은 중추성 현훈 환자에서 발생 빈도는 낮으나 감별되어야 할 중요한 질환이다. 환자의 병력상 자동증, 데자뷰, 복통이 동반되는 경우가 많다. 환자의 진단을 위하여 수면 뇌파검사를 시행하여야 하며 항뇌전증제로 치료할 수 있다.
4) 기저동맥편두통(basilar migraine)은 현훈과 동반되는 기저동맥 담당 영역의 이상 증상으로 진단할 수 있으며, 현훈, 시력, 이명, 의식 소실, 후두부 두통이 동반된다. 주로 젊은 여성에서 많이 발생하며 편두통 예방약물을 통한 예방이 현훈 발생 빈도를 낮추는 데 효과적이다.
5) 다발성경화증에서 어지럼증과 복시가 나타날 수 있으며 이는 다발성경화증의 뇌줄기 침범을 시사한다(다른 뇌줄기 침범 증상 없이 오직 현훈으로만 발현하기는 어렵다).

7. Light-headedness

사실 대부분의 경우 환자가 호소하는 어지럼증은 현기증을 의미한다. 환자의 어지럼증이 현기증으로 확인되면 뇌혈류 감소에 원인이 되는 혈류학적 원인을 찾기 위한 조사를 시행하여야 한다. 바로 누운 상태의 혈압과 기립 후 혈압을 모두 측정하여야 하며, 심장 구조 이상, 부정맥 등에 대한 검사를 시행하여야 한다. 기립성 저혈압에 원인이 될 수 있는 약물과 기저 질환에 대한 고려가 필요하다. 젊은 사람에서 동반되는 현기증은 미주신경성실신을 반드시 감별하여야 하며 기립경사검사를 시행한다.

References & Reading materials

1. 김지수. 어지럼증의 신경과적 접근. Current Practice in Cardiology 2008; vol.2(No.7).
2. 김 각, 홍용성, 조휴채, 조형호, 장철호, 조용범. 어지럼을 주소로 응급실로 내원한 1,060 예의 임상적 고찰. Korean J Otorhinolaryngol-Head Neck Surg 2009;52:302-6.
3. 대한신경과학회. 신경학. 3판. 군자출판사, 2017.
4. Alexander R-G. Weiner and Levitt's Neurology. 8th ed. Philadelphia: Lippincott Williams & Wilkins, 2008; 26-33.
5. Marshall Mayre, On Call Neurology, 3rd ed. Saunders, 2007; 166-174.
6. 변재용, 류은웅, 양성돌발성두위현훈의 진단과 치료. Research in Vestibular Science, 2010;(9);S55-64.
7. 구자원, 문일준, 심우섭, 유지연, 문소영, 김지수, 수평반고리관 양성 돌발성 두위현훈에서 누울 때 나타나는 안진의 의의. Korean J Otolaryngol. 2004;47:1230-5.

Case discussion

6개월 전부터 발생한 어지러움을 주소로 내원한 59세 남자

Q1. History taking

환자는 약 6개월 전부터 간헐적인 어지럼증이 발생했는데, 고개를 오른쪽으로 돌리면 증상이 발생했고(다른 방향으로 돌릴 때는 증상이 없음), 돌리고 있는 상태에서는 계속 빙글빙글 도는 듯한 느낌의 어지럼증과 함께 오심, 그리고 약간 사물이 위아래로 흔들리는 듯한 시각 증상이 동반된다고 하였다. 이 증상들은 고개를 다시 바로 하면 거의 바로 호전되는 양상이었다. 외상력이나 감염력은 부인했고 두통, 흉통, 심계항진 등의 동반증상도 없었다.

환자는 고혈압을 1년 전에 진단을 받아 약을 복용 중이었고, 그 외 과거력상 특이 사항은 없었다.

Q2. Neurologic examination

환자 정위치에서 자발안진, 주시유발안진 등은 없었고, head-shaking test에서도 안진은 유발되지 않았다. 하지만 고개를 왼쪽으로 돌렸을 때는 아무 안진이 없었으나, 오른쪽으로 돌리자 'Upbeating Nystagmus'가 관찰되었고, 이는 돌리고 있는 내내 지속되었다. 그 외 다른 뇌신경 검사, 운동/감각/심부 건반사/소뇌기능 검사상 특이 소견은 없었다.

Q3. Differential diagnosis

환자는 true vertigo를 주소로 내원한 상태로 일단 말초성과 중추성 현훈의 감별이 필요한데, 환자 청력 증상 동반이 없는 점, 고개를 돌려 안진이 유발되었을 때 중간에 멈추지 않고, 지속된다는 점, 그리고 수직 방향의 안진이 관찰된다는 점에서 말초성 현훈이 아닌 중추성 현훈의 가능성이 높아진다. 이 환자의 경우는 특이하게 한쪽 방향으로 고개를 돌렸을 때 유발되는 점으로 미뤄볼 때 구조적인 이상에 의한 특정 자세에서 일종의 vertebrobasilar insufficiency가 유발되는 것이 아닌지 추정해 볼 수 있다(ex. Rotational vertebral artery syndrome).

Q4. Lab findings

- Routine Blood labs– OK
- Brain MRI/A
  - 뇌실질의 특이 사항 없음
  - Moderate stenosis at right MCA and distal VA
  - Left VA supply bilateral PICA
- Dynamic TFCA – 침습적 시술이지만 증상이 유발되는 상황을 직접 확인 가능해 정확도가 높은 검사라고 할 수 있다. 본 환자의 경우 우측으로 고개를 돌릴 때 왼쪽 척추동맥(vertebral artery)이 중간에 압박을 받으면서 위로 올라가는 혈류량이 줄어드는 모습을 확인할 수 있었음

Q5. Confirmed Diagnosis

Rotational verterbral artery syndrome, Rt.

Q6. Further management and Plans

항응고치료나 경추 고정 등의 비수술적 치료를 받은 환자들 중 약 50%는 후에 뇌졸중이 발생하는 것으로 알려져 있어, 증상이 반복될 시에는 수술적 교정이 효과적이라고 할 수 있다.

▶ ▷ Rotational vertebral artery syndrome

1) 척추동맥(VA)은 주행경로상 인접 구조물들에 영향을 많이 받게 되는데, 고개의 좌우 돌림에 따라 물리적인 압박을 쉽게 받을 수 있다. 이 경우 환자는 간헐적인 현훈, 오심, 실조, 안진(Downbeat nystagmus가 흔함) 등의 증상을 보이게 된다.
2) 보통 환자들은 척추 동맥의 한쪽이 덜 발달했거나(hypoplastic), 동맥경화증 등에 의해 좁아져 있는 경우가 많고, 이에 dominant vertebral artery의 반대방향으로 고개를 돌릴 때 dominant VA가 눌리면서 증상을 유발한다(주로 atlantoaxial joint level).
3) 가장 정확한 검사가 Dynamic TFCA 검사이고, 비침습적 검사로 경두개도플러초음파로 역시 고개를 한쪽으로 돌릴 때 PCA (posterior cerebral artery)의 혈류속도가 감소하는 것을 감지할 수 있으나, 검사 범위에 한계가 있어 정확히 어디서 척추동맥의 압박이 이뤄지는지를 파악할 수는 없다.
4) 치료는 수술적 교정이 가능한 상황이라면 수술을 하는 것이 좋고, 그렇지 못한 경우 항응고치료(압박을 받는 척추동맥으로부터 간헐적인 색전이 유발되는 것을 기전으로 보는 경우가 있음), 경추 고정 등의 비수술적 치료를 하게 된다.

09

두통
(Headache)

황성은

두통은 의사를 찾는 환자의 절반 이상이 호소하는 증상으로 환자의 가장 흔한 불평(complaint) 중 하나이다. 이는 두통이 머리와 목질환뿐 아니라, 전신질환, 환자의 성격, 사회 경제적인 문제 등 여러 요인들에 의하여 나타날 수 있기 때문이다. 대부분의 두통은 구조적인 원인질환에 의한 경우보다 두통 자체가 질환인 경우가 흔하므로 자세하고 체계화된 병력청취와 이학적 및 신경학적 검사를 바탕으로 두통의 분류체계에 적합한 진단을 내리는 것이 중요하다. 그러나 단순히 원인질환이 드물다는 이유로 가볍게 생각하여 원인 질환의 진단이 늦어져서 때로는 심각한 문제를 일으키는 경우도 적지 않음을 주의하여야 할 것이다.

1. History taking

두통 환자의 진단은 병력청취에 의해 거의 대부분 결정되기 때문에 두통을 호소하는 환자를 진료할 때는 병력청취에 가장 많은 시간과 정성을 쏟아야 한다(표 9-1).

표 9-1. 두통 환자에서의 병력 청취 항목

두통의 종류, 빈도
두통이 처음 발생한 연령 및 상황
두통 자체의 특성 (위치, 파급, 발생빈도, 발생하는 특정시간, 두통양상, 심한 정도, 지속시간, 경과 등)
전구증상 및 조짐 유무
동반증상(전신증상, 위장증상, 신경학적 증상 등)의 유무
악화 및 완화요인
병력(과거질환, 동반질환, 수술이나 외상경험, 알레르기, 습관성 의약품의 남용 등)
과거 검사결과(영상검사 등)
치료력(과거 복용약물 및 약물에 대한 반응)
가족병력(편두통, 혈관질환, 고혈압, 유전질환 등)
개인력(결혼상태, 부부관계, 가족관계, 직업 등)
습관(운동, 수면, 음주, 흡연, 커피, 녹차, 콜라 등 카페인음료의 남용 등)

2. Physical and Neurologic Examinations

대부분의 두통은 신체검진 및 신경학적 검사(표 9-2)만으로 진단이 가능하지만 신경학적 진찰에서 이상을 보이거나 표 9-3에 열거된 것과 같은 이차성 두통을 의심할 상황이 있는 경우에는 뇌질환이나 뇌혈관질환 등을 배제하기 위하여 추가 검사 단계로 넘어가야 한다.

표 9-2. 두통 환자에서의 신체 검진 및 신경학적 검진 항목

국소적 신경학적 이상 여부
자율신경 장애(눈꺼풀처짐, 확대동공, 눈물, 콧물 편측 코막힘)
시력, 안구촉진, 안구운동, 각막의 혼탁이나 점막의 충혈, 안저 검사
뇌막자극징후
두개 잡음(동정맥기형, 목동맥해면정맥굴 샛길 등을 확인하기 위한 청진)
측두부의 통증 여부와 관자동맥 압통
고령 환자에서 녹내장 여부

3. Differentiation between Primary and Secondary headache

두통 환자가 내원했을 때 가장 중요한 점은 일단 이차성 두통의 가능성을 배제하는 것이다(표 9-3, 4). 보통의 일차성 두통은 특별한 검사 없이 약물 치료를 시작하게 되지만, 이차성 두통의 경우는 진단을 함에 있어서 여러 가지 검사들이 필요하고, 놓치는 경우 추후 환자의 예후가 나빠질 수 있기 때문에 감별이 아주 필수적이다.

표 9-3. 이차성 두통

혈관성 원인: 지주막하출혈, 뇌내출혈, 뇌경색 감염성 원인: 뇌수막염, 부비동염 외상 후 두통 두개내압 상승: 종괴성 병변(종양, 뇌농양, 출혈), 악성 고혈압, 양성 두개내 고혈압 두개내압 감소: 자발성 두개내 저혈압, 요추 천자 후 두통 거대세포 동맥염(측두 동맥염) 약물: Nitrate, Calcium channel blocker, SSRI, 진통제 과용 카페인 금단 시

표 9-4. 이차성 두통을 의심해야 할 상황(Red Flag sign)

과거에 경험한 적이 없는 두통이 갑자기 시작한 경우
어린이, 중년 이후의 성인, 암환자, 면역억제상태환자, 임신부에게 새로 발생한 두통
운동, 성교, Valsalva수기, 기립 시 악화되는 두통
평소 있던 두통의 빈도가 잦아지거나 더 심해지고 새로운 양상으로 변한 경우
의식소실이나 뇌전증발작이 동반된 경우
두통과 함께 시작한 신경학적 이상소견이 두통이 사라진 후에도 지속되는 경우
두통이 발생한 반대쪽 신체에 신경학적 징후가 동반된 경우
안구주위나 두개골 위에서 잡음이 들리는 경우(뇌동정맥 기형이나 샛길을 시사)
동반되는 신경학적 증상이 조짐편두통의 진단기준에 부합되지 않는 경우

1) 감별에 필요한 추가 검사

a) 신경 영상 검사
- Brain CT, MRI: 뇌의 기질적 병변의 감별을 위해 많이 사용됨
- Cisternography: 뇌척수액 흐름의 장애에 의한 증상이 의심될 경우 시행함

b) 뇌척수액 검사: 신경계감염, 거미막밑출혈, 뇌압의 이상이 의심될 때 시행함

c) 채혈 검사: 전신질환이나 동맥염에 의한 두통 감별 시 시행함(ex. ESR)

4. Primary Headache

1) 편두통(migraine)

a) 편두통은 전구증상, 조짐, 두통 및 동반증상, 해소기, 후유증상의 5단계로 진행하며 조짐이 동반되지 않는 무조짐 편두통(migraine without aura)이 편두통의 가장 흔한 유형이다. 전적으로 두통양상만으로 진단해야 하므로 자세한 병력청취가 중요하다. 국제두통협회에서 2018년 개정한 국제두통분류에, 치료하지 않는 경우에 4~72시간 지속되는 두통이 다음 조건을 모두 충족하면서 5차례 이상 반복되는 경우에 편두통으로 정의하였다(표 9-5).

b) 조짐(migraine with aura)을 동반하는 경우는 표 9-6의 진단기준을 만족해야 하며, 보는 것처럼 다양한 신경학적 증상들이 동반된다. 조짐은 보통 수십 분 지속되고, 조짐 후에 발생하는 두통은 보통 편두통 양상이지만, 두통이 조짐에 선행하는 경우는 긴장형 두통 양상을 보인다. 시각조짐 환자의 대다수는 다른 조짐을 동반하지 않는 반면, 감각/운동/언어 장애 조짐을 가

지는 환자들은 대부분이 시각조짐이 동반된다. 전체 편두통 환자의 10%는 두통 없이 조짐만 경험하기 때문에 일과성뇌허혈발작(TIA)과의 감별이 쉽지 않다.

표 9-5. 무조짐 편두통 진단 기준(ICHD-3)

A. 진단기준 B~D를 충족하는 발작이 최소한 5번
B. 두통 발작이 4~72시간 지속(치료하지 않거나 치료가 제대로 되지 않았을 경우)
C. 다음 네 가지 두통의 특성 중 최소한 두 가지: 1. 편측위치 2. 박동양상 3. 중등도 또는 심도의 통증강도 4. 일상의 신체활동(걷거나 계단을 오르는 등)에 의해 악화되거나 이를 회피하게 됨
D. 두통이 있는 동안 다음 중 최소한 한 가지: 1. 구역 그리고/또는 구토 2. 빛공포증과 소리공포증
E. 다른 ICHD-3 진단으로 더 잘 설명되지 않음.

표 9-6. 편두통을 동반하는 전형적인 조짐의 진단기준

A. 진단기준 B와 C를 충족하는 최소한 2번의 발생하는 발작
B. 완전히 가역적인 다음의 조짐증상 중 한 가지 이상 1. 시각 2. 감각 3. 말 그리고/또는 언어(speech and/or language) 4. 운동 5. 뇌간 6. 망막
C. 다음의 여섯 가지 특징 중 최소한 세 가지 1. 최소한 한 가지 조짐증상이 5분 이상에 걸쳐 서서히 발생 2. 2가지 이상의 증상이 연속해서 발생 3. 각 조짐증상은 5분에서 60분까지 지속 4. 최소한 한 가지 조짐증상은 편측 5. 최소한 한 가지 조짐증상은 양성증상 6. 조짐이 두통과 동반되거나, 또는 조짐 60분 이내에 두통이 따라 나타남
D. 다른 ICHD-3 진단으로 더 잘 설명되지 않음.

c) NSAID, caffeine, isometheptene 등이 포함된 복합진통제는 경도나 중등도의 편두통발작에 사용할 수 있다. NSAID나 복합진통제에 반응하지 않는 경우에는 triptan이나 ergotamine제와 같은 편두통 특이성 약제들을 사용

한다. 구토와 구역이 있으면 항구토제를 투여한다. 편두통의 예방치료는 편두통의 발작 기간과 횟수를 감소하고 통증의 강도를 약화시키며 급성기 약물에 대한 반응을 개선하여 편두통에 의한 장애를 감소하여 환자들의 삶의 질을 향상시키고자 하는 치료로 항경련제, 베타차단제, 항우울제, 칼슘통로차단제, serotonin 작용제, NSAID, calcitonin gene-related peptide (CGRP) 억제제 등이 있다(표 9-7).

- Ergotamine제: 혈관수축작용이 있기 때문에 말초혈관질환, 심혈관질환, 임신, 악성 고혈압 환자들에서는 사용하지 않는 것이 좋다.
- Triptan제: 관상동맥을 수축시킬 수 있기 때문에 허혈성심질환에게는 사용하면 안 되고, 관상동맥질환 위험인자를 가진 환자들도 사용에 주의를 요한다. Ergotamine과의 병용은 안 되며, MAOI(monoamine oxidase inhibitor)와도 동시에 사용하거나, MAOI 중단 1주 이내에는 처방하면 안 된다(triptan의 혈중 반감기가 길어짐). SSRI와 병용 시에는 serotonin syndrome(Chapter 26 참고)발생 위험을 조심해야 한다.

표 9-7. 편두통의 치료

A. 비특이적 급성기 약물
Acetaminophen 650 mg (1회 1,000 mg 이하, 1일 4,000 mg 이하)
NSAID (naproxen, ibuprofen, ketorolac)
항구토제 (domperidone, metoclopramide)
B. 특이적 급성기 약물
Ergotamine (Cafergot, caffeine + ergotamine)
Triptan (sumatriptan, zolmitriptan, naratriptan)
C. 예방치료
항경련제 (valproate, topiramate, gabapentin)
β 차단제 (propranolol, nadolol, timolol, atenolol, metoprolol)
칼슘통로차단제 (flunarizine, nimodipine, verapamil)
항우울제 (TCA, SSRI, SNRI)
CGRP 억제제 (galcanezumab, erenumab, fremanezumab)

2) 긴장형두통(Tension type headache, TTH)

a) 긴장형두통은 가장 흔한 원발성 두통으로 대부분의 사람들이 한 번쯤은 경험하게 되는 두통이다. 긴장형 두통은 생활의 스트레스에 대한 반응으로 두개 주위 근육의 지속적인 수축으로 발생한다. 스트레스를 과도하게 받거나 과로 또는 분노가 있을 때 발생하는 두통으로 잘못된 자세에서 오랫동안 일을 하는 경우 근육의 strain이 발생하여 생기는 두통이다. 일반적으로 후두 및 경부, 측두부, 전두엽부 등에 양측으로 발생한다. 머리에 띠를 두른 듯

한 느낌의 통증이 발생하거나 압박감이나 터지는 것 같은 느낌을 호소한다.

b) 긴장형 두통의 치료를 위하여 두통 유발인자를 자세히 분석하고 환자로 하여금 유발인자들을 피할 수 있도록 대처 방법을 제시하는 것이 중요하다. 긴장형 두통의 유발인자로 정신적 · 육체적 스트레스, 불규칙적인 식사, 과도한 카페인 섭취, 탈수, 수면장애, 운동부족 및 월경주기 이상이 알려져 있으며, 자세교정, 긴장완화, 운동요법, 냉온찜질, 초음파 및 전기자극 치료 등의 물리치료가 비약물 치료로 효과적이다. 약물치료로 acetaminophen 1,000 mg이나 aspirin 500~1,000 mg 투여가 가장 효과적이며, NSAID[ibuprofen(200~400 mg), naproxen sodium(375~550 mg), ketoprofen(25~50 mg) 및 diclofenac potassium(50~100 mg)]가 치료에 도움이 되는 것으로 알려져 있다.

3) 군발두통(Cluster headache)

a) 군발두통은 자율신경증상을 동반하는 안와, 안와위, 관자부의 심한 통증이 15~180분간 집단적으로, 주기적으로 나타나는 것이 특징적인 임상양상이다. 1회의 군발 기간은 수주에서 수개월 지속되며 수개월에서 수년간의 소실기간을 가진다(표 9-8).

표 9-8. 군발두통 진단기준

A. 진단기준 B~D를 충족하며 최소한 5번 발생하는 발작
B. 편측 안와, 안와위, 그리고/또는 측두부의 심도 또는 매우 심한 통증이(치료하지 않을 경우) 15~180분 지속됨
C. 다음 중 적어도 한가지 또는 두 가지 모두: 1. 두통과 동측으로, 다음의 증상 또는 증후 중 최소한 한 가지: a) 결막충혈 그리고/또는 눈물 b) 코막힘 그리고/또는 콧물 c) 눈꺼풀 부종 d) 이마와 얼굴의 땀 e) 동공수축 그리고/또는 눈꺼풀 처짐 2. 안절부절 못하고 초조한 느낌
D. 이틀에 1번에서 하루 8번의 사이의 발작빈도
E. 다른 ICHD-3 진단으로 더 잘 설명되지 않음.

b) 군발두통의 약물치료는 크게 급성기 치료, 이행기 치료, 예방 치료로 나눌 수 있다. 급성기 치료는 산소 흡입치료로 100% 산소 7~10 L/min를 안면 마스크로 흡입 시 70%의 환자에서 두통이 소실된다. 약물 치료로 triptan 계열의 약물을 사용하며, sumatriptan 피하 주사제 또는 비강 분무제, zolmitriptan을 비강 분무제 또는 경구제를 사용할 수 있으나, 경구제 외에는 아직 국내에는 시판되지 않는다. 이행기치료는 장기적으로 예방하기 위한 약물들이 충분한 효과를 낼 때까지 기다리는 동안 군발 기간에서 벗어나기 위해 corticosteroids(60 mg po daily for 3 days)가 많이 사용되며, naratriptan(2.5 mg) 또는 frovatriptan(2.5 mg)을 1주일 사용하거나 ergotamine를 사용한다. 예방치료로 verapamil을 우선적으로 고려하며, 240~960 mg을 복용할 수 있다. 군발두통 환자에서 고용량의 verapamil을 사용할 수 있는 것으로 알려져 있으나 부작용 확인을 위하여 주기적인 심전도 검사가 필요하다.

4) 원발벼락두통(primary thunderclap headache)과 거미막밑출혈(SAH)

갑자기 심한 두통을 일으키는 두통을 벼락두통이라고 한다. 이런 벼락두통은 기질적인 질환에 의해 발생하는 경우가 많으며 우선적으로 거미막밑출혈의 가능성을 생각해야 한다. 다른 신경학적 이상소견을 동반하지 않는 경우 거미막밑출혈일 가능성은 약 10% 정도이지만 SAH는 예후가 나쁘기 때문에 일반적으로 이전에 유사한 병력이 없었던 전형적 벼락두통이 발생하였을 때는 뇌CT와 CSF 검사를 시행해 거미막밑출혈을 반드시 감별해야 한다. 20~50%의 환자에서는 심한 두통이 SAH가 생기기 수일에서 수주 전에 발생할 수 있으며 이를 '경고두통(sentinel headache)'이라고 한다. SAH와 같은 이차적 원인이 배제되어야 원발벼락두통으로 진단을 내릴 수가 있다.

5) 약물과용두통(Medication overuse headache)

a) 약물과용두통은 Silberstein과 Lipton이 정의한 바에 의하면 아래의 약들을 1달 이상 복용하는 경우를 약물과용이라고 한다.
   - Aspirin이나 acetaminophen 같은 단순진통제를 1주일에 5일 넘게 하루 1,000 mg 이상
   - Caffeine이나 barbiturate가 포함된 복합진통제를 1주일에 3일 넘게 하루 4정 이상
   - 마약(narcotics)의 경우 1주일에 2일 넘게 하루 2정 이상
   - Ergotamine을 1주일에 경구로 1 mg 넘게, 좌약으로 0.5 mg 이상

b) 장기간 과용해온 약물을 중단하면 금단증상으로 심한 두통, 구역, 구토, 흥분, 초조감, 발한, 불면증 등을 경험하게 되는데 대개 2일에서 10일 정도 지속되는데, 환자에 따라서는 1개월 가까이 걸릴 수도 있다. 대부분의 환자는 1~2개월이 지나면서 두통이 현저하게 좋아지는 것을 경험하게 된

다. 환자가 약물 중단에 대해 너무 두려워할 경우 교량요법으로 장시간작용 NSAID이나 prednisone을 투약하면서 중단할 수 있다. 과용했던 급성기 약물 중단 후에는 두통의 양상을 다시 평가해야 하며 편두통과 긴장형두통을 함께 갖고 있는 환자들은 다시 약물남용으로 되돌아 갈 위험이 높은데 이들에게는 편두통의 발작과 긴장형두통의 발생을 잘 구분하도록 알려주고 반드시 편두통이 발작할 때만 편두통특이 약물을 복용하도록 일러주어야 한다.

References & Reading materials

1. Lipton RB, Diamond S, Reed M, Diamond ML, Stewart WF. Migraine diagnosis and treatment: results from the American Migraine Study II. Headache. 2001 Jul-Aug;41(7):638-45.
2. Smetana GW. The diagnostic value of historical features in primary headache syndromes: a comprehensive review. Arch Intern Med. 2000 Oct 9;160(18):2729-37.
3. Headache Classification Committee of the International Headache Society (IHS) The International Classification of Headache Disorders, 3rd edition. Cephalalgia. 2018 Jan;38(1): 1 – 211.
4. Kim JM. Overview of Diagnosis and Classification of Headache. Korean Journal of Headache 10(1):1-13, 2009.
5. Chung CS. Chronic Daily Headache Including Transformed Migraine, Chronic Tension Type-Headache, and Medication Overuse Headache. Korean Journal of Headache 10(1):59-65, 2009.

Case discussion

2달 전 발생한 두통을 주소로 내원한 59세 남자.

Q1. History taking

환자 이전에 특이 병력 없던 분으로, 2달 전 낮에 소파에 누워서 자고 일어났는데 뒷골이 당기면서 정수리까지 띵한 느낌의 두통이 발생했음. 시간이 지나도 별 호전이 없어 외부 병원 방문했고, 그 때 고혈압 진단을 받아 약을 처방 받아 복용했음. 이후에도 두통에는 변화가 없었고, 주로 아침에는 괜찮으나, 낮에 활동하다 보면 서서히 심해지면서 저녁 때가 강도가 제일 심했다고 함. 밤에 자려고 누우면 또 괜찮아져 잠잘 때 깬 적은 없었음. 이에 한 달 전 다시 병원 방문했고, CT촬영 후 이상 없다고 듣고 두통약을 처방받았고, 약을 먹으면 수 시간 동안 괜찮다가 다시 통증이 시작되었음. 이와 같은 패턴이 지속되어 본원 응급실 내원함. 외상력은 없었고, 과거력 상 2달 전 진단받은 고혈압 외에 특이력 없었음. 30갑년의 흡연자임.

외부약 – SSRI제제, NSAIDs, muscle relaxant

Q2. Physcial examination

특이사항 없음(측두동맥 촉진 포함).

Q3. Neurologic examinations

특이사항 없음(안저 검진: 정상).

Q4. Differential diagnosis

환자의 두통은 결국 일차성, 이차성을 감별하는 게 제일 중요한 포인트로, 환자 비교적 갑자기 발생한 두통이 2달 넘게 지속되는 점에서 뭔가 기질적인 원인이 존재할 가능성이 높아진다. 또한 자세에 따른 변화가 명확하다는 점도 일차성 두통에는 맞지 않다. 이차성 두통 중에서는 orthostatic nature의 두통을 보일 수 있는 두개내 저혈압이나 뇌실 종양(자세 변화에 따른 통증 유발 가능) 등이 가능하고, 만성적인 경과를 생각할 때 만성 뇌수막염이나, 경미한 경막하 혈종 등의 가능성도 있겠으나, 환자의 병력 및 검진 상 가능성은 상대적으로 떨어진다고 할 수 있다(감염의 병력, 징후 등이 전혀 없음). 이런 이차성 원인들이 아니라는 것이 확인된 다음에 일차성 두통에 대해 접근해야 할 것이다. 일차성 두통 중에서는 긴장형 두통의 가능성이 제일 높다고 할 수 있다(다른 편두통, 군발 두통 등에 동반되는 증상들이 본 환자에서는 하나도 없는 상태임).

Q5. Initial Labs

Blood Labs - no specific findings

CSF study - Opening pressure 5 cm H_2O, RBC 110, WBC 27 (poly 0, lympho 20, others 7), protein 75, glucose 60(BST 95)

Brain MRI(그림 9-1)
- Diffuse pachymeningeal enhancement
- Subdural hygroma
- Small amount of subdural hematoma

Q6. Confirmed Diagnosis

Spontaneous intracranial hypotension

Q7. Further management & Plans

환자는 약 5일간의 ABR with hydration을 거쳤고, 증상 호전되어 더 이상의 시술 없이 퇴원함.

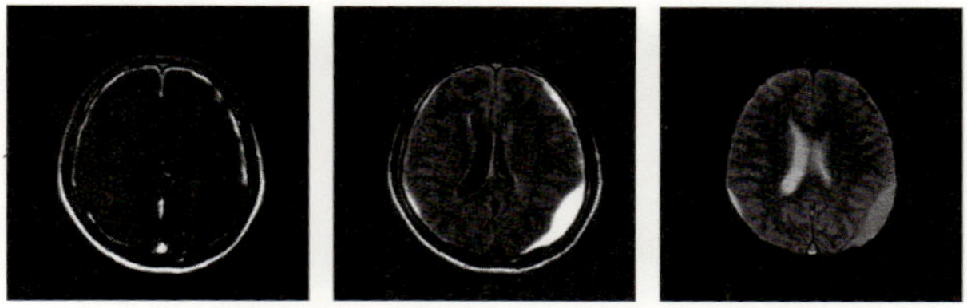

그림 9-1. Brain MRI- 좌측부터 T1-enhanced, T2-FLAIR, GRE image임

▶ ▷ 자발성 두개내 저혈압(Spontaneous intracranial hypotension)

(자발성이란 말이 붙으려면 증상 발생 전 dural puncture의 병력이 없어야 함)

1) 기립성 두통이 전형적인 양상으로, 두통 자체는 throbbing, dull pain 양상 모두 가능하다. 처음에 벼락두통처럼 갑자기 나타날 수도 있고, 후기에는 오히려 기립성 악화 양상이 사라지기도 한다. 경부강직과 오심/구토가 흔히 동반되고, 이명, 현훈, 복시 등도 드물게 동반된다.
2) 신경학적 검진 상 보통 정상이나 심할 경우 일측/양측 갓돌림신경 마비, 양이측 반맹을 보일 수 있다.
3) 뇌척수액 검사상 압력이 0~6 cm H_2O로 보통 떨어져 있고(압력이 정상인 경우도 보고됨), 보통 기타 소견은 정상이나 moderate pleocytosis(up to 50/mm^3, RBC 검출 가능, 단백 수치 상승(up to 100 mg/dL)도 보이는 경우도 있다.
4) Brain MRI의 대표 소견은 pachymeningeal enhancement, subdural hygroma, SDH, Brain sagging(cerebellar tonsilar herniation), venous sinus engorgement, pituitary enlargement with flattening of optic chiasm 등이다.
5) CSF leakage site를 찾기 위해 RI cisternography, CT myelography를 시행할 수 있다.
6) 치료는 보통 hydration과 함께 ABR을 취하는 것이 일차 치료이며, 지속될 경우 epidural blood patch, continuous epidural confusion, surgical repair를 시행한다.
7) 진단과 치료가 늦어지는 경우는 brainstem down-replacement로 생명까지 위험할 수 있으므로, 유의해야 한다.

10

두개내 뇌압 항진

(Increased intracranial pressure, IICP)

김준순

두개내 뇌압 항진(Increased intracranial pressure, IICP)은 다양한 신경계 질환이 원인이 되어 흔하게 나타날 수 있는 병적 상태로 적절한 시점의 적절한 치료가 환자의 예후를 결정하는 데 중요하기에 따로 다루게 되었다.

두개내 뇌압항진(IICP)이 치료되지 않고 방치되는 경우는 결국 뇌혈류 장애를 야기해 뇌의 저산소-허혈성 손상을 유발하고 심하면 뇌탈출(cerebral herniation) 상태까지 진행해 생명을 위협하기도 한다. 신경과 의사는 환자 문진 및 검진에서 IICP의 징후를 초기에 파악해 적절한 치료를 시작할 수 있는 능력을 가져야 한다. 본 장에서는 IICP를 유발할 수 있는 다양한 원인들과 징후 그리고 적절한 치료법에 대해 간략히 다루고자 한다.

1. Symptoms and Signs

- 두통: 가장 흔하고 초기에 나타날 수 있는 증상
- 오심 및 구토
- 의식 수준 저하
- 제6번 뇌신경 마비
- 유두 부종(papilledema)

만일 뇌탈출(cerebral herniation)로 진행한다면 그 형태에 따라 다양한 이상 증상들을 보인다(그림 10-1).

1) 대뇌낫밑탈출(Subfalcian herniation)

a) 전두엽이나 측두엽의 병변에 의해 띠이랑(cingulated gyrus)이 밀릴 때 발생함

b) 대부분 증상이 없으나 심하면 뇌들보주위동맥(pericallosal artery)이 눌려 전두엽 경색이 발생 가능함

2) 갈고리이랑탈출(Uncal herniation)

a) 병변이 한쪽(특히 측두엽)에 있을 때 발생하는데 midbrain이 반대편으로 이동하고, 해마(hippocampus)와 갈고리이랑(uncus)이 반대편으로 이동하면서 천막패임(tentorium)과 midbrain 사이에 끼어버리면서 발생함

b) 초기: 동측 3번 뇌신경(oculomotor nerve)의 손상으로 동공 확대, 외안근 마비가 오고, 동측 대뇌다리(cerebral peduncle)의 손상으로 반대측 마비가 발생하며 의식이 저하됨(뇌줄기그물활성계가 압박됨으로써)

c) 진행 시, 동측 뒤대뇌동맥(posterior cerebral artery) 압박으로 후두엽 경색

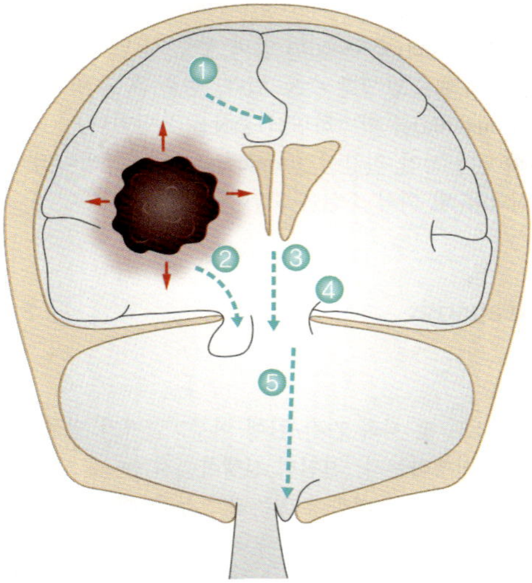

그림 10-1. 다양한 형태의 뇌탈출

1) 대뇌낫밑탈출, 2) 갈고리이랑탈출, 3) 중심탈출, 4) 갈고리이랑탈출에 의해 중간뇌가 반대편으로 밀리면서 압박을 받게 됨, 5) 소뇌편도탈출

이 발생하고, midbrain의 많은 관통동맥(perforating artery) 파열로 뇌줄기 출혈도 가능함. 더 심해지면 반대측 대뇌다리 손상으로 동측의 마비가 온다(false localizing sign).

d) 말기: 양측 마비, 양측 Babinski sign, 양측 동공 확대고정, 안뜰눈반사(VOR) 소실, 교대성 무호흡

3) 중심탈출(Central herniation)

a) 좌우 대뇌의 대칭병변에 의해 압력이 수직방향으로 형성되어 뇌줄기(brainstem)가 아래로 밀리면서 발생함(증상은 초기에는 중간뇌(midbrain)가 압박되면서 해당 증상이 발생하고, 점점 진행할수록 아래쪽인 다리뇌(pons)의 손상으로 인한 증상이 발생함).

b) 초기: 혼돈, 기면상태, 양측 Babinski sign, 동공이 작아지고, 동공반사 미약해짐. 교대무호흡(Cheyne-Stokes respiration) 패턴 발생, 겉질제거자세(decorticate posture)

c) 진행 시, 대뇌제거자세(decerebrate posture)로 바뀌고, 과호흡을 보이다가 안구운동이 고정되고 호흡이 빨라지면서 약해짐

4) 소뇌편도탈출(Cerebellar tonsilar herniation)

a) 뒷머리뼈우묵(posterior fossa)의 압력 상승 시 발생하며 두개내압이 높을 때 척추천자에 의해서 발생할 수도 있다. 편측 혹은 양측으로 모두 발생 가능하며 숨뇌(medulla)를 압박하면서 증상을 유발한다.

b) 목과 등의 간헐적인 긴장신전(tonic extension), 팔다리 내회전, 호흡장애, 불규칙 심박동 및 의식 소실을 보인다.

2. Differential diagnosis

1) History taking

a) 두통 발병 모드 및 지속 기간/진행 여부: 갑자기 발생했는지, 서서히 발생해서 빠르게 진행하는지, 천천히 진행하는지 등

b) 두통의 강도가 자세와 연관이 있는지?: 누울 때 악화되거나 혹은 반대로 앉거나 서면 악화되는지를 물어본다. 뇌압이 상승된 경우는 보통 누울 때 더 악화되는 모습을 보이며, 뇌실 내 병변의 경우 자세에 따라 뇌척수액의 흐름을 막는 경우가 발생해 두통을 야기하기도 한다(반대로 두통이 앉거나 설 때만 유독 악화될 때는 '두개내 저혈압'을 생각해라).

c) 오심, 구토 등을 동반하는지?

d) 복시, 시야 흐림 증상은 없는지?

e) 임신의 가능성은 없는지?

f) 최근 복용하는 약은 없는지?

g) 외상의 병력은 없는지?

h) 감염을 시사하는 징후는 없었는지?

i) 종양/타 질환 과거력은 없는지?

j) 독성 물질 노출력은 없는지?

2) Physical/Neurologic examination

a) Consciousness level check: 환자가 의식수준의 변화가 왔다는 건 뇌압상승이 꽤 진행되었다는 것을 의미하므로 응급으로 처치해야 함

b) Fundus exam: 두통으로 내원한 환자들은 되도록이면 검안경을 이용해 안저 검진을 하는 습관을 들이는 것이 좋다. 아무리 평범해 보이는 두통이라 해도, 안저 검진상 유두 부종이 관찰될 경우 이차성 두통을 반드시 감별해야 한다.

c) Eyeball movement check

d) VOR check
e) Neck stiffness check
f) 호흡 패턴 및 자세 관찰
g) 그 외 기본 신경학적 검진을 통해 국소성 신경 결손이 있는지 확인한다.

Clinical Tip

유두부종(papilledema, optic disc swelling)은 일반적으로는 직접적인 시력감소는 없거나 일시적인 혼탁을 유발하게 되며, 주로 전반적인 시야 축소 및 맹점 확대를 보이고 거의 항상 양안으로 증상이 나타난다. 만성 진행에 의해 시각신경 위축이 오는 경우는 시력 감소도 가능하다.

위의 결과들을 바탕으로 IICP를 야기할 수 있는 원인들을 감별해본다(표 10-1).
(IICP가 의심된다면 빨리 신경영상 검사를 시행해라.)

표 10-1. IICP를 일으킬 수 있는 신경학적 질환

두개내 mass 병변
Subdural hematoma, Epidural hematoma, Intracerebral hemorrhage, Brain tumor, Cerebral abscess
뇌 부피의 증가(cytotoxic cerebral edema)
Cerebral infarction, Global hypoxia-ischemia, Acute hyponatremia
뇌 및 혈액 부피 증가(vasogenic cerebral edema)
Trauma, Meningitis, Encephalitis, Eclampsia, Hypertensive encephalopathy, Dural sinus thrombosis, Subarachnoid hemorrhage, Lead encephalopathy
뇌척수액 부피 증가(혹은 뇌척수액 흐름의 저항)
Hydrocephalus, Benign intracranial hypertension, Intraventricular hemorrhage/tumor

3. Treatment of IICP

정상 뇌압은 20 cm H_2O, 혹은 15 mmHg 이하로 유지되는 것임

여기서는 올라간 뇌압 자체를 조절하는 치료에 초점을 맞출 것이며, 모든 환자들에서 아래와 같은 치료와 더불어 뇌압상승을 야기했던 기질적 원인에 대한 근본 치료와 병행되어야 할 것임

1) General care

a) Head elevation

b) Seizure control/prevention

c) Aggressive fever control

d) Blood pressure control

- IICP를 치료하면서 주의해야 할 점은 뇌관류압(cerebral perfusion pressure)도 적절히 유지해야(50~120 mmHg) 한다는 것이다. 뇌관류압이 너무 높아지면 뇌출혈이 발생할 수 있고, 반대로 너무 떨어지면 뇌경색이 발생한다. 'CPP=MABP (mean arterial BP)−ICP'에 따라 조절되므로, 혈압이 너무 높아서도, 너무 낮아서도 안 된다. CPP 모니터링을 시행하는 경우 CPP가 120 mmHg 이상일 경우, labetalol, nicardipine 등으로 혈압을 낮추고, CPP가 50 mmHg 이하일 경우는 승압제로(norepinephrine) 혈압을 올려야 한다.

2) Non-surgical treatment

a) Sedative

- 환자가 몸부림을 치거나 기도 내 기관삽관 상태에서 자꾸 깨면서 기계호흡과 fighting이 발생하는 경우에 뇌압이 더 상승하게 되므로, 이때는 환자를 진정시킨 상태로 유지하는 게 중요함
- 정맥 내 주입의 경우 저호흡, 저혈압을 유발할 수 있기 때문에, 일반 병실 환경에서는 함부로 주기는 위험함
- 최근에는 반복적인 신경학적 검진이 가능할 수 있도록 Remifentanil (ultra-short acting opioid), Dexmedetomidine (Selective $\alpha 2$ receptor agonist) 등의 light sedation이 가능한 약물이 선호됨.

b) Mannitol

- Dose: mannitol 0.5~1.5 g/Kg 를 6시간 간격으로 투약 (<0.5 g/Kg 으로 투약할 경우 ICP 조절 정도가 20% 정도 밖에 되지 않아 적절한 용량을 투약해야 함)

  → 환자의 상태에 따라 0.25~2.5 g/Kg 용량으로 투약하는 경우도 있음
- mannitol 효과를 투약 시 수분 이내 뇌압감소 효과가 시작되며 12% 120분 경과 시점에 최고조에 도달하며, 환자 상태에 따라서 1~5시간 이상 효과가 지속됨.
- 투약 시 정기적으로 osmolar gap (OG) 측정을 통하여 모니터링 해야 하며, 환자의 I/O(input/output) monitoring이 필요함.

  → Osmolar gap (OG): Actual serum osmolarity − Calculated serum osmolarity (<55 mOsm)

Calculated serum osmolarity: 2Na + BUN/2.8 + glucose/18

→ Serum osmolarity 는 mannitol 농도를 정확하게 반영하지 못하여 OG 를 모니터링하며 다음 투약을 결정. OG <55 mOSm 이 되면 다음 투약을 유지 하는 것으로 함.

→ mannitol 투약 시 osmotic diuresis를 유발할 수 있어 hypovolemia가 발생하지 않도록 motoring하고 volume resuscitation이 필요함.

c) Hyperventilation

- pCO_2 수치를 28~32로 낮추는 것이 목표로, 뇌혈관 수축을 야기해 뇌압을 감소시키게 됨
- 효과는 30분 이내에 최고점에 달하고, 1~3시간 정도 효과가 유지된다.
- 기계호흡을 하는 경우 'Minute volume'을 늘리면 됨(tidal volume을 올리거나, frequency를 늘린다)
- ICP가 안정화된 후에 과호흡을 중단할 때는 수 시간에 걸쳐 서서히 줄여야 한다. 급격히 줄일 경우 뇌혈관 확장으로 ICP가 다시 오르게 된다.

d) Phenobarbital

- Phenobarbital은 전신마취에 준하는 고용량으로 투여될 경우, 전반적인 뇌대사의 감소, 뇌혈류량 감소 등을 통해 ICP를 낮추게 된다(Coma therapy).
- Loading dose: 10~20 mg/kg, Maintenance dose: 1~4 mg/kg/hr
- 뇌파 모니터링을 통해 'Burst-suppression pattern'이 나타날 때까지 용량을 조절
- 뇌압이 조절되면 24~48시간 정도 유지하다가 끊게 되며, 이후 1~4일 정도는 'washout period'를 거치게 된다.
- 대부분 심한 혈압 저하를 보이므로, 승압제를 사용해 혈압을 유지해야 한다(CPP를 50~60 mmHg 이상으로 유지).

e) Hypothermia

- 최근 심한 뇌경색, 저산소성 뇌병증 등으로 인한 뇌부종에서, 뇌압 상승이 심한 경우 환자를 저체온(중심체온을 33~35도 정도로 낮춤) 상태로 둘 경우, 환자의 뇌압이 조절된다는 연구 결과가 있음
- 중환자실에서 기계호흡을 한 상태에서 환자의 활력 징후 및 각종 전해질 수치에 대한 지속적인 모니터링이 필수임
- 체온을 다시 정상 수준으로 회복 시, 두개내압이 다시 급격히 상승할 수 있어, 1일 이상 점진적으로 올려야 함

3) Surgical treatment

a) Removal of intracranial mass: only definite treatment of IICP
b) Drainage of CSF through ventricular catheter
c) Emergent craniotomy or hemicraniectomy

4. 양성 두개내 고혈압(Benign/idiopathic intracranial hypertension, pseudotumor cerebri)

1) 가임 연령기 여성에(특히 비만 여성) 흔함. 가임기 여성에서 약 4배 정도 발생률이 높아지며, 특히 발병 12개월 전부터 체중이 증가한 경우 더욱 빈번하다.
2) 두통뿐 아니라 일시적 시력 저하 및 박동성 이명 동반 가능
   만성유두부종에 의한 점진적 시각상실이 가장 중요한 징후로(일과성 시야 흐림 증상 자체는 시력의 예후와는 관계없음) 정기적인 시야 검사를 통해 질환의 진행 여부를 감시해야 한다.
3) 제6번 뇌신경(abducens nerve) 손상으로 복시 흔함(환자의 약 1/3)
4) 뇌정맥압의 상승으로 인한 뇌척수액의 흡수 장애에 의해 상승하는 것으로 알려져 있으며, 관련된 원인으로는 다양한 요인들이 제시되고 있다(표 10-2).
5) 이차적 원인에 의한 것이 아닌 '특발두개내압상승'을 진단하기 위해서는 a) 시신경유두부종, b) 정상 신경학적 검사(6번 뇌신경 마비 제외), c) 정상 뇌영상 검사, d) 정상 뇌척수액 조성, e) 요추천자에서 250 mmCSF 이상의 개방압력, 이 다섯 가지를 만족해야 하며, 마지막 개방압력에 해당사항이 없을 경우는 '개연진단'으로 본다.
6) 치료: 체중 감량, 기저 원인 교정, acetazolamide, topiramate, 이뇨제, steroid와 같은 약물 치료, 약물 치료에 반응하지 않는 경우 뇌실복막지름술(ventriculo-peritoneal shunt, VP shunt), 허리거미막밑복막지름술(lumbar subarachnoid-

표 10-2. Pseudotumor cerebri를 유발하는 원인

내분비질환
Addison disease, Cushing disease, hypoparathyroidism, hypothyroidism
약물
Multivitamins, tetracycline, nitrofurantoin, sulfa-antibiotics, isoretinoid, cimetidine Amiodarone, diphenyl-hydantoin, lithium carbonate, danazol, tamoxifen, nalidixic acid Steroid & steroid withdrawal
기타 질환
Chronic renal failure, systemic lupus erythematosus, anemia, vitamin-A overdose

peritoneal shunt)을 고려. 시력감소가 있는 경우는 시신경 보호를 위해 시각신경집천공술(optic nerve sheath fenestration)을 시행한다.

5. 뇌정맥 혈전증(cerebral venous thrombosis, CVT)

1) 젊은 여성에서 발생률이 높으며, 다양한 원인과 위험인자를 가지고 있음(표 10-3).
2) 전체 환자의 80~90%가 두통을 호소하는데, 대부분 수일에 걸쳐 지속적으로 서서히 심해지는 양상임(간혹 편측성/급성으로 발현해 다른 종류의 두통으로 오인할 수 있으나, 대부분은 국소징후 등이 동반되어 감별 가능함). 30%에서 혈전 발생 부위에 따른 국소 신경학적 이상을 보이고, 12~15%에서는 경련이 첫 증상으로 발현됨. 30%에서는 의식 저하를 보이는데 대부분 수일이 경과한 후에 나타남.
3) 임상양상이 다양하고 비특이적인 경우가 많아 진단이 늦어지는 경우가 많음(의심하는 것이 중요하다).
4) 진단: CT, MRI/MRV, 뇌혈관 조영술(표준 진단법)

표 10-3. 뇌정맥 혈전증의 원인 및 위험인자

혈전형성이 호발되는 상태
Anti-thrombin deficiency, Protein C/S deficiency, Factor V Leiden mutation Anti-phospholipid antibody syndrome, Homocysteinemia, Pregnancy
감염성
Otitis, mastoiditis, meningitis, systemic infection
염증성
SLE, Wegener granulomatosis, Sarcoidosis, Inflammatory bowel disease, Behçet's disease
약물
Oral contraceptives
혈액질환
Leukemia, anemia, polycythemia vera, thrombocytosis
외상
기타
탈수(특히 소아), 종양
특발성

10

5) 치료: 뇌압조절, 항응고요법(heparin/저분자 heparin)을 많이 사용하지만, 뇌출혈이 있는 경우는 신중히 사용해야 하며, 안전성이 확립된 것은 아님, 혈전용해술(뇌혈관 조영술을 통해 직접 주입하는 방법으로, 항응고요법에 비해 장점이 규명되지는 않아, 초기에 심각한 후유증이 예상되는 경우를 제외하고는 많이 쓰이지 않음)

References & Reading materials

1. Marshall Mayer. On call Neurology 3rd ed. Elsevier Saunders, 2007; 155-165.
2. 대한신경과학회. 신경학. 3판. 군자출판사, 2017.
3. 서울대학교 의과대학 영상의학교실 편. 신경영상의학. 일조각, 2011; 250-252.
4. Rae-Grant, Alexander. Weiner & Levitt's Neurology HO, 8th Ed. Lippincott Williams & Wikins, 2008; 244-248.
5. Paul W. Brazis, Jose C. Masdeu, Mose Biller. Localization in clinical neurology, 5th ed. Lippincott Williams & Wikins, 2007; 570-577.
6. Ropper AH, Brown RH. Adams and Victor's Principles of Neurology. 11th ed. New York : McGraw-Hill, 2019.
7. Brain Trauma Foundation. Guidelines for the Management of Severe Traumatic Brain Injury 4th Edition. 2016.

Case discussion

48세 남자 환자, 하루 전부터 발생한 우측 두통을 주소로 내원한 환자

Q1. History Taking

내원 하루 전에 갑자기 우측 측두엽 부위에 터질 듯한 느낌의 두통이 발생했고, 2시간 정도 눈뜨기 힘들 정도로 지속되다가 서서히 호전되었음. 두통은 기침을 하거나 배에 힘을 주면 통증이 심해졌고, 한 차례 구토(projectile type)가 동반되었음. 두통 호전된 상태로 유지되다가 내원당일 아침 다시 심한 두통이 재발했는데 머리 전체가 다 터질 듯한 느낌이었음. 오심이 동반되었고, 어지러움, 시각 증상 등은 부인하였음. 내원 당일에는 두통 호전되지 않고 지속되어 내원함

환자 50 pack-years의 흡연자였고, 이전에 당뇨를 진단받았으나, 약은 복용하지 않는 상태였음

환자 과거에 왼쪽 다리에 간헐적인 부종, 압통이 발생했다 호전되는 증상이 있었는데 이에 대해서는 진료를 받은 적은 없다고 함

Q2. Physical Examinations

특이사항 없음(생체 징후 모두 정상 범위)

Q3. Neurologic Examinations

안저 검진상 유두부종은 관찰되지 않았고, 뇌신경 검사, 운동/감각 검사 모두 정상이었음. 경부강직(neck stiffness)도 관찰되지 않았음

Q4. Differential diagnosis

상기 환자의 두통은 일차성 두통보다는 이차성 두통일 가능성이 높은 상태임. 이전에는 없었던 심한 두통이 갑작스럽게 발생했다는 점, 오심 및 구토를 동반하면서 기침이나 복압이 올라갈 때 심해진다는 점 등에서 뇌압상승을 동반하는 이차성 두통을 생각해야 함. 국소적인 신경증상은 없었기 때문에 뇌실질의 침범의 가능성은 떨어짐. 두개내 뇌압 상승을 유발하는 여러 질환들 중에서 국소적인 신경증상, 경부강직, 감염을 시사하는 소견, 독성 물질에 대한 노출력 등이 없고, 환자 과거력상 하지의 정맥 혈전증이 의심되는 소견이 반복되었다는 점 등을 미루어 볼 때, 뇌정맥 혈전증에 의한 두통의 가능성이 올라가고, 양성 두개내 고혈압 등이 감별되어야 할 것임(상대적으로 뇌수막염, 종양, 뇌내출혈 등에 의한 증상의 가능성은 떨어짐). 하지만 뇌실출혈이나 지주막하출혈(subarachnoid hemorrhage, SAH)의 경우 국소적인 신경 징후 없이, 갑작스런 심한 두통이 가능하기 때문에 빠른 검사로 놓치지 말고 감별을 꼭 해줘야 함

Q5. Lab findings

Blood labs: Protein C activity – 37(73~142%), Protein S activity – 27(60~140%)

CSF study: opening pressure - 28 cm H_2O(physiologic Q test), RBC 0, WBC 1

Brain CT(그림 10-2): high attenuation in right transverse sinus

Angiography: no visualization of right transverse sinus

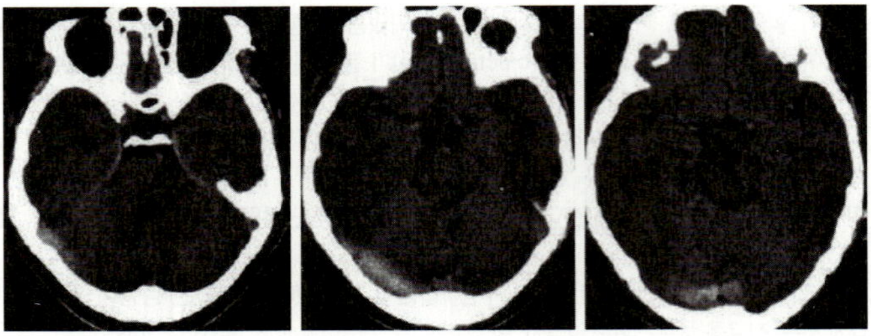

그림 10-2. Brain CT에서 급성기 혈전에 의한 고음영이 우측 가로정맥동에서 관찰됨

Q6. Confirmed diagnosis

– Right transverse sinus venous thrombosis d/t protein C, S combined deficiency

Q7. Further management & Plan

뇌정맥 혈전증의 경우, 침습적 시술을 통한 직접적인 혈전용해술(thrombolysis)을 시행하거나 항응고제(heparin, warfarin) 투여를 통한 치료가 가능하다. 치료되지 않고 진행하는 경우, 뇌경색(venous infarction), 경련 등의 합병증이 찾아올 수 있기 때문에 주의 관찰이 필수이며, 뇌압상승이 심한 경우는 이에 대한 동반 조절도 필수이다.

11

실신
(Syncope)

장윤혁

1. 실신의 정의

– 실신이란 순간적으로 짧은 시간 동안 의식을 잃고 곧 회복되는 일련의 사건을 뜻한다. 이는 일시적인 뇌혈류 장애에 의한 뇌허혈에 의하여 발생하며, 같은 기전으로 인하여 환자 자신이 의식을 잃을 것 같은 느낌을 받는 증상을 실신전(presyncope)이라고 한다. 실신은 예측하지 못한 상태에서 일어난다는 점에서 심각한 신체 손상 및 사고를 유발할 수 있기 때문에, 정확한 진단과 원인 규명이 필수적이다.

1) 일시적인 의식 소실의 분류(transient loss of consciousness, transient LOC)

– 일시적인 의식 소실의 환자가 올 경우 가장 먼저 외상 여부를 확인한다. 외상이 있는 의식 소실의 경우 비교적 원인이 뚜렷한 경우이므로 바로 뇌영상 검사(Brain CT, MRI)를 통해 외과적인 처치 필요 여부를 판단하는 것이 중요하다.

– 외상이 없는 환자의 의식 소실은 병리기전에 따른 원인 감별이 필요하다. 원인에 따라 예후와 치료가 달라지기 때문에 매우 중요하다고 할 수 있다. 일시적인 의식소실의 원인에는 단순 실신 이외에 발작(seizure), 정신과적 증상(psychogenic)등이 있을 수 있다.

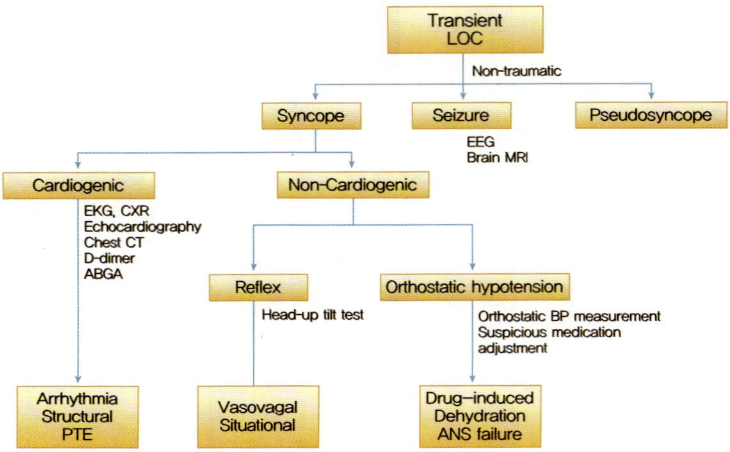

그림 11-1. 일시적인 의식소실 환자의 분류 및 감별진단

– 발작은 실신과 구별해야하는 가장 중요한 의식소실이다(표 11-1). 실신은 병력 문진 만으로도 일부 발작과 감별할 수 있다. 실신과 발작의 가장 큰 차이점은 의식 소실의 지속시간이다. 실신은 주로 수 초에서 수십 초 내로 의식이 회복되며 회복 후에 쓰러지기 직전까지의 기억이 있는 경우가 대부분이다. 반면 발작은 의식 소실이 수십 초에서 수분 이상 지속 가능하다. 또한, 환자는 쓰러지기 직전 수분까지 기억을 하지 못한다. 의식소실 중 실신과 발작 모두 비자발적인 움직임이 있을 수 있다. 실신은 목격자들이 말할 때 주로 "몸을 부르르 떨었다" "움찔움찔 거렸다" 고 표현하는 간대성 움직임 및, 간대성 근경련을 보인다. 발작은 그 분류에 따라 움직임이 다양하나 주로 정형화된 움직임을 보인다. 성인들에게서 가장 흔한 이차성 강직–간대성 발작은 머리나 눈이 한쪽 방향으로 돌아가고, 한쪽 팔다리가 먼저 반응하는 비대칭성 움직임에서 전신 대칭형 움직임으로 발전하는 양상을 보인다. 혀 깨물기는 실신과 발작을 구분할 수 있는 높은 특이도를 가진 증상이다. 실신의 경우 혀를 깨무는 경우가 거의 없는 반면 발작은 있을 수 있다. 그러므로 환자가 혀를 깨문 흔적이 있다면 발작을 강하게 의심할 수 있다. 실신은 의식소실에서 회복된 후 거의 즉시 정신을 차린다. 반면 발작은 수분에서 수시간까지 깨어나지 못한 채 잠이 들거나 제대로 주변상황을 인지하지 못하는 발작 후 혼돈이 흔하다.

• 필요검사

1) EEG

2) 필요 시 Brain CT or MRI

표 11-1. 실신과 발작의 구분

	Syncope	Seizure
Duration	Brief (< 5 min)	Variable (1~10 min)
Involuntary movement	Common (clonic- or myoclonic-like)	Typical (Often asymmetrically developing)
Tongue bitting	Almost none	Common
Amnesia	Brief Non-Cardiac: 직전 Cardiac: 수분	Prolonged (> 5 min)
Postictal Confusion	Rare	Common

2) 가성실신의 감별

– 배제진단으로 정신과적인 원인을 고려해볼 수 있겠다. 이를 심인성 가성실신 (psychogenic pseudosyncope, PPS) 이라 칭하며 특별히 대뇌 허혈을 유발할 만한 원인이 없다는 것이 증명되었을 때 진단할 수 있다(표 11-2). 심인성 가성실신의 원인은 대체로 전환장애(conversion disorder) 이다. 가성실신은 젊은 여성에게서 흔하며 환자의 사회경제상태가 낮은 경우가 많다. 특징적인 양상으로 실신과는 다르게 하루에 여러 번 쓰러지는 이벤트가 있고, 한 번 쓰러졌을 때 바로 회복되지 않고 수 분 이상 누워있는다. 또한, 쓰러지기 전에 명백히 눈을 먼저 감고 본인이 다치지 않게 이벤트가 발생하는 것이 특징이다(미주신경성실신은 대체로 생기가 없이 눈을 뜬 상태로 쓰러짐). 심인성 가성실신을 보이는 환자의 경우 65% 이상에서 기저 정신질환(우울증, 불안장애)을 앓고 있는 것으로 알려져 있어 약 복용력을 포함한 자세한 문진이 요구된다.

표 11-2. 실신의 감별

	Cardiac Syncope	Reflex Syncope	Orthostatic hypotension	Pseudosyncope
Demographics	Elderly, female = male	Young, female = male	Elderly, female > male	Young, female > male
Number of events in a day	Variable	Single event, generally	Multiple events	Multiple events
Event	at Rest or Exertion	Prolonged standing Under specific situation (cough, urination, pain/medical procedure)	at Postural change	Mentally stressful environment
Pre-episode symptoms	Palpitation may be preceded	Nausea, Pallor, Sweating	Rare	Rare
Trauma	Common	Common	Common	Rare
LOC	brief (< 5 min)	brief(< 5 min)	brief(< 5 min)	variable(can be > 15 min)
Underlying medical history	AMI, Cancer FHx of Sudden death	None	HTN, BPH, DM, MSA	Psychiatric diseases

2. 실신의 원인과 분류

- 실신은 크게 3가지의 병리 기전에 의해 발생한다. 우선 가장 먼저 분류해야 하는 것은 심장성(cardiogenic) 실신 여부이다. 심장성 실신의 경우 비심장성(non-cardiogenic) 실신에 비하여 사망률이 현저히 높기 때문에 반드시 감별해야하는 원인이다. 치료받지 못한 심장성 실신은 6개월 내 10% 이상의 높은 사망율을 보인다(Soteriades et al. NEJM 2002). 비심장성 실신은 이상반사에 의한 실신과 기립성저혈압에 의한 실신으로 구분할 수 있다.

- 심장성 실신(cardiogenic syncope)은 부정맥, 심장의 구조적인 문제 및 폐색전증 등의 원인으로 인해 갑작스러운 뇌혈류 저하가 유발될 때 발생한다. 가장 흔한 원인은 부정맥이나, 급성심근경색에 의해 이차적인 부정맥이 발생하는 경우도 많으므로 원인에 대한 철저한 조사가 필요하다. 특히 암환자에서 실신이 발생하는 경우 폐색전증을 반드시 고려해야한다. 부정맥이 발생하기 전 환자는 두근거림을 느낄 수도 있으나 언제나 동반되는 증상은 아니다. 이상반사 실신과 비교하여 실신 전 기억상실 기간이 더 길며 쉬거나 운동하는 도중 특별한 자극 요인 없이 예측하지 못한 상황에서 발생한다. 심장의 구조적이상이나 유전성 부정맥은 급사의 가족력이 있는 경우가 있으므로 반드시 확인하는 것이 중요하다.
  - 필요검사
    1) EKG, Chest PA
    2) 24-hours Holter monitoring
    3) Echocardiography
    4) pulmonary embolism 의심 시 Chest CT angiogram

- 가장 자주 볼 수 있는 실신은 미주신경성 실신(vasovagal syncope)이다. 이상반사에 의한 실신(reflex syncope)에 속하며 특정한 자극에 의해 갑작스러운 교감신경계의 저하와 부교감신경계의 상승에 의한 혈관확장 및 혈압저하로 인해 발생한다. 덥고 답답한 환경에서 오래 서있거나 통증을 유발하는 진료(주사바늘) 환경 등에서 발생한다. 상황 실신(situational syncope)은 배변, 기침 등 특정 상황에서 발생하는 실신으로, 심장성 실신과는 다르게 쓰러지기 직전까지 상황을 기억하며 쓰러지기 전 구역감, 창백해짐, 식은땀 등을 호소하는 경우가 흔하다. 이 경우 예후는 대부분 좋은 것으로 알려져 있다.
  - 필요검사
    1) Head-up tilt test

– 기립성 저혈압(orthostatic hypotension)은 기립 시 발생하는 중력 스트레스에 대해 말초 혈관수축이 충분히 일어나지 않는 경우에 발생한다. 환자가 누워있다가 일어난 3분 이내에 SBP > 20 mmHg 또는 DBP > 10 mmHg의 저하가 있을 때 진단할 수 있다. 이는 약제 유발성 저혈압, 탈수성 저혈압, 자율신경계 이상에 의한 저혈압등이 원인이 될 수 있다. 자세를 바꾸는 상황(누워있다가 일어나는 경우, 앉아있다가 일어나는 경우)에서 발생하는 것이 특징이고 하루에 여러차례 발생할 수 있다. 주로 노인들에게 많이 일어나며 탈수가 잘 일어나는 무더운 여름철에 특히 환자가 많아진다. 당뇨환자의 경우 자율신경계가 손상되어 있을 수 있으므로 위험성이 증가한다. 고혈압약을 복용하는지에 대해 반드시 문진이 필요하며 진료실에서는 정상혈압일 수 있으나 혈압의 일중변동 및 기립성 혈압을 꼭 확인해야한다. 또한 남성의 경우 알파차단제인 전립선비대증약을 복용하는지에 대해 확인한다. 다계통 위축(Multiple systemic atrophy, MSA) 질환에서 첫 증상이 기립성 저혈압으로 나타나는 경우가 있으므로 특별한 위험요인이 없다면 파킨슨병에 대한 검진도 필요하다.

• 필요검사

1) 복용 약제에 대한 철저한 문진

2) Orthostatic blood pressure measurement

References & Reading materials

1. Sakiani P, Krahn A, and Klein G, Syncope, Circulation, 2013;127:1330-1339.
2. Wieling W, Thijs R, Dijk N et al. Symptoms and signs of syncope: a review of the link between physiology and clinical clues, Brain, 2009;132;2630-2642.
3. Raj V, Rowe A, Fleisch S et al. Psychogenic pseudosyncope: diagnosis and management, Autonomic Neuroscience: Basic and Clinical, 2014;184;66-72.
4. Brigo F, Nardone R, and Bongiovanni L, Value of tongue biting in the differential diagnosis between epileptic seizures and syncope, Seizure, 2012;21;568-572.

12

혼수
(Coma)

선우준상

혼수는 비교적 흔한 신경학적 응급 상황이다. 원인이 복잡하고 치료가 지체되면 뇌기능의 회복이 불가능한 상태로 악화될 수 있기 때문에 응급실에서 신속하면서 체계적인 접근이 필요하다. 혼수상태의 환자에 대한 적절한 평가를 위해서는 환자의 기도를 확보하고 활력징후(vital sign)를 유지하면서 동시에 보호자로부터 환자의 병력을 알아내고 신속하게 신경학적 검진과 진단에 필요한 검사실검사(laboratory study)를 수행해야 한다. 보통 위의 과정들은 동시에 이루어진다(예를 들면, 의료진 중 한 명이 기도를 확보하는 동시에 다른 한 명이 환자의 병력을 파악한다).

혼수의 원인을 찾는 과정에서는 치료 가능한 원인질환을 확인하는 것이 가장 중요하며, 여기에는 대사 이상, 약물이나 독극물 중독, 경막하 혈종이나 뇌경색 같은 구조적 뇌병변 등이 있다.

혼수를 일으키는 원인은 해부학적인 위치에 따라서 세 가지로 나눌 수 있다.

1. Bilateral hemispheric dysfunction (metabolic encephalopathy, massive bilateral hemispheric infarct 등)
2. Unilateral hemisphere disease with brainstem compression (epidural hematoma, brain tumor 등)
3. Brainstem dysfunction (brainstem compression from cerebellar hemorrhage, pontine hemorrhage 등)

혼수 환자를 검진하면서 기본적인 요점들을 파악하면 병변의 범위와 원인을 결정할 수 있다. 먼저 환자의 의식 수준이 혼수가 맞는가, 아니면 다른 의식장애 상태인지를 확인해야 한다. 급성질환에 의한 의식장애는 각성(alert), 기면(drowsy), 혼미(stupor), 반혼수(semicoma), 혼수(coma)로 분류할 수 있다. 각성상태는 정상 의식수준에 해당하며, 기면은 자발적으로 눈을 뜨지 않고 얕은 수면을 취하는 듯이 보이지만 말이나 촉각과 같은 가벼운 자극으로 깨울 수 있고 어느 정도 각성 상태를 유지할 수 있다. 혼미는 통각 자극을 주어야 깨울 수 있으며 자극이 사라지면 다시 수면과 같은 상태에 빠진다. 반혼수는 혼미와 혼수의 중간에 해당하며 강한 통증 자극에도 눈을 뜨지 못하지만 반사적인 움직임을 보인다. 마지막으로 혼수상태는 어떤 종류의 자극에도 눈을 뜨지 못하며 자발적인 움직임이 없고, 심한 통증 자극에도 유의한 움직임이 없다.

혼수와 감별이 필요한 상태로는 히스테리(hysteria)와 꾀병(malingering)과 같은 정신성(psychogenic) 질환, 감금증후군(locked-in syndrome), 무동함구증(akinetic mutism), 긴장혼미(catatonic stupor) 등이 있다.

1. ABC (Airway, Breathing, Circulation)

혼수는 신경과적 응급 상황인 만큼 병력청취와 검진에 앞서 먼저 ABC를 확인하는 것이 필수이다. 환자의 기도(airway)를 확보하고, 호흡(breathing)과 혈액 순환(circulation)이 안정적인지 확인하고, 호흡, 혈압, 체온 등 활력징후가 정상화되도록 빠른 조치를 취해야 한다. 반드시 저혈당 가능성에 대해서 혈당을 확인하고, 의심되면 50% 포도당 25~50 mL을 정맥내 투여한다. 동시에 베르니케뇌병증(Wernicke encephalopathy)의 예방을 위해 thiamine 100 mg을 함께 정맥내 투여한다. 호흡이 억제되고 과하게 수축된 점동공(pinpoint pupil)을 보여 마약 중독이 의심되는 경우에는 naloxone 투여를 고려한다. 벤조디아제핀 약물중독에 의한 혼수가 의심되면 flumazenil을 투여한다. 위 과정을 마친 뒤에 병력 파악, 신체 검진, 그리고 진단을 위한 검사를 시행한다. 저혈당은 혼수의 흔한 원인이며 치료 가능한 원인임을 명심한다.

2. 병력청취(History taking)

환자로부터 직접 필요한 정보를 얻을 수 없기 때문에 보호자나 목격자로부터 정보를 얻어야 한다.

1) 의식장애가 발생한 상황과 관련하여 현병력을 자세히 파악한다; 발병의 양상(mode of onset, 예를 들어, 아주 갑자기 혹은 며칠 전부터 점차적으로) 및 응급실 방문까지 소요된 시간, 그 기간 동안 의식상태의 변화(변동 없음, 지속적 악화 혹은 wax and wane 등), 의식장애와 동반된 증상들(두통, 경련발작, 구토, 어지럼증 등), 의식장애에 선행하여 나타난 증상들(발열 등)
2) 과거력을 확인한다. 당뇨병이 있는가? 고혈압, 심장질환, 뇌졸중의 병력이 있는가? 간질환 혹은 콩팥질환의 병력이 있는가? 약물 중독이나 알코올 중독인가? 수면제를 복용하였는가? 우울증을 앓고 있는가? 최근 두부 외상의 병력이 있는가? 과거에도 이번과 비슷한 양상의 의식장애가 있었는가?
3) 만일 과거력이 있다면 혼수를 유발할 만한 악화인자 여부를 확인한다. 예를 들어, 만성 간질환 환자에서 소화관 출혈, 요독증의 악화, 감염성 질환의 가능성, 또는 뇌전증 환자에서 항뇌전증약물 투약 중단 등
4) 수면제를 포함하여 환자가 복용한 모든 약물을 조사한다. 약물과 과거 병력에 대한 철저한 조사를 통해서 혼수의 원인에 대한 힌트를 얻을 수 있다. 약물중독에 의한 독성 뇌병증은 혼수환자의 비교적 흔한 원인임을 명심한다.

상기 병력 청취 과정에서 얻은 정보들을 통해서 머릿속으로 가능한 원인 질환의 범주와 그 우선순위를 대략 정하고 다음 단계로 넘어간다.

3. 신경학적진찰(Neurologic examination)

1) 먼저 환자의 겉모습을 주의 깊게 관찰한다.

a) 겉질제거자세(decorticate posture, 팔의 굴곡과 다리의 신전, 그림 12-1) 여부를 확인한다. 이는 양측 대뇌 반구 혹은 사이뇌(diencephalon)의 기능장애를 의미하며 해당 부위의 파괴 병터를 의심할 수 있으나, 대사성 질환에서도 이차적으로 발생할 수 있다.

b) 대뇌제거자세(decerebrate posture, 팔과 다리의 신전, 그림 12-1) 여부를 확인한다. 이는 중뇌 혹은 상부 다리뇌의 기능장애를 의미하며, 구조적인 병변이나 대사 이상에 의해서 발생 가능하다.

c) 환자가 하품을 하거나 침을 삼키거나 입술을 핥는 행동을 보이는가? 그렇다면 혼수의 정도는 깊지 않으며 뇌간(brainstem)의 기능은 보존되었다고 볼 수 있다.

d) 반복적으로 움찔거리는 양상의 다초점근간대경련(multifocal myoclonus)이 관찰되는가? 이는 저산소증이나 요독증, 고탄산혈증(hypercapnia)과 같은 대사성 뇌병증의 특징적인 양상이다. 중증의 다초점근간대경련은 무산소성 뇌손상 후에 발생하며 보통 불량한 예후와 연관된다(Chapter 27 참고).

e) 발작의 증거가 있는지 확인한다. 비경련뇌전증지속상태(nonconvulsive sta-

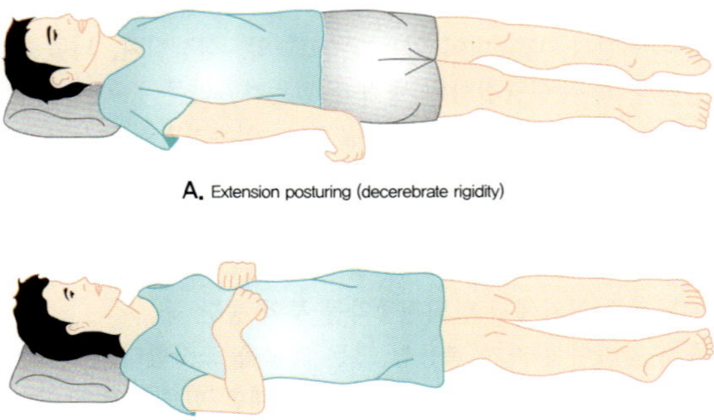

A. Extension posturing (decerebrate rigidity)

B. Abnormal flexion (decorticate rigidity)

그림 12-1. 대뇌제거자세와 겉질제거자세

tus epilepticus)에서 발작은 눈 깜빡임이나 안구 편위, 안면 근육의 움찔거림 정도로 미세하게 나타날 수 있다. 발작 후 지속되는 혼수상태나 비경련뇌전증지속상태의 가능성이 있다면 항뇌전증약물 투여와 뇌파 모니터링을 고려한다. 비경련뇌전증지속상태가 치료 되지 않고 지속되면 비가역적인 뇌 손상을 유발할 수 있다.

f) 환자의 움직임이 한쪽에서만 관찰되며 편마비를 시사하는가?

g) 주사바늘 자국(needle track mark)이나 만성간질환의 징후, 외상의 징후가 있는가? 수막염을 시사하는 경부경직이 있는가?

2) 호흡의 양상(respiratory pattern)을 확인한다(그림 12-2).

a) Cheyne-Stokes 호흡(crescendo-decrescendo 호흡패턴이 주기적으로 반복되며 중간에 일시적인 무호흡이 동반됨)은 양측 대뇌반구의 기능장애를 뜻하며 동시에 뇌간의 기능은 유지됨을 의미한다. 종종 대사성 질환이나 울혈성 심부전에서 나타난다. 드물지만 이는 transtentorial herniation의 첫 번째 징후로 나타날 수 있다.

b) 중추신경과다호흡(central neurogenic hyperventilation)은 길고 빠른 호흡패턴으로 보통 중뇌과 다리뇌 사이의 피개(tegmentum)의 손상을 시사한다.

c) 지속흡인호흡(apneustic breathing)은 수 초간 지속되는 길고 깊은 흡기가 특징이며 빠른 호기 후 일시적인 무호흡이 동반된다. 이는 보통 중앙-하부 다리뇌 병변에서 관찰된다.

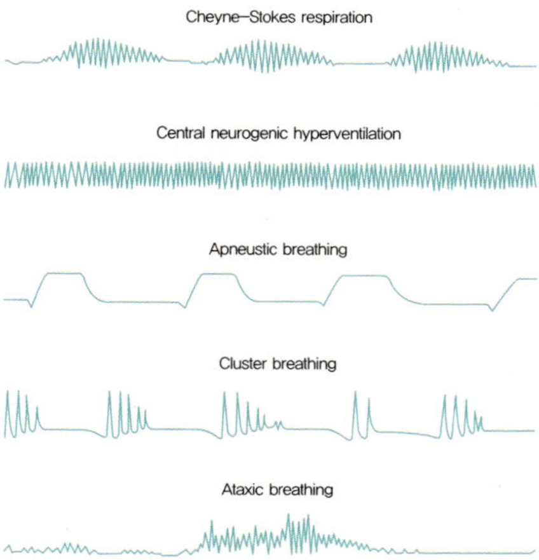

그림 12-2. 혼수 환자에서 나타날 수 있는 다양한 호흡 패턴

d) 실조성호흡(ataxic breathing 또는 Biot breathing)은 각 호흡의 깊이와 속도가 불규칙하게 변하는 패턴으로 무호흡 또한 불규칙하게 동반된다. 보통 연수의 호흡 중추 손상을 의미한다.
e) 혼수 환자에서 동반되는 과호흡(hyperventilation)은 흔히 대사성 질환을 시사한다. 대사성 산증이 있는 경우 당뇨병, 요독증, 젖산산증(lactic acidosis), 중독과 관련 있다. 호흡성 알칼리증은 살리실산염(salicylate), 간기능부전과 관련 있다. 폐렴, 뇌염, 뇌수막염과 같은 감염성 질환이나 폐부종도 호흡이 매우 빠른 경우 의심할 수 있다.
f) 저호흡(hypoventilation)이 동반된 혼수는 흔히 약물(마약, barbiturate)에 의한 전반적인 중추신경계 기능저하를 시사하며, 갑상샘저하증이나 만성폐질환 환자의 이산화탄소 정체(CO_2 retention)에서도 발생할 수 있다.

3) 외부 자극에 대한 반응을 확인한다.

a) 유해 자극을 가하여 환자의 반응 여부를 확인한다. 유해 자극은 겉질제거자세 또는 대뇌제거자세를 유발할 수 있으며, 이를 통해 뇌 손상 정도에 대한 단서를 얻을 수 있다. 한 쪽에 국한된 움직임은 반신마비를 시사하는 결정적인 증거이며 천막위 혹은 뇌간 병변에 의해 발생한다.
b) 수의적 반응을 확인한다. 혼수의 정도가 일관되지 않은 경우나, 환자가 유해자극에 대해서 의도적으로 회피하는 반응을 보이는 경우에는 환자의 손을 환자의 얼굴을 향해서 떨어트려본다. 꾀병의 경우 손이 얼굴 위로 떨어지지 않도록 저항하는 반응이 나타난다.
c) 면봉으로 코를 간지럽히는 것은 강력한 유해자극이다. 환자가 얼굴을 찡그리거나 눈을 뜨는지 혹은 머리를 움직여 피하는지 여부를 확인한다.
d) 통증에 대한 사지의 반응을 확인한다. 사지의 굴곡, 신전, 내전과 같은 낮은 수준의 반사가 나타나는지 확인한다. 어깨나 고관절의 외전은 대개 고위 피질 반응을 의미한다.

4) 동공 검진

동공의 크기, 모양, 좌우 대칭 그리고 대광반사를 확인한다. 이는 뇌간과 눈돌림신경(oculomotor nerve) 기능과 관련해 중요한 정보를 제공한다.

a) 대사 이상에서는 동공의 대광반사가 대체로 정상적으로 유지된다. 중독에 의한 대사성 혼수에서 외부자극에 대한 반응이 없고 인형눈반사(doll's eye reflex)와 각막반사(corneal reflex)의 반응이 저하될 수도 있지만, 여전히 동공의 대광반사는 보존된다. 이 경우는 대개 barbiturate 중독에 이차적으로 발생한다. 동공의 대광반사만 유지되는 혼수는 대사성 원인을 시사한다.

b) 크기가 정상이고 대광반사에 수축하는 동공은 중뇌가 보존됨을 시사한다. 중뇌가 손상되면 대개 동공이 확장되고 광자극에 반응하지 않지만 동공의 크기는 변동할 수 있다.
c) 예외적으로 atropine이나 scopolamine과 같은 항콜린제 중독의 경우 동공이 확장되고 광자극에 무반응을 보여 구조적 병변으로 오인할 수 있다. 이 경우 1% pilocarpine 용액 점적에도 동공이 수축하지 않는다.
d) 다리뇌의 병변은 점동공을 유발하며, 강한 광자극에 반응하지만, 이는 확대경을 통해서 확인 가능하다. Heroin과 pilocarpine 역시 점동공을 유발할 수 있다.
e) 일측성으로 확장되고 광자극에 수축하지 않는 동공은 눈돌림신경 손상에서 관찰되며, 종종 종괴효과를 보이는 천막위병변의 lateral (uncal) herniation을 시사하는 중요한 초기 소견으로 나타난다. 이는 또한 기저동맥영역 뇌경색 등의 중뇌 병변 자체에 의해서도 발생 가능하다.

12

5) 각막반사와 인형눈반사

각막반사와 인형눈반사에 무반응을 보이면 이는 대개 다리뇌의 손상을 의미한다. 인형눈반사를 확인하기 전에는 반드시 경추의 골절이 없는지 확인한다. 환자의 머리를 좌우로 돌리면서 머리가 돌아가는 방향의 반대편으로 안구가 동향편위(conjugate deviation) 되는지 확인한다. 이는 머리의 상하 움직임에 대해서도 마찬가지로 나타난다. 안구의 수평 움직임에 이상이 있는 경우 다리뇌의 병변을, 수직 움직임에 이상은 중뇌 병변을 시사한다.

독성-대사성 뇌병증이나 대뇌반구의 병변에 의한 혼수는 인형눈반사가 정상이다. 만일 인형눈반사가 무반응을 보인다면 외이도의 ice water irrigation (100~200 mL)을 통해 안구전정반사(oculovestibular reflex) 경로에 강한 자극을 준다(caloric test). 검사 전 외이도 내의 귀지가 없는지 확인하고 고막에 이상이 없는지 확인한다. 한 번에 한쪽 귀씩 검사한다. 혼수환자에서는 찬물을 irrigation을 시행하는 쪽으로 안구가 긴장성 편위를 보이며 이는 뇌간의 일부 기능은 유지됨을 시사한다. Caloric test에서 안구전정반사 반응이 없다면 뇌간 기능의 심한 장애를 의미하며 뇌간의 여러 영역들(3,4,6번 뇌신경, medial longitudinal fasciculus, 전정기관)이 침범되었음을 시사한다.

6) 운동계 검사(motor system examination)

반사항진(hyperreflexia), 바빈스키징후(Babinski sign), 편마비는 대개 혼수의 원인이 중추신경계의 구조적 병변임을 의미한다. 예외적으로 간성 혼수, 저혈당, 요독증 등에서 국소신경학적징후나 반사항진이 나타날 수 있다. 이와 같은 예외 사항들은 검사를 통해 신속히 진단되어야 한다.

7) 그 외 신체 검진(other physical findings)

a) 주의 깊은 신체 검진을 통해서 혼수의 원인에 대한 단서를 찾을 수 있는데, 그 예로 경막외 혈종에서 두부외상의 징후, 호흡부전(pulmonary failure)에서 barrel chest, 간성 혼수에서 간비대, 심장성쇼크에서 feeble pulse와 저혈압, 그리고 수막염 혹은 지주막하출혈에서 경부경직 등이 있다.

b) 저체온증은 barbiturate나 에탄올 중독, 점액부종(myxedema)과 관련이 있으며, 고체온증은 항콜린약물중독, 감염질환, 염증질환, 열사병에서 나타날 수 있다.

c) 피부에서 관찰되는 소견도 혼수의 원인을 추정하는 데 도움을 준다. 점상출혈이 있으면 혈소판감소자색반(thrombocytopenic purpura), 수막구균혈증(meningococcemia), 세균심내막염 등을 의심한다. 저산소증과 methemoglobinemia에서는 피부의 청색증이 나타날 수 있으며, 일산화탄소 중독에서는 특징적인 선홍색(cherry red)이 나타날 수 있다.

d) 검안경검사로 두개내압의 상승을 확인할 수 있고, 유리체밑출혈(subhyaloid hemorrhage)이 있으면 지주막하출혈을 의심할 수 있다.

4. 진단검사(Diagnostic tests)

1) 대사 스크리닝(Metabolic screen)

혼수의 대사성 원인(저혈당, 고탄산혈증, 고칼슘혈증, 요독증, 간기능부전, 전해질이상, 약물중독 등)을 배제하기 위해 반드시 수행해야 한다. 특히 국소 신경학적 증상이 없고 뇌막자극증상 또는 두개내압 상승의 소견이 없는 혼수 환자에서 대사성 원인을 고려한다.

a) 전체혈구계산(CBC), 혈당, 전해질, 동맥혈가스분석(ABGA), 간기능, 콩팥기능, 암모니아, 칼슘농도, 혈액응고 검사

b) 필요에 따라서, 혈액배양검사(blood culture), 부신기능검사, 케톤혈증검사, 엽산, Vitamin B_{12}, 갑상샘호르몬, 갑상샘항체, 젖산 검사 등을 시행

c) 약물 스크린(약물 혹은 독성물질 중독이 의심되는 경우 해당 물질에 대한 혈중농도와 소변검사를 시행)

2) 요추천자(Lumbar puncture)

중추신경계감염이나 뇌 전산화단층촬영에서 출혈이 보이지 않는 지주막하출혈을 진단하는 데 필요하다. 요추 천자 시행 전에는 반드시 뇌 전산화단층촬영을 시행하여 두개내압 상승의 가능성이 배제되어야 한다.

3) 뇌영상(Brain imaging)

뇌내출혈(subdural, epidural, intracerebral), 뇌농양, 뇌종양, 또는 수두증 등의 구조적 원인이 의심되는 경우에는 뇌 전산화단층촬영(CT) 및 자기공명영상(MRI)이 필수적이다. 하지만 영상 검사 결과가 정상이라고 해서 뇌에 이상이 없다고 판단해서는 안 되며, 병력과 진찰 소견 및 의심되는 진단과 함께 종합적으로 판단하는 습관이 필요하다.

4) 뇌파(Electroencephalography, EEG)

뇌파 검사는 혼수의 원인을 직접적으로 진단하기는 어려우나, 무증상 발작(subclinical seizure)이나 비경련뇌전증지속상태가 의심될 경우 매우 유용하다. 또한 대사성 뇌병증에 특징적인 triphasic wave 소견은 진단에 도움이 되며, 정신성 혼수(psychogenic coma)에서는 정상 뇌파를 확인할 수 있다.

혼수 환자의 진료에서 신경학적 진찰 단계에서는 원인 병변의 해부학적 위치를 국소화할 수 있어야 함을 명심한다(diffuse brain dysfunction, structural supratentorial 또는 infratentorial lesion 등). 병력 청취와 전반적 신체 검진 과정에서는 혼수의 원인 질환에 대한 단서를 얻을 수 있다.

5. 감별진단(Differential diagnosis)

I. Disease that cause no focal or lateralizing neurologic signs
- A) Intoxications: alcohol, barbiturates, and other sedative drugs, opiates
- B) Metabolic disturbances: anoxia, diabetic acidosis, uremia, hepatic failure, nonketotic hyperosmolar coma, hypo- and hypernatremia, hypoglycemia, addisonian crisis, profound nutritional deficiency, carbon monoxide, thyroid states including Hashimoto encephalopathy
- C) Severe systemic infections: pneumonia, peritonitis, typhoid fever, malaria, septicemia, Waterhouse-Friderichsen syndrome.
- D) Circulatory collapse (shock) from any cause
- E) Postseizure states and convulsive and nonconvulsive status epilepticus
- F) Hypertensive encephalopathy and eclampsia
- G) Hyperthermia and hypothermia
- H) Concussion
- I) Acute hydrocephalus
- J) Late stages of certain degenerative diseases and Creutzfeldt-Jakob disease

II. Diseases that cause meningeal irritation with or without fever
   A) Subarachnoid hemorrhage from ruptured aneurysm
   B) Acute bacterial meningitis
   C) Some forms of viral encephalitis
   D) Neoplastic and parasitic meningitides
III. Diseases that cause focal brainstem or lateralizing cerebral signs
   A) Hemispheral hemorrhage or massive infarction
   B) Brainstem infarction due to basilar artery thrombosis or embolism
   C) Brain abscess, subdural empyema, Herpes encephalitis
   D) Epidural and subdural hemorrhage and brain contusion
   E) Brain tumor
   F) Cerebellar and pontine hemorrhage
   G) Miscellaneous: cortical vein thrombosis, some forms of viral encephalitis (herpes), focal embolic infarction due to bacterial endocarditis, acute hemorrhagic leukoencephalitis, disseminated (postinfectious) encephalomyelitis, intravascular lymphoma, thrombotic thrombocytopenic purpura, diffuse fat embolism, and others.

References & Reading materials

1. Alexander R-G. Weiner and Levitt's Neurology. 8th ed. Philadelphia: Lippincott Williams & Wilkins, 2008; 19-25.
2. Ropper AH, Brown RH. Adams and Victor's Principles of Neurology. 11th ed. New York: McGraw-Hill, 2019.
3. Brazis PW, Masdeu JC, Biller J. Localization in Clinical Neurology. 5th ed. Philadelphia: Lippincott Williams & Wilkins, 2007; 557-577.
4. 대한신경과학회. 신경학. 3판. 군자출판사, 2017.
5. Marshall Mayre, On Call Neurology, 3rd ed. Saunders, 2007; 57-73.

표 12-1. 혼수의 흔한 원인들과 주요 감별 포인트

분류	원인 질환	중요 임상 소견	중요 검사 소견	비고
국소 신경학적 징후나 수막자극 징후가 없는 혼수	진정제 중독	저체온증, 저혈압	Drug screen 혈액 및 소변 EEG 종종 fast activity 소견	진정제 복용 병력, 자살 시도
	무산소성 뇌손상	경직, 대뇌제거자세, 경련, 근간대경련	EEG high voltage delta waves 보일 수 있음	심정지 후 갑자기 발생
	저혈당	무산소증과 동일(경직, 대뇌제거자세, 경련, 근간대경련)	혈액 및 CSF 포도당 저하	초기 증상으로 초조함, 배고픔, 발한, 떨림. 이후 얕은 호흡, 피부 창백, 경련 발작으로 진행.
	요독증 (uremia)	흙빛의 건조한 피부, uriniferous breath, twitch-convulsive 증후군	BUN, creatinine 증가 Anemia, acidosis, hypocalcemia	Progressive apathy, confusion, asterixis가 혼수 이전에 선행
	간성 혼수	황달, 복수 및 간부전의 징후, asterixis	혈중 암모니아 증가. CSF 황색(bilirubin), 단백질은 정상이거나 약간 증가	복수 천자 혹은 정맥류 출혈 후 발생. Confusion, stupor, asterixis 및 EEG 변화(triphasic wave)가 혼수 이전에 선행
국소신경학적 징후가 없고, 수막자극 징후가 동반된 혼수	수막염 및 뇌염	경부경직 및 Kernig sign, 발열, 두통	CSF pleocytosis, 단백질 증가, 포도당 감소	급성 혹은 아급성 발병
	지주막하 출혈	혈압 상승, 경부경직 및 Kernig sign	CT 급성 출혈 및 동맥류 CSF bloody 또는 xanthochromic 하며 압력 증가	심한 두통과 함께 갑자기 발병
국소신경학적 징후가 동반된 혼수	대뇌 출혈	반신마비, 고혈압, specific ocular signs	CT 급성 출혈	고혈압 병력, 갑자기 발병하며 두통이나 구토 동반
	기저동맥 폐색	대뇌제거자세, 양측 바빈스키, 인형-눈반사 소실	MRI 뇌간, 소뇌, 시상 부위의 경색	갑자기 발병
	경막하 출혈	반신마비, 혈압 상승, 주기성 호흡 양상, 편측 동공 확장	CT 경막하 출혈 CSF xanthochromia, 상대적으로 낮은 단백질 수치	두부 외상의 병력이나 징후, 두통, 점차 악화되는 의식 장애

12

13

척수병증

(Myelopathy)

김준순

척수병증(myelopathy)은 전공의 시절에 흔하게 접할 수 있는 신경과적 질환 중의 하나로 감별진단이 다양하다. 그 기저 원인에 따라 병의 경과는 급성, 아급성 혹은 만성적 진행으로 다양하게 나타날 수 있기 때문에 환자의 병력 청취에서부터 감별진단의 실마리를 찾아나가야 한다. 척수병증이 의심되는 환자에서 최대한 빠른 진단에 대한 접근이 중요한 이유는 치료의 시작 시기가 환자의 예후에 민감한 영향을 미치는 경우가 많기 때문이다. 특히 급성으로 증상이 발현해 응급실에 찾아온 경우, 그 원인에 대한 빠른 감별 진단은 필수적이라고 할 수 있겠다. 이에 신경과 전공의로서, 또한 타과 전공의라도 가장 기본적인 접근법에 대해서는 알고 있는 것이 도움이 될 수 있다.

✓ 진단과 치료가 빠르면 빠를수록, 결과가 좋다는 것을 명심해라.
✓ 목/등의 통증과 함께, 상하지의 감각 혹은 운동 증상 및 대소변 장애를 호소하는 환자가 있다면 반드시 의심해봐라.

1. Clinical Manifestations

병변의 위치 및 병발원인에 따라 다양한 패턴의 증상이 발생하기 때문에, 일률적으로 설명하기는 어렵고, 편의상 초기/후기 징후 및 증상으로 간략히 언급하겠다.

1) 초기 징후(증상)

a) 하지의 통각 상실(환자는 통각에 대해 sensory level을 가질 수 있으며, 온도 자극이나, 발한에 대해서도 레벨을 가질 수 있음)
b) 병변 아래쪽으로 위치 감각이나 진동 감각의 이상
c) 특정 척추 레벨에 압통을 가진다면 병변의 높이(위치)를 추정하는 데 도움이 됨
d) 병변 아래로 과반사 징후를 보임(급성 척수 쇼크의 경우는 수상 직후는 오히려 심부건반사는 떨어질 수 있음).
e) 주로 편측보다는 양측으로 나타남

2) 후기 징후(증상)

a) 저명한 위약감
b) 저명한 과반사 징후
c) 바빈스키 징후
d) 통각, 온도각 혹은 진동각에 대한 sensory level(병변이 의심되는 척수 레벨의 위아래로 진동감각을 측정해 보는 게 도움이 되는 경우가 있음)

e) 항문 조임근 tone이 떨어지거나, 복부 반사(abdominal reflex)의 상실, 구해면체근반사(bulbocavernous reflex)의 상실
f) 소변 저류, 혹은 요/변실금

2. Diagnostic steps

1) History taking

a) 기본적인 증상 발현 모드(acute, subacute, chronic/insidious) 및 진행 양상(progressive, non-progressive, episodic)
b) 증상 분포 및 진행 방향
힘이 빠진다면 팔, 다리 중 어디인지? 근위부, 원위부 중 어디인지? 팔에서 먼저 빠지고 다리에 증상이 생기는지? 감각이 이상하다면 어느 신체 부분인지? 원위부에서 근위부로 진행하는지? 등
c) 소변 장애의 유무(척수 손상의 위치에 따라 요실금이 나타날 수도 있고, 요폐색이 나타날 수도 있음)
d) 외상력 유무
e) 최근 전신감염의 징후 유무
f) 기저 질환(간질환, 종양성 질환, 자가면역 질환)
g) 평소 결합조직 질환을 시사할 만한 전신 증상의 유무: 피부병변, 관절통, 궤양성 병변 등
h) 시신경염의 병력 유무: 다발성 경화증(multiple sclerosis, MS), 시신경척수염(neuromyelitis optica, NMO), 항-MOG 연관 뇌척수염(Anti-MOG antibody related encephalomyelitis)의 가능성 높아짐
i) 방사선 치료력
j) 환자 이전 병원 진료 기록 검토(과거력, 복용 약물, 이전 검사 결과)

••• ***Clinical Tip***

경험이 많지 않은 전공의 초기 시절에 환자를 보거나, 특히 타과 contact가 오는 경우 '환자가 다리가 마비된다'고 급하게 연락이 오는 경우가 있다. 그럼 우린 '마비=paralysis=운동마비'를 연상하게 되는데, 가서 보면 환자는 힘이 멀쩡한 경우가 꽤 많다. 환자들 중 특히 고령의 환자들은 흔히 말하는 심하게 저린 느낌, 먹먹한 느낌, 쥐나는 것처럼 뻣뻣해지면서 아픈 통증 등의 감각 증상들도 모두 마비라고 표현하는 경우가 꽤 많다. 따라서 환자의 증상 호소가 '마비'라면 정말 근력저하를 호소하는 건지, 아니면 감각 증상인 것인지 한 번 더 물어 파악해야 한다.

2) Physical examination

a) 기본적인 활력 징후 체크
b) 외상의 흔적이 있는지 관찰: 얼굴 손상이 있을 경우 경추 손상을 항상 염두에 둔다.
c) 피부 병변의 유무(ulcer, rash 등)
d) 척추 압통이 있는지 체크(병변의 위치를 판단하는 데 도움)

3) Neurologic examination

꼼꼼하고 정확한 신경학적 검진은 환자의 병변 위치, 원인에 대한 감별진단에 결정적인 실마리를 제공하게 된다. 단, 환자의 생체 징후가 흔들리는 경우에는 신경학적 검진에 너무 많은 시간을 낭비해서는 안 된다(특히 응급실에서).

a) 간단한 인지기능 검사를 통해 척수 손상과 함께 대뇌 피질 침범이 같이 있는지 체크한다.
b) 기본 뇌신경 검사를 통해 척수 병변이 하부 뇌줄기까지 침범했는지 여부를 체크한다.
c) 운동: 사지 근력 검사를 통해 증상의 대칭성, 상하지 침범 정도 등을 결정한다. 시간이 여유가 있다면 관절별로 측정하면 좋지만, 그렇지 않을 경우는 상하지의 근위부, 원위부로 나누어 측정한다. 급성 척수 손상의 경우는 병변 아래쪽의 근육 tone은 떨어질 수 있다.
d) 감각
   - Sensory level이 있는지 살피고(있다면 병변의 위치를 결정하는 데 좋은 도움이 된다), 운동 검사와 마찬가지로 상하지 침범 여부, 대칭성 여부 등을 체크한다. 그리고 한 가지 더 중요한 것이 감각의 종류별로 검사 결과를 살피는 것이다. 온도각(temperature)과 통각(pain) 및 위치감각(proprioception)과 진동각(vibration)은 서로 다른 주행경로로 올라가기 때문에 좌우 검진 결과를 비교해 척수 병변의 위치를 판단하는 데 중요하다(Appendix 3).
   - Saddle anesthesia가 있다면 척수 원뿔(conus medullaris) 병변일 가능성이 높고, 엉치 통증 및 방사통 등의 증상이 있다면 말총(cauda equina) 병변일 가능성이 높다(그림 13-1, 표 13-1).
e) 심부건반사: 상하지 심부건반사 이상 여부가 병변의 위치 결정에 큰 도움이 된다. 이와 함께 병적 반사 여부도 체크한다. 급성 손상의 경우에는 바빈스키 징후가 유일한 이상 소견일 수도 있다.

표 13-1. Conus medullaris syndrome vs cauda equina syndrome

	척수원뿔(conus medullaris) 병변	말총(cauda equina) 병변
발병 양상	갑자기 발생, 양측성	서서히 발생, 편측성
통증	경하고, 대칭적, 자세변화와 무관	심하고, 방사통 양상, 비대칭적, 몸 굽히거나 Valsalva 수기 시 유발 가능
운동 손상	경하고, 대부분 대칭성	심하고, 비대칭성, 요추관련 운동 기능 손상이 흔함
감각 결손	해리성 감각장애, Saddle anesthesia	비대칭적, 요추관련 감각 결손이 심함
심부건반사	발목반사 먼저 소실	무릎반사 먼저 소실
방광/성기능 장애	흔함, 초기에 발생	드묾, 간혹 후기에 발생

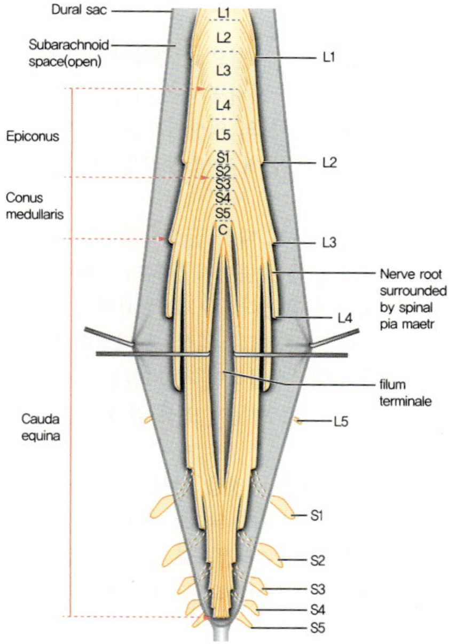

그림 13-1. 하부 척수의 구조
Epiconus, Conus medullaris, Cauda equnia의 위치 관계를 파악하자.

⇒ 정확한 신경학적 검진을 통해서 병변의 위치, 모양 등을 유추해내는 연습을 반복해야 한다. 최근 신경영상 검사장비의 발전으로 많은 전공의들이 정확한 localization 과정을 거치지 않고, 영상에 의존하는 경향이 늘어나는데, 신경과 의사는 영상의 도움을 받기 전에 병변 위치를 파악하는 능력을 갖추도록 해야 한다. 척수 단면에서의 topography를 잘 파악해 활용하도록 하자(주치의 노트 참조).

4) Differential diagnosis

– 척수병증이 의심되는 상황에서는 여러 원인에 의한 직접적인 물리적 압박으로 인해 척수병증이 발생하는 경우와 압박성 병변 없이 척수 자체의 손상으로 인해 척수병증이 생기는 경우까지 감별해줘야 한다(표 13-2).
– 각각의 카테고리별로 감별 포인트가 될 수 있는 임상 소견을 간략히 살펴보면 아래와 같다.

a) 외상

분명한 외상력과 함께 보통 급성으로 증상이 발현한다. 하지만 경미한 외상 이후 hematoma가 시간이 지나면서 서서히 증상을 야기하는 경우도 가능하다. 척수압박이 발생할 정도의 외상이라면 척추 골절을 흔하게 동반하고, CT, MRI 등의 영상검사로 쉽게 감별이 가능하다.

b) 감염

감염의 징후와 함께 원인균에 따라 급성~만성의 다양한 경과를 보일 수 있고 실제 감염에서부터 증상 발현까지 잠복기가 10년 이상일 수도 있기 때문에(ex. 신경매독) 과거의 감염력 조사도 필요하다. 환자의 기저 면역상태에 대한 평가도 함께 이뤄져야 하고, 의심 시 뇌척수액 검사와 함께 혈청 검사를 반드시 시행해야 한다. 직접적인 척수 염증이 아닌 경막 외 농양 등으로 인한 증상 유발이 더 흔하기 때문에 영상 검사도 같이 시행한다.

c) 종양

종양력 조사와 함께 진단에는 영상 검사가 필수적이다(뇌척수액 검사에서 악성 세포 검출 검사도 도움이 된다). 실제로 종양이 진단되었다면 전신에 다른 종양성 병변은 없는지 검사도 꼭 해야 한다. 종양은 위치에 따라 호발되는 종류가 다르며, 척수내/외에 따라 임상양상이 다르게 나타난다(표 13-3). 일부 원발성 척수종양의 경우는 영상검사에서 염증성/탈수초성 병변과 구별이 힘든 경우도 있어, 일정 간격을 두고 영상 추적관찰을 하거나, 염증성 병변에 준한 치료 후 반응 등을 평가해 감별하기도 한다. 그 외 림프종이나 기관지유래암종, 난소암종 등에서 신생물딸림증후군(paraneoplastic syndrome)의 일환으로 아급성괴사척수염(subacute necrotizing myelitis)이 동반되는 경우가 있다.

d) 퇴행성 질환

주로 만성 경과를 보이며, 척주관협착증(spinal stenosis)의 경우 영상으로 진단 가능하다. 근위축측삭경화증(amyotrophic lateral sclerosis, ALS)의 경우는 서서히 진행하는 운동 증상이 특징적으로 상/하부 운동 신경세포 징후를 동시에 보이는 것이 특징적으로 치료법이 없는 질환이기 때문에 의심될 때는 치료 가능한 다른 원인들과의 감별을 꼭 해줘야 한다(주치의 노트 참조). ALS는 영상 검사에서는 특이점이 없는 경우가 대부분이며, 진단에서는 특징적 임상/검진 소견과 함께 근전도검사(electromyography, EMG)가 핵심이라고 할 수 있다.

e) 선천성 질환

척수공동증(syringomyelia)의 경우 만성으로 발병하는데 환자의 약 90%가 'Type I Chiari malfomation'을 가지고 있다. 하지만 외상, 종양, 중앙척수괴사, 척수내출혈 등에 의해서도 척수공동증이 발생 가능하며, 주로 경부에 호발한다. 척수시상로(spinothalamic tract)는 손상되나, 대개 척수뒤기둥(posterior column)은 보존되기 때문에 통각, 온도각만 손상되는 '해리감각소실(dissociated sensory loss)'을 보이고 주로 목, 어깨에서 발생해 점점 손으로 넓어진다. 증상은 비대칭적으로 진행 가능하며, 영상 검사로 쉽게 감별 가능하다.

13

f) 염증성/탈수초성 질환

보통 급성~아급성으로 발현하는 편/양측 감각 이상, 근위약 및 대소변 증상이 과반사 징후와 함께 있다고 하면 언제나 감별진단 항목에 넣어야 하며, 과거에 비슷한 증상이 없었는지, 시력 감소의 병력이 없었는지, 다른 내과적 질환(connective tissue disease)의 동반은 없는지 등을 체크해야 한다. 영상 검사 및 뇌척수액 검사, 혈액 검사, 신경생리학적 검사(시각유발전위검사 등)들을 종합해 진단 가능하며, 추후 재발의 가능성이 높아지기 때문에 정확한 진단이 필수적이고, 예방치료에 대한 논의도 필요해진다(Chapter 19 참고).

g) 혈관성 질환

- 척수경색은 급성으로 발현하며 초기에 심한 등의 통증을 동반하는 경우가 많다. 앞척수동맥경색이 뒤척수동맥경색보다 훨씬 흔하고, 초기에 위로 향하는 이상 감각과 함께 근위약감이 빠르게 나타난다. 급성기에는 무반사이완마비, 해리 감각결손을 보이고, 수 주가 지나면 강직과 과다반사를 보인다. 사망률이 20~25%에 이르고, 스스로 걸어서 퇴원하는 환자는 15~20%에 불과하다.
- 척수혈관기형에 의한 척수병증은 보통 만성으로 서서히 진행하며 운동, valsalva 수기 시에 정맥압 증가로 일시적 증상악화를 보이는 경우도 있다. 혈관성 질환에서는 영상 검사(spinal angiogram)가 확진 및 치료 방침 수립에 가장 중요한 역할을 담당한다.

h) 그 외

아급성연합변성(subacute combined degeneration, SCD)은 특징적인 임상 양상을 가지는데, 체내에 비타민 B_{12}(cobalamin)가 부족할 경우 척수뒤기둥(posterior column) 및 겉질척수로(corticospinal tract)의 손상을 유발해 아급성~만성으로 감각이상, 심부감각장애, 실조, 근위약, 강직, 건반사 항진(corticospinal tract 침범 시)을 유발한다. 주로 감각장애가 운동장애를 선행하며 증상은 대칭적이다. 시각장애, 인지기능장애도 동반가능하며, 시각장애의 경우 실제 증상은 없어도 시각유발전위검사에서 비정상일 수 있다. 이 질환은 위점막에서의 내인자(intrinsic factor)의 결핍에서 발생한 것이므로, 환자가 과거력에 위수술력이 있거나, 악성빈혈력 등이 있다면 강하게 의심해서 혈청의 비타민 B_{12} 수치를 측정해야 한다. 확진 시 cyanocobalamin을 근육주사 형태로 일정 간격으로 투약해야 한다. 최근에는 구리 결핍 시에도 비슷한 양상의 척수병증이 유발된다고 알려져 혈청 copper 수치도 같이 측정하는 것이 좋다.

표 13-2. Differential diagnosis of myelopathy

1. 외상
2. 감염: 주로 흉추, 요추 부위에 많이 발생
   - Epidural abscess: IV drug user들에 많이 발생하고 주로 세균성 원인
   - Spinal tuberculosis (Pott's disease), Lyme disease, Treponema pallidum (neurosyphilis)
   - Vertebral osteomyelitis: Staphylococcus species, Streptococcus species, E.coli, or Brucella species etc.
   - Virus: enterovirus, herpes virus, HIV, HTLV-1, Epstein-Barr virus etc.
   - Fungus: Cryptococcus neoformans, aspergillus, histoplasma etc.
   - Parasite: Toxoplasmosis, Taenia solium, paragonimiasis etc.
3. 종양:
   - 경막 외 종양: 전이종양이 제일 흔함.
   - 경막 내 종양(척수외): schwannoma, neurofibroma, meningioma
   - 척수 내 종양: ependymoma, astrocytoma
   - 신생물딸림증후군: subacute necrotizing myelitis
4. 퇴행성 질환: spinal stenosis, amyotrophic lateral sclerosis.
5. 선천성 질환: Arnold-Chiari malformation with or without syringomyelia, tethered cord syndrome
6. 염증성/탈수초성 질환: idiopathic transverse myelitis, multiple sclerosis, neuromyelitis optica, Anti-MOG Ab related encephalomyelitis, connective tissue disease (ex. SLE, Sjögren syndrome etc.)-related myelitis.
7. 혈관성 질환: Spinal cord infarction, Epidural and subdural hematoma, myelopathy due to arteriovenous fistula or arteriovenous malformation
8. 대사성 질환: subacute combined degeneration, Cu-deficiency related myelopathy
9. 독성: radiation-related myelopathy

표 13-3. 척수의 수질 내/외 종양에 따른 증상/징후

Symptoms/signs	Intramedullary tumors	Extramedullary tumors
방사통	드물다	흔하다
척추 압통	드물다	흔하다
Funicular pain	흔하다	흔치 않음
상부 운동 신경세포 징후 (Upper motor neuron sign)	가능하나, 후기에 나타남	초기부터 나타남
하부 운동 신경세포 징후 (Lower motor neuron sign)	심하게 나타남	드물고, 발생 시에는 분절 양상 (segmental)으로 생김
감각 이상의 진행	하향성 진행	상향성 진행
방광/항문 장애	초기에 나타남(caudal lesion)	후기에 나타남
시간에 따른 증상 변화 여부	흔하다	드물다

5) Diagnostic tool

a) 채혈 검사: 기본 lab 및 inflammation marker (CRP, ESR), serology, autoimmune disease-related autoantibody, Vit-B_{12}, copper level

b) 영상 검사: 여러 감별 진단들을 배제하는 데 있어서 임상에서 가장 유용하게 사용될 수 있는 것은 spine MRI임. 기본적으로 T1, T2-weighted imaging이 필요하며, 감염, 종양, 염증성 질환 등이 의심될 경우에는 contrast-enhanced imaging이 감별에 도움을 줄 수 있음. 하지만 환자의 활력징후가 흔들리거나, 외상에 의한 급성 손상이 의심되는 경우에는 MRI 검사를 위해 시간을 소요시킬 필요는 없다. 이때는 CT myelography 등으로 빨리 체크하고 치료에 들어가는 것이 중요함

c) 신경생리학적 검사: 신경근전도 검사 및 유발 전위 검사는 환자의 운동, 감각 증상이 말초 신경 및 신경뿌리 질환에 의한 것인지 척수 병변에 의한 것인지를 감별하는 데 보조적인 도움을 줄 수 있음

d) 뇌척수액 검사: 환자의 척수병증이 감염성이나 염증성/탈수초성 질환이 원인일 경우 감별에 도움이 될 수 있음. Pleocytosis 및 단백질의 상승 등이 있는지, Oligoclonal band 유무, serology(특히, 신경매독이 의심되는 경우), cytology(종양세포 존재 여부) 등이 체크되어야 함. 감염성 척수병증일 경우 pleocytosis 정도, protein, glucose level이 원인균에 따라 다르게 나타나기 때문에 의심되는 균에 대해서는 배양 검사 및 PCR test를 시행해야 함 (검사 해석에 관해서는 Chapter 25 참고).

3. Treatment

1) 척추 고정

특히 경추 손상이 의심되는 경우, neck collar를 이용한 경추 고정은 필수적임

2) 약물 치료

진단 당시의 신경학적 증상과 치료 시작 시점이 향후 기능 회복을 결정하는 주요 인자이다. 48시간 이내 증상이 빠르게 진행하는 경우 예후가 좋지 않으므로 응급으로 약물 치료를 진행하고, 원인에 따른 접근을 진행한다(수술적 치료가 필요한 경우 빨리 타과에 연락한다).

a) 외상에 의한 급성 척수 손상일 경우, methylprednisolone 30 mg/kg (IV bolus)를 15분에 걸쳐 주입 후, 45분 경과 후부터는 동일약제를 5.4 mg/kg/hr를 23시간에 걸쳐 주입한다.
b) 종양에 의한 증상일 경우는 즉시 dexamethasone 10 mg (IV bolus)를 투여 후, 16 mg qd (4 mg qid)로 유지하다가 추후 경구제로 바꿔 tapering하게 된다.
c) 감염에 의한 증상일 경우는 해당 균에 대한 항균제를 최대한 빨리 투여한다.
d) 횡단성 척수염, 다발성 경화증, 시신경 척수염 등의 염증성/탈수초성 질환이 원인인 경우는 methylprednisolone 1,000 mg/d를 3~5일간 투여하고, 이후 경과에 따라 2차 치료 옵션(혈장교환술, 면역글로불린 등)을 고려한다.

3) 수술적 치료

약물적 치료 외에 외상에 의한 급성 척수 손상이거나, 종양, spondylolisthesis, HIVD, 농양 등에 의한 압박증일 경우, 혹은 혈관기형의 샛길(fistula)이 원인일 경우 등에는 해당 원인을 수술로 제거하는 것이 최종 치료가 된다.

References & Reading materials

1. Alexander R-G. Weiner and Levitt's Neurology. 8th ed. Philadelphia: Lippincott Williams & Wilkins, 2008; 45-51.
2. Ropper AH, Brown RH. Adams and Victor's Principles of Neurology. 11th ed. New York: McGraw-Hill, 2019.
3. Brazis PW, Masdeu JC, Biller J. Localization in Clinical Neurology. 5th ed. Philadelphia: Lippincott Williams & Wilkins, 2007; 99-124.
4. 대한신경과학회. 신경학. 3판. 군자출판사, 2017.
5. Marshall Mayre, On Call Neurology, 3rd ed. Saunders, 2007; 94-103.
6. Mathias Baehr, Michael Frotsher. Duus' Topical Diagnosis in Neurology, 4th ed. Thieme Stuttgart, 2005; 70-90.
7. Vecht CJ, et al. Initial bolus of conventional versus high-dose dexamethasone in metastatic spinal cord compression. Neurology. 1989; 39(9):1255-7.
8. Heimdal K, Hirschberg H, Slettebo H. High incidence of serious side effects of high-dose dexamethasone treatment in patients with epidural spinal cord compression. Neuro Oncol 1992;12:141-4.

주치의 노트 1

Spinal cord topographic distribution

주치의 시절, spinal cord topographic distribution을 자주 잊어버려 애를 먹었던 기억이 있는데, 척수의 경우 topography를 정확히 알고 있으면 환자의 임상 양상만으로도 병변의 레벨, 왼쪽인지, 오른쪽인지, 앞쪽인지, 뒤쪽인지, 병변이 안에서 밖에서 자라나가는 것인지, 외부에서 압박해 들어오는 것인지 등 상당히 많은 정보를 유추해내는 재미를 느낄 수 있다. 아래 척수의 topography는 꼭 알아두고, 머릿속에서 그림을 그릴 수 있어야 한다(그림 13-2).

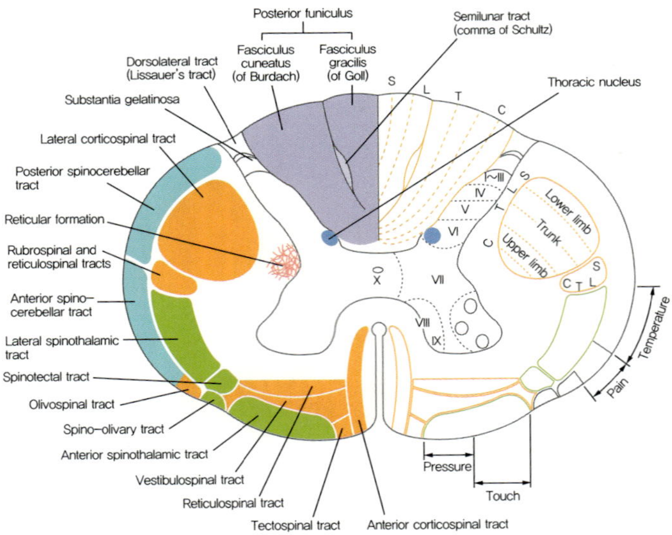

그림 13-2. 척수 단면에서의 topography

척수병증에서는 병변의 위치에 따라 특징적인 증상을 보이는 것들을 일종의 임상 증후군으로 분류하는 경우도 있는데(신경학 교과서에 늘 등장한다), 이를 무조건 외우려고 하면 어렵지만 위의 topography만 알면 굳이 외우려 하지 않아도 쉽게 이해 가능하다. 대표적인 증후군만 표에 간략히 정리해봤다(표 13-4).

표 13-4. 병변 위치의 분류에 따른 대표적 척수 임상 증후군

	병변 위치	운동장애	감각장애	비고
Central gray matter syndrome	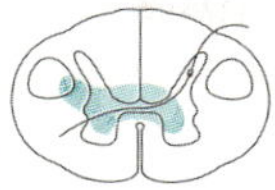	병변 이하 강직성 마비, 건반사 항진	해리성 감각장애 (온도각, 통각 소실 + 위치각, 진동각 유지)	척수구멍증
Posterior column syndrome	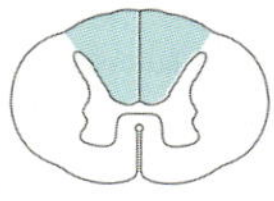		진동각, 고유위치감각장애, 감각성 실조	척수매독, SCD, AIDS-related vacuolar myelopathy
Combined posterior column and corticospinal tract syndrome	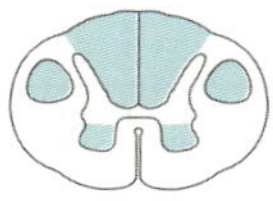	병변 이하 강직성 마비, 건반사 항진	진동각, 고유위치감각장애, 감각성 실조	SCD
Hemisecting syndrome (Brown-Sequard syndrome)	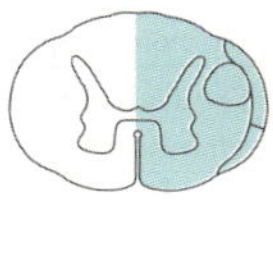	병변 이하 동측 강직성 마비, 건반사 항진(급성기에는 이완성 마비가 나타날 수 있음)	반대편 병변 이하의 통각, 온도각 소실 + 동측 병변 이하의 위치감각, 진동각 소실 + 병변 발생 레벨에서(분절성) 모든 감각 소실	가장 흔한 원인은 외상임
Anterior horn syndrome	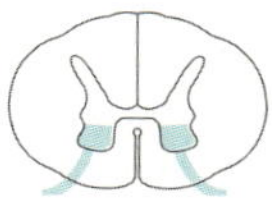	전반적 이완성 마비 (Lower motor neuron sign)		Poliomyelitis, Spinal muscular atrophy
Combined anterior horn and pyramidal tract syndrome	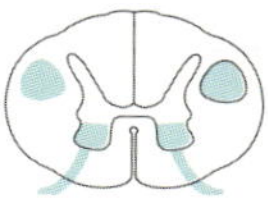	전반적 마비 (upper and lower motor neuron signs)		Amyotrophic lateral sclerosis
Syndrome of combined involvement of posterior column, spinocerebellar tract and pyramidal tract	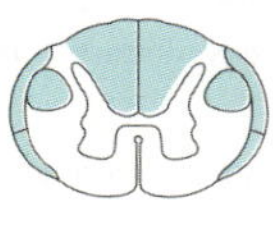	병변 이하 강직성 마비, 건반사 항진	진동각, 위치감각 소실, 실조(감각성 실조+소뇌성 실조)	Friedreich ataxia
Anterior spinal cord syndrome	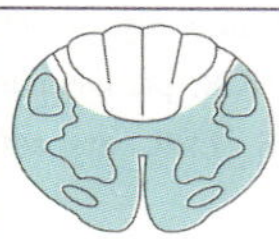	병변 이하 upper and lower motor neuron sign	통각, 온도각 소실(위치감각/진동각 보존)	Anterior spinal artery infarction

주치의 노트 2

운동신경세포질환(motor neuron disease, MND)

본 매뉴얼에서 따로 다루는 부분이 없는데 해당 질환이 척수의 특정 부분 손상으로 발병하기에 여기서 간략히 언급하고자 한다.

신경과에서 드문 질환 중 하나로, 예후가 극히 불량한 경우가 많고 아직 치료법이 없는 질환이기 때문에 치료가 가능하거나 예후가 극히 다른 타 질환들과의 감별 진단이 필수적이다. 대표적인 질환이 amyotrophic lateral sclerosis (ALS)가 되는데, 전형적 ALS외에도 각종 아형과 마치 ALS처럼 보일 수 있는 질환들이 있어 그에 대한 감별 목록을 살펴보도록 하겠다.

표 13-5. ALS variants

	Involvement	Characteristics
ALS	UMN & LMN	
Primary lateral sclerosis	Only UMN (corticospinal tract involve)	Slowly progressive spastic paresis, more benign course
Progressive muscular atrophy	Only LMN (anterior horn cell involve)	Focal, asymmetric weakness More benign course
Flail arm syndrome (brachial amyotrophic diplegia)	LMN in upper extremities	Progressive predominantly proximal weakness, wasting in both arms, more benign course
Flail leg syndrome	LMN in lower extremities	Progressive distal onset weakness, wasting in both legs
Benign focal amyotrophy	LMN in one limb	10~20th decades onset, mostly in upper limbs, unilateral Benign course

- ALS differential diagnosis
  - Spinal muscular atrophy (SMA): early onset, hereditary (gene test)
  - Spinobulbar muscular atrophy (SBMA, Kennedy disease): hereditary (gene test), gynecomastia, good prognosis
  - Hexosaminidase−A deficiency: ataxia, psychiatric abnormality, hexosaminidase A test
  - Multifocal motor neuropathy: NCS, anti−GM1 antibody, treatable
  - Paraneoplastic neuropathy: sensory symptom, NCS, paraneoplastic Ab
  - Vasculitic neuropathy: sensory symptom, NCS, ESR, autoantibody, biopsy, treatable

- Retroviral myelopathy: HIV Ab
- Hyperthyroidism: TFT, treatable
- Poliomyelitis: acute onset
- Inclusion body myositis: EMG, biopsy, treatable (some pts)
- Toxic neuropathy (Lead): toxin screening
- Cervical-lumbar stenosis: MRI, treatable
- Adrenoleukodystrophy: cognitive impairment, very long chain fatty acid (VLCFA) test
- Hereditary spastic paraplegia: hereditary (gene test)

MND가 의심되는 경우, 쉽게 확진을 내리지 말고, 최대한 다른 원인의 가능성은 없는지 세심하게 살피도록 하자~!!

Case discussion 1

74세 남자 환자, 2달 전부터 발생한 사지의 점진적인 이상감각과 근력저하를 주소로 내원

Q1. History taking

2달 전부터 양 손가락 끝이 저리기 시작해 한 달에 걸쳐 손바닥까지 범위가 넓어졌고, 손에 힘이 빠지면서 젓가락질이 어려워지기 시작함
한 달 전부터는 양 발가락이 저리기 시작해 발에도 힘이 빠지면서 부축해 걷다가 현재는 거의 누워 지내는 상태임
평소 입마름, 눈마름 등의 증상 없었고, 최근 감염력, 외상력 없음
20년 전부터 고혈압 약을 복용 중임
40 pack-year의 흡연력 있음(20년 전부터 금연)

Q2. Physical examination

특이사항 없음
(피부 병변, 구강 궤양, 성기 궤양 등 관찰되지 않음)

Q3. Neurological examination

뇌신경 검사 정상
사지 근력 - 양 상하지 모두 MRC Gr IV로 측정됨. 근위축, 경직은 관찰되지 않음
감각 - 양손과 발 말단부의 저린 감을 호소하고, position, vibration sense에 대해 양손, 발 모두 60%의 감각 저하 호소함
건반사 - 양 상하지 모두에서 항진되었으며, 양측 toe sign은 모두 양성임

Q4. Differential diagnosis

- Localization
  - 증상이 사지에 모두 대칭적으로 발생했고, 감각 이상과 근력 저하를 모두 보이기 때문에 spinal cord나 multiple roots, 혹은 운동신경과 감각신경 모두를 침범하는 multiple peripheral nerve disease의 가능성이 있으나, 신경학적 검진상 upper motor neuron sign이 명확하므로, spinal cord의 가능성이 높음. 그중에서도 상지까지 모두 침범했으므로 cervical cord level이 가장 가능함

- Etiology
  - 환자의 증상은 subacute onset으로 발생해 두 달 여에 걸쳐 서서히 진행하는 양상이므로, transverse myelitis 등과 같은 inflammatory disease의 가능성보다는 spondylolisthesis 등에 의한 compressive myelopathy, tumorous condition을 먼저 고려해야 할 것이며, AVF와 같은 혈관기형에 의한 myelopathy에 대한 감별도 필요함

(하지만 드물게 NMO 등에서 chronic myelopathy를 보이는 증례 보고 등도 있기 때문에, inflammatory disease를 완전 배제할 수는 없음)

Q5. Lab findings

Blood labs - 특이사항 없음

Spinal cord MRI(그림 13-3) - cord compression and neural foraminal narrowing at C3~4 level

SSEP(체감각유발전위) - MNSEP, PTSEP 모두 'central conduction defect' 관찰됨

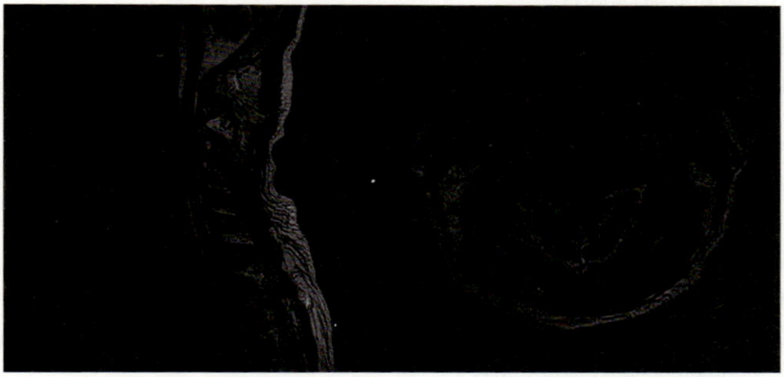

그림 13-3. Spinal cord MRI: T2-weighted imaging, sagittal (left) and axial (right) view

Q6. Confirmed diagnosis

C3–4 compressive myelopathy d/t degenerative central spinal stenosis

Q7. Further management & Plan

환자는 degenerative change에 의한 central canal stenosis가 원인인 상태로, 이 경우에는 수술적 치료법이 최선의 치료라고 할 수 있다.

13

Case discussion 2

62세 남자 환자, 1년 전부터 시작된 감각이상을 주소로 내원

Q1. History taking

약 1년 전부터 양측 1~3번째 손가락 끝에 저린 느낌이 발생했고, 6개월 전부터는 다른 손가락까지 모두 증상이 번지고, 서서히 양손 전체로 저린감이 퍼지면서 남의 살처럼 무딘 감각이 들기 시작했음. 약 4개월 전부터는 양측 발가락 및 발바닥이 무딘 감각이 들기 시작해서 호전 없이 지속되었음

20년 전부터 혈압약 복용하고 있음

월 1~2회, 소주 1병/회 정도의 음주력을 가지고 있음

Q2. Physical examinations

특이 소견 없음

Q3. Neurologic examinations

뇌신경 검사 및 운동 기능검사: 이상 없음

감각 검사: 양측 손, 발에서 touch 자극에 대해 약 50% 정도의 감각 저하 및 양측 발가락에서 vibration sense가 떨어져 있음

건반사: 상하지 모두 심부 건반사가 떨어져 있음

소뇌기능검사: 이상 없음

Q4. Differential diagnosis

• Localization

기본적으로 양측 손/발을 대칭적으로 침범하는 감각 증상이 주된 증상이고 건반사가 모두 떨어져 있는 양상으로, 말초신경계(특히 감각신경계)의 이상과 함께, 감각 검사 상 pain/temperature와 관련된 감각이 아닌 vibration sense와 touch(본 검진 결과에서 언급된 touch가 'crude or fine' 중 어디에 속하느냐에 따라 척수에서 올라가는 sensory pathway의 위치가 조금 달라지긴 하지만)이 주로 떨어져 있기 때문에 척수에서 dorsal column 쪽에 병변이 있을 가능성이 높음

• Etiology

1년여에 걸쳐 서서히 진행하는 양상이기 때문에, 말초신경병증이라고 할 경우, 서서히 진행 가능한 '만성 염증성 탈수초성'병변이거나, '대사성/독성/부종양성' 원인의 가능성을 생각할 수 있을 것임. 유전성 질환을 생각하기에는 발병 연령이 너무 높다는 점에 가능성이 떨어지게 됨. Dorsal column쪽의 척수병변을 고려할 때에도 '대사성(nutritional factor 포함)/독성' 원인들을 먼저 생각해야 하며, '종양성'병변도 배제할 수 없음. '염증성/탈수초성' 병변이라고 하기에는 병의 진행기간이 너무 길고, 척수경색 등의 혈관성 병변의 경우도 급성 발병이 아니라는 점에서 가능성이 떨어짐. 하지만 혈관기형(예>동정맥루 등)에 의한 척

수병증의 경우는 수개월에 걸쳐 서서히 진행하는 것이 가능하기 때문에(물론, 이 환자의 경우처럼 근 위약 등 없이 선택적으로 감각증상만 나타나는 경우는 거의 없음) etiology 측면에서는 고려가 가능하겠음

Q5. Lab findings.

CBC 5600–10.4–147K (MCV 115.4, MCH 43.3, MCHC 37.5) → Macrocytic anemia
Vit B_{12}: 21(160–970), Folate 12.7, Homocystein 〉50.00 (5–15), Cu: 73(68–140)
Intrinsic factor Ab (+)
신경전도검사: 특이 소견 없음
SSEP: 하지(PTSEP)에서는 파형이 형성되지 않음(peripheral conduction defect가 기본적으로 존재하며 central conduction defect가 병합되었는지는 판단불가). 상지(MNSEP)에서는 central conduction defect와 peripheral conduction defect 모두 관찰됨.
Spinal cord MRI(그림 13-4): C3/4–6/7 level에서 dorsal column 부위(화살표 및 붉은색 원 부위)의 T2 high signal intensity.

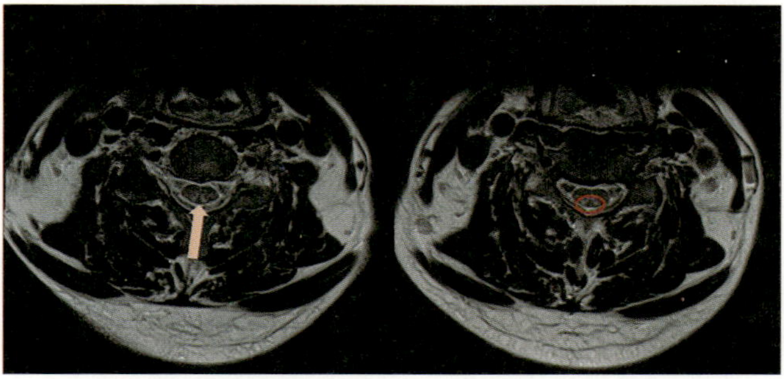

그림 13-4. Spinal cord MRI: T2–weighted imaging: axial view

Q6. Confirmed diagnosis

– Subacute combined degeneration of spinal cord

Q7. Further management & Plan

환자는 Vit B_{12}의 결핍에 따른 아급성연합변성으로 이에 대해 Vit B_{12}의 보충이 치료의 기본이 될 것이다.

14

말초신경병증
(Peripheral neuropathy)

김진아

말초신경계는 신경뿌리, 신경총, 말초신경을 포함하며, 연막 밖의 뇌신경과 신경절, 자율신경과 자율신경절까지 포함하는 개념이다. 따라서 상기 해부학적 구조물 어느 곳에든지 질병이 생기면 이를 말초신경병증이라 할 수 있다. 말초신경병증은 많은 경우 진행이 느리고 응급 상황이 적다 보니 업무시간에 쫓기는 전공의들이 말초신경병증 환자를 심도 있게 문진하고 검진하며 감별진단을 위해 고민하는 시간이 상대적으로 적은 편이다. 하지만 말초신경병증은 국소화 진단에 따른 원인 감별이 매우 중요한 신경계 질환군 중 하나이며 조절 가능한 질환들이 많고, 적절한 치료시기를 놓치면 신경 후유 장애를 남길 수 있기 때문에 적절한 문진과 검진, 검사를 통한 정확한 진단이 특히 중요하다. 말초신경병증 의심 환자를 볼 때마다 국소화(신경뿌리병증, 신경총병증, 다발신경병증, 단일신경병증 등)를 하고 이에 따른 원인 감별에 대해 찾아보는 습관이 말초신경병을 진료하는 데 큰 도움이 될 것이다. 본 장에서는 전반부에서는 말초신경질환에 접근하는 방법에 대해서, 후반부에서는 주요 말초신경질환들에 대해서 간략히 살펴보도록 하겠다.

말초신경질환 접근 방법

1. History taking

제대로 된 병력청취만으로도 감별진단 목록을 제법 압축시킬 수 있다. 말초신경질환에서 전기 생리학적 검사를 하는 경우가 많지만 이는 병력 청취와 검진을 통해 추려진 감별진단을 확인하는 목적으로 시행해야 하며, 검사 자체로 진단하려는 습관은 지양해야 한다. 병력청취와 검진으로 일차적인 impression을 갖는 것이 말초신경질환의 접근에 있어 매우 중요하다.

1) Present illness

(1) 증상 발현 모드, 유병기간, 진행속도

a) 급성(수일 이내), 아급성(수주~수개월), 만성(수개월 이상 지속)
b) 계속 진행하는지, 한 번 발생한 후 그대로 지속되는지, 재발하는지

(2) 증상의 분포 및 시간에 따른 변화 여부

a) 초점성(focal), 다초점성(multifocal), 대칭성(symmetric)
b) 시간이 지나면서 증상 위치가 변하는지, 일정한지
c) 특정 분포를 따르는 경우가 있음. 예) Stocking-glove pattern

(3) 운동 증상 혹은 감각 증상이 단독으로 있는지? 아니면 동시다발로 발생했는지? 자율신경계 증상을 동반하는지?

a) 운동 증상: 양성증상[떨림(tremor), 근섬유다발수축(fasciculation), 근육잔떨림(myokymia)], 음성증상(근위약)

b) 감각 증상: 양성증상(통증, 저림 등 이상감각), 음성증상(감각 소실)

c) 자율신경 증상 유무: 발한장애, 성기능장애, 배변/배뇨장애, 위장장애, 기립저혈압 등

(4) 기타 동반 증상 및 특이 병력

a) 복시 유무: 외안근 침범 여부

b) 구음장애/연하장애/호흡이상 유무

c) 실조증 유무

d) 전신 감염의 징후/선행 감염 병력 유무

e) 복통, 피부 병변 등 타 기관 침범의 징후 유무(포르피린증, 혈관염 등)

f) 특정 자세를 오래 취한 적이 있는지(압박으로 인해 신경총(plexus)이나 단일신경병증을 야기할 수 있음)

g) 독성 물질 노출력(직업력 포함): 벌레나 짐승에 물린 적이 있는지 등도 포함

2) Past medical history

(1) 최근 투약력

(2) 외상력

(3) 과거 기저 질환(당뇨병, 갑상선기능이상, 신부전, 간질환, 종양병력 등)

3) Family history

4) Social history

직업, 여행력 등

2. Physical/Neurological examination

1) 피부 검진: 광과민성에 의한 피부손상(porphyria)이 있는지, 혈관염의 증거가 있는지, 물린 상처가 있는지. Foot ulcer가 있는지

2) 근골격의 변형 유무 검진(Pes cavus, Hammer toe, Claw hand 등)

3) 안구운동 검사/복시 검사

4) 구음장애/연하장애 여부 검사
5) 운동 검사
   a) 증상을 호소하는 부분에서 관절별로 꼼꼼히 좌우를 비교해 근력/근위축을 검진한다.
6) 감각 검사
   a) 감각 종류별(통각, 온도각, 진동각, 위치감각)로 좌우 모두 비교해 시행한다.
   b) 양측이 대칭적이라면 근위부/원위부 정도로 나눠 어디까지 증상을 보이는지 정도로 체크하지만, 만약 비대칭적이라면 말초신경의 피부분절(dermatome)을 따라 꼼꼼히 비교검진 해야 한다(그러기 위해선 주요 말초신경들의 신경 지배 영역에 대해 알고 있어야 할 것임. 그림 14-1 B).
   c) 신경근병증(radiculopathy)의 경우는 감각 소실 없이 양성 감각증상만 호소할 수 있다. 이때도 최대한 증상이 나타나는 부위를 체크해 어떤 신경근(root)의 피부분절인지를 확인한다(그림 14-1 A).
7) 심부건반사: 말초신경질환은 하부운동신경질환이므로 건반사는 감소되거나 소실된다.

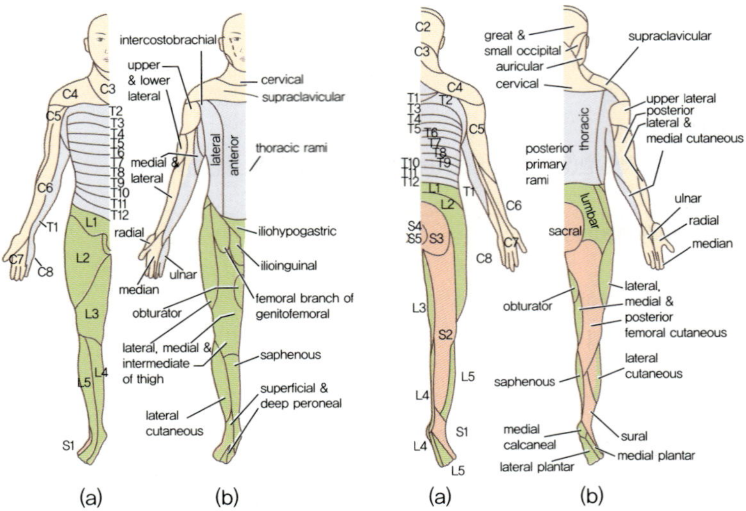

그림 14-1. 신경뿌리(A)의 담당 피부분절 및 각 말초신경(B)의 신경지배영역

••• *Clinical Tip*

1. 유전신경병증에서는 양성 감각증상이 매우 드물다. 반대로, 그 외의 신경병증에서는 양성 감각 증상은 매우 흔하다.
2. 발 모양을 반드시 확인하자. 유전신경병증환자는 high-arch foot, hammer toe인 경우가 있다.
3. 가족력을 자세히 확인하자. 증상이 없는 사람도 검진이나 검사를 해보면, 이상소견이 있는 경우도 있다.
   "가족 중에 이런 분 계세요?"와 같은 식의 가족력 청취는 주치의 생활을 힘들게 할 뿐이다.
4. 대칭성 신경병증에서 양측 반사소실은 "length-dependent"이기 때문에, 발목반사부터 저하된다.

3. Diagnostic labs

1) 신경전도검사(nerve conduction study, NCS)

a) 제일 중요한 검사라고 할 수 있다. 말초신경질환이 탈수초에 의한 것인지, 축삭돌기의 손상에 의한 것인지를 판단할 수 있고, 이에 따라 감별진단 리스트가 달라진다. 또한 환자가 느끼지 못하고, 검진 결과 이상이 없었으나, 신경전도검사에서 숨은 이상(운동신경 혹은 감각신경)이 나오는 경우도 있어, 정확한 검사가 중요하다.

b) '탈수초'에 의한 것이라면 신경전도속도가 감소하고, 전도차단(conduction block)이나 비정상적인 시간분산(temporal dispersion)을 보이게 되며, '축삭돌기손상'에 의한 경우는 전위폭이 감소하게 된다.

2) 근전도검사(electromyography, EMG)

a) 축삭돌기가 손상되면 해당 근육에 1~3주가 지나서 잔떨림(fibrillation), 양성예파(positive sharp wave)가 발생되고, 곁가지가 나오면서 다상운동단위활동전위(polyphasic motor unit action potential, MUAP)가 보인다. 3~6개월이 지나 성숙되면서 진폭이 점점 커져 거대운동단위활동전위(giant MUAP)가 나타나게 된다.

3) 자율신경기능계 검사(autonomic function test) 정량적 감각 검사 (Quantitative sensory test)

a) 주로 'small-fiber neuropathy' 여부를 알 수 있는 검사다.

4) 신경생검(nerve biopsy)

a) 신경생검은 보통 장딴지신경(sural nerve)에서 시행하게 되는데, 굉장히 국한된 범위이고, 감각신경 성분만 가지고 있어 전체를 대신하기에는 한계가 있다.

b) 신경생검이 모든 질환을 감별해줄 수 있는 것이 아니며, 도움이 되는 경우는 몇 가지 경우에 한정된다(표 14-1).

5) 채혈/요/뇌척수액 검사

a) 대사성, 영양소 결핍/중독 관련: Serum glucose, HbA1c, TFT, Vitamin B_{12}, methylmalonic acid, homocysteine, Vitamin E, pyridoxine etc.

b) 자가 항체 관련: Anti-GM1 Ab, Anti-MAG Ab, Anti-sulfatide Ab, Anti-GQ1b Ab, Anti-paraneoplastic Ab etc.

c) Paraproteinemia 관련: Immunoelectrophoresis or immunofixation of serum and urine, Immunoglobulins etc.

d) 각종 전신질환/혈관염 관련: ESR, ANA, cryoglobulins, c-ANCA, RF, ACE, eosinophil count, anti-SSA/SSB Ab etc.

e) 감염 관련: Lyme Antibody, Anti-HIV Ab, Anti-CMV Ab etc.

f) 요검사: Toxin screening, δ-aminolevulinic acid, porphobilinogen etc.

g) 뇌척수액검사: Protein determination and cell count, cytology, paraneoplastic antibodies

표 14-1. 신경생검이 도움이 되는 질환

Vasculitis (polyarteritis nodosa, Churg-Strauss, hypereosinophillic, Wegener granulomatosis etc.)
Leprosy
Lymphoma
Cytomegalovirus-related neuropathy
Storage disease (adrenomyeloneuropathy, metachromatic leukodystrophy, Krabbe's disease etc.)
Amyloidosis
Sarcoidosis
Immune-mediated disease (IgM and complement deposition)

4. Differential diagnosis

▶▷ **병력청취 및 검진에서 위에 언급된 많은 항목들 중 크게 4가지 포인트에서의 조합을 바탕으로 큰 분류에 따라 접근하는 것이 좋다**(표 14-2). **증상의 발**

현 모드/진행, 분포, 운동/감각증상 여부, 가족력이 그 포인트가 되겠다. 탈수초성인지(demyelinating), 축삭성인지(axonal) 혹은 두 가지가 섞였는지로 나누는 기준이 적용되기도 하는데, 이 경우 전기 생리학적/병리학적 소견이 뒷받침되어야 한다.

Step 1. 증상의 발현 및 진행이 시간적으로 어떤가?

- 발현 – 급성(수일 이내), 아급성(수주~수개월), 만성(수개월 이상 지속)
- 진행 – 지속적 악화, 계단식 악화, 재발성

Step 2. 증상의 분포는 어떤가?

- 초점성(focal)/다초점성(multifocal)/미만성(diffuse)
- 대칭적/비대칭적 – 비대칭적일 경우 다발성 홑신경병증(mononeuritis multiplex), 포착 신경병증(entrapment neuropathy)나 신경뿌리병증(radiculopathy)가 겹쳐진 경우, CIDP의 아형인 경우 등을 먼저 고려해라.
- 대칭적 다발성 신경병증은 'length dependent' 기전으로 손상되기 때문에 발, 손 말단부부터 침범하는 일명 'stocking-glove pattern'을 보이게 되며, 축삭성(탈수초성이 아닌) 손상인 경우가 대부분이다.
- 만약 원위부가 아닌 근위부의 침범이 더 심하다면 porphyria, proximal diabetic neuropathy 등을 고려해라.

Step 3. 어떤 신경을 침범하는가?

- 운동, 감각, 자율신경(단독 혹은 복합)
- 순수한 감각신경병증은 흔치 않고, 일차적으로 '뒤뿌리신경절(dorsal root ganglion)'을 침범하는 걸 의미한다(Sensory neuronopathy). 이 경우 가능한 원인으로 paraneoplastic, postinfectious, Sjögren syndrome, pyridoxine intoxication, hereditary sensory neuropathy 등을 먼저 고려해야 한다.
- Small fiber를 선택적으로 침범하게 되면, 일반적인 신경전도 검사는 정상이면서 (routine NCS는 large fiber의 기능을 검사하는 것임), 온도각/통각의 손상 및 자율신경 기능 이상을 초래하게 된다(표 14-3).

Step 4. 가족력이 있는가?

- 유전성 질환 여부

Step 5. 탈수초성/축삭손상/혼합성인가?

- 이 단계는 신경근전도 검사 및 신경생검의 도움을 받아야 하는 단계임

14

표 14-2. 말초 신경병증의 대략적 분류

가. 급성 운동마비

(감각신경과 자율신경도 다양한 정도로 침범 가능)
Guillain-Barré syndrome (GBS, AIDP)*
Acute axonal form of GBS(AMAN)
Diphtheritic polyneuropathy*
Porphyric polyneuropathy
Toxic polyneuropathy (ex. Thallium)
Tick paralysis
Acute pandysautonomic neuropathy
Critical illness polyneuropathy
Rarely, paraneoplastic polyneuropathy

나. 아급성 감각운동신경병증

Symmetric polyneuropathies
Nutritional deficiency: alcoholism, pellagra, Vit B12 deficiency
Poisoning: lead, arsenic, mercury etc.
Drug: INH, hydralazine, vincristine, cisplatin, paclitaxel, dapsone etc.
Uremic polyneuropathy
Subacute inflammatory polyneuropathy
Paraneoplastic polyneuropathy
HIV

Asymmetric polyneuropathies
Diabetes
Vasculitic: Polyarteritis nodosa, Churg-Strauss, Wegener granulomatosis
Mixed cryoglobulinemia
Sjögren syndrome
Sarcoidosis
Lyme disease
HIV
Multifocal motor neuropathy (MMN) *
Multifocal acquired demyelinating sensory and motor neuropathy (MADSAM) *

Meningeal based nerve root(polyradiculopathy)
Neoplastic infiltration
Lyme
Sarcoidosis
Spinal disease: osteoarthritic spondylitis

다. 만성(early chronic) 감각운동신경병증

CIDP*
Paraproteinemias*
POEMS syndrome*
Paraneoplastic
Uremia (osccasionally subacute)
Diabetes
Amyloidosis
Leprosy
Hypothyroidism

라. 만성(late chronic) 감각운동신경병증, 유전성

Predominantly sensory type
Mutilating sensory neuropathy
Congenital insensitivity to pain

Mixed sensorimotor type
Hereditary motor sensory neuropathy, type I*, II
(Charcot-Marie-Tooth I, II)
Hereditary motor sensory neuropathy, type III
(Dejerine-Sottas)*
Hereditary liability to pressure palsy*

With a metabolic disorder
Refsum disease*
Metachromatic leukodystrophy*
Krabbe disease*
Adrenoleukodystrophy*
Abetalipoproteinemia
Tangier disease
Fabry disease

마. 재발하는 말초신경질환

Porphyria
CIDP
Beriberi or intoxications
Refsum disease
Tangier disease

바. 단일신경병증/신경총병증(plexopathy)

Adams & Victor's Principles of Neurology, 11 ed.
* Demyelination이 주된 병리 기전으로 신경전도검사상 demyelinating neuropathy가 확인되면 먼저 의심해보도록 하자.

표 14-3. Small fiber neuropathy의 흔한 원인들

DM
Amyloidosis
Fabry disease
Tangier disease
Hereditary sensory and autonomic neuropathy
Idiopathic small-fiber neuropathy
Hypertriglyceridemia
Toxins (especially alcohol)

주요 말초신경질환

상하지의 주요 말초신경(특히 신경총 관련) 각각이 지배하는 근육 및 관여하는 움직임에 대해서는 표로 정리(표 14-7, 8)했으며, 감각을 담당하는 피부분절에 대해서는 앞에서 그림을(그림 14-1) 첨부했으니 참고하도록 하자. 처음 환자를 대할 때는 막막할 수 있지만, 여러 환자들을 대상으로 세밀한 검진을 하다보면 충분히 익숙해질 수 있다. 본 파트에서는 차례대로 다발신경병증, 신경뿌리병증, 신경총병증, 단일신경병증의 각각에 대해 주요 질환을 살펴보도록 하겠다.

1. 다발신경병증(polyneuropathy)

1) Guillain-Barré syndrome (GBS), Acute inflammatory demyelinating polyradiculopathy (AIDP)

a) 약 70% 환자에서 선행하는 호흡기/소화기 감염을 가지고(가장 흔한 것은 Campylobacter jejuni 감염), 자가면역 기전으로 발생하는 것으로 알려짐. 백신접종, SLE, 임신, 수술, 종양(특히 림프종) 등과도 연관이 있다는 보고가 있음.

b) 분류: 임상양상과 신경전도검사에서의 특이점으로 전형적인 AIDP와 구분되는 아형들이 존재함(표 14-4).

c) 증상: 1~3주에 걸쳐 빠르게 진행하는 대칭적 근력 저하가 특징임(ascending pattern). 원위부보다 근위부 근력이 더 떨어지고, 얼굴과 호흡근육 침범도 나타날 수 있으며, 감각이상이 동반될 수 있음(감각증상은 심하지 않음). 건반사 소실과 함께 자율신경계 장애도 보일 수 있음(저혈압, 요저류, 빈맥 등). 약 20% 환자에서 기계호흡이 필요할 정도의 호흡근 마비가 오게 됨.

d) 검사: 뇌척수액검사에서 세포 수는 정상인 데 비해 단백질 수치는 올라감(albuminocytologic dissociation). 급성기에는 뇌척수액이 정상이나, 보통 1주일 정도 지나면 단백질 수치는 거의 모든 환자에서 상승함. 신경전도검사에서 탈수초 변화를 보임(F파 소실, 신경전도 속도 감소), 축삭손상형으로 이차 진행할 경우에는 예후가 나쁨.

e) 치료: 호흡마비가 올 경우, 기계 호흡이 필요해지며, 급성기 치료는 IVIg, 혈장교환술을 시행함(Chapter 26 참고).

f) 예후: 평균 6개월이 지나면 약 80%의 환자는 혼자 보행이 가능해지고, 약 50%에서는 후유증이 남음. 고령, 축삭 손상, 초기의 빠른 진행, 기계호흡치료를 받는 경우 예후는 나쁜 것으로 알려져 있음.

표 14-4. GBS의 아형과 그 특징

GBS variants	Differences from typical AIDP	Antiganglioside-antibodies
AMAN (acute motor axonal neuropathy)	신경전도검사상 복합운동활동전위 크기 감소	GM1, GM1b, GD1a, GalNAc-GD1a
AMSAN (acute motor sensory axonal neuropathy)	신경전도검사상 복합운동활동전위 크기 및 감각신경 활동전위 크기 감소	GM1, GM1b, GD1a, GalNAc-GD1a
MFS (Miller-Fisher syndrome)	외안근마비, 실조, 건반사소실이 3대 증상	GQ1b, GT1a
Bickerstaff brainstem encephalopathy	의식장애, 척수로 증상	GQ1b

2) CIDP (chronic inflammatory demyelinating polyradiculopathy)

a) GBS와 탈수초성 질환이라는 점, CSF상 단백 수치가 상승한다는 점에선 비슷하지만, 병의 경과가 만성, 재발성이라는 점, 운동 신경뿐 아니라 감각신경 침범도 거의 함께 있다는 점에서는 다른 질환임.

b) 최소 2개월 이상의 유병기간을 가지게 되며, 단발성으로 끝나는 경우가 가장 흔하지만, 재발하거나 치료에도 불구하고 만성적으로 진행하는 경우도 가능함.

c) 증상: 대칭적인 근위약, 감각소실(진동각, 위치감각 > 온도각, 통각), 건반사 소실, 자율신경침범은 드물게 나타남. 일부에서는 외안근마비, 구음장애 등이 발생함.

d) 검사: 뇌척수액검사에서 단백 수치 증가(세포 수는 정상), 신경전도검사에서 신경전도 속도 감소, 말단잠복기 지연, 전도차단(conduction block) 등이 특징으로 나타남.

e) 치료: corticosteroid, IVIg(pure motor type일 경우는 IVIg를 일차 치료로 선택)가 일차 치료이고, 효과가 없을 경우 혈장교환술을 시도함. 그 외 azathioprine, cyclophosphamide, cyclosporine 등이 시도될 수 있음.

f) 전형적인 증상 패턴을 보이지 않는 아형에는 motor form(운동신경 침범만 있는 경우), distal form(근위근의 침범이 없는 경우), sensory CIDP(근위약은 없으나, 신경전도검사에서 운동신경의 이상은 보일 수 있음), minimal form, multifocal acquired demyelinating sensory and motor form(비대칭적, 다초점성 증상이 발생하고, MADSAM으로 독립질환으로 여기는 연구자들도 있음) 등이 있음.

3) 다초점 단일신경병증(Mononeuropathy multiplex)

일종의 임상증후군으로 급성~아급성으로 여러 개의 말초 신경이 침범된 경우를 일컫는데, 당연히 증상은 비대칭적이고, 감각/운동 증상 모두 나타날 수 있음. 여러 가지 원인에 의해 발생할 수 있으며(표 14-5), 치료는 해당 원인에 대한 치료를 하는 것임.

표 14-5. Mononeuritis multiplex의 원인

흔한 원인	드문 원인
DM Sarcoidosis Lyme disease Polyarteritis nodosa Wegener's granulomatosis Hereditary neuropathy with liability to pressure palsies Cryoglobulinemia HIV	Paraneoplastic Amyloidosis Leprosy Systemic lupus erythematosus Rheumatoid arteritis Leukemia-lymphoma infiltration Sjögren syndrome

4) 다초점성 운동 신경병증(Multifocal motor neuropathy)

a) 감각 증상 없이 서서히 진행하는 비대칭성의 근위약 및 근위축이 특징인 질환임. 뇌신경 침범도 없으며, 운동 증상만을 보이는 다른 질환들과의 감별이 필수임(예: Motor neuron disease, entrapment syndrome, hereditary neuropathy with liability to pressure palsy etc).

b) 혈청 검사상 anti-GM1 항체가 검출되며, 신경전도검사에서 '전도차단'이 특징임. 뇌척수액 검사에서 단백 수치 상승이 가능하고 MRI에서 brachial plexus의 미만성 부종이 관찰될 수 있음.

c) 대부분 IVIg 치료에 반응을 보이며 효과가 없을 시 cyclophosphamide, cyclosporine, methotrexate 등을 시도해 볼 수 있으나, 아직 확립된 치료법은 아님(스테로이드나 혈장교환술은 효과가 없음).

5) 혈관염성 신경병증(Vasculitic neuropathy)

신경주위의 혈관에 염증을 일으켜 허혈신경병증을 야기하게 되는데, 대부분 급성으로 발생함. Mononeuritis multiplex의 가장 흔한 원인으로, 신경허혈이 일어날 때 통증이 먼저 수반되고, 뒤이어 위약감, 이상감각(수 시간~수일)이 발생함. Peroneal nerve가 가장 많이 침범되며, 환자의 다른 전신 발현 및 항핵항체 검사로 감별이 가능함(Chapter 24 참고). 다른 전신침범 없이 오로지 말초신경병증만으로도 발현이 가능하며(2~5%), 대칭적 다발성 신경병증, 다발성 단일신경병증 등의 형태로 모두 발현 가능함.

6) Charcot-Marie-Tooth (Hereditary motor sensory neuropathy, CMT)

약 2,500명 중 1명꼴로 발생하는 드물지 않은 대표적 유전신경병증으로 팔, 다리 먼쪽근육의 위축으로 근골격의 기형적 변화를 보이고, 감각장애도 생기나 운동 증상에 비해 가볍다. 여러 가지 아형에 따라 진행 속도 및 예후에 차이를 보인다.

a) CMT 1형: 보통염색체우성 유전, 탈수초성 기전, 청소년기부터 증상 시작, 감각증상은 호소하지 않는 경우가 많음. 발근육위축, 망치발가락(hammer toe), 휜발(pes cavus), 신경비대 등 보임. PMP22 유전자 돌연변이가 대표적.

b) CMT 2형: 보통염색체우성 유전, 축삭손상성 기전. MFN2 유전자 돌연변이.

c) CMT 3형: 유아에서 시작해 증세가 매우 심한 경우로 Dejerine-Sottas neuropathy라고도 불렸는데, 최근에는 원인 유전자가 알려지면서 CMT 1형의 심한 형태로 구분하기도 함.

d) CMT 4형: 보통염색체열성 유전.

e) CMT X형: X염색체에 위치하는 유전자의 돌연변이로 발생하는 경우로 X 염색체우성 유전이 CMT X1, 열성 유전이 CMT X2, X3형이다. X1의 경우 남자에서 여자보다 증상이 더 심함.

7) 당뇨병성신경병(Diabetic neuropathy)

당뇨병성신경병(diabetic neuropathy)은 당뇨병의 가장 흔하고 대표적인 합병증으로 전체 당뇨병 환자의 20~34% 정도에서 동반됨. 당뇨병성신경병은 침범하는 부위 및 범위에 따라 크게 전신형과 국소형으로 나눌 수 있음(Chapter 24 참고).

a) 전신형당뇨병성신경병(Generalized diabetic neuropathy): 만성감각운동신경병(chronic sensorimotor polyneuropathy), 자율신경병(autonomic neuropathy), 고혈당신경병(hyperglycemic neuropathy), 급성통증감각신경병(acute painful sensory neuropathy), 치료연관신경병(treatment related neuropathy)
b) 국소 또는 다초점신경병(Focal or multifocal neuropathy): 뇌신경병(cranial neuropathy), 몸통신경병(truncal neuropathy), 당뇨병근위축증(diabetic amyotrophy), 국소사지단일신경병(focal limb mononeuropathy)

8) 단세포군감마병

a) 골용해 혹은 광범위골다공병터로 나타나는 다발골수종(multiple myeloma) 환자의 5%에서 임상적으로 분명한 다발신경병을 보인다. POEMS 증후군(Polyneuropathy, organomegaly, endocrinopathy, M proteinopathy, skin change)의 임상양상은 탈수초병터에 의한 다발신경병과 피부의 비후, 과다색소침착, 다모증, 장기비대, 내분비계이상, 전신부종 및 곤봉형수지 등의 전신증상과 동반되므로 위와 같은 증상이 있을 때 꼭 감별이 필요함.
b) 불분명의미단세포군감마글로불린병(monoclonal gammopathy of uncertain significance): IgG, IgA 및 IgM과 관계가 있고 면역억제제에 대한 반응 등 CIDP와 유사한 점이 많지만, IgM단세포감마병 환자들은 CIDP보다 통증이 없고 떨림이나 감각실조가 흔히 동반된다는 점에서 차이가 있음.

14

9) 신생물딸림신경병(Paraneoplastic neuropathy)

주로 폐암과 관련되며 대부분은 소세포폐암임. 등뿌리신경절이 선택적으로 손상되는 면역매개질환으로 감각신경병의 양상을 취하며, 사지의 이상감각과 비대칭적인 감각소실로 시작되어 곧 사지 전체와 몸통, 얼굴로 진행함. anti-Hu 항체가 발견됨.

10) 영양결핍 혹은 중독에 의한 다발신경병

영양결핍다발신경병은 흔히 알코올 중독과 연관됨. 주로 티아민, 판토텐산, 피리독신, 엽산 등의 결핍이 대표적. 그 외 비소, 납, 이소니아지드 등의 중독에서도 올 수 있음.

11) 중환자신경병(Critical illness neuropathy)

주로 운동신경장애가 나타나며 말초 신경병은 전기생리변화만 보이는 경증에서부터, 호흡부전과 함께 사지마비를 보이는 중증에 이르기까지 다양함.

2. 신경뿌리병증(Radiculopathy)

1) 신경과에서 가장 흔하게 접하는 말초신경질환일 것이다. 척추와 추간판(intervertebral disc) 변성, facet joint의 bony overgrowth 등이 일어나면서 척추사이구멍 협착(intervertebral foraminal stenosis)을 야기하고 이에 따라 신경뿌리가 눌리면서 증상을 유발하게 된다. 환자가 제일 초기에 호소하는 증상은 목이나 허리 통증과 함께 눌리는 신경뿌리가 지배하는 피부분절(그림 14-1)의 이상 감각, 통증이다. 위약감은 보통 하나의 근육이 2개 이상의 신경뿌리에 의해 지배받기 때문에 그리 심하게 나타나지는 않는다. 검진에서는 운동, 감각증상 외에 해당 건반사가 감소되어 있고(표 14-6), 주로 증상은 편측으로 발생하나 양측으로 발생하는 경우도 간혹 있다.

표 14-6. 주요 건반사와 관련 신경뿌리

4가지 주요한 반사		
반사	**신경뿌리**	**관련 근육**
발목반사	S1	비복근(gastrocnemius)
무릎반사	(L2, L3) L4	사두근(quadriceps femoris)
이두근반사	C5, C6	이두근(biceps brachii)
삼두근반사	C7 (C8)	삼두근(triceps brachii)

2) 목에서는 흔히 손상 받는 부위가 C5~6, C6~7번이다. 허리에서는 L4~5, L5~S1이 가장 흔히 침범 받는 부위다. 허리에서는 목에서와 약간 다른 점이 있는데, 예를 들어 L4~5 사이에서 척추사이구멍을 통해 빠져나가는 신경뿌리는 L4 신경뿌리가 되는데 실제 L4~5 사이 추간판이 튀어나왔을 때 L4 신경뿌리가 눌리는 것이라고 단정지을 수 없다는 점이다. 이는 요추부터는 척추와 척수의 높이가 서로 일치하지 않으면서 실제 척수는 L3 척추 몸통 높이에서 끝나고, 이에 따라 척수로부터 신경가닥이 갈라져 나와 척추사이구멍을 통해 빠져나가는 경로가 비스듬하기 때문에 일어나는 현상이다(그림 14-2).
3) 환자들 중 처음에 해당 피부 분절의 통증, 저린 감등을 호소하다 갑자기 통증은 사라지면서 근위약, 감각 소실이 오는 경우가 있는데 이런 경우는 심한 신경뿌리의 압박으로 신경전도 자체가 차단되는 상태로 응급수술의 적응증이 된다.

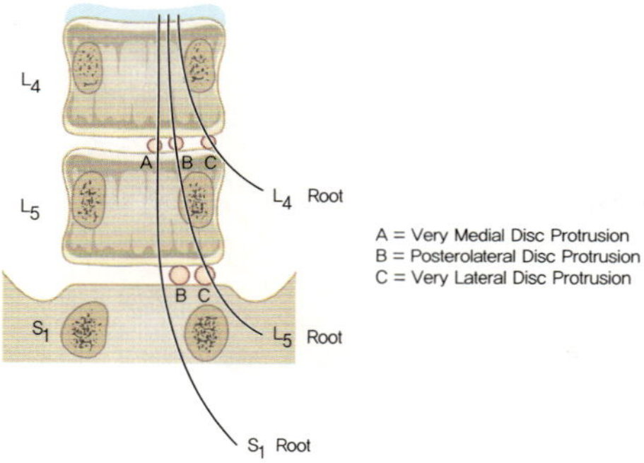

그림 14-2. L4~5, L5~S1 사이의 추간판 탈출 시에 그 위치에 따라 영향을 받는 신경레벨이 달라지게 된다.

3. 상완신경총병증(Brachial plexopathy)

1) 상완신경총에 병변이 생기는 가장 흔한 원인은 외상에 의한 손상이다. 그 외 압박(ex: 흉곽출구증후군, 장시간 수술 후 등), 종양(전이성 종양이 제일 흔함), 염증 질환(ex: Radiation-induced, neuralgic amyotrophy), 출생시 손상 등이 있다.
2) 구조: 상완신경총은 신경뿌리 범위를 벗어나면 'upper, middle, lower trunk'로 나눠지고, 다시 서로 갈라졌다 섞이면서 'lateral, medial, posterior cord'로 분류된다(그림 14-3). 각각 어떤 trunk, cord가 침범되느냐에 따라 임상양상이 달라지는데, 처음에는 이들의 구분이 많이 어렵지만, 반복하다 보면 환자검진 시 어디에 초점을 맞춰야 할지 알게 될 것이다. 각각의 경우에 나타날 수 있는 주요 증상을 아래에 정리해 보았다. 자세한 것은 주요 신경별 기능을 담은 테이블(표 14-7)을 참고해 차근차근 살펴보길 바란다.

▶▷ Panplexus

- 신경뿌리는 살아 있기 때문에, 신경총보다 근위부에서 갈라져 나오는 신경(dorsal scapular nerve, long thoracic nerve)은 영향을 받지 않는다. 따라서 이들 신경이 담당하는 rhomboid m., serratus anterior m.은 제기능을 하게 된다. 결국 이 근육들에 대한 검진이 감별에 중요하게 된다.

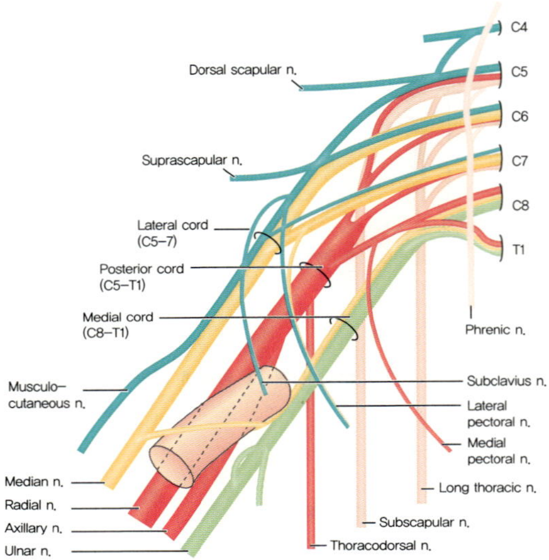

그림 14-3. 상완신경총의 구조

▶▷ **Upper trunk**

- C5~6 신경뿌리로 구성된 신경은 모두 영향을 받게 된다.
- 감각: 어깨부터 손까지(1~2nd fingers) 주로 바깥쪽이 손상 받게 된다(axillary nerve, lateral brachial cutaneous nerve, lateral antebrachial cutaneous nerve, medial & radial sensory branches to 1~2nd fingers).
- 운동: 주요 손상 근육(deltoid, biceps, supraspinatus, infraspinatus) + 부분 손상 근육(pronator teres, triceps etc.)
- 건반사: Biceps jerk, brachioradialis jerk는 감소되고 triceps jerk는 유지

▶▷ **Middle trunk**

- Very rare, C7 신경뿌리에서 직접적으로 나옴. C7 신경뿌리병증과 유사할 수 있음
- 감각: 주로 가운데 손가락을 침범하며 일부 2, 4번째 손가락 일부(sensory branch of median n.)와 아래팔의 뒷부분(posterior cutaneous nerve of the forearm)이 손상 가능하다.
- 운동: triceps, flexor carpi radialis, pronator teres 기능 손상
- 건반사: Triceps jerk 감소

▶▷ Lower trunk

- C8~T1 신경뿌리로 구성된 신경은 모두 영향을 받게 된다.
- 감각: Upper trunk와 반대로 주로 팔, 손의 안쪽을 따라 손상된다(medial brachial cutaneous nerve, medial antebrachial cutaneous nerve, ulnar nerve sensory branch).
- 운동: 모든 ulnar nerve 담당 근육 + median nerve, radial nerve 중 C8, T1 innervation을 받는 근육(abductor pollicis brevis, flexor pollicis longus, extensor indicis proprius etc.).
- 건반사: 이상 없음.

▶▷ Lateral cord

- Musculocutaneous nerve + median nerve 중 C6~7에서 나온 부분이 손상됨
- 감각: 아래팔과 손의(1~3rd fingers) 바깥쪽이 손상된다(lateral antebrachial cutaneous nerve, median nerve sensory branch).
- 운동: pronator teres, flexor carpi radialis, biceps 기능 손상.
- 건반사: Biceps jerk 감소.

▶▷ Posterior cord

- Radial nerve + axillary nerve + thoracodorsal nerve
- 감각: 어깨 바깥쪽과 아래팔의 뒤쪽, 손등(1~3rd fingers) 부분이 손상된다(axillary nerve, posterior cutaneous nerve of the arm, posterior cutaneous nerve of the forearm, superficial radial sensory nerve).
- 운동: 모든 radial nerve 담당 근육, deltoid, latissimus dorsi 기능 손상.
- 건반사: Triceps jerk, brachioradialis jerk 감소.

▶▷ Medial cord

- Lower trunk에서 C8 신경뿌리와 관련 있는 radial nerve만 빼면 medial cord가 되기 때문에 감각증상은 lower trunk 병변과 같고, 운동증상은 'finger extensor' 기능이 보존된다는 점 외에는 같다.

3) 흉곽출구증후군(Thoracic outlet syndrome, Scalene syndrome)

a) 원래 정상적으로 1번 갈비뼈와 scalene muscle 사이의 정상적인 공간을 통해 쇄골하동맥(subclavian artery)과 상완신경총이 빠져나오는데 경부갈비뼈(cervical rib), 섬유띠(fibrous band) 등의 이상구조물에 의해 해당 공간이 좁아지면서 혈관 및 신경총이 압박을 받아 증상을 유발하게 된다(그림 14-4).

b) 나타날 수 있는 증상은 상완신경총의 lower trunk가 손상되는 경우와 비슷한데, thenar muscle, hypothenar muscle의 위축(thenar muscle이 더 심함), 손가락의 굽힘근들(flexor digitorum profundus, flexor pollicis longus) 위약 등과 함께 ulnar nerve, medal antebrachial cutaneous nerve가 담당하는 부위의 감각 이상이 생긴다. 종종 C8~T1 신경뿌리병증과 'ulnar neuropathy at the elbow'와 혼동될 수 있어 주의를 요한다.

4) 신경통근위축증(Neuralgic amyotrophy)

a) Parsonage-Turner syndrome, brachial plexitis, idiopathic brachial plexopathy 등 다양한 이름으로 불린다.

b) 주로 선행하는 감염, 백신접종 등의 이벤트 이후에 발생하면서 초기에 심한 통증을 동반하는 것이 특징이다. 통증이 너무 심해 위약이 감지되지 않을 수도 있으며, 1~2주가 지나면서 통증이 감소하면 심한 위약과 근위축이 발생한다(상대적으로 감각증상은 경하다). 보통 편측으로 나타나며 재발은 거의 없으나, 만약 재발한다면 유전 질환(Hereditary neuralgic amyotrophy– short stature, cleft palate, epicanthal fold 등의 기형 동반 가능)을 의심해야 한다.

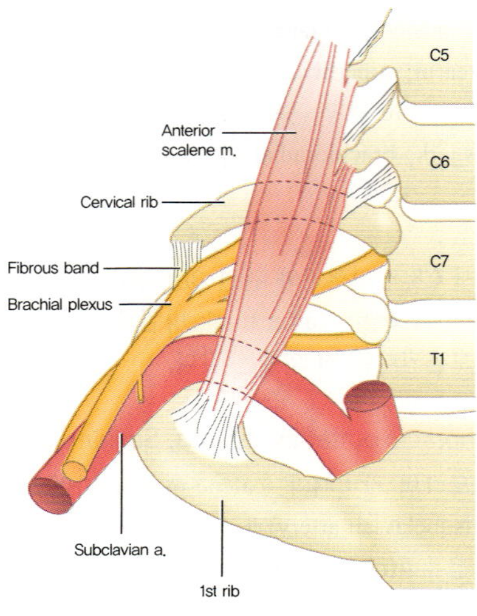

그림 14-4. Thoracic outlet syndrome by cervical rib

4. 허리엉치신경총병증(Lumbosacral plexopathy)

1) 상완신경총병증보다 상대적으로 드물게 발생한다. 발생 원인으로는 후복강출혈, 종양, 외상, 당뇨(diabetic amyotrophy), 방사선치료, 수술(retractor injury) 등이 있고, 침범 위치에 따라 upper lumbar plexus lesion과 lower lumbosacral plexus lesion으로 구분할 수 있다(그림 14-5).

▶▷ **Lumbar plexopathy**

- L2~4 신경뿌리에서 나오는 신경들이 구성함. 통증이 있다면 앞쪽 허벅지로 퍼지는 듯한 통증이 발생한다.
- 감각: 주로 허벅지 앞쪽과 무릎 아래에서는 안쪽을 따라 감각 소실이 발생한다(lateral femoral cutaneous nerve, intermediate & medial cutaneous nerve of the thigh, femoral branch of genitofemoral nerve, obturator nerve, saphe-

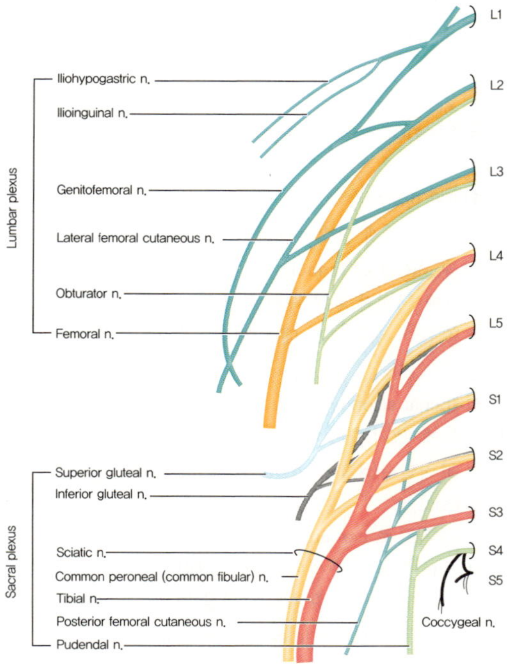

그림 14-5. 허리엉치신경총의 구조

nous nerve).
- 운동: femoral nerve, obturator nerve가 지배하는 근육이 손상(Quadriceps, iliopsoas, hip adductor muscles)된다.
- 건반사: Knee jerk 감소한다.

▶ ▷ **Lumbosacral (or sacral) plexopathy**
- L4~S2 신경뿌리의 신경들로 구성되며 주로 허벅지 뒤쪽으로 뻗치는 통증을 호소한다.
- 감각: 주로 허벅지 뒤쪽과 무릎 아래에서는 바깥쪽, 그리고 발의 감각 소실이 발생한다(posterior cutaneous nerve of the thigh, lateral cutaneous nerve of calf, superficial peroneal nerve, sural nerve).
- 운동: sciatic nerve, peroneal nerve, tibial nerve가 지배하는 근육이 손상된다(hip extensors, abductors, hamstrings, ankle & toes dorsiflexors, plantar-flexors – Tibial nerve보다는 peroneal nerve가 좀 더 영향을 심하게 받아, common peroneal neuropathy와 혼동이 될 때도 있음).
- 건반사: Ankle jerk 감소한다.

5. 단일 신경병증(Mononeuropathy)

1) 정중신경(median nerve)

a) 상지에서 가장 흔하게 압박손상을 받는 신경.

b) 손목터널증후군(Carpal tunnel syndrome, CTS)
- 엄지, 2번째, 3번째 손가락의 먹먹하고 저린 감각을 주로 호소하고, 밤이나 손을 많이 사용했을 때 악화됨. 검진에서 'Tinel sign', 'Phallen sign'을 보일 수 있다.
- 진행 시 thenar atrophy, abductor pollicis brevis (APB)의 근위약을 보임
- 종종 양쪽에 생기기도 하는데 이 경우에는 다른 신체적인 질환의 동반 여부도 고려한다(RA, hypothyroidism, DM, pregnancy, acromegaly, amyloidosis).
- 치료: 대증치료로 carbamazepine, pregabalin, gabapentin, amitriptyline, nortriptyline 등을 사용하며, 국소 스테로이드 주사를 할 수도 있음. 약물치료에 반응하지 않고 증상이 심해질 경우 감압수술을 고려한다.

c) 전골간신경증후군(Anterior interosseous syndrome, AION)
- 정중신경의 순수한 운동신경가지인 전골간신경이 flexor digitorum super-

ficialis의 섬유성 띠에 의해 압박을 받아 발생한다.
- 아래팔이나 팔목에서 통증을 느낄 수 있지만 전형적인 모습은 엄지와 검지 끝마디뼈(distal phalanx)의 굽힘근이 약해져 두 손가락으로 'O'모양을 만들지 못한다.
- 침범하는 근육은 flexor pollicis longus, flexor digitorum profundus (2,3), pronator quadratus

d) 엎침근증후군(Pronator syndrome)
- 정중신경이 엎침근의 pronator teres의 두 갈래 사이와 flexor digitorum superficialis의 섬유활 아래에서 압박을 받아 발생한다.
- 아래팔의 통증과 정중신경 지배부위의 감각이상이 특징이다.

2) 자신경(Ulnar nerve)

a) 두 번째로 빈번한 압박손상이 일어나는 신경이다.
b) 주로 팔꿈치 부위에서 압박을 받으며(주관절터널증후군, cubital tunnel syndrome), 신경근전도 검사를 통해 정확한 압박 부위를 찾는 것이 중요하다.
c) 손상을 받으면 갈퀴손 모양(claw hand)과 함께 Wartenberg sign(손가락을 벌리는 힘이 약해지면서 주머니에 손을 넣을 때 손가락이 걸리는 징후), Froment sign(종이를 집을 때 엄지와 검지가 굽혀지는 징후) 관찰이 가능하다.
d) 수술 치료는 제한적이며, C8~T1 radiculopathy와 감별이 필요하다.
e) 드물지만 손목의 기용통로(Guyon's canal)에서 압박을 받으면 이곳을 지나기 전에 가지를 내는 손등쪽은 감각소실이 없으면서, 손바닥 감각소실과 척골신경이 지배하는 손내재근의 근쇠약이 나타난다.

3) 노신경(Radial nerve)

a) 노신경 손상은 상대적으로 드물지만, 겨드랑이, 위팔(spiral groove 부분이 흔함), 아래팔 등 다양한 부위에서 손상을 받을 수 있다.
b) 겨드랑이와 위팔(spiral groove부위)에서 손상을 받게 되면 손목 처짐(wrist drop) 및 손등의 감각이상을 보이게 되고, 아래팔에서 손상을 받게 되면(뒤뼈사이신경손상-posterior interosseous neuropathy, PION-일 경우) 감각증상 없이 손가락 처짐(finger drop)을 보이게 된다.

4) 겨드랑신경(Axillary nerve)

a) 겨드랑신경의 손상은 어깨 바깥쪽의 감각소실, 어깨외전과 외회전의 부분적 근쇠약, 삼각근(deltoid)의 근위축으로 나타난다.

b) 어깨외전과 외회전은 삼각근뿐만 아니라 각각 가시위근(supraspinatus)과 가시아래근(infraspinatus)이 함께 작용한다. 따라서 이 두 근육을 지배하는 순수한 운동신경인 견갑상신경(suprascapular nerve)손상과 건반사소실을 동반하는 C5, C6 신경뿌리병과의 감별이 필요하다.

5) 가쪽넓적다리피부신경(Lateral femoral cutaneous nerve)

a) 허벅지 바깥쪽의 피부 감각을 담당하는 순수 감각신경이다.

b) 대퇴감각이상증(meralgia paresthetica)
- 손상 시 해당 부위의 저리고 화끈거리고 아픈 감각증상이 발생하며 서 있을 때 증상이 심해진다.
- 당뇨에서 흔하며 임신, 너무 꽉 죄는 벨트나 이상한 자세, 비만 등과도 연관이 있다. 치료는 유발 요인을 제거, NSAIDs, 국소 스테로이드 주입, 수술 치료도 고려 가능하다.

6) 넓적다리신경(Femoral nerve)

a) 손상의 흔한 원인은 복부나 골반 수술 시 특정 자세에서 오래 압박을 받게 되는 경우다. 혹은 넙다리동맥(femoral artery)에 카테터 삽입술 시행 후 발생하는 국소 혈종에 의해 눌리는 경우도 있으며 드물게 신장이식 수술 후에 발병했다는 보고가 있는데, 이는 femoral nerve가 혈류를 공급받는 내장골동맥(internal iliac artery), 외장골동맥(external iliac artery)과 관련해 국소 steal 현상이 일어나면서 신경허혈이 일어나기 때문이다. 그 외 종양, 후복강출혈 등이 원인이 될 수 있다.

b) 무릎을 펴는 힘과 골반에서 다리를 앞으로 들어 올리는 힘이 약해지기 때문에 다리를 끄는 모습을 볼 수 있으며, 환자에게 무릎을 꿇은 상태에서 일어나라고 할 때 위약감을 확인할 수 있다.

7) 궁둥신경(Sciatic nerve)

a) Sciatic nerve는 종아리신경(peroneal nerve)과 정강신경(tibial nerve)이 합쳐져 있다가 무릎을 지나면서 갈라지게 되는데, 궁둥신경병증 발생 시 궁둥신경 안에서 종아리신경이 상대적으로 손상에 취약해 발병 초기에는 종아리신경병증과 감별이 어려운 경우가 많다.

→ 이럴 때는 종아리신경의 지배를 받지 않는 근육들과 관련된 움직임(발목 내번, 발가락 굽힘, 무릎 굽힘)이나 종아리신경이 담당하는 피부분절 외(발등 가쪽, 발바닥)의 피부에 대해 감각을 체크해 궁둥신경병증인지 감별할 수 있을 것이다.

b) 발병 원인으로 엉덩이/대퇴 골절이나 탈구, 수술 등이 흔하고 그 외 종양이나 혈관염, 당뇨 등에 의한 허혈성 손상, 근육내 엉덩이 주사(특히 마른 환자) 등이 가능하다.

c) 궁둥구멍근증후군(Piriformis syndrome): 궁둥신경이 골반을 벗어날 때, piriformis muscle의 아래 혹은 안을 가로질러 나오게 되는데, 이때 piriformis m.이 hypertrophic 해서 신경을 누르는 경우를 말하는데 과거에는 궁둥신경통(sciatica)의 원인으로 잘못 진단되는 경우가 종종 있었다(실제 sciatica의 대부분의 원인은 lumbosacral radiculopathy임). 증상이 서 있을 때보다 앉았을 때 더 심해지고, 고관절을 굽히고(flexion), 안으로 모으고(adduction), 내회전(internal rotation)시켰을 때 증상이 악화되면(그림 14-6) 의심이 가능하다.

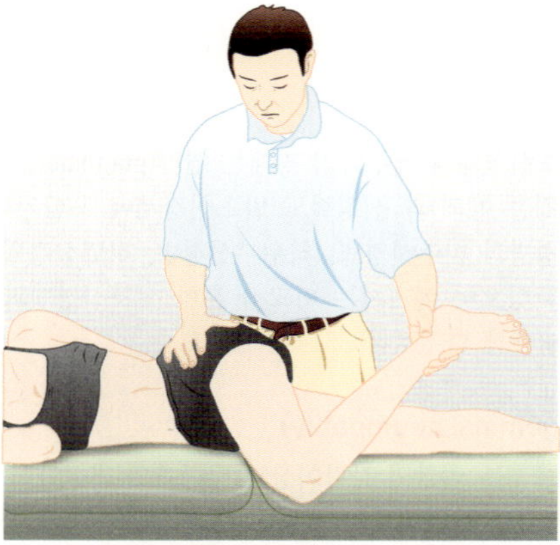

그림 14-6. Piriformis syndrome 유발 검사

8) 종아리신경(Peroneal nerve)

a) 하지에서 가장 흔하게 압박손상이 일어나는 신경.

b) 대개 일측성으로 종아리뼈 상단부에서의 손상이 제일 흔하며 온종아리신경(common peroneal nerve)의 손상이 일반적임.

c) 손상의 원인에는 수술 중 압박, 체중 감소, 다리 꼬기, 장시간 쪼그리기, 당뇨, 종아리뼈 골절에 의한 직접 손상 등이 있음.

d) 발처짐(foot drop)을 일으키고, 발목의 외번(eversion)이 부분적으로 약해짐(만약 발목 내번도 약해졌다면 위쪽의 궁둥신경병증이나 신경뿌리병증을 의심해야 함).

9) 정강신경(Tibial nerve)

a) 장딴지 깊숙한 곳으로 주행하기 때문에 장딴지 부위에서 단독손상 받는 것은 드물고 발목터널에서 눌릴 수 있음.

b) 발목터널증후군(tarsal tunnel syndrome)

- 정강신경 분지가 굽힘근지지띠(flexor retinaculum) 부분에서 눌리면서 발생함.
- 대개 일측성이고, 외상, 골절, 염좌 등이 원인이 될 수 있고, 전신질환 중에서는 rheumatoid arthritis, DM, SLE, acromegaly 등이 원인으로 가능함.
- 발바닥 통증 및 감각이상을 보이는데 대증치료를 하고 호전되지 않으면 감압수술도 고려.

6. 뇌신경병(Cranial neuropathy)

중추신경계와 말초신경계의 해부학적 경계는 연막(pia mater)으로 연막 밖의 뇌신경(시신경과 후각신경은 제외)과 신경절도 말초신경계에 포함된다. 삼차신경병, 얼굴신경병, 혀인두신경병과 미주신경병, 척수부신경병, 혀밑신경병 등 뇌신경병이 어느 곳에나 발생할 수 있으며 여기서는 비교적 흔한 삼차신경병과 얼굴신경병, 그리고 다발뇌신경마비에 대해 다루겠다.

1) 삼차신경병(Trigeminal neuropathy)

a) 삼차신경병에서는 얼굴의 감각이상과 턱근육의 근쇠약이 나타난다.

b) 외상이나 대상포진에 의해 발생할 수 있으며, 수막종, 청신경종, 삼차신경종, 전이암 등이 침범하여 발생할 수 있다.

2) 얼굴신경병(Facial neuropathy)

a) 벨마비(Bell's palsy)는 얼굴신경병 중에서 가장 흔하며, 당뇨병 환자에서 발생률이 더 높다. 1형 HSV가 벨마비의 원인으로 생각된다.

b) 벨마비는 한쪽 얼굴에서 갑자기 시작되며 마비가 시작되기 1~2일 전에 귀 뒤쪽에서 통증이 느껴지기도 한다. 마비된 쪽의 맛감각이 소실되고 청각과민이 나타날 수 있다.

c) 환자의 80%는 수 주에서 수개월 안에 완전히 회복된다. 미각이 운동기능보다 먼저 회복되므로, 미각이 일주일 안에 회복되거나 운동기능이 5~7일 안에 호전되기 시작하면 예후는 매우 좋다.

d) 얼굴마비가 발생하면 눈이 불완전하게 감겨 각막 손상을 받기 쉬우므로 종이테이프로 아래위 눈꺼풀을 붙여 눈을 감겨놓고 인공눈물을 투여한다. 프레드니손을 하루 1 mg/kg씩 7~10일 간 투여하면 회복시기를 앞당길 수 있고 회복 정도도 높아진다. 항바이러스제 치료는 여전히 논란이 있다.

e) 람세이-헌트 증후군(Ramsay-Hunt syndrome)은 대상포진바이러스가 무릎신경절(geniculate ganglion)을 침범하여 발생하며, 외이도와 입인두에 수포가 생기고, 얼굴마비와 함께 청신경도 침범된다. 따라서 벨마비와의 감별을 위해 외이도 검진, 피부 검진을 통해 수포를 확인해야 하며 청력검사를 시행하는 것이 도움이 된다.

3) 다발뇌신경마비(Multiple cranial neuropathy)

a) 다발뇌신경마비에서는 우선 병터가 뇌줄기 안에 발생했는지, 바깥에 발생하였는지를 먼저 구별하여야 한다. 병터가 뇌줄기 안에 있으면 뇌신경마비 외에 사지 운동 및 감각 증상이 동반될 가능성이 높다. 병터가 뇌줄기 바깥에 있으면 주변의 뇌신경을 순차적으로 침범할 수 있고 운동 및 감각경로를 침범할 가능성은 낮다.

b) 뇌줄기 바깥의 원인으로 해면정맥동(cavernous sinus)에 병이 생기는 경우 뇌신경병이 발생할 수 있으며, 감염, 육아종질환, 외상, 경동맥해면정맥동루 등이 원인이 될 수 있다.

14

References & Reading materials

1. Alexander R-G. Weiner and Levitt's Neurology. 8th ed. Philadelphia: Lippincott Williams & Wilkins, 2008; 38-44, 52-65.
2. Ropper AH, Brown RH. Adams and Victor's Principles of Neurology. 11th ed. New York: McGraw-Hill, 2019.
3. Brazis PW, Masdeu JC, Biller J. Localization in Clinical Neurology. 6th ed. Philadelphia: Lippincott Williams & Wilkins, 2011; 25-126.
4. 대한신경과학회. 신경학. 3rd ed. 범문에듀케이션, 2017; 207-277.
5. Marshall Mayre, On Call Neurology, 3rd ed. Saunders, 2007; 245-265.
6. A. Staal, J. van Gijn, F. Spaans, Mononeuropathies; Examination, Diagnosis and Treatment. W.B. Saunders, 1999.
7. David C. Preston, Barbara E. Shapiro, Electromyography and neuromuscular disorders, 2nd ed. Elsevier, 2005; 389-420, 479-500, 517-549.
8. Mathias Baehr, Michael Frotsher. Duus' Topical Diagnosis in Neurology, 4th ed. Thieme Stuttgart, 2005; 91-112.

표 14-7. 상지의 주요 신경 및 그 기능

신경	신경근	감각	해당근육	작용
Lateral pectoral n.	C5~7		Pectoralis major	Arm, adduction, internal rotation
Medial pectoral n.	C8~T1		Pectoralis minor	Arm, adduction, internal rotation
Long thoracic n.	C5~7		Serratus anterior	Protraction of the shoulder : 어깨뼈를 아래쪽에서 잡아당기면서 견인 역할을 한다고 생각하면 됨. 이 기능이 망가지면 어깨뼈가 튀어나와 보이는 winged scapula가 됨.
Dorsal scapular n.	C4~5		Levator scapulae, Rhmboids	Scapula, elevation, adduction : 손상 시 winged scapula 가능함.
Suprascapular n.	C5~6		Supraspinatus & infraspinatus	Arm, elevation, external rotation : Axillary n.와 함께 팔을 올리는 작용
Thoracodorsal n. (=middle subscapular n.)	C6~8		Lattissimus dorsi	Arm, internal rotation, depression(of the elevated arm) : 주로 팔을 내리는 작용
Subscapular n.(upper & lower)	C5~8		Teres major Subscapularis	Arm, internal rotation, depression(of the elevated arm) : Lattissimus dorsi와 같은 역할
Axillary n.	C5~6 C4~5	어깨 바깥쪽	Deltoid Teres minor	Arm, abduction Arm, external rotation
Musculocutaneous n.	C5~6 C5~7 C5~6	아래팔의 바깥쪽 (lateral cutaneous nerve of forearm[2])	Biceps brachii Coracobrachialis Brachialis	Elbow, flexion, Supination Arm, elevation, adduction Elbow, flexion
Median n.	C6~7 C6~7 C7~T1 C6~8 C7~T1 C7~T1 C7~T1 C7~T1 C6~7 C8~T1	1~4번째 손가락의 손바닥쪽과 손바닥 일부 (palmar cutaneous sensory branch, digital sensory branch)	Flexor carpi radialis Pronator teres Palmaris longus Flexor pollicis longus Flexor digitorum superficialis Flexor digitorum profundus Abductor pollicis brevis Flexor pollicis brevis Opponens pollicis brevis Lumbricals I, II	Wrist, flexion, radial deviation Pronation Wrist, flexion Thumb, IP joint flexion 2~5 fingers, PIP joint flexion 2~3fingers, DIP joint flexion 1 metacarpal, abduction Thumb, MPJ flexion 1 metacarpal, opposition 2~3fingers, MPJ flexion, IPJ extension : 주로 손가락, 손목의 굽힘과 pronation, 엄지손가락의 벌림에 관여함. 손가락에서는 주로 1, 2, 3번째 손가락에 작용함. Lumbricals 근육의 경우는 MP joint에서는 손바닥쪽으로 주행하다 IP joint에서 손등쪽으로 올라가서 주행하는 독특한 경로로 되어 있음.

표 14-7. 상지의 주요 신경 및 그 기능

신경	신경근	감각	해당근육	작용
Ulnar n.	C7~T1 C7~T1 C8~T1 C8~T1 C7~T1 C7~T1 C8~T1 C8~T1	4, 5번째 손가락 및 해당 손바닥 및 손등(dorsal & palmar cutaneous sensory branch, digital sensory branch): 4번째 손가락을 절반씩 median n.와 나눠 담당	Flexor carpi ulnaris Flexor digitorum profundus Adductor pollicis Abdcutor digiti minimi Opponens digiti minimi Flexor digiti minimi brevis Interossei Lumbricals III, IV	Wrist, flexion, ulnar deviation 4~5fingers, DIP joint flexion 1 metacarpal, adduction(??) 5 finger, abduction 5 finger, opposition 5 finger, MPJ flexion 3~5fingers, MPJ flexion, IPJ extension, abduction, adduction 4, 5 fingers, MPJ flexion, IPJ extension : 손가락, 손목의 굽힘에 작용하는 건 median n.와 비슷하나 손가락에서 주로 4, 5번째 손가락에 집중되어 있고, 손가락을 양 옆으로 벌리고 모으는 작용에 관여함.
Radial n.	C6~8 C5~6 C6~8 C6~8 C6~8 C6~8 C5~7 C6~7 C7~8 C7~8 C6~8	위팔과 아래팔의 뒤쪽, 위팔 바깥쪽(axillary n. 담당 부위 제외), 1~3번째 손가락의 손등쪽과 손등 일부(posterior cutaneous nerve of arm, posterior cutaneous nerve of forearm, lower lateral cutaneous nerve of arm, superficial sensory branch)	Triceps brachii Brachioradialis Extensor carpi radialis Extensor digitorum Extensor digiti minimi Extensor carpi ulnaris Supinator Abductor pollicis longus Extensor pollicis brevis Extensor pollicis longus Extensor indicis proprius	Elbow, extension Elbow, flexion Wrist, extension, radial deviation 2~5 fingers, MPJ extension 5 finger, extension Wrist, extension, ulnar deviation Supination Thumb, abduction Thumb, MPJ extension Thumb, IMJ extension 2 finger, MPJ extension : Supinator, Brachioradialis를 제외하고는 팔꿈치, 손목, 손가락에서 모두 펼 기능을 담당함.
Medial brachial cutaneous n.[2]	C8~T1	위팔 안쪽(순수감각신경)		
Medial antebrachial cutaneous n.[2]	C8~T1	아래팔 안쪽(순수감각신경)		

: 그 외에도 accessory nerve의 이상으로 trapezius가 기능을 못할 시에도 가능함.

[2] : lateral cutaneous nerve of forearm = lateral antebrachial cutaneous nerve, medial brachial cutaneous nerve = medial cutaneous nerve of arm, medial antebrachial cutaneous nerve = medial cutaneous nerve of forearm

표 14-8. 하지의 주요 신경 및 그 기능

신경	신경근	감각	해당근육	작용
Iliohypogastric & Ilioinguinal n.	L1	그림 14-1B 참고	Transverse and oblique m.	복벽근
Genitofemoral n.	L1~2	그림 14-1B 참고	Cremasteric m.	고환근
Lateral femoral cutaneous nerve of the thigh	L2~3	허벅지 바깥쪽 (순수 감각신경)		
Femoral n.	L1~3 L2~3 L2~4	허벅지 앞쪽, 안쪽 (intermediate and medial cutaneous nerve of the thigh) 종아리 안쪽(saphenous n.)	Iliopsoas Sartorius Quadriceps femoris	Hip, flexion, internal rotation Hip, flexion, external rotation & Knee, flexion, internal rotation Knee, extension : 주로 다리를 앞으로 들고 무릎을 펴는 작용
Obturator n.	L2~3 L2~3 L2~4 L3~4 L2~4 L3~4	허벅지 안쪽 일부	Pectineus Adductor longus Adductor brevis Adductor magnus Gracilis Obturator externus	Thigh, adduction Thigh, adduction Thigh, adduction Thigh, adduction Thigh, adduction Thigh, adduction, external rotation : 다리를 안으로 모으는 작용
Superior gluteal n.	L4~S1 L4~5 L5~S1		Gluteus medius & minimus Tensor fasciase latae Piriformis	Thigh, abduction, internal rotation Hip flexion, Thigh abduction Thigh, abduction, external rotation : 주로 다리를 밖으로 벌리는 작용
Inferior gluteal n.	L4~S2 L5~S1 L4~S1 L4~S1		Gluteus maximus Obturator internus Gemelli Quadratus femoris	Hip, extension Hip, extension Thigh, external rotation Thigh, external rotation : 주로 다리를 뒤쪽으로 드는 작용

표 14-8. 하지의 주요 신경 및 그 기능

신경	신경근	감각	해당근육	작용
Posterior cutaneous nerve of the thigh	S1~3	허벅지 뒤쪽 (순수 감각신경임)		
Sciatic n.	L4~S2 L4~S1 L4~S1		Biceps femoris Semitendinosus Semimembranosus	Knee flexion Knee flexion Knee flexion
Peronal n. (peroneal muscles은 superficial peroneal n.의 지배를 받고 나머진 deep peroneal n.)	L4~5 L4~S1 L4~S1 L4~S1 L4~S1 L5~S1	무릎과 정강이 바깥쪽과 발등 일부 (lateral cutaneous nerve of calf, intermediate and medial dorsal cutaneous branch of superficial peroneal n., dorsal digital cutaneous branch of deep peroneal n.)	Tibialis anterior Extensor digitorum longus Extensor digitorum brevis Extensor hallucis longus Extensor hallucis brevis Peroneal muscles.(sup)	Foot, dorsiflexion, inversion Foot, toes, extension 2~5 toes, extension 1 toe, extension 1 toe, extension Foot, dorsiflexion, eversion : 주로 발목을 발등쪽으로 굽히고, 발가락도 위쪽으로 굽히는 작용.
Tibial n.	L4~5 L5~S2 L5~S2 L5~S2 S1~3 S1~3	발등 일부, 발뒤꿈치를 포함한 발바닥 (sural n., lateral and medial plantar n., calcaneal branch)	Tibialis posterior Gastrocnemius, Soleus Flexor digitorum longus Flexor hallucis longus Flexor digitorum brevis Plantar muscles of the foot	Foot, plantar flexion, inversion Foot, plantar flexion 2~5 toes, DIP joint flexion 1 toe, IPJ flexion 2~5 toes, PIP joint flexion Toes, MPJ flexion, abduction, adduction : 주로 발목을 발바닥쪽으로 굽히고, 발가락을 접고, 옆으로 벌리고 오므리는 작용

Case discussion 1

43세 남자, 수술 후 발생한 왼쪽 상지의 근력저하와 이상감각을 주소로 내원

Q1. History taking

환자는 4년 전 대동맥박리로 수술을 받았으며 정기적인 추적관찰 중에 대동맥 꽈리가 커진 것이 발견되어 이에 대한 수술을 시행함. 수술 중 마취시간은 약 16시간이고 수술 시간은 약 14시간이었음. 마취에서 깨어난 후 환자는 왼쪽 상지에 근력저하와 이상감각을 호소하였고 시간이 지난 후에 왼쪽 상지에 부종이 생겼음. 이상감각은 팔꿈치 아래쪽에 있었으며 특히 손가락이 심했음. 대동맥 박리로 수술 받은 경력 이외에는 특이 과거력은 없음.

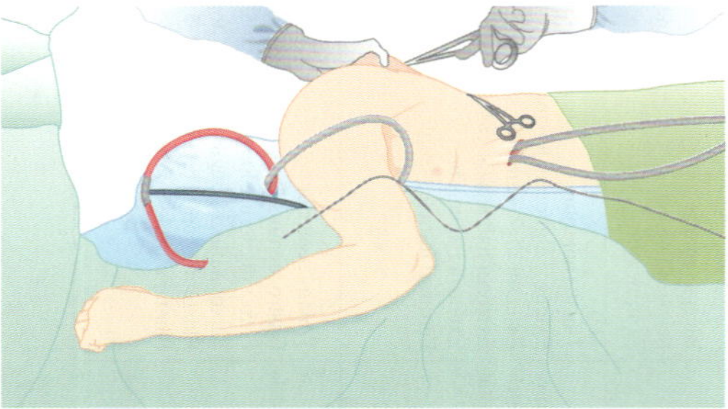

그림 14-7. 시행한 수술 자세

Q2. Physical Examination

특이 사항 없음.

Q3. Neurological Examinations

뇌신경진찰은 정상이었으며, 왼쪽 상지의 어깨와 팔꿈치의 근력은 정상이었으나, 왼쪽 팔목, 손가락의 굽힘과 폄이 grade III로 감소하였고, 손가락 벌림과 엄지손가락 굽힘/폄이 grade II로 감소하였으며, 엄지손가락의 외전과 내전은 grade I이었다. 오른쪽 상지와 양쪽 하지의 근력은 정상이었다. 감각은 왼쪽 팔꿈치 아래쪽의 감각이 정상의 50%로 감소하였으며 모든 손가락의 감각은 정상의 0%였다. 오른쪽 상지와 양쪽 하지의 감각과 근력은 정상이었다. 왼쪽 상지의 삼두근, 이두근, 윗팔노근반사가 1+로 감소하였으나 오른쪽 상지와 양쪽 하지의 심부건 반사는 정상이었다. 다른 신경학적진찰에서 추가적인 특이사항은 없었다.

Q4. Differential Diagnosis

- Localization
  - Upper motor neuron 징후가 없고 뇌신경진찰이 정상이며 병변쪽 심부건반사가 감소했다는 점에서 중추신경계보다는 말초신경계의 병변을 의심할 수 있다. 특정 단일신경 영역의 특징적인 구역의 이상감각과 근력저하가 아닌 주로 한쪽 상지의 말단에 광범위한 이상감각과 근력저하를 보인다는 점에서 여러 말초신경과 신경근을 동시에 침범하는 병변을 의심할 수 있다. 또한 비대칭적으로 한쪽 팔에 국한한 연속적인 피부 분절을 침범한 감각, 운동의 이상소견이므로 국소화는 왼쪽 상완신경총이나 연속된 수 개의 왼쪽 목신경뿌리병증을 생각할 수 있다.
- Etiology
  - 비교적 장시간의 수술 후에 갑자기 발생했다는 점에서 첫 번째 원인은 외상으로 생각할 수 있으며, 그 외에는 짧은 시간에 증상이 발생했다는 점에서 혈관성 원인이나 국소적 염증 반응을 고려할 수 있으나 후자가 원인이었을 가능성은 떨어진다.

Q5. Lab findings

Blood test – 특이사항 없음

신경전도검사 – 왼쪽 ulnar nerve, median nerve, radial nerve에서 감각 전위가 관찰되지 않았으며 운동 신경검사에서 terminal latency는 증가되었고 운동전위는 감소하였다. 또한 왼쪽 medial and lateral antebrachial cutaneous nerve에서 감각 전위가 관찰되지 않았다. 반면 오른쪽 상지는 정상이었다.

근전도검사 – 근전도 검사상 axillary nerve, suprascapular nerve, dorsal scapular nerve, medial and lateral pectoral nerve의 지배를 받는 왼쪽 근위부 근육은 정상이었으나, ulnar nerve, median nerve, radial nerve의 지배를 받는 왼쪽 원위부 근육에서는 insertional activity가 증가되었고, positive sharp wave와 fibrillation이 관찰되었다. 그러나 경추부의 paraspinal muscle의 근전도 검사는 정상이었다.

▶▷ **위의 검사 결과를 바탕으로 침범되는 부위를 추정해보면 다음 그림과 같다** (그림 14-8).

Pectoral nerve보다는 원위부, medial antebrachial sensory nerve보다는 근위부의 침범을 의심할 수 있고, 이에 panplexopathy(하지만, pantrunk가 아닌 pancord level이라고 할 수 있음)라는 진단을 내릴 수 있다.

Q6. Confirmed diagnosis

Postoperative traumatic brachial plexopathy (left panplexopathy)

Q7. Further management and Plans

특별한 치료 없이 환자는 서서히 호전되었음. 그러나 원위부의 이상감각과 근력저하는 완전히 회복되지는 않음.

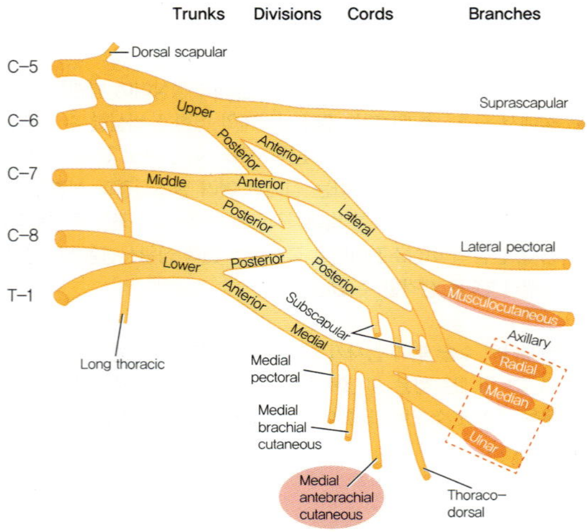

그림 14-8. Case 환자에서 신경전도검사(분홍색 원) 및 근전도검사(붉은 사각형) 결과 침범된 것으로 생각되는 신경

Case discussion 2

64세 남자, 6개월 전부터 시작하여 서서히 진행하는 사지의 위약감을 주소로 내원.

Q1. History Taking

환자는 6개월 전부터 시작하여 서서히 진행하는 사지 위약을 주소로 내원하였음. 원위부에서 시작하여 근위부로 진행함. 3개월 전부터는 양쪽 손에 이상감각이 발생하였으며 양쪽 다리에 부종이 생기기 시작함. 상기 운동 및 감각증상은 원위부가 두드러지며 대칭적이고 서서히 진행하는 양상임. 최근 1년동안 10 kg의 체중감소가 있었으며, 경도 호흡곤란을 호소하였고, 2개월 전에 갑상선기능저하증을 진단받아 약물 복용 중이었으며, 흡연자였음. 기타 과거력과 가족력에 특이사항 없음.

Q2. Physical Examination

간비대와 복수가 있었다. 양쪽 하지에는 부종과 온몸에 색소침착이 있었으며, 머리카락이 잘 부러졌고, 다모증과 말단 청색증이 있었다. 또한 피부에는 혈관종으로 보이는 붉은 반점들이 분포하였다.

Q3. Neurological Examination

양쪽 시신경유두에 부종이 있는 것을 제외하고는 시신경진찰에는 특이소견이 없었다. 양쪽 상지의 근위부 근력은 grade V였으나 양쪽 상지의 원위부의 근력은 grade IV였다. 양쪽 하지의 근위부 근력은 grade IV였고 양쪽 하지의 원위부의 근력은 grade II였다. 양쪽 상하지의 원위부에서 통증, 온도, 진동, 위치감각이 모두 저하되어 있었다. 이두근, 삼두근, 무릎관절, 발목관절의 심부건반사는 모두 저하되어 있었으며 병적반사는 나타나지 않았다.

Q4. Differential diagnosis

- Localization
  - 양쪽 시신경유두부종을 제외하고 뇌신경 검진에서 정상소견이었으며, upper motor neuron 징후가 없으며 전체적으로 심부건반사가 감소했다는 점에서 중추 신경계보다는 말초 신경계의 병변을 의심할 수 있다. 또한 대칭적으로 주로는 원위부에 두드러진 운동과 감각증상을 모두 가지고 있다는 점에서 다발성으로 말초신경을 침범하는 병변을 생각할 수 있다.

- Etiology
  - 6개월이라는 비교적 아급성 혹은 만성의 경과를 가진 서서히 진행하는 질병으로 병인은 염증성(특발성) 혹은 paraproteinemia, 암, 대사성질환, 자가면역질환과 동반된 전신성 질환이 원인이 될 수 있으며, 드물지만 지속적으로 독성물질에 노출되었을 가능성을 고려할 수 있다. 그러나 체중감소, 장기비대, 복수, 갑상성기능저하증, 피부의 혈관종 등을 고려했을 때는 신경에 국한된 염증성 원인보다는 전신성 질환에 의한 말초신경병증이 발생했을 가능성이 크다.

Q5. Lab findings

신경전도검사: Seonsorimotor polyneuropathy (axonal and demyelinating mixed type)
갑상선기능검사: 혈액 내 T3, free F4가 감소하고 TSH가 증가함
부갑상선호르몬: 감소
혈청과 소변의 면역 전기이동검사: Monoclonal gammopathy, IgG lambda type
Serum beta-2 microglobulin: 증가
골수검사: Plasma cell이 10% 이내인 2.7%로 경도로 증가되어 있었으나, 이형성 세포는 없었고 세포밀도는 정상임
복부 CT와 흉부 X선 촬영: 암의 증거는 없으며 mild hepatospenomegaly와 복수가 관찰됨

Q6. Confirmed diagnosis

POEMS syndrome with monoclonal gammopathy of undetermined significance (MGUS)
(Polyneuropathy, Organomegaly, Endocrinopathy, M protein, Skin changes)

Q7. Further management & Plans

면역 글로불린 투여 이후 steroid 투약을 시작함. 향후 MGUS가 malignancy로 conversion 할 경우 항암 화학요법을 고려할 수 있음.

▶▷ 본 케이스(POEMS)는 사실 흔하게 접할 수 있는 경우는 아니다. 본 환자의 신경학적 증상만 고려했을 때는 CIDP를 강하게 의심할 수 있지만, 이때 신경과 의사가 단순하게 CIDP(특발성)으로 진단을 내린 경우와 전신질환의 징후 관찰 및 신체검진을 더 꼼꼼하게 해 다른 질환과 연관된 신경병증이라는 걸 알아낸 경우는 환자의 추후 치료방침과 예후를 결정하는 데 큰 차이를 보이게 된다. 이에 비록 드문 경우지만, 환자 진찰시 신경계증상뿐 아니라 다른 내과적 질환에 대한 관심도 항상 기울여야 한다는 것을 강조하기 위해 본 케이스를 선택하였다.

15

근위약

(Muscle weakness)

신제영

우리 몸의 운동을 조절하는 경로는 크게 중추신경계와 말초신경계로 나누어 볼 수 있는데, 중추신경계는 대뇌 전두엽의 운동피질부터 시작해서 피질척수로를 거쳐서 앞뿔세포(anterior horn cell)에서 연접을 하게 되며 이 앞뿔세포에서 말초신경계가 시작되어 신경뿌리(root), 신경얼기(plexus), 말초신경(peripheral nerve)과 신경근육접합부(neuromuscular junction, NMJ)를 거쳐서 근육에 이르게 된다. 이러한 중추 및 말초 운동신경계 전달경로를 통해서 최종적으로 우리 몸을 원하는 대로 움직일 수 있다. 이 장의 전반부에서는 근위약 증상을 주소로 찾아온 환자에게 접근하는 법을 알아보고 후반부에서는 대표적인 근육질환들에 대해 간략히 살펴보겠다(다른 장에서 상부운동신경세포 손상에 의한 마비(Chapter 2), 말초신경병에 의한 위약(Chapter 14) 등을 살펴보았기 때문에 이 장에서는 주로 근육병 및 신경근육접합부질환에 대해서 다루도록 하겠다).

근 위약을 호소하는 환자들은 아래의 세 가지 문제 중 하나에 속하게 된다.

- ✓ 근육 자체의 문제인가?
- ✓ 신경근육접합부(neuromuscular junction) 문제인가?
- ✓ 좀 더 근위부 신경계(말초신경, 신경총, 신경뿌리, 척수, 뇌줄기, 대뇌 등) 문제인가?

일차적인 병터 국소화를 위해서는 상부운동신경세포 징후가 있는지를 먼저 살펴보고 대뇌, 뇌줄기, 척수의 가능성을 먼저 배제하는 것이 필요하다. 다음으로 감각저하나 이상감각과 같은 감각 증상이 현저할 경우에 말초신경계를 포함한 영역에서 병변 가능성을 찾아보아야 한다. 배뇨, 배변장애가 현저할 경우에는 척수(특히 척수원뿔)나 천추신경뿌리 병터의 가능성을 고려해야 한다. 만약 감각 기능 등에 이상이 없고, 운동기능에만 이상이 있을 경우 신경근접합부 및 근육에 병터가 있을 경우를 고려해야 하며, 이 경우에도 운동 신경에만 선택적으로 침범하는 말초신경병 등 다른 가능성에 대한 고려는 필요하다.

근육병(myopathy)은 그 발병 기전에 따라 다양하게 분류될 수 있으며(표 15-1) 환자들은 비교적 일관된 근위약을 보인다. 원위부 근육에 영향을 주는 일부 드문 근디스트로피(muscular dystrophy) 등의 경우를 제외하고는 주로 근위부 근육인 엉덩이와 어깨이음구조(shoulder girdle) 근육들이 영향을 받는다. 신경근육접합부 질환 환자들은 근위약이 일중 변동(diurnal variation)을 보이며 쉽게 피로감을 느끼는 경향이 있으며, 근위부 위약과 함께 눈, 얼굴, 호흡, 소화계통 근육들도 동시에 침범되어 관련 증상을 보일 수 있는 것이 특징이다.

1. 병력 청취(History takings)

1) 발병 시 나이(age at onset), 유병 기간(duration), 진행 여부 및 양상(progression)
2) 위약감을 느끼는 상황 묘사: 일상생활에서 어떤 동작을 취할 때 위약감을 느끼는지를 들으면 대략적인 근위약의 분포도를 머리에 그릴 수 있다.
   예) 계단을 올라가기 힘들 때: 하체 근위부 근위약
   발이 끌리고 문턱에 걸릴 때: 하체 원위부 근위약
   머리 빗거나 헤어드라이기 사용이 힘들 때: 상체 근위부 근위약
   병뚜껑을 돌려서 따기 힘들 때: 상체 원위부 근위약
3) 위약감/위축 분포 및 대칭성: 연하 장애, 구음장애 등도 포함해서 묻는다.
4) 복시 유무
5) 근육통, 근육경련(cramp), 근육강직(stiffness) 유무
6) 근긴장증(myotonia) 유무: 힘을 줬다가 빼려고 해도 마음대로 되지 않는지 확인한다.
7) 감각 증상 유무
8) 가족력 유무: 있다면 유전 양식이 어떤지 추정해본다.
9) 유발/완화 인자 유무
10) 증상의 변동성: 신경근육접합부 질환이나 대사근육병(metabolic myopathy), 주기마비(periodic paralysis)의 경우는 증상이 지속적으로 나타나지 않음
11) 소변색의 이상 유무: 미오글로빈뇨가 있을 경우 소변 색깔이 검붉게 된다.
12) 자율신경증상 유무: 램버트-이튼근무력증후군에서는 입마름, 방광 증상이 흔히 나타나며, 보툴리누스 중독(botulism)에서도 자율신경증상이 흔히 동반됨
13) 다른 신체 장기 침범을 시사하는 증상 유무: 종양과 동반되는 신경근육접합부 질환의 가능성(램버트-이튼근무력증후군에서 소세포폐암(small cell lung cancer) 연관성이 높음)
14) 투약력/독성 물질 노출력(표 15-2)
15) 체중감소의 유무
16) 전신감염 징후 유무: 감염성 근육병 가능성

15

표 15-1. 근육병/신경근육접합부 질환의 분류

1. 염증근육병(Inflammatory myopathy)
   Dermatomyositis/polymyositis
   Inclusion body myositis
   Immune-mediated necrotizing myopathy
   Infectious myopathy (viral, bacterial, fungal, parasitic)
2. 내분비근육병(Endocrine myopathy)
   Thyroid disease, parathyroid disease, steroid-associated
3. 알코올/독성 근육병(Alcoholic/toxic myopathy)
4. 대사근육병(Metabolic myopathy)
   Glycogen storage myopathy
   : McArdle disease, Tarui disease, Debrancher-deficiency, acid maltase deficiency
   Lipid storage myopathy
5. 근디스트로피(Muscular dystrophies)
   X-linked muscular dystrophy: Duchenne/Becker, Emery-Dreifuss
   Facioscapulohumeral muscular dystrophy
   Limb-girdle muscular dystrophy
   Oculopharyngeal muscular dystrophy
   Myotonic dystrophy
   Congenital muscular dystrophy
   Distal myopathy/muscular dystrophy: Welander, Markesbery, Nonaka, Miyoshi, Laing
6. 선천근육병(Congenital myopathy)
   Central core myopathy, nemaline myopathy, centronuclear myopathy, desmin-related myopathy
7. 신경근접합부질환(Neuromuscular junction disorder)
   Acquired NMJ disorders
   - presynaptic - botulism, Lambert-Eaton syndrome
   - synaptic - insecticide
   - post-synaptic - Myasthenia gravis

   Congenital NMJ disorders

표 15-2. 근육병을 일으킬 수 있는 원인 약제 및 독성 물질들

Statin계 약물
고용량의 Corticosteroid 사용
Alcohol 중독
Clofibrate, gemfibrozil
Amphetamine계 약물
Hypervitaminosis E
유기인제(organophosphate)
뱀독소(snake venom)
독버섯 중독
Cocaine
각종 항암제(vincristine 등)
그 외 D-penicillamine, procainamide, zidovudine, cyclosporin 등의 약물도 가능함

2. 신체 진찰(Physical Examination)

1) 피부 병변 관찰

피부근염에서 관찰되는 소견인 손가락 관절, 주먹결절 등에서 보이는 붉은색의 구진(Gottron papules) 및 눈꺼풀, 뺨, 이마에 나타나는 연보라색 발진(heliotrope rash) 여부 확인. 그 외에도 류마티스 질환과 연관된 여러 염증성 근육병에서는 연관된 질환에 따라 피부에 다양한 발진, 부종, 궤양 등을 보일 수 있다.

2) 갑상샘 질환의 증거 관찰

갑상샘 항진증의 경우 안구돌출(exophthalmos), 체중감소 및 땀을 많이 흘리는 증상 등이 흔하고, 갑상샘 저하증의 경우 건조한 피부, 체중 증가 등이 흔하다.

3. 신경계 진찰(Neurologic Examination)

1) 뇌신경 검사

a) 안구운동 마비 유무(표 15-3)
b) 안검하수 유무
c) 청각 이상 유무: mitochondrial myopathy에서 이상 동반될 수 있음
d) 구음장애, 연하장애 유무(tongue atrophy & fasciculation)
e) 얼굴근육 위약 유무: 볼을 부풀리게 하거나 눈을 세게 감도록 해본다.

표 15-3. 외안근마비(external ophthalmoplegia)를 보일 수 있는 근육병

- 만성진행외안근마비(Chronic progressive external ophthalmoplegia)
  : 미토콘드리아형(mitochondrial) 및 디스트로피형(dystrophic)
- 눈인두근디스트로피(Oculopharyngeal muscular dystrophy)
- 선천근육병(Congenital myopathies)
  : 근세관근육병(myotubular myopathy), 네말린근육병(nemaline myopathy), 중심핵근육병(central core myopathy)

2) 운동기능 검사

a) 근육 위축(atrophy)/섬유다발수축(fasciculation) 유무: 근육 위축 여부를 관찰할 때는 환자의 옷을 제거한 상태에서 관찰하는 것이 중요
b) 근위약 분포도 작성
  - 검진 시 관절별로(고관절, 경부 포함) 비교 실시
  - 대부분의 근육병은 원위부보다는 근위부를 침범

15

- 특정 근디스트로피는 특정 분포를 따르기 때문에 실제 근위약의 위치를 파악하는 것은 진단에 매우 중요함
(ex. 얼굴어깨위팔근육디스트로피(facioscapulohumeral muscular dystrophy), 사지대근디스트로피(limb-girdle muscular dystrophy))
- 봉입소체근염에서는 대퇴사두근(quadriceps muscle)과 손가락굽힘근(finger flexor muscles)이 선택적으로 침범되며, 원위근육병에서는 하지의 말단부 침범이 특징이다.

c) 근육 압통(muscle tenderness) 유무
d) 경직(spasticity) 유무: 상부운동신경의 침범을 시사
e) 근긴장증(myotonia) 유무: 손을 꽉 쥐어보게 한 다음 풀어보게 하였을 때 동작이 늦거나 어려운지 확인할 수 있다. 혹은 직접 근육을 타진하여 확인할 수도 있다(percussion myotonia)(표 15-4).
f) 피로(fatigability) 검사: 위를 계속 쳐다보게 하면서 시간이 지날수록 안검하수가 점점 뚜렷해지면서 안구가 중립위치(neutral position)로 옮겨지는지 확인하거나 왼쪽이나 오른쪽을 계속 쳐다보게 하면서 안검하수가 뚜렷해지고 양측 안구가 비대칭위치(disconjugate position)로 옮겨지는지 확인, 이는 신경근육접합부 질환에서 보이는 소견으로 근육병과 신경근육접합부 질환을 감별하는 데 도움이 된다.

표 15-4. Myotonia를 보일 수 있는 근질환

근긴장디스트로피(Myotonic dystrophy)
선천근긴장증(Myotonia congenita)
선천이상근긴장(Paramyotonia congenita)
주기마비(Periodic paralysis)
: 고칼륨주기마비(hyperkalemic periodic paralysis)
갑상샘기능저하 근육병(Hypothyroid myopathy)
대사근육병(Metabolic myopathy)
: 산성말타아제 결핍증(acid maltase deficiency, Pompe disease)

3) 감각기능 검사

뚜렷한 감각이상이 있을 경우 근육병이나 신경근육접합부 질환은 아닐 가능성이 높다. 즉, 감각이상의 유무에 따라 병변의 국소화(localization)가 크게 달라지므로, 꼼꼼히 체크해야 한다.

4) 심부건반사 검사

a) 근육병증에서 초반에는 보존되다가 후반에는 감소하는 양상을 보인다.
b) 램버트-이튼근무력증후군에서는 운동 전에는 건반사 감소, 운동 후에는 증

가될 수 있다.

c) 근위축 및 위약을 보이는 환자에서 건반사도 항진되어 있다면 상부운동신경세포 징후와 하부운동신경세포 징후를 동시에 보이는 것인데, 단일 원인으로 이와 같은 진찰 결과를 보일 수 있는 질환으로 운동신경세포질환인 근위축측삭경화증(amyotrophic lateral sclerosis)을 꼭 감별해야 한다.

4. 검사실 검사(Laboratory tests)

1) 채혈검사

- 많은 근육병에서 가장 특징적인 검사실 검사 소견은 근육 효소 수치가 증가하는 것인데 특히 크레아틴 키나아제(creatine phosphokinase, CK)와 젖산탈수소효소(lactate dehydrogenase) 수치가 증가한다. 단, 근육병에서도 크레아틴 키나아제 수치가 정상이거나 약간만 상승하는 경우도 있으므로, 정상 크레아틴 키나아제 수치를 보이는 것만으로 근육병 가능성을 배제할 수는 없다(표 15-5).
- 기본 전해질, 갑상샘기능검사, ACE, 파이루브산염(pyruvate), 젖산(lactate)(사립체근육병이 의심될 때 CSF 젖산 수치도 함께 검사)
- 항아세틸콜린수용체 항체(anti-acetylcholine receptor antibody), 항전압작동칼슘통로 항체(anti-VGCC antibody) – 신경근육접합부 질환이 의심되는 경우 시행

표 15-5. 크레아틴 키나아제가 정상 혹은 약간의 상승만 보일 수 있는 경우

스테로이드 근육병(steroid myopathy)
중환자근육병(critical-illness myopathy)
근위축이 현저한 말기근육병의 경우(end-stage myopathy)
갑상샘기능항진 근육병(hyperthyroid myopathy)
일부 선천근육병(congenital myopathy)

2) 요검사

미오글로빈뇨 여부 검사

3) 근전도(Electromyography, EMG)와 신경전도검사(nerve conduction study, NCS)

침범된 근육에 근전도를 시행할 경우 진폭이 작고(small) 다상(polyphasic)의 조기동원운동 단위(early recruit motor unit)를 확인할 수 있다. 만성기가 되면 지속시간이 길고 진폭이 높은 다상활동전위도 관찰될 수 있다. 신경전도검사는 근육병에서

는 보통 정상이며, 위약의 원인이 운동 신경의 이상일 경우(예; 다초점 운동신경병(multifocal motor neuropathy))에는 신경전도 검사상 이상이 나타난다.

4) 근육생검(muscle biopsy)

반드시 위약이 있는 근육에서 시행해야 하지만, 너무 심한 위약을 보이는 근육에서 시행할 경우에는 대부분의 근육이 지방변성으로 대체되어 정확한 검사 결과를 얻을 수 없다. 일반적으로 MRC 근력 3~4 정도의 근육에서 시행하는 것이 적절하다. 하지 근위부를 침범한 대부분의 근육병에서 대퇴사두근(quadriceps) 혹은 대퇴직근(rectus femoris muscle)에서의 생검이 추천된다. 근전도를 시행한 경우엔 바늘 삽입으로 인한 손상으로 근육생검 해석에 오류가 발생할 수 있어 최소 수일간은 근전도 시행한 근육에서의 생검을 피하도록 한다.

5) 반복신경자극검사(Jolly test)

신경근육접합부 질환에서는 반복신경자극검사(repetitive nerve stimulation test, Jolly test)를 하면 특징적인 소견을 발견할 수 있다. 느린 속도와 빠른 속도로 반복자극검사를 해보면 그에 따라 근육 전위의 진폭이 증가하거나 감소한다(그림 15-1).

6) 유전자 검사

원인 유전자가 밝혀졌고, 상용화 검사가 가능한 경우 시행. 대부분의 유전 근육병에서도 원인 유전자를 특정하기 어려운 경우에는 근육생검을 먼저 시행하는 것이 추천된다. 단, 아래와 같은 경우는 근육생검없이 유전자 검사를 먼저 시행할 수 있다.

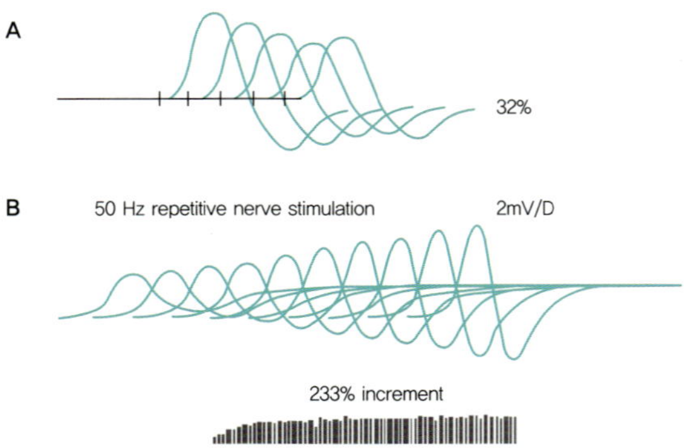

그림 15-1. 저빈도 혹은 고빈도의 자극을 주었을 때 모두 CMAP이 감소하는 중증근무력증에서의 반복신경자극 검사 소견(A) 및 50 Hz의 고빈도 자극을 주었을 때 CMAP이 크게 증가하는 램버트-이튼근무력증후군에서의 반복신경자극 검사 소견(B)

① 가족력이 명확한 경우

(Duchenne/Becker 근디스트로피 의심환자에서 남자 가족의 침범이 확인되는 경우, 가족 중에 이미 확진된 어떠한 근디스트로피 환자가 있고, 그 가족과 같은 임상 증상을 보이는 경우 등)

② 임상 증상과 진찰소견 등으로 의심되는 근육병을 특정할 수 있는 경우

(근긴장디스트로피, 얼굴어깨위팔근디스트로피 등)

7) 아래팔 허혈 운동부하검사(forearm ischemic exercise test)

아래팔 위쪽에 지혈대(tourniquet)를 감은 후 주먹을 꽉 쥐게 하는 등척운동(isometric exercise)을 시킨 후 연속적인 채혈 검사를 하여, 혈액의 암모니아, 파이루브산, 젖산 수치를 평가하는 검사이다. 맥카들병(McArdle disease)과 같은 원발(primary) 대사근육병의 감별에 유용하다.

8) 심장 기능 검사(심초음파, 심전도)

심장근육도 침범하는 근육병을 감별하고 평가하기 위해 시행한다. 경우에 따라 증상이 없는 상태에서도 심장 기능에 이상을 갖고 있을 수도 있어서 만약 심장 기능에 이상을 보일 수 있는 근육병을 갖고 있는 것으로 판단될 경우에는 선별을 위한 검사가 필요할 수 있다. 일반적으로 심전도는 24시간 심전도검사(Holter monitoring)를 이용하여 평가한다.

9) 얼음조각검사(Ice cube test)

얼음물을 비닐 등에 넣어서 관찰하고자 하는 근육 부위에 2분 이상 밀착해서 환자가 더 이상 참기 어렵다고 느끼는 정도까지 기다리거나 피부 온도가 29℃가 될 때까지 기다린 다음 증상의 호전 여부를 관찰하는 방법이다. 신경근육접합부 질환인 중증근무력증에서 증상의 호전을 볼 수 있으며, 특히 눈 주위 근육의 위약감이 있을 때 만성진행외안근마비(chronic progressive external ophthalmoplegia) 등의 다른 질병과 감별하는 데 유용하다.

10) 네오스티그민검사(Neostigmine test)

신경근육접합부 질환이 의심되는 환자에서 콜린에스터분해효소억제제(anticholinesterase)를 투여하여 호전 여부를 관찰하는 방법으로 neostigmine 1.0~1.5 mg을 근육주사하고 15분 간격으로 한 시간 동안 증상을 관찰한다. 부작용을 예방하기 위하여 검사 전에 미리 atropine을 주사한다.

15

5. 근육병(Myopathies)

1) 스테로이드 근육병(steroid myopathy)

다른 질환을 치료할 목적으로 스테로이드를 장기간 복용하고 있는 환자나 쿠싱병(Cushing disease) 환자에서 흔히 나타난다. 스테로이드 근육병에서 크레아틴 키나아제 수치는 대개 정상이다. 근전도 검사에서 근육병성 운동단위전위(myopathic MUP)를 보일 수 있으나 정상인 경우도 많다. 근육생검에서는 2형 근섬유의 선택적인 위축이 보인다(Chapter 24 참고).

2) 스타틴연관근육병(statin-associated myopathy)

콜레스테롤 조절을 위한 약물인 스타틴을 복용하는 환자에서 통증성 근육병이 발생할 수 있다. 스타틴연관근육병에는 스타틴으로 인한 근육 괴사가 주 원인인 독성근육병(toxic myopathy)과 면역기전이 관여된 면역매개스타틴연관근육병(immune mediated statin-associated myopathy)이며 CK 수치 증가와 함께 미오글로빈뇨, 횡문근융해 등이 동반될 수 있다. 스타틴 계열 약물 복용을 중단할 경우 회복할 수 있다.

3) 피부근염(dermatomyositis)과 다발근염(polymyositis)

보통 적혈구침강속도(erythrocyte sedimentation rate)가 증가하며 때때로 류마티스 관절염, 전신홍반루푸스(systemic lupus erythematosus) 같은 결합조직 질환도 동반될 수 있다. 근위부 근육 위약이 전형적으로 나타나며 아급성 발병 경과를 보인다. 피부근염에서는 연보라발진(heliotrope rash) 등의 특징적인 피부 변화가 나타난다. 이 질환들의 치료에는 스테로이드와 면역억제제를 사용할 수 있다. 피부근염과 다발근염 모두에서 암이 동반될 수 있다.

4) 봉입소체근염(inclusion body myositis)

다발근염 환자와 비슷한 양상을 보이므로 혼동될 수 있다. 대부분의 환자는 중년 혹은 노년층의 남성이며 서서히 진행하는 대칭적인 위약감을 보인다. 여성에서는 더 적게 발병하며 남성보다 좀 더 어린 나이에 발병하는 경향이 있다. 다른 염증성 근육병들과는 다르게 원위부 근위약도 근위부 근위약처럼 심할 수 있는데 주로 발목을 펴는 근육(foot extensor)이나 손가락을 굽히는 근육(finger flexor) 등이 영향을 받는다. 통증이 동반되는 경우는 드물다. 대부분의 환자들이 오래 지속된 병력을 갖고 있으며 대부분 면역억제제 치료에 반응하지 않는다. 근육생검에서 특징적으로 공포(vacuole)와 함께 봉입소체(inclusion body)가 관찰된다.

5) 면역매개괴사근육병(immune-mediated necrotizing myopathy)

면역매개괴사근육병은 염증성 근육병 중 비교적 최근 개념이 정립된 질환으로 항신호인식입자항체(anti-signal recognition particle (SRP) antibody) 및 항HMGCR항체(anti-hydroxy-3-methylglutaryl-CoA reductase (HMGCR) antibody)와 연관되어 생기는 것이 대표적이다. 항HMGCR항체 연관하여 발생할 경우 특히 앞서 언급한 스타틴(statin) 약물 사용과 연관되어 발병할 수 있다. 면역매개괴사근육병은 대개 증상이 초기에 빨리 진행하며 높은 크레아틴 키나아제 수치의 증가를 보이는 것이 특징이다. 조직검사에서는 약간의 대식세포(macrophage) 침윤과 함께 뚜렷한 괴사섬유(necrotic fiber) 및 재생섬유(regenerating fiber)를 관찰할 수 있다. 스테로이드 및 면역글로불린 등 면역억제제를 사용하면 증상을 호전시킬 수 있다.

표 15-6. 피부근염(DM), 다발근염(PM), 봉입소체근염(IBM), 면역매개괴사근육병(IMNM)의 비교

	DM	PM	IBM	IMNM
성	F > M	F > M	M > F	F >M
발병연령	소아 혹은 성인	성인	중장년층 (>50 yrs)	성인 (Anti-HMGCR ab 연관될 경우 상대적으로 50세 이상에 흔함)
피부발진	○	×	×	×
근육침범 부위	근위부>원위부	근위부>원위부	근위부 = 원위부 predilection for finger/wrist flexors, knee extensors	근위부>원위부
CK	많이 증가 (up to 50 × upper limit of normal)	많이 증가 (up to 50 × upper limit of normal)	증가 (< 10 × upper limit of normal) 정상이거나 약간만 증가할 수도 있음	많이 증가 (> 50 × upper limit of normal in early active phase)
근생검 소견	Perimysial and perivascular inflammation	Endomysial inflammation	Endomysial inflammation, Rimmed vacuoles	Scattered necrotic fibers with macrophages
자가항체	anti-MDA-5 Ab, anti-Mi-2 Ab 등이 검출될 수 있음	Antisynthetase antibody가 검출될 수 있음(주로 간질성 폐렴, 관절염, 발열 등과 연관됨)	Anti-cN1a Ab	Anti-SRP ab, Anti-HMGCR ab
면역학적 발병기전	$CD4^{+}$T cell; B cell (humoral)	$CD8^{+}$ T cell (cellular)	$CD8^{+}$ T cells	deposits of complement on capillaries

스테로이드 치료에 대한 반응	○	○	× (혹은 미약)	○
동반되는 질환	심근염, 간질성폐질환, 종양, 다른 결체조직질환	심근염, 간질성폐질환, 종양, 다른 결체조직질환	자가면역 질환 등이 동반될 수 있으나 드묾	자가면역 질환 등이 동반될 수 있으나 드묾

6) 알코올 근육병(alcoholic myopathy)

이 환자들은 아급성 경과가 많고 때때로 과도한 알코올 섭취와 연관된 통증성 근육병을 보인다. 알코올 심장 근육병 혹은 알코올 신경병이 동반되어 있지 않은지 확인해야 하며 알코올 섭취력을 확인해야 한다.

7) 주기마비(periodic paralysis)

통로병(channelopathy)으로 가족력이 있는 경우가 많으며 수 시간 동안 지속되는 광범위한 근위약을 나타낸다. 증상은 추위, 음식섭취, 운동 등에 의해 유발될 수 있으므로 증상 발생 전의 병력 청취가 중요하다. 환자들은 다양한 유전성 근육막질환을 가질 수 있는데 이 질환들은 종종 증상 발현 시 비정상적인 칼륨 농도를 보이는 것이 특징이다. 고칼륨 시에는 근긴장증이 나타날 수 있다. 임상적으로 비교적 흔히 볼 수 있는 주기마비는 갑상샘기능항진증과 연관되어 발생하는 갑상샘항진주기마비(thyrotoxic periodic paralysis)이므로 주기마비 의심환자에서 갑상샘 기능 검사가 필수적이다.

8) 중증근무력증(myasthenia gravis)

신경근육접합부의 연접 후(post-synaptic) 아세틸콜린 수용체에 대한 항체가 발생하여 공격하여 정상적인 아세틸콜린의 작용을 방해하는 것이 자가면역기전이 발병기전이다. 이 환자들은 대개 위약감의 변동을 보이며 오후 늦게 혹은 피로할 경우 악화되는 양상을 보인다.

눈꺼풀 처짐, 복시 등의 안구 관련 증상이 첫 증상으로 가장 흔하다. 안구 증상만 있는 경우를 안구형 중증근무력증(ocular myasthenia gravis)이라고 하며, 숨뇌기능저하(bulbar dysfunction)나 사지근육 위약 등이 있을 경우는 전신형 중증근무력증(generalized myasthenia gravis)이라고 한다. 대개 안구형 중증근무력증으로 시작하는 경우가 많으나 수년 내 많은 환자에서 전신형 중근근무력증으로 이환된다. 진단은 반복신경자극검사, 항아세틸콜린수용체항체(antiacetylcholine receptor antibody) 검사가 가장 기본이며, 추가 검사로 네오스티그민검사(neostigmine test) 및 단일섬유근전도(single-fiber EMG)를 시행할 수 있다.

항아세틸콜린수용체 항체가 음성인 경우를 혈청음성 중증근무력증(seronegative

myasthenia gravis)이라고 하는데, 그중 일부는 항근육특이타이로신키나아제항체(anti-muscle specific tyrosine kinase (MuSK) antibody) 양성이며 숨뇌마비 증상이 뚜렷한 것이 특징이다. 중증근무력증의 치료는 일차적으로 아세틸콜린에스테라아제(예; pyridostigmine bromide)를 사용하며 충분히 조절되지 않거나 전신형 중증근무력증의 경우에는 스테로이드 등의 면역억제제를 사용한다.

가슴샘비대(thymic hyperplasia)가 있는 경우에는 가슴샘절제술(thymectomy)이 효과적인 것으로 알려져 있다. 급성 악화나 호흡곤란 등을 호소하는 근무력증위기(myasthenic crisis)에서는 정맥내 면역글로불린 투여, 혈장분리교환술(plasmapheresis) 등을 시도할 수도 있다.

9) 램버트-이튼근무력증후군(Lambert-Eaton myasthenic syndrome)

Chapter 21 참고

신경근육접합부 질환 중 비교적 드문 시냅스전질환(presynaptic disease)으로 전압의존칼슘통로(voltage-gated calcium channel, VGCC)에 대한 자가항체가 병인으로 작용하고, 특히 소세포폐암과 같은 전신성 암 환자에서 볼 수 있다. 근위부 위약과 입마름 등이 주 증상이며 중증근무력증과 달리 안구 증상은 드물다. 4-아미노피리딘 3, 4-디아미노피리딘(4-aminopyridine 3, 4-diaminopyridine) 혹은 정맥내 면역글로불린 투여가 효과 있는 것으로 알려졌다(수준 1B 근거). 원발 부위 암을 치료할 경우 이 증상도 호전될 수 있다. 반복신경자극검사를 통해 중증근무력증과 구별할 수 있다.

10) 사립체근육병(mitochondrial myopathy)

모성 유전 질환이며, 근생검에서 'ragged red fibers'가 관찰되는 것이 특징인 소견이다. 안검하수, 외안근 마비가 잘 나타나고, 혈청 젖산 수치가 올라가 있다. 다른 증상들과 함께 일종의 증후군으로 발생하기도 하는데 대표적인 것이 MELAS (mitochondrial encephalomyopathy, lactic acidosis, and stroke-like episodes), Kearns-Sayre syndrome (pigmentary retinopathy, cardiac conduction defects, high CSF protein)이다. 유전자 분석을 통한 진단이 가능하지만, 아직 근본적인 치료법은 없다.

11) 대사근육병(metabolic myopathy)

대사근육병은 근육의 에너지원으로 쓰이는 탄수화물, 지방의 대사작용에 이상이 발생해 생기는 질환으로 대부분 어린 시절에 발병하고, 가장 특징적인 증상은 운동 시 발생한다. 운동 도중이나 직후에 근력 저하, 근육통 및 근경련 그리고 미오글로불린뇨증에 의한 소변색의 변화 등이 나타난다. 일부에서는 고정근력약화가 발생하기도 하며, 심근병증, 호흡장애 등이 동반되기도 한다. 가장 대표적인 대사근육병은 제5형 당원축적병(glycogen storage disease)인 McArdle병이다. 근육의 myophosphorylase의 결핍에 의해 발생하며 보통염색체열성 유전을 한다(PYGM 유전자의 돌연변이). 혈중 크레아틴 키나아제 수치는 항상 상승되어 있으며 아래팔 허혈 운동부하검사에서 젖산이 증가되지 않는 것이 특징이다.

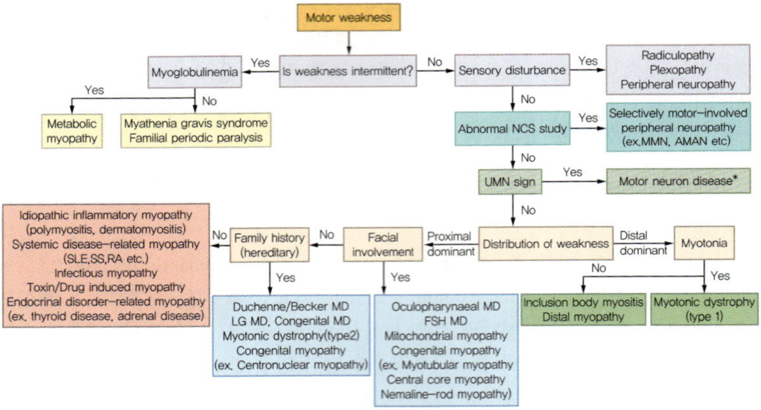

그림 15-2. 근위약에 대한 감별을 위한 개략적인 순서도(앞뿔세포 이하의 병변)
위의 그림은 순차적으로 감별해 나가는 것을 하나의 예시로 보인 것이며, 순서도의 특성상 중간에 분리되었다고 뒤에 나오는 분류 기준을 무조건 만족하지 않는 것은 아님(예: FSHMD도 가족력을 가짐).
*: 운동신경세포질환 중에도 하부운동신경세포(lower motor neuron)만 선택적으로 침범하는 아형(progressive muscular atrophy, flail arm syndrome 등)이 있으나(Chapter 13 참고), 이런 경우는 근전도검사에서 신경병성 패턴(neurogenic pattern)을 보이는 것으로 감별이 가능함
AMAN: acute motor axonal neuropathy, FSHMD: fascioscapulohumeral muscular dystrophy, LGMD: limb-girdle muscular dystrophy, MD: muscular dystrophy, RA: rheumatoid arthritis, SLE: systemic lupus erythematosus, SS: Sjögren syndrome, UMN: upper motor neuron.

References & Reading materials

1. 대한신경과학회. 신경학 3판, 범문에듀케이션, 2017.
2. 이광우 편저. 임상신경학 5판, 범문에듀케이션, 2013.
3. Ropper AH, Brown RH. Adams and Victor's Principles of Neurology. 11th ed. New York: McGraw Hill, 2019.
4. David C. Preston, Barbara E. Shapiro, Electromyography and neuromuscular disorders, 2nd ed. Elsevier, 2005.
5. Marshall Mayre, On Call Neurology, 3rd ed. Saunders, 2007; 245-265.

Case discussion

57세 여자 환자, 사지위약을 주소로 내원함

Q1. History Taking

환자는 어렸을 때 학업능력이나 운동능력에 이상 없었으며 학업성적은 중위권이었음. 약 13년 전부터 서서히 (insidious onset) 사지위약이 발생함. 증상 초기에는 주로 하지에만 위약이 있었으나 점차 상지에도 위약이 발생하였음. 수년 전부터는 의자에서 일어나거나 계단을 오르는 등의 일이 힘들어졌으며 머리를 빗거나 빨래를 할 때도 힘들고 어깨가 뻐근한 양상임. 오후에 악화되거나 반복적인 일을 한 뒤 악화되는 등의 피로 현상은 뚜렷하지 않았음. 글씨를 쓰거나 물건을 쥐고 있는 것은 정상이었으며, 휘파람불기, 말하기 등에도 지장이 없었음. 그 외 감각 증상 등 다른 이상 증상도 동반되지 않았다고 함. 이에 병원에 내원함.
음주는 하지 않았으며 독성물질 노출 등의 병력도 없었고, 가족력에서도 특이사항은 발견되지 않았음

Q2. Physical Examinations

특이사항 없음
(피부 병변, 구강, 성기주변 궤양 등은 관찰되지 않음. 관절 및 골격에도 이상 소견 없었음)

15

Q3. Neurologic Examinations

MMSE는 30점으로 정상소견이었으며 뇌신경 검사에서 특이소견 없었음. 운동기능검사에서 양측에 대칭적인 상하지의 근위부 근육 위약이 관찰되었으며, 근위약 부위의 강도는 MRC grade IV~IV+ 정도로 측정되었다. 근육 긴장도는 정상이었고 근육량도 정상범위였다. 감각은 모든 종류의 자극에 대해서 정상이었으며, 심부건반사도 정상이었고 병적반사는 관찰되지 않았다. 소뇌기능검사에서도 이상소견은 없었다. 보행 시켜보았을 때 좌우로 뒤뚱거리는 양상의 보행(waddling gait)을 보였다.

Q4. Differential diagnosis

- Localization
  - 환자의 주 증상은 운동장애이며, 신경학적 검사에서도 운동기능 이외에 다른 이상소견은 관찰되지 않았으므로 일단 대뇌운동피질에서부터 상부운동신경, 하부운동신경을 거쳐 신경근접합부와 말초의 근육에까지 이르는 운동 경로 가운데 이상이 있다는 것을 알 수 있다.
  - 먼저 대뇌 피질에서 뇌간 및 척수에 이르는 상부운동신경 이상일 경우를 생각해보면 환자의 신경학적 진찰에서 심부건반사 항진 등의 상부운동신경세포 징후가 관찰되지 않았고, 뇌간 장애를 시사할 만한 다른 뇌신경 장애도 동반되지 않았으며 대뇌 기능 장애를 시사하는 인지기능저하 등도 동반되지 않았으므로 가능성이 떨어진다고 생각할 수 있다.
  - 그 다음으로 하부운동신경계를 살펴보면 환자의 증상이 상하지 모두를 침범하였으므로

어느 국소 신경이나 단일 근육의 문제가 아닌 전반적인 범위의 이상을 생각해 볼 수 있다. 앞뿔세포를 주로 침범하는 질환의 경우에는 근위축(muscle atrophy)이나 근섬유다발수축(muscle fasciculation)이 동반되는 경우가 많으나 이 환자는 모두 정상이었다. 신경뿌리병증의 경우에는 통증이 동반되는 경우가 많고 척추관협착증이나 추간판탈출과 동반되어 발생하는 경우가 많은데 그런 징후들이 관찰되지 않았다. 말초신경의 경우에 주로 원위부에 증상이 먼저 발생하고 심해지는 경과를 보이므로 이 환자의 경우에서와 맞지 않으며, 신경근접합부 질환에서는 피로 현상이 뚜렷하고 안구운동장애나 안검하수 등이 동반되는 경우가 많은데 이 환자에서는 관찰되지 않는다.

– 따라서 가장 가능성이 높은 질환은 근위부를 주로 침범하는 근육병이라고 할 수 있으며, 운동신경을 주로 침범하는 말초신경질환, 앞뿔세포를 주로 침범하는 운동신경세포질환 등을 감별해야 할 것이다.

• Etiology
  – 중년의 성인 나이에 발병하였으며 비교적 서서히 진행하는 경과를 보였다. 특별한 감염력이나 약물, 독성물질 노출 병력이 없으므로 이런 정보를 바탕으로 병변정위 결과 가장 가능성이 높았던 근육병을 먼저 생각해 보면 염증성근육병, 대사성근육병, 근디스트로피 등을 생각해 볼 수 있다. 염증성근육병의 경우에 피부근염, 다발근염, 봉입체근염이 있으나 피부 증상이 없어 피부근염은 가능성이 떨어지며 봉입체근염도 남자에서 호발하므로 상대적으로 가능성이 떨어진다고 할 수 있다. 그 외 대사 이상을 일으킬 만한 병력이 없고 가족력도 없으므로 대사성근육병, 근디스트로피의 가능성도 낮다고 할 수 있다. 그 외 다초점성운동신경병이나 척수근위축증(spinal muscular atrophy) 등도 병변의 국소화 결과로는 우선순위가 떨어지는 질환이긴 하지만 검사를 통해 감별해야 할 것이다.

Q5. Lab findings

• Blood labs
  – 전혈구 검사는 정상이었고 전해질 검사에서도 이상소견이 없었다. 간기능 검사에서 AST/ALT가 115/161로 증가되어 있었으나 rGT, T.bil 등의 수치는 정상이었다.
  – CK 수치가 5,050 (normal range 20~270)으로 증가되어 있었으며 LDH도 600 (normal range 100~225)으로 증가되어 있었다.
  – viral marker test에서 특이소견은 없었고, RF, FANA, anti-dsDNA, LA 등 결체조직질환과 관련된 검사에서도 모두 특이소견 없었고, 종양표지자 검사에서도 이상소견이 없었다. 갑상샘 기능 검사도 정상이었다.

• 심전도, 심초음파
  – 모두 정상이었으며 심장비대도 없었다.

• 신경전도 검사 및 근전도
  - 신경전도 검사는 정상이었고, 근전도 검사는 vastus lateralis, biceps femoris short head, tibialis anterior, biceps brachii 등의 근육에서 시행하였는데 모든 근육에서 small-amplitude, short duration의 polyphasic MUP가 관찰되었다. 모든 근육에서 full interference pattern을 보였다.

- 근생검(그림 15-3)
  - degenerating & necrotic myofibers
  - interstitial inflammatory cell infiltration
  - endomysial fibrosis, regenerating myofibers

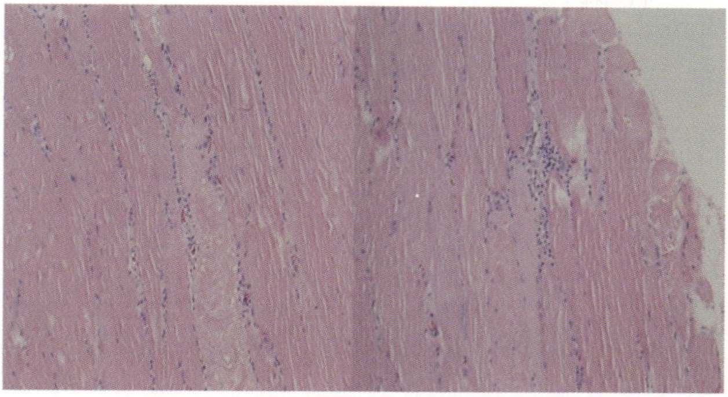

그림 15-3. H&E stain, (대퇴사두근에서 생검 시행) 근육내막(endomysium)에 염증세포 침윤이 현저한 것을 확인할 수 있다.

Q6. Confirmed diagnosis

다발근염(Polymyositis)

Q7. Further management & Plan

환자에게 prednisolone 60 mg/day 경구 투여하였으며, 증상은 2~3주에 걸쳐 서서히 회복되는 양상을 보였다. 이후 외래에서 경과 관찰 및 스테로이드 용량을 조절하기로 하고 퇴원하였다.

16

뇌졸중

(Stroke)

신채원

뇌졸중(stroke)은 가장 흔한 신경학적 문제들 중 하나이며 미국에서 3번째로 흔한 사망 원인이다. 이번 장에서는 뇌졸중을 가진 환자에서의 기본적인 접근법과 일반적으로 받아들여지는 치료 개요에 대하여 기술하려고 한다. 뇌졸중의 치료는 새로운 약과 중재적 시술에 의하여 발전하고 있다.

1. Background

뇌졸중은 혈관 질환에 의하여 갑자기 발생하는 국소 신경학적 결손을 의미하는 말이다. 뇌졸중은 하부 분류가 있으며(표 16-1), 각각 특이적인 원인과 경과, 치료가 있다(표 16-2). 뇌경색은 뇌의 한 부분에 혈류가 없어져서 허혈성 손상이 생기는 뇌졸중을 의미한다. 뇌경색은 혈전(thrombus: 혈관 안에 핏덩이가 생기는 것)이나 색전(embolus: 심장 판막이나 경동맥 같은 근위부의 큰 혈관에서 핏덩이가 생긴 후 원위부 혈관으로 날아가 막는 것)에 의하여 생길 수도 있다. 또한 혈전성 뇌졸중은 대혈관(e.g., 경동맥, 척추동맥, 기저동맥)이나 소혈관(e.g., 중대뇌동맥의 렌즈핵선조체 분지[lenticulostriate artery])의 문제로 분류할 수 있다. 뇌출혈은 두개골 안의 비정상적인 출혈을 뜻한다. 이것은 뇌실질 안의 문제(intracerebral)이거나 뇌 주변(경막외, 경막하, 거미막하)의 문제일 수 있다.

표 16-1. 뇌졸중의 분류

대분류		소분류
뇌경색(cerebral infarction)		
	혈전성(thrombotic)	대혈관성
		소혈관성(열공성 뇌경색, lacunar infarction)
	색전성(embolic)	
뇌출혈(cerebral hemorrhage)		
	뇌내출혈(intracerebral)	lobar, deep
	거미막밑출혈(subarachnoid [SAH])	
	경막외 출혈(epidural)	
	경막하 출혈(subdural [SDH])	

표 16-2. 뇌졸중의 종류별 특이 사항

	색전성 뇌경색	대혈관 혈전성 뇌경색	소혈관 혈전성 뇌경색	뇌출혈
위치	Cortical wedge shape or large territorial	Large territorial or borderzone	Basal ganglia, internal capsule, pons	Deep or lobar
증상 시작	Sudden	Sudden or stepwise	Sudden or stepwise	Progressive over minutes, hours
주의 징후	Usually No	May have TIA	May have TIA	No
두통 동반 여부	Sometimes	Sometimes	No	Frequently
CT	Decreased density	Decreased density	Small decreased density	Increased density, mass effect, edema
MRI	High signal in DWI (early)	High signal in DWI (early)	High signal in DWI (early)	Variable depending on time after hemorrhage

뇌졸중 초기(12~24시간)에는 CT의 저음영이 나타나지 않을 수 있다. 가끔 middle cerebral artery (MCA) 영역에 막힌 혈전 혹은 색전에 의한 high density (dense MCA sign)가 나타날 수 있다. Abbreviation: TIA, transient ischemic attack; DWI, diffusion weighted image

2. 뇌졸중의 해부학

1) 뇌내출혈(intracerebral hemorrhage)은 보통 뇌 안쪽 깊숙한 조가비핵, 시상, 소뇌 혹은 다리뇌 등에 잘 생긴다. 대뇌 백질에서도 출혈이 생길 수 있다(lobar hemorrhages).
2) 색전성 뇌경색(embolic infarction)은 막힌 혈관의 원위부 전체의 혈관 공급을 막기 때문에 쐐기 형태의 뇌경색을 만든다. 그 결과로 피질 혹은 기저동맥 영역 끝 부분의 신경학적 문제를 일으킨다.
3) 혈전성 뇌경색(thrombotic infarction)은 다양한 증후군을 만들며, 진단은 병력과 병변의 위치, 혈전의 기전, 색전증이나 출혈성 뇌졸중을 배제하여 이루어진다. 뇌나 뇌뿌리의 어느 부분에서나 혈전성 뇌졸중이 일어날 수 있다.
4) 열공성 뇌경색(lacunar infarction)은 보통 깊은 부위의 백질, 기저핵, 혹은 뇌뿌리에 2~20 mm의 작은 병변을 만든다.
5) 거미막밑출혈(subarachnoid hemorrhage)은 갑작스럽고 극심한 두통과 목 경직, 가끔 출혈 부위의 신경학적인 증상(e.g., 앞교통동맥 [anterior communicating artery]: 무언증[mutism]과 하반신마비)을 일으킨다. 보통 국소 신경학적 증상은 없다.

3. Epidemiology

1970년대 고혈압의 치료가 대중화된 이후로 1950년대보다 뇌졸중의 발생은 46% 감소하였다. 하지만 이후 CT, MRI 등 진단 도구가 발전하면서 뇌졸중 발병률은 늘어났으며 이는 지금도 꾸준히 계속되고 있다. 우리나라에서는 매년 100,000명 중 232명, 성인 40명 중 1명이 뇌졸중이 발병한다. 그중 약 76%는 뇌경색이었으며 나머지는 뇌출혈이나 지주막하 출혈이었다. 뇌졸중의 사망률은 점점 감소하는 추세이지만 아직도 100,000명 중 30명이 죽을 정도로 높은 사망률을 보인다. 연령에 따라 위험인자에 차이가 있는데, 젊은 사람들은 흡연이, 중년에서는 혈압과 당뇨가 그리고 노년에서는 심방세동이 중요한 위험인자로 작용한다.

4. Clinical Manifestation

뇌졸중은 그 정의처럼 급격히 발생한 국소적인 신경학적 결손이 있을 경우 언제나 의심을 하여야 한다. 하지만 경미한 신경학적 결손이 생겼다가 바로 회복되는 일과성허혈발작(transient ischemic attack, TIA)부터 사지마비(quadriplegia) 및 의식저하를 동반하는 매우 심각한 증상이나 정신과적 증상까지 임상 증상은 매우 다양하게 생겨날 수 있다. 자세한 사항은 부위별로 뇌졸중 증후군(stroke syndrome)이 만들어져 있으나, 이 장에서 다루기에는 그 내용이 방대하여 생략한다(Chapter 17 참고). 기본적으로는 뇌졸중의 위험 인자가 있는 사람에게서 급격히 발생한 신경학적 문제가 발생한 경우에는 항상 뇌졸중을 의심하는 자세가 필요하다.

1) 증상 발생 당시 상황

a) 뇌내출혈은 이미 혈압이 있던 환자 혹은 출혈 경향이 있는 환자(e.g., 항응고 치료를 받는 환자)가 깨어나는 시간에 잘 일어난다. 신경학적 문제가 최고조에 이를 때는 대개 처음 증상 발생할 때가 아니며, 수 분에서 수 시간에 걸쳐 점진적으로 악화된다. 급성 출혈이 생기기 전에는 이상 증상은 없다. 두통, 오심, 구토가 보통 존재한다.

b) 색전증 역시 깨어나는 시간에 잘 발생하며, 처음 증상이 발생할 때 신경학적 문제가 가장 심하다. 신경학적 결손은 몇 시간 내에 호전될 수 있다. 두통이나 부분 발작을 동반할 수 있다.

c) 혈전증은 종종 자고 있을 때나 활동하는 시간에 발생한다. 증상과 징후는 계단식으로 악화되어, 신경학적 결손이 최고조에 이를 때는 몇 시간이나 수일까지 걸릴 수 있다. 혈전성 뇌졸중에서는 경고 증상이 흔하다. 환자는 두

통이 있을 수 있고 이전에 혈관 문제로 인한 일시적인 신경학적 증상을 의미하는 일과성허혈발작의 병력이 있을 수 있다(Chapter 17 참고).

d) 열공성 혹은 작은 혈관의 혈전성 뇌졸중은 갑자기 생기거나 수 시간 혹은 수일에 걸쳐 호전과 악화를 반복할 수 있다. 발병 전에 일과성허혈발작이 있을 수 있지만, 두통은 흔하지 않다.

e) 거미막밑출혈은 급성의 벼락두통(thunderclap headache)이라고 불리는 "내 인생 최악의 두통"이 특징으로 나타난다. 시작은 운동 중에 생기는 경우가 많으며 목 경직과 눈부심을 동반하는 경우가 많다. "전초 두통(sentinel headache)"이 거미막밑출혈 수일이나 수주 전에 발생하는 경우가 있다.

2) 대혈관질환 vs. 소혈관질환

경고 증상이 소혈관질환에서는 전형적이고 수 시간에서 수일에 걸쳐 일어난다. 대혈관질환에서는 경고 증상이 혈관 영역에 따라 다양하다. 뇌졸중은 이후 수일에서 수주 내에 발병하지만, 가끔 수개월 이후에까지 발생할 수도 있다. 표 16-3에 뇌졸중을 유발하는 뇌혈관질환들을 정리하였다.

두통은 대혈관이 막혔을 때 흔하다. 후순환 뇌졸중(posterior circulation stroke, vertebrobasilar artery에 의하여 혈류를 공급받는 뇌영역에 생기는 뇌졸중, 주로 brain stem, midbrain, occipital lobe 쪽이 해당된다)은 뒤통수 부위의 두통을 흔히 동반하고, 전순환 뇌졸중(anterior circulation stroke, carotid artery에 의하여 혈류를 공급받는 뇌영역에 생기는 뇌졸중. 뇌 전반의 2/3를 차지함)은 눈 뒤나 이마, 측두 부위의 두통을 일으킨다. 두통은 소혈관이 막혔을 때에는 거의 생기지 않는다.

5. Diagnosis

뇌졸중의 신경학적 검진은 병변의 위치와 범위, 신경학적 손실의 중증도를 파악하는 데 일차적인 목표가 있다. 또한 이후 추적관찰 기간 동안 신경학적 손실의 회복 혹은 악화를 가늠하는 데에도 중요한 역할을 한다. 뇌졸중은 흔히 병변의 반대측에 반신마비(hemiplegia) 혹은 반신불완전마비(hemiparesis)와 감각 손실이 생기는 경우가 많지만, 병변이 생기는 위치와 범위에 따라 사실상 거의 모든 신경학적 결손이 생길 수 있다. 그러므로 뇌졸중에 대한 신경학적 검진은 뇌 전반에 대한 신경 해부학적 지식을 갖추어야 제대로 시행할 수 있다. 여기서는 일반적인 신경학적 검진이 아닌 뇌졸중에 국한하여 확인해야 할 physical examination과 추가 검사, 가능한 원인을 기술하기로 한다.

표 16-3. 뇌졸중을 일으키는 대표적인 원인

뇌경색
Atherosclerosis/Thrombosis
Embolism
Fibromuscular Dysplasia
Hypercoagulability
Dissection
Vasculitis
Sickle cell anemia
Drugs
Inherited disorders (e.g., CADASIL, MELAS)
뇌출혈
Hypertension
Congophilic angiopathy
Aneurysm rupture
Arteriovenous malformation (AVM)
Trauma
Bleeding disorders (e.g., hemophilia, anticoagulants)

1) 내경동맥이나 총경동맥의 협착 혹은 폐색의 증거를 확인한다.

a) 일과성허혈발작이나 뇌졸중의 가장 흔한 원인들 중 하나는 내경동맥이 시작되는 부위에서 죽상경화병으로 인하여 혈관에 혈전이 생기거나 내경동맥의 끝부분에 색전이 날아가서 생기는 뇌졸중이다.

b) 경동맥잡음(carotid bruit, 턱의 각 부위에서 고음이 들리면 가장 의미 있음), 병변 반대측의 안구잡음, 혹은 목에서 경동맥 맥박이 줄어드는 것이 임상 징후로 확인될 수 있다. 경동맥 폐색이나 박리가 있으면 같은 쪽에 호너 증후군(Horner syndrome)이 생길 수도 있다.
경동맥잡음이 있다는 것이 심한 경동맥 협착을 의미하지는 않으며, 경동맥잡음이 없다고 해서 심한 경동맥 협착을 배제하지도 못한다(민감도와 특이도가 좋지 않은 검사). 경동맥 상태를 제대로 측정하려면 영상 검사(e.g., 경동맥 초음파, 뇌혈관조영술)가 필요하다.

c) 가끔, 경동맥 협착이 있는 같은 측 눈의 검안경 검사상에서 망막동맥으로 간 죽상동맥경화증에 의한 색전(Hollenhorst plaques)이 보일 수 있다.

d) 이중 경동맥 초음파(duplex carotid ultrasound)와 경두개도플러(transcranial Doppler, TCD) 같은 침습적이지 않은 검사들이 경동맥 병변의 유무와 성

상을 확인하는 데 도움을 준다. 각각의 검사들은 뇌혈류와 해부학적 구조물의 다른 부분을 감지하여 협착의 정도와 경동맥 혈류의 이상을 확인할 수 있다. 자기공명혈관조영술(magnetic resonance angiography, MRA)은 경동맥 협착을 검사하는 데 유용할 수도 있다. 침습적이지 않은 검사들을 조합하면 경동맥내막절제술 전에 시행하는 고식적인 혈관조영술을 대신할 수 있다. CT 혈관조영술(CT angiography, CTA)은 두개골 내외의 혈관 협착을 보여주는 유용한 검사이지만, 많은 양의 방사선에 노출되고 상당량의 IV 조영제를 사용한다.

2) 색전 발생 부위를 확인한다.

색전은 문제가 있는 경동맥이나 대동맥 죽상판에서도 생길 수 있지만, 심장은 색전이 가장 흔히 생기는 부위이다. 심장 혈전은 전체 허혈성 뇌졸중 원인 중 15%에서 20%를 차지한다. 색전이 생길 수 있는 심장의 원인은 다음과 같다:

a) 벽혈전(mural thrombi): 특히 전벽 심근경색과 좌심실 벽 이상에서 잘 발생한다(색전은 주로 심근경색 발생 후 10일 내, 하지만 가끔 수개월 후에도 생겨나며 이건 심근경색의 특징적인 발현 증상일 수 있다).
b) 승모판 질환(mitral valve disease)
c) 심방세동(atrial fibrillation)

경식도 심장초음파 검사는 뇌졸중의 잠재적인 원인이 될 수 있는 심장 이상을 평가하는 데 유용하다. 경식도 심장초음파 검사로 확인 가능한 심장 이상은 다음과 같다.

a) 벽혈전
b) 심방중격결손(atrial septal defects, ASD)
c) 심방중격꽈리(atrial septal aneurysm)
d) 난원공개존(patent foramen ovale)
e) 상행대동맥(ascending aorta)의 죽상경화판(atherosclerotic plaque)

발작성 심장 부정맥(paroxysmal cardiac arrhythmia)은 색전성 뇌졸중의 중요한 원인이며, 진단을 위해 24시간 심전도 검사(Holter monitoring)가 필요할 수 있다. 심방세동은 지속성이든 발작성이든 뇌졸중의 중요한 독립 위험인자이다. 다른 심장성 색전 위험인자는 인공 판막, 석회화된 판막, 세균성 심내막염, 소모심내막염(marantic endocarditis), 심방 점액종(atrial myxoma), 비허혈성심장근육병 등이 있다.

3) 혈액응고 장애나 뇌졸중이 생길 만한 전신적인 원인을 확인한다.

뇌졸중은 혈관 질환, 심장의 원인, 혹은 사고가 없이도 생길 수도 있다. 이런 경우들에서는 혈액응고 장애가 발병 기전일 수 있다. 과다응고상태는 수술 중이나 감염 혹은 임신에 의하여 생길 수 있다. C와 S 단백질 부족(protein C and S deficiency), 항트롬빈 III 부족(antithrombin III deficiency), 낫적혈구 빈혈(sickle-cell anemia), factor V Leiden, 프로트롬빈(prothrombin) 유전자 변형 등 혈전증을 잘 일으키는 다양한 가족성 혈액응고 장애가 알려져 있다. 루푸스항응고인자(lupus anti-coagulant)와 항인지질 항체(anti-phospholipid antibody)들은 젊은 사람의 뇌졸중을 일으키는 중요한 위험 인자일 수 있다. 약과 술 중독은 혈전성과 출혈성과 같은 다양한 뇌졸중을 일으킬 수 있다.

4) 두개골내 출혈을 확인한다.

a) 거미막밑출혈(Subarachnoid hemorrhage, SAH)은 보통 병력과 검진에서 명확하게 진단된다. 비조영 CT 영상을 촬영하면 대부분 정확히 진단이 되지만, 약 5% 정도에서 CT가 음성으로 나온다. 이런 사례들에서는 요추천자가 매우 중요한데, 거기서 핏빛이 도는 뇌척수액(cerebrospinal fluid, CSF), 뇌척수압 상승, 단백질 상승, 황색변색증(xanthochromia; 적혈구의 파괴에 인하여 뇌척수액이 누렇게 변색되는 것)이 보일 수 있다. 만약 거미막밑출혈이 발생하면, 뇌혈관 조영술이 피나는 부위를 찾는 데 도움이 된다. 대개는 두개골 안의 딸기동맥류(berry aneurysm)에서 비롯된다(약 20%에서 다발성으로 보일 수 있다). CTA나 MRA가 더 큰 동맥류를 발견할 수 있지만 둘 다 진단의 “최적 표준”은 아니다. 거미막밑출혈이 있지만 혈관 조영술에서 음성으로 나온 환자들은 동맥류 안에 혈전이 있어 나오지 않는 경우도 있기 때문에 자기공명영상을 촬영하면 도움이 될 수도 있다. MRI-음성 SAH의 경우에는 숨은 동맥류를 확인하기 위하여 뇌혈관 조영술을 수일 혹은 수주 내 반복 촬영하는 것을 추천한다.

b) 뇌내출혈은 보통 CT나 MRI에서 정확하게 나오며, 임상적으로 수 시간 혹은 수 분에 걸쳐서 진행하는 결손, 의식의 저하가 흔하며 이런 경우들에서 의심할 수 있다. 비외상성뇌내출혈의 가장 흔한 이유는 고혈압이다. 다른 원인들은 다음과 같다.
   - 혈액질환
   - 항응고제 사용
   - 마약 중독(코카인 or 암페타민류)
   - 아밀로이드혈관병(amyloid angiopathy): 노인 환자에서 아밀로이드 물질이 혈관 벽에 침착되어 뇌혈관이 자발적으로 터지는 상태. 종종 알츠하이머병과 연관이 있다.

– 뇌종양
– 동정맥 기형(arteriovenous malformation, AVM)

5) 젊은 성인의 뇌졸중

젊은 성인의 뇌졸중을 평가할 때는 경구 피임약, 예전에 진단되지 않았던 고혈압, 승모판탈출증(mitral valve prolapse), 난원공개존을 통한 모순색전증(paradoxical embolism: R-L shunt로 인하여 원래는 폐로 가야 할 색전이 전신 순환계로 가는 것), 응고항진상태, 호모시스틴뇨증(homocystinuria) 같은 대사 질환과 같은 위험 인자를 찾아내는 것이 중요하다. 코카인 중독, 과도한 음주, 흡연은 젊은 성인에서 중요한 뇌졸중 원인이다. 코카인과 관련된 뇌졸중 증후군은 다음과 같다.

a) 동맥류나 동정맥 기형의 파괴에서 오는 거미막밑출혈
b) 뇌내출혈
c) 뇌경색

과도한 음주는 고혈압, 뇌내출혈, 뇌경색, 뇌졸중으로 인한 사망률 상승과 관련이 있다. 암페타민 중독은 뇌내출혈(속도 출혈 [speed hemorrhage])과 관련이 있다. 동맥 박리(arterial dissection)는 젊은 성인에서 중요한 뇌졸중의 원인이며 종종 목 부위의 예리한 통증이 선행한다. 경동맥 박리(carotid dissection)의 경우 종종 경동맥집의 교감 신경이 손상되어 환자는 호너 증후군을 나타내기도 한다. 박리는 사고나 목운동, 혹은 목 처치 과정 중에 종종 자발적으로 생기기도 한다. 어떤 환자들은 경동맥이 심하게 휘어 있기도 하며, 이는 MRA나 CTA로 진단 가능하다.

6. Laboratory Test

뇌졸중 환자에게 반드시 시행하여야 하는 실험실 검사는 다음과 같다:

1) 전체혈구계산(complete blood count): 뇌졸중의 위험 인자가 될 수 있는 혈액질환, 적혈구증가증, 혈소판증가증, 혹은 감염(백혈구증가증) 확인
2) 프로트롬빈 시간(prothrombin time), 부분 프로트롬빈 시간(partial prothrombin time): 항인지질항체(부분 프로트롬빈 시간의 증가)를 가진 환자, 혹은 다른 혈액응고장애의 단서 확인
3) 소변검사: 색전성 뇌졸중 환자에서 아급성 세균성 심내막염(subacute bacterial endocarditis, SBE)이 있을 때 발생하는 혈뇨 확인
4) 침강률(sedimentation rate): 상승 시에 뇌졸중 원인으로 혈관염, 과다점도, SBE 의심 가능

5) 흉부 방사선 검사: 뇌졸중의 색전 근원이 되는 커진 심장 확인, 혹은 지속된 고혈압의 증거나 의심하지 못한 암의 발견
6) 심전도 검사: 부정맥을 발견할 수도 있으며, 최근 발생한 심근경색 혹은 색전의 원인이 될 수 있는 커진 좌심방의 확인
7) 위험인자 선별 검사: 지질검사, 혈색소 A1c, 호모시스테인, 혈전 위험 인자의 검사를 고려하여야 한다. 보통 혈전 위험 패널(e.g., 항인지질 항체, 단백질 C, S)을 포함하여 검사한다.

••• ***Clinical Tip***

CT 검사의 발전에 따라 허리 천자는 뇌졸중 환자를 검사할 때 점점 덜 쓰게 되었다. 허리 천자 검사(Chapter 25 참고)는 다음과 같은 상황에서 사용한다.
1) 뇌수막염이 의심된다.
2) 거미막밑출혈이 진단 가능성이 있다. CT 검사는 5~10%의 거미막밑출혈 환자에서 위음성으로 나올 수 있다. 거미막밑출혈의 경우 육안으로 피색의 CSF가 확인되면서 보통 뇌척수압이 상승한 것으로 나온다.

7. Imaging test

1) 뇌 컴퓨터 단층 촬영술

CT 검사는 출혈성(뇌내 혹은 거미막밑출혈) 뇌졸중과 뇌경색(혈전성 혹은 색전성)을 구분하는 데 유용하다. 신선한 출혈에 있는 피는 음영이 증가된 이미지로 나온다. 경색 부위는 음영이 감소된 영역으로 나온다. 추가로 CT 검사는 병변의 위치와 크기(e.g., 피질 대 피질하 경색), 소혈관 혹은 대혈관 병변인지를 구분하는 것을 도와줄 때도 있다.

a) CT 검사는 뇌내출혈의 거의 모든 증례에서 양성(음영 증가)으로 나오며, 거미막밑출혈에서 대뇌반구 사이 혹은 뇌 실질에 있는 피를 종종 보여준다. 이런 변화들은 증상 시작 1시간 내로 명확해진다. CT 검사를 해보면 혈전증의 임상 진단을 받은 환자들은 종종 뇌내출혈을 가지고 있는 경우가 많다.
b) CT 검사는 뇌경색이 생긴 첫째 날에는 종종 음성으로 나올 수 있지만, 국소 저음영은 증상 발생 24~48시간 후에는 명확해질 수 있다. 조영 증강을 하면 뇌경색은 CT에서 종양처럼 보일 수도 있다. 하지만 뇌경색의 경우에는 뇌 종양일 때 보이는 확연한 덩이 효과는 보통 나타나지 않는다.
c) 출혈성 뇌경색은 대개 큰 색전에 의해 2차적으로 생긴다. 이건 CT에서 고음영으로 보인다. 만약 출혈이 색전성 뇌경색과 연관이 있다면 항응고 치료는 미루

어야 한다.

d) 뇌간 출혈은 CT에서 보통 보이지만, 뇌간 경색은 두개골 바닥의 뼈에 의한 허상 때문에 제대로 보이지 않을 수도 있다.

2) 자기공명영상

MRI는 종종 CT에서 보이기 전 초반이나 CT에서 계속 보이지 않는 뇌허혈을 확인할 수 있다. MRI는 CT에서 보이지 않는 뇌간, 소뇌 혹은 관자엽의 경색을 확인할 수 있다. MRI는 경색의 원인인 정맥 혈전증을 감지하는 능력이 CT보다 훨씬 정확하다. MRI는 작은 경색들을 감지하는 데 더 민감하다(e.g., 열공 경색). 확산 강조 MRI는 급성 뇌경색에서 가장 민감한 진단 도구이다. MRA는 두개골 바깥의 동맥 협착을 선별하는 데 유용할 수 있으나, 협착 정도를 과도하게 예측할 수도 있다. MRA는 전체 혈관이 막혔을 경우를 예측할 때 정확하고 후 순환계(vertebrobasilar system) 검사에 도움이 된다. 하지만 MRA는 두개골 안에 있는 혈관 협착을 진단할 때는 정확하지 않다. MRA와 MRI를 조합하면 한 번에 뇌졸중의 위치, 크기, 가능한 뇌졸중 기전을 모두 알 수도 있다. 이런 검사 조합은 혈전성 뇌졸중에 가장 유용하며 또한 색전성, 열공성 뇌졸중과 뇌출혈에서도 도움이 될 수 있다. 검사 시간이 길기 때문에 협조가 잘 되지 않는 환자는 진정이나 마취 없이 검사가 어려울 수도 있다. 또한 상태가 불안정한 환자는 검사에 좋은 대상이 되지 않을 수도 있다. 뇌출혈이 의심되거나 환자가 검사 협조에 문제가 있는 경우 MRI보다 CT가 더 선호된다. 또한 MRI는 급성 뇌졸중이 있는 환자에서 종종 첫 번째 선택되는 검사는 아닌데 그 이유는 (i) CT가 더 빠르고 쉽게 검사할 수 있으며, (ii) CT가 폐쇄공포증이 있는 환자에서 더 잘 사용할 수 있고, (iii) CT가 급성 뇌졸중 임상 시험에서 환자들을 고르는 기준 검사이기 때문이다.

3) 비침습적 혈관 검사

a) 고해상도 색혈류 이중 초음파 검사(high-resolution color-flow duplex ultrasonography, DU)는 낮은 비용에 위험도가 없고 경동맥 협착의 정도에 대해 유용한 정보를 주는 비침습적인 기술이다. 좋은 검사실에서 시행하는 DU는 뇌혈관 조영술과 비교할 때 정확도, 민감도, 특이도가 90%가 넘는다. 화면이 잘 잡힐 때는 DU는 잠재적인 뇌졸중 위험도를 결정하는 데 중요한 플라크의 형태(출혈, 공동화, 석회화, 안정성)에 대하여 중요한 정보를 제공한다. 뇌혈관조영술은 1~2% 정도의 뇌졸중 혹은 심근경색의 위험성이 있기 때문에, 검증된 검사실을 가진 많은 센터들은 환자들이 경동맥 내막 절제술로 이익이 있을지 없을지 확인하는 데 DU와 MRA 혹은 CTA를 쓰는 쪽으로 변하고 있다.

b) 경두개 도플러(transcranial Doppler, TCD) 영상은 윌리스 고리의 혈관들의 혈류 특징을 검사할 수 있도록 해준다. 이런 부위의 혈관들은 DU로 검사하기 힘들기 때문에 TCD는 중대뇌동맥 혹은 척추뇌바닥계에 있는 두 개 골내 혈관 협착을 확인하는 데 유용하다. TCD는 검사자에 따라 차이가 크며, 뇌혈관 조영술과 비교하여 정확도는 60%에서 85%에 이른다. TCD는 두 개 골내 동맥류 파열로 인한 거미막밑출혈로 고통받는 환자들의 혈관 경련 수축을 검사할 때 유용하다. 이것은 임상 영역에서 거미막밑출혈 환자들의 치료 결정이 필요할 때 매우 정확하고(90% 이상의 민감도와 특이도), 비싸지 않으며, 병상에서 일정한 간격으로 할 수 있기 때문에 뇌혈관 조영술을 많이 대치하고 있다.

4) 혈관조영술

혈관조영술은 (i) 수술적으로 교정 가능한 병변(e.g., 두개골내 동맥류, 동정맥 기형, 경동맥 협착, 궤양성경동맥판)을 확인하고, (ii) 확실하지 않은 진단을 명확히 하고자 할 때 시행한다. 혈관조영술을 시도하기 전에 질환이 경동맥계에 있는지 척추뇌바닥계에 있는지 임상적으로 결정하는 것이 중요하다. 가능하다면, 혈관조영술은 숙련된 영상의학과 의사에 의하여 선택적 도관 삽입하여 시행하여야 한다. 영상 조영술은 확률은 낮으나 뇌졸중 및 다른 부작용의 위험성이 있으며, 다른 검사들보다 고비용의 검사이다. 그럼에도 불구하고 각각의 환자에게 임상적으로 필요하다고 판단될 때 시행하여야 한다.

CTA는 두개골 안팎의 혈관에 대한 정보를 주기 때문에 정식 혈관조영술의 필요성을 줄여준다. 이 검사에는 정맥 조영제가 사용되기 때문에 부수적인 위험성이 수반된다. CTA는 빠르게 촬영할 수 있어서 빠른 뇌졸중 진단의 한 부분으로 사용할 수 있다.

5) 심장 초음파 검사

심장 초음파는 심장에서 색전증이 의심이 되는 환자들에게서 유용하다. 가슴경유 심장 초음파(transthoracic echocardiography, TTE)는 색전증의 근원을 확인하는 데에는 민감하지 않지만 방실벽혈전, 큰 증식(large vegetation), 심판막병변과 선천성 심장병을 발견할 수도 있다.

경식도 심장 초음파 검사(transesophageal echocardiography, TEE)는 가슴경유 초음파에서 보이지 않는 색전 근원을 종종 보여주며, 이는 뇌졸중에 확실한 위험 인자가 없는 젊은 환자들에게서 가장 유용하다. "방울 검사(bubble study)"는 모순색전증을 더 잘 일으키게 하는 right-to-left shunt를 보일 수도 있다.

8. Treatment

급성기에는 내과적인 합병증을 줄이는 것이 중요하며 기본적인 치료는 아래 서술한다. 이차 예방을 위해서는 위험인자 조절과 콜레스테롤 강하 요법이 중요하다. 흡연 중지, 혈압, 당뇨 조절에 적절한 관심을 주는 것이 핵심적이다. HMG-CoA (3-hydroxy-3-methylglutaryl coenzyme A) 환원효소억제제가 고지혈증의 유무와 상관없이 반복적인 뇌졸중의 위험성을 30%가량 줄여줄 수 있다. 또한 체중 조절, 유산소 운동, 적절한 식이 요법이 뇌졸중 예방에 의미가 있는 것으로 확인되었다.

1) 뇌경색의 기본적인 급성기 치료

a) 특수화된 “뇌졸중 치료실”에서 치료하는 것은 효율적이며 뇌졸중의 결과를 좋게 만든다.

b) 혈전성 뇌졸중의 임상적 상태에 대한 최대한 빠른 평가는 매우 중요하다. 응급실에서는 환자 도착 후 60분 내에 평가를 완료하고 조직 플라스미노겐 활성제(recombinant tissue plasminogen activator, rtPA) 투약을 시작할 수 있도록 준비하는 것을 목표로 한다. 임상적인 평가는 뇌졸중 평가 척도, 특히 National Institutes of Health Stroke Scale (NIHSS) 사용을 권장한다.

c) 대상을 잘 골라 rtPA를 특수화된 프로토콜에 따라 정맥 주사하면 여러 가지 기전의 중등도 크기의 뇌경색 환자들의 3개월 후 기능적인 결과를 호전시킬 수 있다. 다기관 연구에서 rtPA는 뇌졸중 발생 후 첫 3시간 이내에 투여하였을 때만 효과가 있는 것으로 나왔다. 2008년 ECASS-3 연구의 결과로 rtPA는 4.5시간까지도 효과가 있다는 것이 입증되었다. 치료군에서 출혈 발생률은 6.3%로 위약군의 1%보다 높게 나왔다. rtPA는 뇌졸중에서 사용에 익숙한 의사의 감독이 가능하고 신경외과 의뢰가 가능한 상황에서만 투여해야 한다.

d) rtPA의 사용여부와 별개로, 뇌졸중 발생 후 첫 6시간 내 환자들은 뇌혈관조영술(transfemoral cerebral angiography)을 사용한 기계적 혈전제거술의 대상이 될 수 있다. DAWN trial에서 6~24시간 이내의 큰 앞순환 혈관 폐색이 있고, 임상과 경색 부위의 차이가 클 경우에도 기계적 혈전제거술이 도움이 될 수 있는 것으로 확인되었다. 이런 치료를 위해서는 매우 전문적인 중재시술팀이 필요하다.

e) Aspirin은 예전에 뇌졸중이나 TIA가 있었던 환자들에게서 뇌졸중 2차 예방으로 광범위하게 연구되었으며 치명적이지 않은 뇌졸중, 심근경색, 사망의 위험성을 약 25%가량 줄이는 것으로 거의 모든 연구 결과로 확인되었다. rtPA를 사용하지 않은 NIHSS 3점 이하의 비심장색전성 뇌경색 환자들에게

16

는 aspirin과 clopidogrel (75 mg/day) 이중 항혈전제 처방이 뇌경색 재발을 막는 데 효과적이다.

f) 환자의 상태에 대한 주의 깊은 감시, 누운 자세나 깊은 정맥 혈전증의 예방과 같은 간호의 세부적인 관심, 연하 곤란으로 인한 흡인성 폐렴의 예방이 뇌졸중에서 중요하다.

g) 급성 뇌경색 환자의 혈압은 첫 48~72시간 사이에 과도하게 정상화시키는 것은 오히려 뇌허혈을 악화시킬 수 있다. 하지만 혈압이 220/120 mmHg 이상으로 과도하게 높을 때는 급성기 혈압 조절이 필요하다. 또한 다른 심혈관질환들이 있는 경우(심근경색 등)에도 혈압을 조절하여야 한다. 혈압을 조절할 때는 보통 15% 정도 감소시키는 것을 목표로 한다.

h) 또한 38℃ 이상의 고체온증, 혈중혈당 60 mg/dL 이하의 저혈당과 과도한 고혈당은 조절하는 것이 예후에 좋다. 고혈당을 조절할 때는 140~180 mg/dL을 목표로 조절한다.

i) 뇌탈출(brain herniation)이 일어난 환자들은 뇌압을 감소시키는 치료가 도움이 될 수 있다. 머리뼈 성형술과 경질막 성형술은 큰 뇌졸중으로 생명을 위협하는 큰 부종이 생긴 환자들의 구조 치료로 사용할 수 있다.

j) 덩이 효과(mass effect)가 있는 소뇌 경색은 신경외과적인 응급 상황이다. 즉시 감압 수술을 하여야 생명을 살릴 수 있다.

k) 헤파린 사용은 큰 뇌졸중에서는 출혈의 위험성이 있기 때문에 피해야 한다. 뇌졸중 치료에 오랜 시간 사용되었음에도 불구하고 헤파린이 뇌졸중과 재발성 뇌경색의 예방에 효과적이라는 증거는 없다.

2) 심장 색전증: 항응고치료

항응고 치료는 심장 색전(세균성 심내막염이 원인이 아닌 한)에 의한 색전증 예방에 효과가 있다. 그러므로 심장 기원의 색전을 진단하는 것은 매우 중요하다. 특히 심방세동은 항응고치료를 꼭 시행하여야 하는 중요한 부정맥이다.

항응고 치료 시작 전에 CT 혹은 MRI를 시행하여 출혈이 있는지 확인하는 것도 중요하다. 색전성 뇌졸중 후 항응고 치료를 시작하는 타이밍에 대해서는 의견이 분분하다. 급성 경색성 뇌졸중 후 즉시 항응고 치료를 시행하여도 단기간에 이득이 생기진 않는다. 심장 색전증이 생긴 후 수일 내에 반복적으로 색전이 날아갈 확률은 낮을 뿐 아니라, 즉시 시행한 항응고 치료의 이득은 큰 출혈의 위험성에 의해 상쇄된다.

고령의 환자들이나 큰 뇌경색(지름 5 cm 이상), 조절되지 않은 고혈압이 있는 경우에는 항응고 치료에 특별한 주의가 요구되며 늦게 시작해야 한다. 와파린을 사용할 경우 국제 표준화 비율(international normalization ratio, INR) 2.0에서 3.0 정도가 이런 환자들의 효과적인 뇌졸중 예방을 위하여 필요하다. 금속 인공 판막을 가진 환자들은 더 높은 수준의 항응고 치료가 필요하다. 만약 색전증이 심근경색과 관련된 방실벽 혈전에서 비롯된 것이라면 항응고 치료는 보통 6개월 동안 시행한다. 만약 심방세동이나 류마티스판막병이 있는 경우에는 장기적인 항응고 치료의 대상이 된다. 또한 non-vitamin K antagonist oral anticoagulant (NOAC)인 dabigatran, apixaban, rivaroxaban, edoxaban을 고전적인 항응고치료 대신 비심막성 심방세동의 뇌졸중 재발 방지를 위하여 사용할 수 있다.

3) 경동맥 협착

a) 무증상 두개외 경동맥 협착(asymptomatic extracranial carotid stenosis): 심한 무증상 경동맥 협착이 있는 환자들은 내과적 치료만 하였을 때 뇌졸중의 위험성이 연간 2%에 달한다. 지름의 60% 미만의 협착은 내과적으로 치료한다. 60%가 넘는 협착의 경우에는 큰 다기관 연구(Asymptomatic Carotid Atherosclerosis Study, or ACAS)에서 수술을 받은 환자들의 뇌졸중 위험성이 연간 2%에서 1%로 줄어들었다. 이런 좋은 결과는 수술과 혈관 조영술 이환율과 사망률이 3% 미만이었을 때 나온 것이었다.

b) 유증상 두개외 경동맥 협착(symptomatic extracranial carotid stenosis): 뇌졸중의 위험성은 경동맥 협착의 정도에 따라 증가한다. 큰 다기관 연구(North American Symptomatic Carotid Endarterectomy Trial, or NASCET)에서 영상조영술에서 지름의 70% 이상의 협착이 있는 경우 내과적으로 안정된 환자들도 경동맥 수술의 이득을 보여주었다. 중증도의 유증상 경동맥 협착(50%에서 70%)이 있는 환자들의 일부에서는 수술 이환율과 사망률이 낮은 곳에서 수술을 받았을 경우 이득이 있었다. 경동맥 스텐트 삽입술은 여러 기관에서 현재 가능해졌다. 그러나, 스텐트한 환자들에서 나온 결과들은 이 기술의 위험성이 점점 낮아지고는 있지만, 내과적으로 안정된 환자들에서 경동맥 내막 절제술의 위험도의 낮은 수준까지 다다르지는 못했다. 경동맥에 시술이 필요하지만 수술은 시행하지 못하는 환자들을 스텐트 삽입술의 대상자로 삼을 수 있다.

c) 완전 경동맥 폐쇄와 뇌졸중: 경동맥 완전 폐쇄가 일어나 뇌졸중이 생겼을 경우에는 뇌졸중 발생 후 수 분 내에 수술을 시행하지 않는 한 수술의 이득은 거의 없으며 뇌졸중 부위에 출혈을 일으킬 수 있다. 두개내외 혈관 우회 수술(extracranial-intracranial vascular bypass surgery)은 큰 다기관 연구에서 아무런 이득이 없는 것으로 나왔다. 비슷하게, 단기간의 항응고 치료도 많은 환자들에게서 시행되었지만 무작위 연구에서 그 가치가 증명된 것은 없다.

4) 작은 혈관 열공성 뇌졸중

Aspirin, clopidogrel이나 cilostazol과 같은 항혈소판 치료가 작은 혈관 열공성 뇌졸중 치료를 위하여 쓰인다. 또한 위험인자 조절이 매우 중요할 수 있다.

5) 거미막밑출혈, 경질막하 출혈, 경질막외 출혈

동맥류에 의한 거미막밑출혈의 치료는 철저한 침상 안정, 혈압 조절, 전해질 수치 감시를 포함한 조심스런 내과적 치료, 대변 완화제, 마취, 언제든지 가능할 경우 동맥류 묶음술 (surgical clipping)을 가능한 빨리 하는 것 등이 포함된다. 적절한 치료가 없이는 처음 24시간을 넘겨 생존한 거미막밑출혈 환자들의 50%가 다음 2주 내에 사망할 것이다. 환자의 임상적인 상태, 동맥 연축의 존재, 동맥류의 위치가 수술을 통한 중재적 시술에 영향을 준다. 혈관연축(vasospasm, 신경학적 증상과 함게 혈관조영술에서 혈관이 좁아지는 것)은 보통 처음 출혈 이후 3에서 14일 내에 시작한다. 칼슘 길항제인 nimodipine은 뇌혈관 연축을 줄여주며 보통 바로 시작하여야 한다. 거미막밑출혈 후 "빠른" 동맥류 수술과 혈액 용적 증가 그리고 혈압을 상승시켜 재출혈과 혈관 연축을 막는 것은 확실한 치료 추세이다. 작고 접근이 가능한 동맥류에 코일을 혈관 내로 넣는 것은 선택된 증례들에서는 수술보다 우월한 것으로 나왔다.

6) 뇌내출혈

두개내압 상승의 치료, 혈압의 안정화, 신경외과적 감압 수술이 중요하다. 스테로이드는 뇌내출혈의 치료에 도움이 된다고 보여진 것이 없다. 비우성 반구 조가비핵출혈(putaminal hemorrhage)이나 대뇌엽 출혈이 허탈의 위험성이 있을 경우 핏덩이를 빼주는 것이 도움이 될 수 있다. 뇌줄기를 누르는 소뇌 출혈은 가능하면 빨리 감압을 해주어 복구 불가능한 뇌줄기 손상을 막아야 한다. 뇌줄기 손상이 있는 큰 뇌내출혈은 공격적인 수술 치료에도 별 도움을 받지 못하는 것으로 보인다. 출혈의 원인과 기전(e.g., 응고 장애)을 알아내는 것이 매우 중요함을 명심하라. 재조합 제7인자(recombinant factor VII)를 6시간 이내의 급성 뇌내출혈 환자에게 사용하면 사망률은 줄이지만 핏덩이 형성을 늘리기 때문에 혈전의 위험성은 증가하는 것으로 최근 연구에서 알려졌다.

9. Prognosis

뇌졸중의 예후에서 가장 중요한 것은 손상된 뇌기능의 회복 정도이다. 이것은 뇌졸중의 크기와 병변의 위치에 의한 손상의 심각도에 크게 좌우된다. 작은 lacunar infarction 같은 경우에는 기능 회복이 수일에서 시작되어 짧게는 수주 내, 길게는 몇 달 내로 기능 회복이 최고로 된다. 큰 뇌졸중의 경우에는 적극적인 재활 치료를 병행하더라도 심각한 신경학적 후유증을 남긴다. 또한 어떤 뇌기능에 손상이 있었는지도 기능적인 예후에 중요하다. 예를 들어 hypesthesia는 불편하긴 하지만 hemiplegia에 비하면 기능적인 문제는 훨씬 덜하다. 뇌졸중 자체 외에도 환자가 가지고 있는 심장질환, 폐질환, 비만 등 동반질환의 유무는 예후를 결정하는 중요한 인자다. 그 외에도 환자의 사회적, 환경적인 요인도 중요하다.

기능적 호전을 좋아지게 하는 인위적인 방법은 적극적인 재활치료이다. 환자의 상태가 허락할 경우, 가능한 빨리 재활치료를 시작하는 것이 기능적 예후에 도움이 된다. 그러기 위해서는 급성기 뇌졸중 시기에 환자의 상태와 동반질환이 악화되지 않도록 적절한 내과적 치료를 하여야 하며, 또한 의료진과 보호자가 환자에게 심리적인 지지를 해주는 것이 중요하다.

References and Reading materials

1. 뇌졸중 진료지침, 뇌졸중임상연구센터(http://www.stroke-crc.or.kr/)
2. Jauch EC, Saver JL, Adams HP Jr et al. Guidelines for the early management of patients with acute ischemic stroke: a guideline for healthcare professionals from the American Heart Association/American Stroke Association. Stroke. 2013;44:870 – 947.
3. Aguilar MI, Hart RG, Kase CS, et al. Treatment of warfarin associated intracerebral hemorrhage: literature review and expert opinion. Mayo Clin Proc. 2007;82:387.
4. Albers GW, Amarenco P, Easton JD, et al. Antithrombotic and thrombolytic therapy for ischemic stroke: the seventh ACCP conference on antithrombotic and thrombolytic therapy. Chest. 2004;126:483S-512S.
5. deOliveira JG, Beck J, Ulrich C, et al. Comparison between clipping and coiling on the incidence of cerebral vasospasm after aneurismal subarachnoid hemorrhage: a systematic review and meta-analysis. Neurosurg Rev. 2007;30:22-30.
6. Gubitz G, Counsell C, Sandercock P, et al. Anticoagulants for acute ischaemic stroke (Cochrane Review). In: Cochrane Library Issue 1, 2003. Oxford: Update Software.
7. Mohr JP, Thomas JC, Lazar RM, et al. A comparison of warfarin and aspirin for prevention of recurrent ischemic stroke. N Engl J Med. 2001;345:1444-1451.
8. Molyneux A, Kerr R, Stratton I, et al. International subarachnoid aneurysm trial of neuro-

surgical clipping versus endovascular coils in 2143 patients with ruptured intracerebral aneurysms: a randomized trial. Lancet. 2002;360:267-274.

9. Powers WJ, Rabinstein AA, Ackerson T, et al. 2018 Guidelines for the Early Management of Patients With Acute Ischemic Stroke. Stroke. 2018;49:e46 – e99.
10. Powers WJ, Rabinstein AA, Ackerson T, et al. Guidelines for the Early Management of Patients With Acute Ischemic Stroke: 2019 Update to the 2018 Guidelines for the Early Management of Acute Ischemic Stroke. Stroke. 2019;50:e344 – e418.
11. Kerman WN, Ovbiagele B, Black HR, et al. Guidelines for the Prevention of Stroke in Patients With Stroke and Transient Ischemic Attack. Stroke. 2014;45:2160 – 2236.
12. Kim JY, Kang K, Kang J, et al. Executive Summary of Stroke Statistics in Korea 2018: A Report from the Epidemiology Research Council of the Korean Stroke Society. Journal of Stroke 2019;21(1):42-59.

Case discussion

59세 남자, 1시간 전에 갑자기 발생한 왼쪽 근력 저하를 주소로 내원

Q1. History taking

59세 오른손잡이 남자가 1시간 전에 갑자기 발생한 왼쪽 근력저하를 주소로 내원하였다. 환자는 추운 날에 친구들과 술 한 잔을 간단히 하고 술집에서 나오다가 갑자기 왼쪽 팔다리에 힘이 빠졌으며, 술로 인한 것으로 생각되지 않아 바로 응급실로 내원하였다. 환자는 말이 어눌하였으나 술을 먹어 그런 것 같다고 하였으며, 왼쪽 팔을 들기 힘들고, 만져봤을 때 느낌도 좀 다르다고 하였다. 왼편이 잘 안 보이는 것 같기도 하지만 정확하진 않다고 하였다. 복시는 호소하지 않았다. 환자는 하루 1.5갑씩 30년 정도의 흡연력이 있었으며 가끔 소주 1~2병 정도 마시는 음주력이 있었다. 고혈압, 당뇨, 경련의 병력은 부인하였다.

Q2. Neurologic examinations

신경학적 검진상 환자의 의식은 alert하고 orientation은 intact하였다. 환자의 말은 어눌하였으나 말하기 듣기에 문제가 있지는 않았다. Pupil은 양측 모두 3 mm였으며 빛에 잘 반응하였다. 환자는 우측으로 약간의 주시 편위가 의심되었으며, 안구 운동에 문제는 없었다. confrontation test상 왼편 시야의 감소가 확인되었다. 환자는 왼편 얼굴에 마비가 있었으며, 눈 윗부분은 정상이었다. 왼편 얼굴에 30% 정도의 감각 저하를 호소하였으며 혀를 내밀었을 때 왼쪽으로 기울어지는 모습이었다. 왼쪽 상하지에는 상지 MRC Gr III, 하지 MRC Gr IV 정도의 근력저하가 있었으며 deep tendon reflex에서 좌측이 항진되어 있었다. 감각 검사에서 왼편에 20% 정도의 감각저하가 있었다. Babinski's sign은 왼쪽에서 양성으로 나왔다. Ataxia를 확인하기 위하여 finger to nose, heel to shin test를 하였을 때 우측은 정상이었으며, 좌측 상지는 검사가 불가능하였고 하지는 근력 저하를 고려하면 큰 이상이 의심되지는 않았다. 동시 자극 등을 주었을 때 왼편의 자극은 인지하였다.

Q3. Differential Diagnosis

환자의 병력상 뇌졸중의 위험인자를 가진 사람에게서 급격하게 발생한 국소 신경학적 이상이므로, 일차적으로 뇌졸중을 제일 먼저 생각하여야 한다. 환자는 여러 가지 신경학적 문제를 가지고 있으며 우측 대뇌 반구의 광범위한 영역을 아우르는 증상이 있었기 때문에 최소 middle cerebral artery~internal carotid artery territory의 병변을 의심할 수 있다(각각의 신경학적 증상의 localization은 총론을 참고). 응급실 내원 당시 1시간밖에 지나지 않은 초급성 뇌졸중이기 때문에 증상이 더 악화되거나 호전될 수도 있음을 명심해야 한다.

Q4. Initial Labs

환자는 증상 발생 4.5시간 내의 중증 초급성 뇌졸중 환자이다. 환자의 신경학적 증상을 인위적인 치료로 호전시킬 수 있는 가장 확실한 시간대이므로, 병력 청취부터 lab 검사까지 진행은 최대한 신속 정확하게 이루어져야 한다. 또한 rtPA는 4.5시간 이내라도 치료 시각이 빠를

16

수록 효과가 좋다. 만약 신경과 의사가 아니라면 최대한 빨리 신경과 의사의 진료를 받을 수 있도록 인계하여야 한다. 치료제인 rtPA는 혈관에 막힌 혈전을 녹일 정도로 강한 약이므로, 환자의 출혈 가능성 혹은 출혈 부위의 유무는 치료에 아주 중요하다. 기본 혈액 검사 시에는 platelet count와 coagulation panel이 반드시 들어가야 한다.

그 다음 뇌출혈을 감별하는 것이 중요한데, 뇌영상 기술은 brain CT부터 brain MRI까지 여러 가지가 있지만 당장 필요한 뇌출혈을 가장 빨리 배제하기 위해서는 brain CT만으로 충분하다. 만약 병원에 초급성 뇌졸중 protocol이 있으면 그에 따르되, 그렇지 않을 경우 brain CT는 반드시 촬영하여야 한다. 병원에 brain CT가 없거나 신경과 의사의 관리가 불가능할 경우 최대한 빨리 전원해야 한다. 이 환자는 혈액 검사에서 특별한 이상은 없었으며 brain CT에서도 출혈은 확인되지 않았다. 만약 중재시술이 가능한 병원이라면 brain CT와 CT angiography를 같이 촬영한 후, 기계적 혈전제거술까지 바로 진행을 한다.

Q5. Further Evaluation

급성 뇌졸중의 진단의 gold standard는 brain MRI diffusion image이다. 이 경우에는 임상적으로 뇌졸중이 확실하고, 뇌출혈이 없으며, 증상이 중증이기 때문에 gold standard인 brain MRI를 촬영하기 전에 rtPA로 치료를 시작한다. rtPA로 치료를 시작한 후 환자의 상태가 안정적이면 further evaluation을 진행한다. 환자는 brain MRI와 MR angiography를 시행하였으며, diffusion image상에서 우측 middle cerebral artery 영역 전반에 급성 뇌졸중이 확인되었으며, MR angiography에서 우측 middle cerebral artery 기시부터 혈관의 막힘이 확인되고, 목 부위에서 우측 internal carotid artery bulb 부위에 심한 협착이 확인되었다.

Q6. Final Diagnosis

cerebral infarction, right middle cerebral artery territory
d/t embolism from right internal carotid artery stenosis

Q7. Further treatment

환자는 rtPA 사용 후 우측 middle cerebral artery에 막힌 혈전이 뚫려 1일 후 주시 편위, 시야 장애, 감각 저하는 완전히 호전되었으며 좌측 상지 MRC Gr IV, 하지 Gr IV+까지 호전되었다. 환자는 우측 internal carotid artery stenosis가 있어서 이로 인한 색전성 뇌졸중으로 생각되었으나 심장에서 색전이 올 수도 있기 때문에 심초음파, 경식도 심초음파 검사를 시행하였다. 그 외에도 뇌졸중 risk factor에 대한 검사로 지질 검사, 혈압의 f/u, 당뇨 검사도 시행하였다. 심장에는 이상이 없었으며 퇴원 시까지 혈압은 150 정도를 유지하여 조절되지 않은 고혈압이 있었던 것으로 생각되었다.

이후 우측 internal carotid artery의 심한 stenosis에 대하여 carotid endarterectomy를 시행하였으며, 수술 후 뇌졸중 2차 예방을 위하여 aspirin 복용을 시작하였다. 이후 환자는 신경학적 후유증이 거의 남지 않은 상태로 생활하였다.

17

각종 뇌졸중 증후군 및 일과성 허혈 발작
(Selected stroke syndromes & Transient ischemic attack)

정한영

앞장에서 뇌졸중 전반에 관해 살펴보았는데, 환자가 뇌졸중으로 의심되는 증상으로 내원했을 때 증상 및 신경학적 검진 소견을 바탕으로 병변의 위치와 어떤 혈관의 문제인지 미리 예측할 수 있어야 한다. 최근에 신경학적 영상 검사의 정확도, 세밀함의 발전으로 신경과 전공의들이 영상에 의존하는 경향이 강해지고 있는데, 영상을 찍기 전에 localization 과정을 반드시 해야 한다. 해당 병변에서 나타날 수 있는 증상들이 무엇인지 알고 있어야 환자의 증상 변화가 기존병변으로 나타날 수 있는 건지, 아니면 새로운 병변이 발생한 것인지 등을 판단할 수 있고, 환자 및 보호자에게 병의 경과에 대해 미리 설명할 수 있게 된다. 일과성 허혈 발작(transient ischemic attack, TIA)은 임상적 중요성이 과소평가될 수 있는 질환으로 신경과 의사는 놓치지 않아야 하며, 위험도에 대해서 잘 이해하고 있어야 한다. 본 장에서는 뇌졸중 증상에 초점을 두고 분류한 임상 증후군들을 종류별로 살펴보고 후반부에서는 TIA에 대해서 다뤄보도록 하겠다.

1. Selected stroke syndromes

1) 열공성뇌경색(Lacunar stroke syndrome)

고혈압과 당뇨 같은 위험인자가 있는 환자에서 흔히 보이는 뇌의 작은동맥질환(small vessel disease) 중 하나로 지방유리질증(lipohyalinosis)이 주요 발병기전으로 작용하는 뇌경색이다. 일반적으로 제한된 검사만을 필요로 하고, 치료에서는 위험인자의 조절과 항혈소판제제의 사용이 예후를 향상시키고 이차적인 뇌경색의 발생을 예방하는 것으로 알려져 있다.

a) 순운동 반신불완전마비(pure motor hemiparesis)
- 감각 저하 없이 한쪽으로 운동 마비만 오는 경우로 열공성뇌경색의 50% 이상을 차지한다.
- 병변: Posterior limb of internal capsule, corona radiata, basis pontis
- 수 시간에 걸쳐 단계적으로 증상이 진행하기도 하며, 30% 정도에서 일과성 허혈 발작(transient ischemic attack, TIA)이 선행한다.

b) 순수감각뇌졸중(pure sensory stroke)
- 운동 증상 없이 한쪽의 감각 증상만 있는 경우로, 전체 열공경색의 6~7% 정도를 차지한다.
- 병변: 시상(thalamus)의 ventral posterolateral (VPL)이나 ventral posteromedial (VPM)
- 후유증으로 시상동통증후군(thalamic pain syndrome of Dejerine-Roussy)

이 수시간~수개월 후에 발생 가능한데, 이상감각이 특별한 자극 없이 저절로 느껴지는 것이다.

c) 감각운동뇌졸중(sensorimotor stroke)
   - Posteroventral thalamus와 바로 접해 있는 posterior limb of internal capsule에 병변이 발생 시 나타나는데, 발병빈도는 보고마다 차이가 많다(20~40%).

d) 조음장애-서툰손증후군(dysarthria-clumsy hand syndrome)
   - 어눌한 말투와 한쪽 팔의 경미한 위약과 둔한 움직임을 증상으로 한다.
   - 병변: Paramedian of basis pontis, genu of internal capsule

e) 실조성반부전마비(ataxic hemiparesis)
   - 편측의 운동 마비(하지 마비, 특히 발목/발가락 쪽의 운동 마비가 흔함)와 실조가 발생한다.
   - 병변: Basis pontis, ventral anterior thalamus + adjacent internal capsule, or superior cerebellar peduncle
   - 대부분 운동마비가 더 빨리 회복되고, 실조 증상은 오래 남는 경우가 많다.

2) 국소 혈전/색전성 뇌경색

a) 중대뇌동맥(middle cerebral artery): 대뇌반구의 가장 넓은 영역을 담당하고, 증상도 혈전/색전으로 인한 폐색 위치에 따라 다양하게 나타날 수 있다.
   - M1 폐색: 반대측 반신/얼굴마비 및 감각장애, 구음장애, 병변측 주시편위(gaze deviation), 완전실어증(우성반구), 반쪽무시(비우성반구)
   - M2 위가지(superior division) 폐색: 반대측 반신/얼굴마비, 구음장애, 병변측 주시편위, 운동실어증/피질경유운동실어증(transcortical motor aphasia)(우성반구), 반쪽무시(비우성반구)
   - M2 아래가지(inferior division) 폐색: 반대측 감각장애, 반대측 반맹, 감각실어증/전도실어증(conduction aphasia)(우성반구), Gerstmann 증후군(우성반구), 혼동(비우성반구)
   - 렌즈핵줄무늬체동맥 폐색(→ striatocapsular infarct): 중대뇌동맥으로 수직으로 갈라져 나오는 관통동맥이 막히는 경우로 미세죽종, 미세색전으로 인한 직접적 폐색, 중대뇌동맥의 협착으로 인한 상대적 혈류 저하 등이 발병기전으로 작용하며 혼동, 의지상실(abulia), 초조(agitation), 치매, 반측무시, 구음장애, 실어증, 운동마비, 감각장애, 운동실조 등 다양한 증상 가능

••• Clinical Tip

특히 가쪽 렌즈핵줄무늬체동맥이 막힌 경우, 발병 후 수 시간 내지 수일에 걸쳐 운동마비가 진행할 수 있다(바로 옆에 corticospinal tract가 지나가기 때문에 병변이 조금만 커지거나, 이차적 부종으로 인해 손상될 수 있기 때문). 따라서 초기에는 가벼웠던 마비가 수일이 지나 진행하는 경우가 있으므로, 이 점에 대해서 환자 및 보호자에게 미리 꼭 설명해야 한다! 그리고 치료적인 측면에서 환자가 뇌혈류량이 떨어질 수 있는 상황을(혈압 저하나 탈수 등) 막는 것이 아주 중요하다!

b) 전대뇌동맥(anterior cerebral artery): 하지 마비, 하지에 국한된 피질감각 소실, 실금, 움켜잡기 또는 빨기 반사와 같은 원시반사, 보속증과 동반된 사고속도의 둔화, 팔다리 실조

c) 내경동맥(internal carotid artery): 중대뇌동맥 폐색의 증상과 비슷하다. 전대뇌동맥 영역이 포함될 경우 전대뇌동맥 폐색의 임상증상 역시 나타날 수 있다.

d) 후대뇌동맥(posterior cerebral artery): 동측성반맹이 종종 유일한 증상으로 나타나고, 마비 증세는 거의 발생하지 않으며, 실어증이나 비우성반구 기능이상은 나타나지 않는다. 좌측 후대뇌동맥 증후군 환자에게 글씨를 읽을 수는 없으나 쓸 수는 있는 증세가 나타날 수 있고(alexia without agraphia), 해마부위를 침범할 경우 최근 기억의 소실이 발생할 수 있으며, 때때로 색을 분별하는 능력 소실, 안면인식장애를 보일 수 있다. 양측 후두엽 병변의 경우 실명을 초래하며 환자는 이를 인지하지 못하는 경우도 있다(Anton syndrome).

e) 분수령 또는 경계영역뇌경색 증후군(borderzone or watershed infarction): 뇌관류가 저하되는 조건에서 발생하는데, 얼굴침범은 없거나 있더라도 경미한 편이며, 상지 중에도 근위부가 원위부보다 마비가 심하게 나타난다. 그 외 감각 증상 및 초피질성 실어증(transcortical aphasia)이 나타날 수 있다.

f) 뇌줄기 증후군(brainstem syndromes): 피질 결손이나 시야장애는 나타나지 않는다. 가장 흔히 발생하는 것 중 하나가 외측 연수 증후군(Wallenberg syndrome)이며 추골동맥 또는 뒤아래소뇌동맥의 폐색에 의해 발생한다. 그 외 발생 가능한 뇌줄기 증후군들은 아래와 같다(표 17-1). 뇌줄기 증후군에서는 크기가 아무리 작다 할지라도, 위치에 따라 심한 연하장애를 유발할 수 있어, 환자의 흡인 그리고 이에 따른 호흡마비를 항상 조심해야 한다.

g) 시상 증후군(thalamus): 후순환영역(posterior circulation)으로 주로 시상영역이라고 하면 '반대편 감각장애'라고 생각하게 되지만, 시상 안에서도 위치에 따라 아주 다양한 증상이 가능하다. 크게 공급혈관에 따라 4개의 영역으로 구분되며(그림 17-4), 영역에 따라 특정 증상들을 유발한다(표 17-2).

표 17-1. 대표적인 뇌줄기 침범 뇌졸중 증후군

증후군	위치	침범구조물	신경증상
Wallenberg syndrome (그림 17-1)	Lateral medulla	Inferior vestibular N. Vagus nerve Inferior cerebellar peduncle Tractus solitarius N. Ambiguus N. Cochlear nerve N. Central sympathetic pathway Trigeminal n. spinal tract N. Ant. spinocerebellar tract Lat. spinothalamic tract Reticular formation	안진, 동측 쏠림 빈맥, 호흡곤란 동측 실조증 미각상실 동측 인/후두 마비, 쉰소리 청력 소실 Horner syndrome 동측 얼굴의 온도각/통각 소실 실조증, 동측 근육 톤 저하 반대측 몸통 온도각/통각 소실 딸꾹질
Dejerine syndrome (그림 17-1)	Medial medulla	Medial longitudinal fasciculus Medial lemniscus Olive Hypoglossal nerve Pyramidal tract	안진 반대몸통 터치/진동/위치 감각 소실 동측 입천장/인두 myorhythmia 등측 혀밑신경 마비 반대측 반신마비(비강직성)
Millard-Gubler syndrome (그림 17-2)	Caudal basis pontis	Medial lemniscus Lateral lemniscus Facial nerve N. Lateral spinothalamic tract Pyramidal tract Abducens nerve	반대몸통 터치/진동/위치 감각 소실 청력 소실 동측 말초형 안면마비 반대측 몸통 온도/통각 소실 반대측 반신마비(강직성) 동측 갓돌림신경 마비
Benedikt syndrome (그림 17-3)	Midbrain	Medial lemniscus Red N. Substantia nigra Oculomotor nerve	반대몸통 터치/진동/위치 감각 소실 반대측 과운동(무도증) 반대측 파킨슨양 증상 동측 눈돌림신경 마비(동공은 확대고정)
Weber syndrome (그림 17-3)	Midbrain	Substantia nigra Corticospinal tract Corticonuclear fibers Corticopontine tract Oculomotor nerve	반대측 파킨슨양 증상 반대측 반신마비(강직성) 반대측 중추형 안면신경마비 반대측 운동조절장애 동측 눈돌림신경 마비(동공은 확대고정)

N.; nucleus, Ant.; anterior, Lat.; lateral.

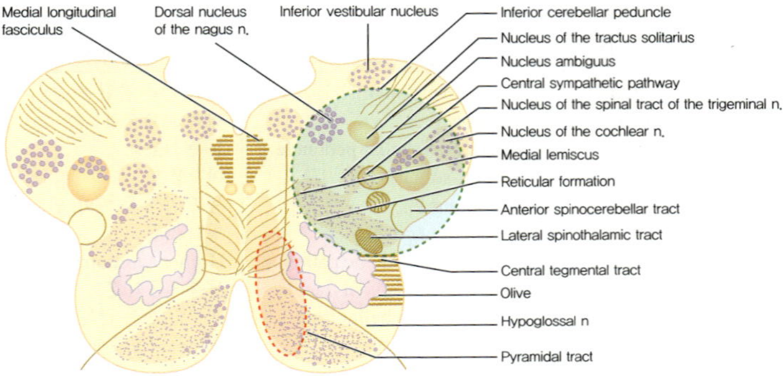

그림 17-1. Wallenberg syndrome (Green) & Dejerine syndrome (Red)에서 침범되는 구조물

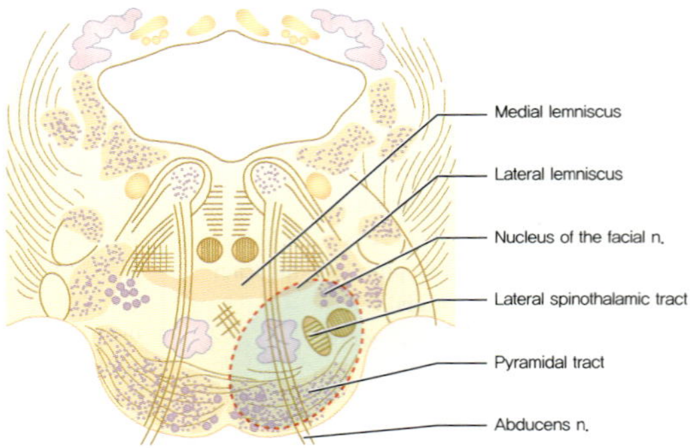

그림 17-2. Millard-Gubler syndrome에서 침범되는 구조물

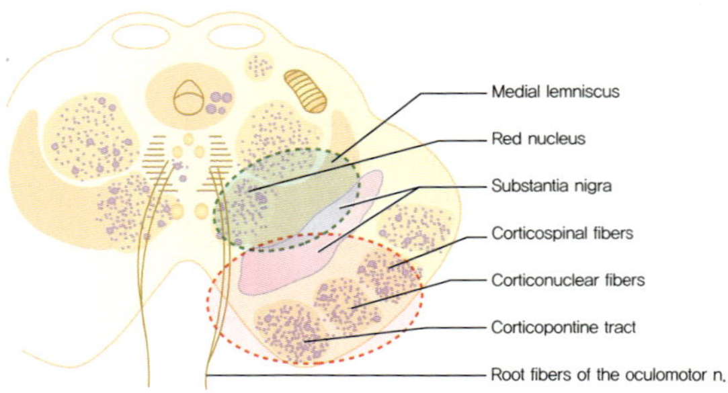

그림 17-3. Benedikt syndrome (Green) & Weber syndrome (Red)에서 침범되는 구조물

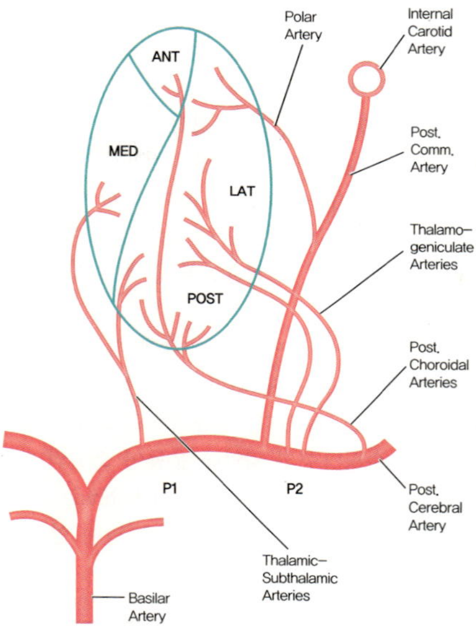

그림 17-4. 시상의 공급혈관 구조

표 17-2. 시상의 뇌졸중 발생 위치에 따른 임상증상

구분	Anterior	Posterior	Medial	Lateral
공급동맥	Polar	Posterior choroidal	Paramedian (thalamic-subthalamic)	Thalamogeniculate
증상	혼동 기억장애 반무시 언어장애	시야장애 (sectoranopia) 반신마비(경함) 반감각장애	의식장애, 졸림 시상치매 기억장애 수직 눈운동장애 반실조	반실조, 반감각장애 반신마비(경함) 입체인식불능증 신경병증 통증 불수의 무도증 시상기립불능증 (astasia)

3) 뇌출혈(Cerebral hemorrhage)

a) 기저핵 출혈: 반신마비, 출혈병변 방향 및 마비측 반대편으로의 현저한 안구편위(표 17-3), 두통, 병변 반대편의 동측성 시야결손, 출혈이 진행됨에 따라 발생하는 피질성 기능소실

b) 시상 출혈: 편마비가 동반되거나 동반되지 않을 수 있다. 코를 바라보며 아래로 눈이 향하거나 작고 불빛에 반응 없는 동공이 보일 수도 있고, 반대측의 현저한 감각 소실이 나타날 수도 있다.

c) 소뇌 출혈: 두통, 구토 및 하지 근력은 정상이나 걷지 못하는 증상이 특징적이다. 뇌줄기가 눌리지 않는다면 근력 및 감각은 대개 정상이며 환자는 병변측으로 바라보는 데 어려움을 느끼게 된다(주시 마비). 안진과 팔다리 실조증이 나타나지 않을 수도 있으며 동측 안면의 마비가 나타날 수도 있다. 소뇌 경색과 이로 인한 부종은 소뇌출혈과 증세가 비슷할 수 있으며 수술적인 처치가 필요할 수 있다.

d) 다리뇌 출혈: 이환된 환자는 혼수상태와 함께 작고 점 크기의 동공을 보일 수 있다. 동공은 확대경으로 보게 되면 밝은 빛에 반응하며 바빈스키 반사와 함께 사지 마비를 보일 수 있다. 수동적으로 고개를 돌리거나 찬물을 이용한 칼로리 검사 시 수평방향의 외안근 운동이 소실되며 눈이 빠르게 아래로 내려갔다가 천천히 위로 올라오는 ocular bobbing이 발생할 수도 있다. 위나 아래로 주시하는 것을 유지시키는 능력은 남아 있을 수 있다.

표 17-3. 뇌내 출혈에서 나타날 수 있는 다양한 안구 증상

출혈 위치	안구 편위 방향 및 동공 변화	그림
기저핵	병변측으로 안구 편위, 동공 크기는 정상이며 빛반사에 반응	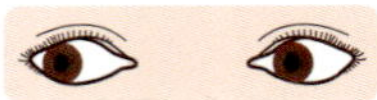
시상	코를 바라보는 방향으로 하방 편위, 상방 주시는 제한됨, 동공은 작고 빛반사에 반응이 없음	
다리뇌	가운데 위치하며 인형안 반사에 움직임 없음. 눈찌운동(ocular bobbing)이 발생할 수 있음. 동공은 바늘끝처럼 작은 축소동공을 보이며 빛반사에 반응	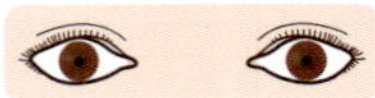
소뇌	병변쪽을 바라보는 데 장애가 있음. 6번 신경 마비나 스큐편위가 있을 수 있음. 동공크기는 정상이며 빛반사에 반응	

2. Transient ischemic attack

국소 신경학적 증상이 24시간 이내에 회복이 되는 경우 일과성 허혈 발작(transient ischemic attack, TIA)이라고 한다. TIA는 의사나 환자 입장에서(특히 환자) 증상이 모두 좋아졌기 때문에 가벼운 증상으로 여길 수 있는 위험이 있는데, 신경과 의사는 숨겨진 위험성을 알고 적절한 대처를 해야 한다.

▶▷ TIA가 왜 중요한가?

- 뇌졸중 환자의 약 15%는 뇌졸중 이전에 TIA를 앓은 병력이 있다.
- TIA 증상 발생 후 90일 이내에 뇌졸중을 경험할 위험은 10~20% 정도이며, 그 중의 절반이 초기 2일 이내에 발생한다.
- TIA 이후 뇌졸중이 발병할 위험요인들을 점수화한 것이 'ABCD2 score'인데(표 17-4), 해당 스코어를 적용해 TIA 발생 2일, 7일, 30일, 90일째 뇌졸중 발병 위험도를 연구한 결과(그림 17-5)를 보면 결코 낮지 않은 수치이다(이 점수체계의 한계는 신경영상검사 결과를 반영하지 않았다는 것인데, 같은 TIA 환자라도 영상에서 뇌경색 병변이 발견된 경우, 그렇지 않은 경우보다 뇌졸중 발생 위험도가 2~15배까지 증가하는 것으로 보고된다).
- 뇌졸중뿐만 아니라 심근경색, 불안정 협심증 등의 심장질환도 TIA 이후 발생 위험도가 증가한다.

표 17-4. ABCD2 score (TIA 이후 뇌졸중 발생 위험도를 예측하는 척도)

1. 나이(Age) ≥ 60: +1
2. 혈압(Blood pressure): 수축기 ≥ 140 mmHg and/or 이완기 ≥ 90 mmHg: +1
3. 임상양상(Clinical signs): 편측 마비: +2, 마비가 없는 구음장애: +1, 무증상: 0
4. 증상 지속 시간(Duration): ≥ 60 min: +2, 10~59 min: +1, <10 min: 0
5. 당뇨병(DM): +1

17

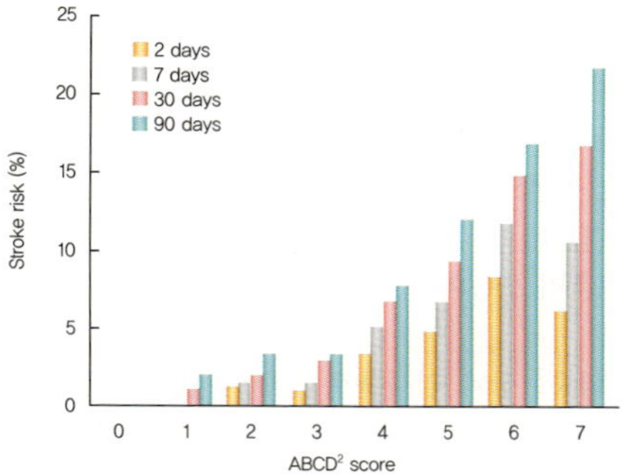

그림 17-5. 캘리포니아, 영국에서 4,089명의 TIA 환자를 대상으로 발병 2일, 7일, 30일, 90일째 뇌졸중이 발생할 위험도를 분석한 결과(Lancet. 2007;369:283-292)

1) Symptoms

a) 경동맥 영역

- 협착이 있는 내경동맥과 같은 쪽의 일과성 한눈 시각상실(amaurosis fugax)
- 일과성 실어증
- 안면과 팔(중대뇌동맥영역 침범)을 포함하여 사지 중 한 군데의 운동, 감각증상

b) 추골 기저 동맥 영역

- 어둔한 말투, 어지럼증, 복시, 실조, 실신, 의식소실, 연하곤란, 입술과 안면부 감각저하
- 하나의 병변으로도 양측성 운동 또는 감각 결손이 발생할 수 있다.

c) 열공성 또는 소혈관폐색 영역

- 갑자기 발생하거나 수 시간에서 수일에 걸쳐 단계적으로 발생
- 경고증상이 있을 수 있으며 고혈압이나 흡연력, 고지혈증, 당뇨 등 위험인자가 있는 경우가 많다.

2) Physical examinations and diagnostic labs

a) 신체검진

- 경부 잡음
- 심음 청진: 리듬, 잡음 여부
- 양팔 혈압 측정

b) 비침습적 검사

- CT/CT angiography
- MRI/MR angiography: 환자의 증상이 한 시간 이상 지속된 경우는 증상이 완전히 사라졌다 하더라도 영상에서는 뇌경색이 진단되는 경우가 많다(Diffusion MRI로 확인 가능).
- 심초음파, 심전도: 심인성 색전증의 위험요인을 가지고 있는지 검사
- 뇌혈류 초음파
- 경동맥 도플러 초음파

c) 침습적 검사

- 뇌혈관조영술: 상기 검사들로 정확한 판단이 힘든 경우는 뇌혈관 조영술을 통해 동맥협착 및 죽상 경화반 병변을 정확히 확인하는 것이 필요하다.

3) Differential diagnosis

일시적인 국소 신경학적 결손을 일으킬 수 있는 타 질환과의 감별이 필수적인데, 환자의 병력 청취 시에도 아래 질환들과의 감별에 포인트를 두고 문진을 시행해야 한다.

a) 경련: 국소 뇌전증지속증이 아니라면 신경학적 결손의 지속시간이 대개는 짧고 수 초가량 지속된다. 뇌전증이 의심된다면 뇌파 검사를 시행해야 한다 (Chapter 6 참고).

b) 편두통: 편두통은 일시적인 신경학적 징후나 증상(시력장애, 운동 또는 감각)과 동반될 수 있다. 대개 환자의 나이가 어리지만, 고령에서도 발생할 수 있고, 두통이 없는 전형적 전조증상으로만 나타나는 경우도 있어 정확한 감별에 어려움이 많다. 전조증상은 보통 수 분 가량 지속되며 불빛이 번쩍이거나 저린 증상과 같은 양성 증상으로 주로 나타나며, 간혹 현훈, 구음장애, 편측 위약감 등의 신경학적 증상을 보이기도 한다(Chapter 9 참고).

c) 일과성 전기억 상실증(transient global amnesia, TGA): 일반적으로 중년의 환자에게 갑자기 발생하는 최근 기억 소실과 함께 혼돈 상태, 반복적으로 같은 질문을 묻는 증세를 보이는 독특한 증후군의 하나이다. 환자의 의식은 명료하며 다른 신경학적 증상은 없이 환자에게 답을 주었음에도 불구하고 계속 반복적으로 같은 질문을 물어보는 증세를 보인다. TGA는 고혈압이나 편두통의 기왕력과 관련성이 있다고 알려져 있고, 종종 감정적인 스트레스나 통증, 성교 등과 같은 특수한 상황에서 유발될 수 있다. 대개 수 시간 가량 지속되며 신경학적 결손 없이 완전히 회복된다.

d) 다발경화증(multiple sclerosis, MS): 환자에서 일시적인 신경학적 증상이 유발 가능한데 국소적인 감각 이상, 위약감, 움찔거림, 현훈, 복시 또는 구음 장애와 같은 증상이 수 초가량 지속된다. 하루에도 수백 차례 이상 발생할 수 있으며 탈수초화로 인한 축삭의 혼선전달로 인해 발생하는 것으로 여겨진다(Chapter 19 참고).

e) 저혈당: 저혈당 환자에서 신경학적 증상이 발생할 수 있으나 증상이 유발된 상황에 대한 병력 청취 및 당뇨환자에서 동반된 자율신경계 증상을 통해 감별 가능하다.

f) 과호흡: 말초와 입 주위 영역에 저린 느낌을 유발할 수 있다.

g) 실신(Chapter 11 참고)

4) Treatment

TIA의 경우 만약 뇌졸중이 발생하였을 경우 혈전 용해 치료 및 내과적 치료를 빠르게 시행하고자 하는 목적으로 입원이 권고된다. 특히 증상이 연속적으로 나타나거나 빈도가 증가하는 crescendo TIA, 증상이 한 시간 이상 지속되는 경우, 경동맥 협착이 50% 이상인 경우, 심방세동과 같은 알려진 색전의 원인이 있는 경우, 알려진 응고 항진 상태인 경우 입원하여 관찰하는 것이 필요하다. 또한 2009년 미국 심장학회/뇌졸중 학회 지침에서는 모든 TIA 환자에서 72시간 이내에 내원한 경우, ABCD2 점수가 3점 이상인 경우, 환자를 외래에서 신속하게 평가할 수 없는 경우에 입원을 하도록 권고하고 있다.

TIA에서도 일반적인 뇌졸중과 같은 치료 원칙을 적용하면 된다. 숨어 있는 위험인자를 찾아내고, 색전을 일으킬 만한 질환이 있는지(심장 포함) 살피고, 항혈소판제제 처방 및 필요시(심한 내경동맥 협착 등) 적절한 시술도 진행하게 된다(Chapter 16 참고).

References & Reading materials

1. Alexander R-G. Weiner and Levitt's Neurology. 8th ed. Philadelphia: Lippincott Williams & Wilkins, 2008; 108-121.
2. Ropper AH, Brown RH. Adams and Victor's Principles of Neurology. 11th ed. New York: McGraw-Hill, 2019.
3. 대한신경과학회. 신경학. 3판. 군자출판사, 2017.
4. Marshall Mayre, On Call Neurology, 3rd ed. Saunders, 2007; 339-356.
5. Mathias Baehr, Michael Frotsher. Duus' Topical Diagnosis in Neurology, 4th ed. Thieme Stuttgart, 2005; 207-239.
6. 조기현. 일과성 허혈 발작. 뇌졸중, 1판, 이퍼블릭, 2009; 97-102.
7. Rothwell PM, et al. A simple score (ABCD) to identify individuals at high early risk of stroke after transient ischaemic attack. Lancet 2005; 366; 29-36.

Case discussion

52세 남자 환자, 내원 1일 전부터 발생한 몸이 왼쪽으로 기우는 증상을 주소로 내원

Q1. History taking

내원 1일 전 새벽 5시경 기상 후 출근하던 중 갑자기 몸이 왼쪽으로 기우는 느낌이 들었다고 함. 증상이 심하지 않아 경과 관찰하면서 지냈으며 밤 10시경 잠이 들었으나 11시경 갑자기 두통과 nonwhirling type의 어지럼증, 오심 발생하여 잠에서 깨어남. 당시 어지럼증이 심해서 걸을 수 없었다고 하며 구토 후 두통은 사라졌으며 어지럼증도 다소 호전됨. 내원 당일 오전 5시경 잠에서 깨었으나 어지럼증 심하여 일어날 수 없었고 왼쪽 얼굴과 오른쪽 팔과 다리에 먹먹한 느낌 들었으며 침 삼키는 것이 힘들어짐.

Q2. Physical examinations

특이사항 없음

Q3. Neurologic examinations

좌측 주시 시 진폭이 더 커지는 주시유발성안진(Gaze evoked nystagmus)이 관찰되었으며 좌측 중추성 안면 마비, 통각 및 온도 감각에 대해 좌측 안면 60점에 해당하는 감각저하가 있었음. 통각 및 온도 감각에 대해 우측 상하지 70점 가량 감각 저하가 있었으며 위치감각 및 진동 감각에는 이상 없었음. 좌측 구역반사 감소되어 있었으며 연하 장애 동반됨. 소뇌 기능 검사 시 좌측 상하지 모두 실조증이 있었고 보행 시 좌측으로 쓰러지려는 경향을 보임.

17

Q4. Differential diagnosis

- Localization
  - 좌측 안면의 감각 저하는 삼차시상경로의 손상으로 인해 발생하며, 우측 상하지의 온도 및 통각 감각저하는 좌측 앞가쪽 척수시상경로의 손상으로 인해 발생. 이를 통해 병변의 위치가 삼차 신경의 주감각핵 및 척수신경핵이 위치한 좌측 다리뇌 이하 부위라는 것을 추정할 수 있음. 동반된 좌측 중추성 안면 마비의 경우 안면신경의 상핵성(supranuclear) 병변이라면 우측의 중추성 안면 마비 증세가 있어야 하며 안면신경핵 혹은 그 이하 신경다발의 병변이라면 좌측의 말초성 안면 마비가 있어야 함. 따라서 이 경우에는 안면신경 경로보다는 피질핵 섬유(corticonuclear fiber)의 침범으로 인해 안면 마비가 왔을 가능성이 높으며 뒤쪽 다리뇌 이하의 병변으로 위치를 국한시켜 볼 수 있음. 좌측 인두의 구역반사 감소 및 연하 장애는 혀인두 신경 또는 미주신경의 운동핵이 침범되어 발생하는 증상으로 좌측 다리뇌 및 연수 부위의 삼차시상경로와 척수시상경로의 손상과 연관지어 생각한다면 바깥쪽 숨뇌의 모호핵을 침범한 경우로 생각해 볼 수 있음. 보행 시 좌측으로 쓰러지려는 증상은 좌측 척수소뇌로, 좌측 상하지의 실조증 및 좌측 주시 시 진폭이 더 큰 주시유발성안진은 좌측 전정소뇌로의 병변으로 인한 증상이며 위의 증상들과 함께 고려 시 바깥 숨뇌에 위치하여 뒤척수소뇌로 및 전정소뇌로

가 들어가는 입구가 되는 좌측 아래 소뇌다리의 병변 또는 전정신경핵을 함께 포함하는 병변이 있음을 생각해 볼 수 있음.

- Etiology
  - 뇌혈관질환, 탈수초성 질환, 종양, 염증성 질환 등이 상기 부위에 병변을 일으킬 수 있으나, 갑작스런 증상의 시작, 혈관성 위험인자 등을 고려할 때 뇌혈관질환의 가능성이 가장 높아 보임. 증상의 일시적인 호전과 이후에 발생한 악화로 볼 때 출혈성 질환보다는 허혈성 질환의 가능성이 조금 더 높아 보임.

Q5. Lab findings

- Blood labs – HbA1c 12.4
  U/A상 glucosuria, albuminuria
- Brain MRI: Subtle high-signal intensity at left lateral medulla(그림 17-6)
- Brain MRA: Left distal vertebral artery stenosis

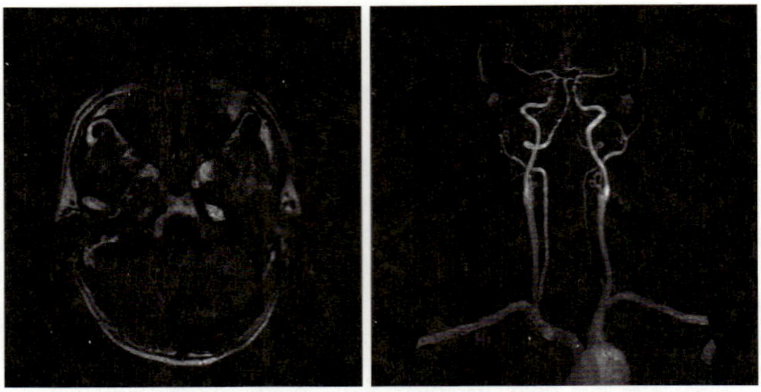

그림 17-6. Brain MRI/A: T2-FLAIR imaging (left) & angiography (right)

Q6. Confirmed diagnosis

- 좌측 바깥 숨뇌 경색, 원위부 추골동맥 협착
  (Left lateral medullary infarction with distal vertebral artery stenosis)
- Mechanism: 대동맥질환(large artery disease)

Q7. Further management & plans

Antiplatelet agents 및 statin 제제, 적절한 수액 요법으로 탈수 방지
조절되지 않은 위험인자(당뇨)에 대한 적극적인 약물 요법
심장질환 기왕력 있는 환자로 심인성 색전증 가능성에 대한 평가(심초음파 및 24시간 심전도)

18

중추신경계 감염
(CNS infection)

이웅우

중추신경계 감염은 의외로 흔하게 접할 수 있는 신경과 질환이고, 원인에 따라 다양한 패턴과 중증도를 보인다. 예후도 다양해 며칠의 휴식만으로 호전되는 경우도 있지만, 아무리 치료를 해도 결국 사망에 이르는 경우도 있다. 신경과 의사의 역할은 중추신경계 감염이 의심되는 경우, 그 원인을 최대한 빨리 감별해 치료에 들어가는 것이다. 특히 응급실에서 중추신경계 감염이 의심되는 환자가 빠르게 나빠지는 상황에서, 검사 결과를 기다리느라 항균제 투여가 지체되어서는 안 된다. 본 장에서는 주요 중추신경계 감염의 종류 및 발현 양상 그리고 치료에 대해서 살펴보고자 한다.

1. Clinical manifestations

1) 일반적인 수막염 증상

a) 뇌수막의 염증으로 인한 증상: 발열, 두통, 경부강직
b) 뇌압의 증가로 인한 증상: 오심, 구토, 두통, 복시
c) 기타 중추신경계 합병증(뇌신경마비, 수두증, 뇌경색, 농양 등)으로 인한 증상

2) 급성세균수막염(acute bacterial meningitis)

a) 수막염 중에서 진행 속도가 가장 빠르다(수 시간에서 수일 정도).
b) 증상의 중증도가 높고, 만성뇌수막염처럼 추가 합병증이 생기기도 한다.
c) 응급상황! (진단과 치료가 늦을 경우 심한 합병증이나 사망에 이를 수 있음)

3) 바이러스수막염(viral meningitis)

a) 세균수막염에 비해 증상의 진행속도가 더디다(수일 정도).
b) 합병증이 거의 없다.
c) 대증 치료로 호전되는 경우가 많다.

4) 재발무균수막염(recurrent aseptic meningitis)

a) 무균수막염이 재발하는 경과를 보이는 경우이다(만성수막염과 많은 원인 공유).
b) 원인: 감염(매독/브루셀라/라임, 곰팡이, HIV/HSV/EBV…), 화학물질, 종양, 염증질환
c) Mollaret meningitis: 원인을 알 수 없는 재발수막염을 이른다.

5) 만성수막염(chronic meningitis)

a) 증상 스펙트럼이 다양하고, 진행 속도가 가장 더디다(수주, 4주 이상 지속).
b) 합병증이 자주 발생한다(뇌신경마비, 수두증, 뇌경색, 농양 등).
c) 원인은 감염성(결핵, 진균, 만성 HIV, 매독, 기생충 감염 등) 및 비감염성(hypersensitivity reaction, sarcoidosis, CNS tumor) 모두 가능하다.

6) 뇌염(encephalitis)

a) 수막염은 수막에 염증이 있고, 뇌염은 뇌실질에 염증이 있음을 의미한다.
b) 따라서 국소신경학징후(마비, 급성 정신병, 실어증 등)를 동반하는 경우가 많다.
c) 발열, 급격한 의식수준의 변화(경미한 혼돈에서 혼수까지), 경련도 발생할 수 있다.

7) 뇌농양(brain abscess)

a) 뇌실질에 농양이 있으므로 뇌염처럼 국소신경학 징후가 동반될 수 있다.
b) 경과가 뇌염보다는 긴 편이다(아급성 발열: 어른의 50%, 어린이의 80%).
c) 두통, 뇌압상승 징후, 국소 신경학징후, 경련
d) 종괴효과: 뇌탈출 우려로 뇌척수액 검사는 잘 시행하지 않는다.

2. History taking

1) 최근 호흡기나 소화기 감염이 있었는가?
2) 최근 수막염으로 진행할 수 있는 감염증이 있었는가? (예: 중이염, 부비동염 등)
3) 최근 PPD (purified protein derivative)에 양성반응을 보이거나, 결핵에 노출된 적이 있는가?
4) 다른 감염 질환을 가진 환자와 만난 적이 있는가? (예: meningococcus, *H. influenzae*)
5) 최근 다른 지역 여행한 적이 있는가? (예: 모기(arbovirus-associated encephalitis), 낭미충)
6) 성격의 변화나 미열이 동반되는가? (대개 만성 뇌염)
7) 직업은? (예: 페인트 도장공의 경우 비둘기로부터 낭미충 노출 확률 높음)
8) 중추신경계감염 있기 전에 있던 기저 질환은 무엇인가? (면역저하와 관련된 상황)
: lymphoma, leukemia, other malignancies, renal failure, HIV/AIDS and

other immunodeficiency states, alcoholism, diabetes, post-transplant patient, asplenic(functional or surgical).

9) 먹고 있던 약은 무엇인가? (면역 저하와 관련된 상황)
: chemotherapy, immunosuppressant or immunomodulator, corticosteroids.

10) 최근 볼거리(mumps)나 수두(chickenpox)를 앓은 적이 있는가?

11) 최근 균혈증을 앓았거나 현재 앓고 있는가? (2차 중추신경계 감염 위험도 높음)

12) 최근 머리를 다치거나 수술을 받은 적이 있는가? 뇌척수액콧물이 있는가?

13) 최근 라임병(Lyme disease)이나 리케차 감염(rickettsial infection)을 유발할 만한 벌레에 물린 적이 있는가? (세균수막염과 증상이 유사할 수 있음)

3. Physical & Neurologic Examinations

1) 생체 징후
   a) 체온 상승: 세균/바이러스수막염 모두에서 나타난다.
      - 상대적으로 세균수막염이 바이러스수막염보다 높다.
      - 단순헤르페스뇌염(herpes simplex encephalitis): 종종 40~41℃의 고열
   b) 빈맥: 세균/바이러스수막염 모두에서 관찰된다.

2) 고막을 확인하고, 부비동에 압통이 있는지 검진한다.

3) 뇌신경 기능 검사를 철저히 해야 한다(뇌 기저 부분을 침범하는 경우 뇌줄기 손상 징후).

4) 경부강직이 있는지 확인한다(Kernig sign, Brudzinski sign).
   - 고령, 영유아, 면역억제 상태의 환자, 혼수상태 등에서는 없을 수 있다.

5) 만성 간질환, 만성 폐질환: 중추신경계 감염에 취약한 요인

6) 아급성 세균심내막염, 포도상구균혈증에서 세균성 색전에 의한 말초의 변화를 확인한다.
   - 심장 검진을 철저히: 판막 질환을 동반한 심내막염은 심잡음의 변화를 보일 수 있다.

7) 림프절/비장 종대: 중추신경계 감염이 자주 관찰되는 림프증식성 질환을 의심한다.

8) CSF rhinorrhea: A defect or fracture in the cribriform plate

9) Petechial or purpuric lesions: meningococcemia, staphylococcal bacteremia.

4. Diagnostic Labs

▶▷ 뇌척수액 검사

수막염이 의심되는 모든 환자는 요추천자를 실시해야 하며, 뇌척수액 검사 결과에 따라 가능한 한 빠른 치료가 이루어져야 한다. 임상적으로 세균수막염이 강력히 의심될 경우 뇌척수액 검사 결과가 나오기 전이라도 빠르게 약물 투여를 해야 한다.

1) 주의 사항

a) 뇌농양을 비롯하여 종괴효과가 의심되는 상황에서는 먼저 뇌CT, 뇌MRI를 통해서 확인한다.
b) 수막염이 확실할 것으로 판단되는 경우는 요추천자를 늦추어서는 안 된다.
c) 세균수막염이 의심되는 경우 즉시 항생제 치료를 시작해야 한다.
d) 혈액 배양 검사는 항생제 투여 전에 진행한다.

2) 뇌척수액 검사 시 체크사항

a) 초기 뇌압, 색깔
b) 뇌척수액 조성: 세포 수, 당, 단백질, 미생물학적 소견

3) 뇌척수액 검사 각론

a) CSF pressure: 세균수막염(20~30 cmH_2O) > 바이러스수막염, 뇌염
  - CSF pressure가 40 cmH_2O 이상이면 뇌탈출의 위험이 있으니 주의!
b) 색깔 및 세포 수
  - 세균수막염: 뿌옇다. 100~10,000/mm^3 (호중구 우세)
  - 바이러스수막염: 투명하다. 10~1,000/mm^3 (단핵구 우세)
c) 당
  - 40 mg/dL 이하 (or) 혈중 당 농도의 60% 이하: 세균성, 결핵수막염
  - 정상 (or) 약간 감소: 바이러스수막염, 뇌염
d) 단백질
  - 100 mg/dL 이상: 세균수막염 (정상보다 약간만 증가한 경우도 있다.)
  - 50~100 mg/dL: 바이러스수막염, 뇌염, partially treated meningitis
e) 락테이트(lactate): 신경외과적 시술 후에 발생한 수막염의 경우 증가 가능하다.
f) 미생물학적 검사
  - 세균수막염: 그람염색, 세균 항원 검사

18

- cryptococcal meningitis: 인디아 잉크 염색, 뇌척수액 및 혈청에서 항원 검사
- 바이러스뇌염: PCR(단순헤르페스를 비롯한 뇌염 유발 가능한 바이러스)

표 18-1. 주요 중추신경계 감염의 종류에 따른 임상 경과 및 뇌척수액 소견

	세균수막염	아급성 수막염(결핵, 진균)	바이러스수막염
임상 경과	일반적으로 수 시간에서 수일 동안 급속도로 악화되며, 초기부터 상대적으로 심한 임상양상을 보이고, 합병증도 잘 동반됨	원인에 따라 다양한 임상경과를 보이나 일반적으로 수주에 걸쳐 서서히 악화됨. 합병증 동반됨	일반적으로 수일에 걸쳐 서서히 악화되다가 대부분 자연적으로 호전되는 경과를 보임. 합병증은 잘 동반되지 않음
뇌척수액			
색깔 뇌압	뿌옇다 뇌압이 매우 높음	중간 정도의 탁함 약간 증가된 경우가 많음	맑다 정상이거나 약간 높음
백혈구 당 단백질	수천~만(다핵구) 매우 많이 감소 증가	수백~수천(림프구) 감소 증가	수백(림프구) 정상 정상 혹은 약간 증가
미생물학 검사	그람 염색	진균(india ink), 결핵(AFB)	대개 PCR 검사

▶▷ 그 외 검사

1) 정규검사

a) 혈액검사: 백혈구 증가(세균: 뚜렷, 바이러스: 경미), 혈액응고장애(수막구균)

b) 전해질검사: 저나트륨혈증(수막염의 합병증: SIADH)

c) chest X-ray: 중추신경계 감염의 원인 여부 확인(폐렴, 기관지 확장증 등)

2) 뇌파검사(EEG)

a) 일반적인 뇌염, 수막염에서는 정상이거나 약간 느린 뇌파 소견 관찰됨

b) 뇌농양: 해당부위의 국소적인 이상 소견

c) 단순 헤르페스 뇌염: 주로 관자엽의 이상 소견(PLEDs)

d) CJD, SSPE도 특징적인 뇌파소견이 있음

3) brain CT/MRI

a) 합병증 동반하지 않은 수막염: 대개 정상

b) 수막염의 합병증 여부 확인: subdural fluid collections, 수두증, 뇌경색 등

c) 뇌염: HSV-1(내측두엽, 전두엽), 일본뇌염(시상, 기저핵), 리스테리아(뇌줄기)

4) 기타 검사

a) 혈청검사: antibody titer check(예: mumps 등)

b) 볼거리는 타액, throat washing, 뇌척수액 등에서 분리

c) 대변검사: coxsackievirus, echovirus

d) 혈액배양검사: 세균수막염

e) PCR (polymerase chain reaction): 단순헤르페스 바이러스

5. Treatment

1) 세균수막염

a) 경험적 항생제 투여(세균 동정 이전에 투여)

- 세균수막염이 일단 임상적으로 의심되면 바로 약을 투여해야 한다. 아직 균이 정확히 동정되기 전이므로, 환자의 나이, 면역 상태, 수술력, 외상력 등의 상황을 종합적으로 고려해 경험적 항생제를 선택해야 한다(표 18-2).
- 약물 알레르기력, 신장기능 등도 확인해야 한다.

  ex) 리스테리아(listeria): ampicillin을 일차적으로 투여하는데, 베타락탐 항생제에 알레르기가 있는 경우 chloramphenicol로 처방 가능하다.

b) 기타 고려사항

- 경련: 항경련제(미리 예방적으로 사용할 필요는 없음)
- 뇌부종, SIADH: 수액 제한(1,200~1,500 mL/day)
- dexamethasone: 성인, 어린이의 세균수막염에서 예후 향상, 합병증 감소

  어린이: dexamethasone 0.15 mg/kg IV q6hrs (4 days)

  어른: dexamethasone 10 mg IV q6hrs (4 days)

c) 추가 주의사항

- 기본적인 감염 주의 사항(장갑, 손씻기, 보호장구)
- 수막구균수막염 환자의 가족, 의료인, 그밖에 환자와 접촉이 많은 경우 예방적 항생제 투여 필요

• 사용 가능한 예방적 항생제
> ciprofloxacin 500 mg(성인) single dose (oral)
> rifampin 600 mg(성인) or 10 mg/kg(소아) q12hrs for 2 days (oral)

표 18-2. 연령 및 조건에 따른 감염 가능 원인균 및 이에 따른 경험적 항생제

분류	가능 원인균	경험적 항생제
신생아(≤30 days)	Group B streptococci, E. coli, L. monocytogenes, Klebsiella	Cefotaxime + ampicillin
영아(1~23 months)	S. pneumoniae, N. meningitides, H. influenzae	3세대 cephalosporin + ampicillin
2~50세	S. pneumonia, N. meningitides	3세대 cephalosporin + vancomycin (± ampicillin)
성인(50세 이상)	S. pneumonia, N. meningitides, L. monocytogenes	3세대 cephalosporin + vancomycin + ampicillin
CSF 누출 /기저 두개골 골절	S. pneumoniae, Streptococcus (various), H. influenzae	3세대 cephalosporin + vancomycin
두부외상	S. epidermidis, Enterobacteriacae	Vancomycin + ceftazidime (or cefepime or meropenem)
Shunt를 가진 환자	S. aureus, S. epidemidis, P. acnes, Enterobacteriacae	Vancomycin + ceftazidime (or cefepime or meropenem)
두부 수술 후	S. pneumonia, S. aureus, P. aeruginosa	Vancomycin + ceftazidime (or cefepime or meropenem)
면역 저하 환자	Enterobacteriacae, L. monocytogenes, A. calcoaceticus, P. aeruginosa	Vancomycin + ampicillin + ceftazidime

Ampicillin 2 g IV q4hrs, Cefepime 2 g IV q8hs, Cefotaxime 2 g IV q8hrs, Ceftriaxone 2 g IV q12hrs, Ceftazidime 2 g IV q8hs, Meropenem 2 g IV q8hs, Vancomycin 1 g IV q8hrs(성인 기준 용량임)

2) 바이러스수막염/뇌염

a) 바이러스수막염(에코/콕사키바이러스가 대부분): 대증치료
b) 비헤르페스바이러스뇌염(non-herpetic viral encephalitis)
  – 효과적인 항바이러스제가 없으므로 대증치료 및 합병증 관리
c) 단순헤르페스뇌염(herpes simplex encephalitis)
  – acyclovir 10 mg/kg IV q8hrs 14일~21일: 합병증/사망률 감소(첫 2일 이내)
  – acyclovir 투여 시 nephrotoxicity의 예방을 위해 다량의 수액 공급이 필

요하다.
- 뇌척수액 PCR이 음성이어도 의심되면 지속적으로 투여할 것

d) 대증치료
- 고열: acetaminophen, aspirin, cooling blanket for extreme hyperthermia
- 경련: 항경련제

e) 환자 접촉 시 유의사항
- 바늘이나 주사에 찔리지 않도록 주의한다.
- enteroviral infection: 대변을 다룰 때도 주의한다.
- 홍역(measles), 수두(chickenpox), 풍진(rubella): 환자 격리

3) 진균수막염(fungal meningitis)

a) 면역력이 저하된 환자에서 기회감염으로 발생하는 경우가 많음

b) cryptococcus neoformans, candida albicans, aspergillus, mucor species etc.

c) 치료
- amphotericin B 0.5~1.5 mg/kg/d (non-HIV 환자에서 flucytosine을 병행 투약하면 amphotericin B 투여용량을 줄일 수 있는 장점이 있음. AIDS 환자에서는 flucytosine 대신 fluconazole, itraconazole을 사용)
- 적극적인 뇌압 조절

4) 뇌농양

a) 요추 천자는 CT나 MRI상에서 종괴가 없는 것이 확인될 때까지 피해야 함
- 농양이 뇌척수액으로 퍼지지 않으면 뇌척수액은 백혈구증가증 심하지 않음
- 따라서 감염 원인을 확인하는 것이 매우 중요함

b) 감염 원인과 뇌농양 발생 위치
- 근거리: 전두부비동/벌집굴/치아(전두엽), 중이/꼭지돌기(측두엽/소뇌)
- 원거리(혈행): 폐농양, 농흉, 심내막염, 배안감염, 피부감염, 골반염, 선천심장기형, 폐내우좌션트 등(중대뇌동맥 영역, 회질-백질 경계 부위)

c) 치료 방침
- 뇌농양의 흡인/제거: 항생체 치료 및 흡인으로 조절되지 않을 때 절제술 시행
- 적절한 항생제 치료: 균주에 맞는 항생제 선택(대개 4~8주)
  - paranasal sinus, otitis media (streptococcus, 장내세균): 3, 4세대 cephalosporine + metronidazole
  - 외상, 수술(staphylococcus): 3, 4세대 cephalosproine + vancomycin

• Norcardia: trimethoprim/sulfamethoxazole
- 부종 감소를 위한 스테로이드 치료
- 크기가 작은 경우는 항생제 치료만 하면서 대증 치료 병행 가능(뇌영상 f/u은 필요함).

6. 기타 중추신경계 감염증

1) 결핵수막염(tuberculosis meningitis)

a) 보통 수주에서 수개월에 걸쳐 발현 가능

b) 단순한 수막염 증상 외에 뇌신경마비, 수두증, 혈관염성 뇌경색, tuberculoma, arachnoiditis 등을 일으킬 수 있음. 초기에 치료하지 않으면 예후가 극히 불량할 수 있고, 후유증을 남기는 경우가 많음

c) 뇌척수액 검사: 림프구 증가, 단백 상승, 당 감소, AFB 염색을 통해 진단 가능하고, 확진은 배양검사로 할 수 있으나, 양성률이 높지 않고 결과를 얻기까지 수주 이상이 걸림. 따라서 의심될 때는 결과를 기다리지 말고 치료에 들어가야 함

d) 치료
- 4제 요법: isoniazid 300 mg/d (with pyridoxine 50 mg/d), rifampin 600 mg/d(간기능 추적), pyrazinamide 15~30 mg/kg/d(간기능 추적), ethambutol 15~20 mg/kg/d(시신경병증 유의)
- 4제 요법으로 2개월 유지 후 배양결과 및 임상증상에 따라 pyrazinamide, ethambutol의 중단을 고려(일반적으로 총 9~12개월 유지)
- 결핵균 약제 내성 검사가 나오면 그에 따라, 혹은 환자의 임상 경과를 보고 2차 약제로 교체 고려
- 스테로이드: 의식저하, 신경학결손을 있을 때 항생제와 함께 초기에 투여 고려

2) 낭미충증(cysticercosis)

a) 원인 기생충

Cysticercosis cellulosae (larval form, Taenia solium): 동남아, 중남미, 아프리카

b) 증상
- 두통, 경련, 폐쇄수두증, 뇌경색
- 전 세계적으로 5천만 명이 낭미충의 영향을 받고 있음

c) 진단
  - 혈청학적 검사: 항체 검출
  - CT: 다량의 석회화 병변, 국소 부위의 고리모양 조영증강 및 뇌부종

d) 치료
  - 항기생충 약제: albendazole, praziquantel for 15~30 days
  - 중증감염은 스테로이드 병용 투여 가능
  - 뇌압이 상승되어 있을 경우는 뇌압을 낮춘 다음에 약을 투여해야 함
  - 약물 치료 초반에는 낭미충의 사멸 과정에 따른 심한 염증 반응으로 두통, 구토 등이 심할 수 있음(스테로이드가 도움이 됨)

3) 라임병(Lyme disease)

a) Tick-borne spirochetal infection (caused by Borrelia species)

b) 초기국소감염(이동홍반) → 초기파종감염(신경, 심장) → 후기라임병(만성)

c) 신경계 증상
  - 초기
    • 무균수막염(aseptic meningitis)
    • 뇌신경마비(특히 얼굴 신경): 비대칭 얼굴신경마비
    • painful radiculoneuropathy
    • 다발성홑신경염(mononeuritis multiplex)
    • Guillain-Barré syndrome
  - 후기 (만성): sensory neuropathy, chronic encephalopathy

d) 진단: 혈청학적 검사
  - 유행하는 지역에서의 혈청학적 검사는 과한 진단을 유발할 수 있음
  - 중추신경계 합병증 있으면 혈청과 뇌척수액에서 항체를 발견할 수 있음
  - 항체가 발견되지 않는다면 아닐 가능성이 높음

e) 치료
  - 초기: oral doxycycline (for isolated facial nerve palsy)
  - 무균수막염/말초신경 침범: penicillin, ceftriaxone, cefotaxime, tetracycline
  - 후기: 확립된 치료 없음

4) 신경매독(neurosyphilis)

a) 증상
  - 다양한 신경계 합병증 동반
  - 초기 신경매독: 무증상, 수막신경매독까지는 완치 가능

- 무증상(2년 이내): 뇌척수액세포증가증, 단백질 증가, VDRL(+)
- 수막(수년 이내): 두통, 경부경직, 발작, 뇌신경마비, 눈 침범
- 수막혈관: 혈관 침범으로 뇌경색(중대뇌동맥). 수일-수주전 두통

– 후기 신경매독
- 진행마비(general paresis, 대개 10~25년)
  > 기억력 저하, 성격 변화 → 치매, 사지마비
- 척수매독(tabes dorsalis, 평균 20년)
  > 척수 등쪽 뿌리/등쪽 기둥에 염증이 생김
  > 감각성 실조, 대변/소변 기능장애, Charcot joints
  > 몸과 다리에 매우 심한 찌르는 듯한 통증("lightening pains")
  > Argyll-Robertson pupil(작고, 불규칙적이면서 accommodation에 반응하지만 빛에는 반응하지 않는 현상, 3번 뇌신경의 부분 손상이 원인)

b) 진단
– 선별검사: RPR test, VDRL test
– 확진검사: CSF FTA-ABS test, abnormal CSF(백혈구 및 단백질 증가)

c) 치료: 이미 진행된 신경학적 증상은 호전되지 않음
– penicillin G 3 to 4 million U IV q4hrs for 10~14 days
– 대체약물: procaine penicillin G, ceftriaxone(페니실린 알레르기의 경우)

d) 추적관찰
– 3개월마다: 매독혈청검사
– 6, 12개월 후: CSF 검사(백혈구증가증 및 CSF VDRL 역가)
– 3년 후 증상 호전되고 CSF 및 혈청검사가 정상이면 추적 필요 없음

5) 사람면역결핍바이러스(HIV)

a) 경과: 혈청전환(4~8주) → 무증상(10년) → AIDS 시기(1~4년)

b) 신경계증상
– 기회감염: 결핵, 곰팡이, CMV, PML (JC virus), primary CNS lymphoma, ...
– 직접유발: AIDP, CIDP, mononeuritis, sensory polyneuropathy, meningitis, AIDS-dementia complex

c) 치료: ART (antiretroviral treatment)

6) 홍역(measles)

a) 급성뇌염, 바이러스후뇌척수염, 홍역봉입체뇌염

b) 아급성경화범뇌염(subacute sclerosing panencephalitis, SSPE)
  - 첫 발병 후 수년이 지나 흥미 저하, 일상생활 장애 → 1~3년내 사망
  - 뇌MRI(백질병변), EEG(큰 진폭의 돌발파)

7) 크로이츠펠트 야콥병(Creutzfeld-Jakob Disease, CJD)

a) 원인: an infectious protein (prion) affecting neuronal cells
b) 분류: sporadic (85%), familial (10~15%), iatrogenic (1~2%), new variant type
c) 증상(표 18-3)
  - 아급성, 진행성 치매
  - 시력 소실, 운동 신경의 이상
d) 진단
  - EEG: show characteristic periodic sharp waves (0.5~2.0 Hz)
  - CSF study: 14-3-3 proteins (but, nonspecific for CJD)
  - MRI: DWI에서 꼬리핵, 조가비핵의 고신호강도 병변(피질도 동반)
  - Brain biopsy: 때때로 필요함
  - 유전자 진단: 가족형인 경우는 PRNP 유전자의 돌연변이 검출
e) 치료가 어렵고 발병 후 수주~수개월 내에 대부분 사망에 이름

표 18-3. 산발성 CJD와 새변이형 CJD의 특징 비교

	Sporadic CJD	New variant CJD
발병 연령	60~70세	20~40세
유병 기간	4~5개월	13~14개월
임상증상	초기에 빠르게 진행하는 치매, 후기에 피질맹, 추체로/추체외로 징후, 간대경련 심해짐	초기에 정신이상, 감각이상, 운동실조가 주로 나타나고 치매는 말기에 나타남
뇌파	진행할수록 특징적인 1~2 Hz triphasic sharp waves 보임	비특이적임
CSF 14-3-3	보통 양성	양성인 환자는 50% 이하
MRI	T2-강조영상 : 양측 기저핵, 시상에 고신호강도 확산강조영상 : 비대칭적인 피질의 고신호강도	Pulvinar sign(75%)

8) 리스테리아 뇌(줄기)염(Listeria rhombencephalitis)

a) 리스테리아 감염으로 인한 뇌줄기 손상
- 뇌줄기와 관련된 거의 모든 증상이 발현 가능
- 진행 시 의식 저하 및 호흡중추 마비 등 생명에 지장을 줄 수도 있음

b) 진단
- 뇌MRI: 뇌줄기에 T2WI 및 contrast-T1WI ring-enhancing pattern
- 신경학증상 진행: 수일 동안의 두통, 발열, 오심/구토 이후 신경증상 발병
- 혈액/뇌척수액 배양검사: 양성률이 높지 않기 때문에 임상 및 영상 검사의 결과로 추정해야 하는 경우가 꽤 있음

c) 치료: ampicillin + aminoglycoside

References & Reading materials

1. Alexander R-G. Weiner and Levitt's Neurology. 8th ed. Philadelphia: Lippincott Williams & Wilkins, 2008; 189-198.
2. Ropper AH, Brown RH. Adams and Victor's Principles of Neurology. 11th ed. New York: McGraw-Hill, 2019.
3. SY Kim, HK Cheong, SS An. Human Prion Disease, J Korean Med Assoc. 2008;51(12):1125-1138.
4. Sharon E. Mace. Acute Bacterial Meningitis, Emerg Med Clin N Am. 2008;38:281-317.
5. 대한신경과학회. 신경학 3판. 범문에듀케이션. 2017; 711-740.
6. Marshall Mayre, On Call Neurology, 3rd ed. Saunders, 2007; 294-314.
7. Avindra Nath et al. Neuroinfectious disease, Continuum, 2015; 1555-1744.

Case discussion

남자 25세. 수일 전부터 발생한 발열, 두통 및 내원 당일 발생한 의식 장애를 주소로 내원

Q1. History Taking

이전에 건강하였음. 내원 5일 전에 발열, 두통 발생하여 감기로 생각하고 인근 병원에서 증상에 대한 치료를 받음. 다음날 발열 및 두통은 심해졌으며, 두차례 구토함. 다음날 다른 병원 외래 방문하여 간염의 가능성 의심 하에 혈액검사 진행하였으나 백혈구 증가 외에 다른 혈액검사 이상은 발견되지 않음. 다음날 오심 및 구토는 약간 호전되었으나 두통과 발열은 점차 악화되었으며, 내원일 아침에 잘 일어나지 못하고, 묻는 말에 대답이 늦거나 횡설수설하여 방문함. 술은 일주일에 한두 번 마셨으며, 평균적으로 한 번에 3병 정도 마심. 흡연자이며 하루에 한 갑씩 4년간 피움. 최근 여행력이나 감염 환자 접촉한 적은 없으며, 머리를 다친 일도 없음

Q2. Physical Examinations

V/S 122/77 – 109 – 20 – 39.3
다른 신체 검진상 특이소견은 없음

Q3. Neurologic Examinations

MSE: slightly drowsy,
Orientation: Time/Place/Person (–, missed month/+/+)
Language function test (right handed person)
fluency: mildly decreased, slow speech
naming: intact
repetition: intact
comprehension: intact 3–step–obey command
Neck stiffness (+)
그 외 뇌신경 검사, 운동, 감각, 심부건반사 검사는 모두 정상이었음

Q4. Differential diagnosis

- Localization
  - 신경학적진찰에서 의식저하가 있다. 의식을 담당하는 대표적인 뇌부위는 ascending reticular activating system (ARAS), thalamus, basal ganglia, general global cortex 등이 있으며, non–dominant parietal나 frontal lobe에 병변이 있는 경우에도 수면 경향을 보일 수 있다. 지남력이나 언어기능도 다소 떨어져 보이나 이 환자의 경우는 각성 수준이 떨어진 것 때문에 이상이 나타날 수도 있는 상황이다. 경부 강직의 경우 뇌막 자극될 경우 나타나는 신경학적 증상이다.

18

- Etiology
  - 증상이 수일에 걸쳐 급격하게 악화되고 있으며, 감염의 대표적인 증상인 발열, 빈맥 등이 동반되어 있다. 그 밖에 두통, 오심/구토, 의식저하, 경부강직 등이 동반되어 중추신경계 감염이 강력하게 의심되는 상황이다. 중추신경계 감염 중에서 세균수막염, 뇌염 등이 대표적으로 이러한 임상경과를 보일 수 있다. 결핵이나 진균 감염에 의한 수막염의 경우 대개 수주에 걸쳐 서서히 진행하며, 바이러스수막염의 경우는 임상 경과가 양호하므로 가능성이 높지 않다. 뇌농양이나 중추신경계 종양에서 국소 신경학적 증상이 의식 상태 변화로 오는 경우도 있으나 다른 신경학적 이상이 동반되는 경우가 많다. 중추 신경계 감염에서 합병증으로 뇌전증을 동반하는 경우 의식 수준에 영향을 줄 수도 있으므로 주의가 필요하다.

Q5. Lab findings

1) blood lab/ chest X-ray / EKG: 특이소견 없음
2) 뇌척수액 검사: 종괴 효과로 뇌탈출이 발생하는 경우가 있으므로 주의가 필요하다.
   - opening pressure: 20 cmH_2O
   - color: clear
   - profile: WBC (120/mm^3), glucose (60 mg/dL), protein (52 mg/dL), ADA: 5
3) brain CT(그림 18-1): low attenuation at right temporal areas with mild edema
   - brain MRI(그림 18-1): T2WI-high signal intensity at right temporal area
4) 미생물학 검사: 단순헤르페스바이러스 PCR (+)

CSF Serology	Results	Serum serology	Results
CMV	Negative	Influenza A virus (H1N1)	Negative
Enterovirus, PCR	Negative	C. pneumoniae IgG/M	Negative/Negative
HSV, PCR	Positive (HSV I)	AFB Stain	Negative
VZV PCR	Negative	HIV (Ag.Ab)	Negative
Crypto.Ag	Negative	Tub Inf-gamma Assay	Negative
Pneumo	Negative	Blood Culture, 2 pairs	Negative/Negative
CSF Culture	No fungus growth	Parasite Ab, serum titer	All Negative

Q6. Confirmed diagnosis

HSV encephalitis

Q7. Further management & Plans

1) acyclovir 10 mg/kg IV q8h (infuse slowly to prevent crystalluria/renal failure)
2) Prognosis
   a) Untreated, mortality 70%
      - Survivors with severe neurologic damage

b) With treatment—mortality –20%
   – Severe disability in 20%

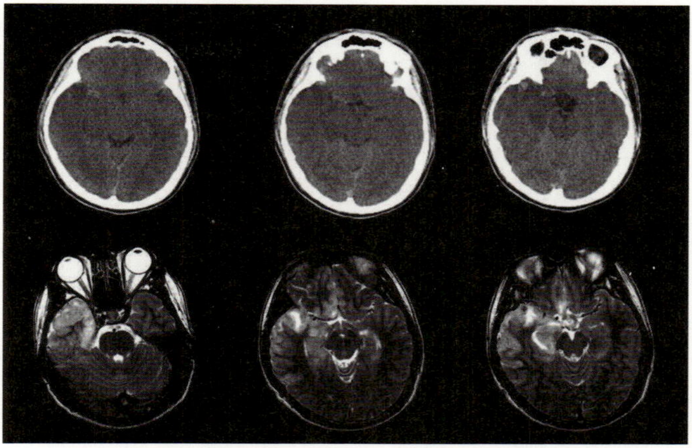

그림 18-1. Brain CT (upper) and brain MRI–T2WI (lower)

19

다발경화증 및 기타 중추신경계 탈수초질환
(Multiple sclerosis and other CNS demyelinating disease)

신제영

다발경화증(multiple sclerosis, MS)은 중추신경계에 발생하는 탈수초질환이다. '탈수초(demyelination)'라는 것은 신경의 축삭을 싸고 있는 수초(myelin)가 염증 변화에 의해 손상되는 것을 말한다.

다발경화증은 그 이름에서 알 수 있듯이 다발성(multiple)으로 발생하는 질환을 의미하므로 단 하나의 병터 및 증상을 다발경화증이라고 진단할 수는 없고 동시에 혹은 다른 시기에 발생한 2곳 이상의 병터를 임상적 혹은 영상학적/전기생리학적 검사로 확인할 수 있어야 한다. '경화증(sclerosis)'이라는 용어가 붙은 이유는 탈수초화가 일어나면서 수초가 비는 공간을 나중에 별아교세포(astrocyte)의 신경아교증(gliosis)이 일어나면서 채워지게 되기 때문이다.

여성에 더 흔한 질환으로 주로 20~40대의 젊은 나이에 많이 발생하나 드물지만 다른 연령에서도 발생할 수 있다. 한국을 비롯한 동양에서는 드문 질환이지만 미국, 유럽 등의 백인(caucacian) 인종에서는 동양보다 수십 배 이상 호발하는 등 지역적 차이를 보인다. 다발경화증 병터(판(plaque)이라고도 함)의 병리소견을 보면 T-림프구(lymphocyte)와 대식세포(macrophage)가 증가되어 있어 면역학적인 기전이 작용한다는 것은 분명하나 이것을 유발하는 직접적인 원인은 아직까지 자세하게 밝혀지지 않았다. 유전적 소인, 환경 요인(바이러스, 비타민D 등) 등이 복합적으로 관여하는 것으로 생각되고 있다. 젊은 연령에 주로 발생하면서 재발성 혹은 진행성으로 발생하여 점차적으로 후유증을 남기는 질환이므로 환자에게 미치는 장애와 사회경제적 손실이 크다. 따라서 적절한 진단과 치료가 중요하다고 할 수 있다. 본 장에서는 다발경화증의 전반에 관해, 그리고 이와 감별이 필요한 다른 탈수초질환들에 대해 살펴보고자 한다.

1. 다발경화증 분류(Classification of MS) (그림 19-1)

1) 재발-완화형(relapsing-remitting type): 다발경화증 발작(attack)이 나타나며 초기 수일간은 병터가 진행하면서 증상이 악화될 수 있다. 예후는 비교적 좋은 편이라서 대개 corticosteroid 치료 여부와 관계없이 4~8주에 걸쳐서 회복되는 양상을 보인다. 이 유형의 환자들은 종종 병전의 상태로 완전히 회복되기도 하지만 어느 정도 후유증을 남기는 경우도 있다. 이 중 일부가 발병 수년 이내에 이차진행형으로 이행한다.

   * 다발경화증의 증상 발생은 '발작(attack)'이라는 용어로 표현하며 새로 생기는 증상 혹은 기존에 있던 증상의 악화를 모두 포함한다. 증상이 적어도 24시간 이상 지속될 경우에 발작이라고 한다. 기존에 발작이 있었던 경우에는 적어도 한달(30일) 이상 시간적 경과를 두고 발생한 발작만 새로운 발작(new attack)으로 정의한다.

2) 이차진행형(secondary progressive type): 이 유형은 처음에는 재발–완화형 양상을 보이지만 수년에 걸쳐서 발작이 반복되면서 후유증상이 누적되며 이후 이전처럼 회복되지 않고 점차 악화된다. 발작이 지속되는 경우도 있고 멈추는 경우도 있다.
3) 일차진행형(primary progressive type): 이 질환이 발병하는 환자군의 연령은 전반적으로 높은 편이다. 첫 발작 이후 추가적인 발작 없이 증상이 계속 진행하면서 악화되는 경과를 보인다. 재발–완화형이나 이차진행형보다 MRI상 보이는 병터 숫자는 적다.

* 다발경화증의 드문 유형
- 진행–재발형(progressive relapsing type): 발병 당시부터 점진적인 신경 증상의 악화를 보이며 이후 추가적인 증상 발작도 있다.
- 전격형(fulminant type): 갑작스런 발병과 심한 진행을 보이며 수개월에 걸쳐서 재발한다.

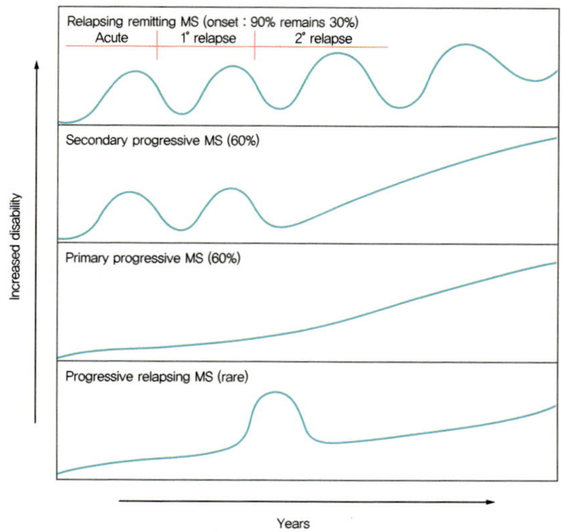

그림 19-1. 다발경화증의 다양한 진행 패턴

2. 증상 및 징후(Symptoms and Signs)

뇌와 시신경, 척수 중 어느 부위를 침범하느냐에 따라 다양하게 나타난다.

1) 주요 증상

a) 감각(감각저하, 감각이상, 통증): 첫 증상으로 발현하는 제일 흔한 증상으로 반복해서 발생 시 만성 신경통으로 남는 경우도 있다.
b) 시각(시력 저하, 색 구별능력 저하, 시야장애): 시신경을 침범하여 발생하는 증상이며, 보통 발생 후 시간~수일에 걸쳐 시력이 저하된다. 안구통도 자주 동반한다. 양쪽 눈이 동시에 침범되는 경우는 드물다. 시각 증상은 다발경화증에서 흔한 증상으로 알려져 있으나 시신경염만 단독으로 있을 경우에는 정의상 다발경화증으로 진단 내릴 수는 없고 일반적인 시신경염(optic neuritis)의 경우에 따른 진단 및 치료를 하게 된다. 이후 증상이 재발하거나 뇌 등 다른 부위를 침범할 경우에는 시신경척수염(neuromyelitis optica) 혹은 항미엘린올리고당단백질항체 질환(anti-MOG antibody disease)와도 감별이 필요하다.
c) 뇌줄기(복시, 어지럼, 삼킴곤란, 구음장애)
d) 운동(위약, 경직(spasticity), 경련, 실조)
e) 위장, 방광 기능 저하
f) 인지기능 저하(집중력 저하, 기억력 저하)

2) 주요 징후

a) 피질척수로(위약감, 강직, 심부건반사 항진, 바빈스키 징후 양성)
b) 감각: 척수 침범 시에는 침범된 척수분절 이하의 감각이 모두 소실되는 '감각층(sensory level)' 현상을 보일 수 있다.
c) 뇌줄기(눈떨림, 신경핵사이 눈근육마비(internuclear ophthalmoplegia), 얼굴마비, 구음장애, 삼킴곤란 등)
d) 시신경(시력 저하, 중심암점, 색 구별능력 저하, 시신경 위축, 들신경동공결손(afferent pupillary defect))
e) 떨림
f) 레르미트징후(Lhermitte sign): 머리를 가슴쪽으로 갑자기 숙이도록 했을 때 목뒤에서부터 등으로 전기가 타고 내려가는 느낌이 발생하는 것을 말하며, 양성일 경우 경부척수 병변을 의미한다.

위와 같이 병변의 위치에 따라 다양한 형태로 발현할 수 있다. 뇌에 병터가 발생할 경우 뇌졸중(stroke)과도 감별이 필요할 수 있는데, 발병 연령, 뇌혈관 질환의 위험 인자 여부, 발생 후 초기 수일간 증상 진행 양상 등을 파악하는 것이 감별에 중요하다. 비교적 젊은 나이에서 급성-아급성으로 발생한 국소 신경학적 징후에 대해서는 다발경화증을 가능성을 항상 생각해야 한다. 첫 발작 당시에는 '다발경화증'으로 진단하기 어려운 경우가 많지만, 추후 재발 가능성에 대해서는 환자와 보호자에게 미리 설명할 수 있어야 한다.

3. 진단(Diagnosis)

다발경화증은 하나의 생물표지자 검사로 간단하게 진단할 수 있는 방법은 없기 때문에 배제적 진단(exclusive diagnosis)이 기본이다. 따라서 다발경화증과 비슷한 임상 양상과 병터를 보일 수 있는 다양한 질환들을 배제해야 하는 것이 우선이다. 그 후 시간적, 공간적으로 다양하게 발생한 병터를 증명하여 진단을 하게 된다.

1) 가장 중요한 검사는 MRI이며 활동성 다발경화증 병변은 가돌리늄에 의해 조영증강 된다.
2) 뇌척수액 검사는 약간의 림프구와 단백질 증가가 관찰되며 면역글로불린G/알부민 비율(IgG/albumin ratio)과 면역글로불린G 합성지수(IgG synthesis index)가 증가되어 있고 올리고클론띠(oligoclonal band)가 관찰된다.
3) 유발전위 검사(특히 시각유발전위 검사)가 종종 비정상 소견을 나타내며 백질의 탈수초화를 반영한다.

19

다발경화증은 조기 진단 후에 적절한 예방적 치료를 하는 것이 후유증을 줄이기 위해 무엇보다 중요한 질환이므로 진단기준을 좀 더 민감하게 하면서도 진단 특이성을 낮추지 않기 위한 진단기준에 대한 개정이 계속되어 왔고 단 하나의 증상과 병터가 있을 경우에도 임상소견, MRI, 뇌척수액검사 소견, 시각유발전위 검사 등의 결과를 종합하여 시간적, 공간적 기준을 만족시킬 경우 다발경화증으로 진단하는 것을 허용하고 있다. 가장 최근에 개정된 진단기준인 2017년 McDonald 진단기준은 다음과 같다(표 19-1, 2).

표 19-1. 2017년 McDonald 다발경화증 진단기준

	객관적 임상증거가 있는 병터의 개수	다발경화증 진단에 필요한 추가 조건
2회 이상의 attack	≥ 2	없음
2회 이상의 attack	1 (그외에 뚜렷한 해부학적 병터가 침범되었음을 시사하는 명확한 이전 attack의 병력)	없음
2회 이상의 attack	1	공간파종(DIS): 추가적인 attack 또는 MRI
1회 attack	≥2	시간파종(DIT): 추가적인 attack 또는 MRI 또는 뇌척수액 올리고클론띠(CSF OCBs)
1회 attack	1	공간파종(DIS): 추가적인 attack 또는 MRI + 시간파종(DIT): 추가적인 attack 또는 MRI 또는 뇌척수액 올리고클론띠(CSF OCBs)
일차진행형 다발경화증(PPMS)		1년간의 진행 및 아래 3가지 중 2가지 만족 (1) periventricular, cortical/juxtacortical, infratentorial 중 1곳 이상의 T2 병터 (2) 2곳 이상의 척수 병터 (3) 뇌척수액 올리고클론띠(CSF OCBs)

DIS; dissemination in space, MRI; magnetic resonance image, DIT; dissemination in time, CSF; cerebrospinal fluid, OCBs; oligoclonal bands, PPMS; primary progressive multiple sclerosis

표 19-2. 2017년 McDonald 다발경화증 진단기준에서 공간파종과 시간파종을 만족하기 위한 MRI 기준

공간파종(DIS)	아래 중추신경계 영역 4곳 중 적어도 2곳 이상에서 1개 이상의 병터가 관찰됨 • 뇌실주위(periventricular) • 피질결(juxtacortical)/피질(cortical) • 천막하(infratentorial) • 척수 • 증상 병터(이번 증상을 일으킨 병터)도 포함
시간파종(DIT)	- 기존 비교 영상 촬영 시점에 관계없이 추적관찰 MRI에서 새 T2 병터 확인 - 조영증강 및 비증강 병터의 동시 존재(증상 혹은 무증상 병터 여부와 상관없음) - 시신경병터는 제외

완화(remission) 상태에 있는 것으로 보이는 환자에서도 뇌MRI로 추적 관찰할 때 무증상(subclinical)의 다발경화증 활성(activity)이 있을 수 있다는 것이 명확해졌다. 임상증상 발작보다 보통 5~10배 정도 많은 새로운 병변이 MRI에서 확인된다. 완벽하진 않지만 활동성의 MRI 병변의 T2 고신호강도를 보이는 정도가 발작 및 장

애 정도와 관련이 있을 수 있다. MRI는 무증상 상태의 활동성 병터를 보여줌으로써 임상적인 판단에 도움을 줄 수 있다. MRI 병터가 다발경화증의 특징적인 소견이지만 이것 자체가 진단이 되는 것은 아니며 다른 다양한 질환이 백질의 변화를 일으킬 수 있다.

• 임상단독증후군(clinically isolated syndrome, CIS)

McDonald 다발경화증 진단기준을 만족하지 않는 1회의 임상증상 발작만 있는 경우를 의미하며 추적관찰 시 다발경화증으로 진행할 수 있는 환자군에 해당한다.

• 영상단독증후군(radiologically isolated syndrome, RIS)

MRI상 다발경화증이 의심되는 병터가 있으나 임상증상이 없고 다발경화증 진단기준도 만족하지 않는 경우이며, 최근 건강검진 등으로 MRI가 널리 시행되면서 발견되는 경우가 많아지고 있다. 영상단독증후군의 경우 추적관찰 시 임상단독증후군 혹은 다발경화증으로 진행할 수 있다고 보고되었다.

4. 감별진단(Differential Diagnosis)

다발경화증 이외의 다양한 질환에서 백질 변화가 나타날 수 있다.

1) 시신경척수염범주질환(neuromyelitis optica spectrum disorder, NMOSD)

침범된 부위에 혈관염증성 변화를 보이는 탈수초성 질환으로 과거에는 다발경화증의 한 아형으로 여겨졌으나, 병인에 대한 연구가 확립되면서 독립적인 질환으로 분류되었다(표 19-3). 임상적으로 시신경염과 횡단성 척수염이 동시에 혹은 순차적으로 발생하고, 시신경염은 편측 혹은 양측 모두 가능하며 다발경화증에서보다 더 심한 경우가 많다. 척수염의 경우 심할 경우 호흡마비까지 야기할 수 있다.

대부분의 환자에서 재발한다(첫 증상 발현 후 1년 내 재발률은 60%, 3년 내 90%에 달함). 혈액 검사상 혈청 항아쿠아포린4면역글로불린G항체(serum anti-AQP4-IgG antibody)가 양성으로 나오는 경우가 많고 특이도도 높아 가장 중요한 검사이지만 음성일 경우라도 진단할 수 있다.

이전에는 '시신경척수염(neuromyelitis optica)'이라고 불렀으나 최근에는 좀 더 포괄적인 의미인 '시신경척수염범주질환(NMOSD)'이라 부르고 있다. 최근 진단기준은 시신경척수염 진단을 위한 국제패널(International Panel for NMO diagnosis, IPND)에서 2015년에 개정한 진단기준으로 다음과 같다(표 19-4).

시신경척수염범주질환은 특발성으로 발생하는 것 외에 사코이드증(sarcoidosis), 전신홍반루푸스(systemic lupus erythematosus), 쇠그렌증후군(Sjögren syndrome) 등이나 여러 감염과 연관되어 발생할 수 있다. 뇌척수액검사에서 현저한 세포증가를 관찰할 수 있으며 특히 다형핵세포가 증가되어 있다. MRI에서는 길고 연속적이면서 (3분절 이상) 광범위한 다발성의 척수 분절 침범을 볼 수 있다. 역시 급성기의 일차 치료는 정맥 내 스테로이드 치료이며 반응이 충분하지 않을 경우 혈장교환술을 시도할 수 있다. 재발 방지를 위해 대부분 면역억제 치료를 하게 되는데 경구용 코티코스테로이드(oral corticosteroid), 리툭시맙(rituximab), 아자싸이오프린(azathioprine), 미코페놀레이트 모페틸(mycophenolate mofetil), 사이클로포스퍼마이드(cyclophosphamide), 미토산트론(mitoxantrone) 등이 사용되고 있다. 이중 리툭시맙이 재발 방지에 효과적인 것으로 보여준 연구결과가 많은 상태이다. 다발경화증에서 사용되는 인터페론(interferon)은 시신경척수염범주질환에서 효과가 없으며 오히려 악화시키기도 하니 유의해야 한다.

표 19-3. 다발경화증과 시신경척수염범주질환의 주요 항목에 대한 비교

	다발경화증	시신경척수염범주질환
호발연령	20~30대	40~50대
병인	T-cell mediated immune reaction	B-cell mediated immune reaction
질병특이항체	None	Anti-AQP4 antibody
척수 MRI	Short segments involvement	Long-segments (≥3 vertebral bodies) involvement
뇌 MRI	Periventricular (perpendicular to ventricle surface), Juxtacortical	Large, irregular subcortical lesion, corpus callosum, Hypothalamus, Thalamus, peri-aqueduct
Interferon 효과	Effective	Ineffective

2) 항수초희소돌기아교세포항체 질환(anti-MOG antibody disease)

미엘린올리고당단백질(myelin oligoglycoprotein)에 대한 항체가 혈청에 존재할 경우 중추신경계 탈수초질환을 일으키는 것으로 보고되었다. 다발경화증 혹은 시신경척수염범주질환과 유사한 임상증상으로 발현할 수 있으며, 상대적으로 재발성 혹은 양측성 시신경염이나 파종성뇌척수염 형태로 발현하는 경우가 많다. 면역억제제로 치료하며 치료에 대한 반응은 비교적 좋은 편이다.

표 19-4. 성인환자에서의 시신경척수염범주질환 진단기준(IPND, 2015)

AQP4-IgG 양성 NMOSD의 진단기준 1. 적어도 1개의 핵심임상 특징 2. 이용 가능한 최선의 방법(cell-based assay를 추천)을 사용한 검사에서 AQP4-IgG 양성 3. 다른 유사질환에 대한 배제
AQP4-IgG 음성 혹은 상태를 모르는 NMOSD의 진단기준 1. 아래의 요구조건을 모두 만족하는 1회 이상의 임상증상으로 발생하는 2개 이상의 핵심임상 특징 a. 적어도 1개의 핵심임상 특징은 시신경염, 긴 척수분절을 침범하는 급성척수염 또는 맨아래구역증후군(area postrema syndrome)이어야 함 b. 공간파종(2개 이상의 핵심임상 특징) c. 부가적인 MRI 요구조건 만족 2. 이용 가능한 최선의 방볍을 사용한 검사에서 음성 또는 검사가 가능하지 않음 3. 다른 유사질환에 대한 배제
핵심임상 특징(core clinical characteristics) 1. 시신경염(optic neuritis) 2. 급성척수염(acute myelitis) 3. 맨아래구역증후군(area postrema syndrome): 이 병변 이외에는 설명되지 않는 딸꾹질 또는 구역/구토 4. 급성뇌줄기증후군(acute brainstem syndrome) 5. 증상기면증(symptomatic narcolepsy) 또는 NMOSD에 전형적인 사이뇌 MRI 병터를 동반한 급성사이뇌 임상증후군 6. NMOSD에 전형적인 뇌병터가 있는 증상뇌증후군(symptomatic cerebral syndrome)
AQP4-IgG 음성 혹은 상태를 모르는 NMOSD 진단을 위한 부가적인 MRI 요구조건 1. 급성시신경염: (a) 뇌MRI상 정상 혹은 약간의 백질병터만 보임 또는 (b) 시신경MRI상 시신경의 1/2 이상에 걸쳐 침범한 T2 고신호 병터 혹은 T1 가돌리늄조영증강 병터 2. 급성척수염: MRI에서 연속되는 3분절 이상을 침범한 척수내(intramedullary) 병터 또는 급성척수염에 합당한 병력을 가진 환자에서 연속되는 3분절 이상을 침범한 국소적 척수위축(focal spinal cord atrophy) 3. 맨아래구역증후군: 증상과 연관된 뒤숨뇌(dorsal medulla)/맨아래구역 병터 4. 급성뇌줄기증후군: 증상과 연관된 뇌실막주위(periependymal) 뇌줄기 병터

AQP4; aquaporin-4, IgG; immunoglobulin G, NMOSD; neuromyelitis optica spectrum disorder, MRI; magnetic resonance image

3) 급성파종뇌척수염(acute disseminated encephalomyelitis, ADEM)

뇌와 척수에 파종된(disseminated) 양상의 다발 병터를 보이는 질환으로 이와 같은 영상소견을 보이는 질환들을 통칭하는 개념으로 사용되기도 하나, 좁은 의미로 쓰이는 경우는 바이러스성 질환을 앓거나 예방접종을 한 이후에 발생할 수 있는 단상성의 탈수초성 질환을 의미한다. 어린이에서 비교적 흔하다. 보통 빠른 발병 경과와 심한 증상을 보이며 발열, 혼돈 등이 나타난다. 치료는 고용량의 스테로이드이며 반응이 없을 경우, 혈장교환술, 면역글로불린을 시도할 수 있다.

19

4) 횡단척수염(transverse myelitis)

중증의 임상 증상을 보일 수 있는 질환으로 때로는 선행하는 감염이 있는 상태에서 척수 기능 장애가 발생하며 수 시간에서 수일에 걸쳐 발생한다. 종종 척수 기능이 완전히 소실되기도 한다. 특발성(idiopathic) 횡단척수염으로 진단되기 위해서는 다른 잠재적 원인들이 모두 배제되어야 한다. 뇌척수액 검사에서 세포증가가 관찰되나 올리고클론띠는 대개 관찰되지 않는다. MRI에서 척수에 세로로 여러 분절에 걸쳐 침범되어 있는 것을 확인할 수 있다. 정맥내 스테로이드 투여나 혈장교환술에 반응하는 경우도 있고 안하는 경우도 있다. 보통 단상성(monophasic)으로 발생하나 몇몇 환자들은 다발경화증이나 시신경척수염에서처럼 재발하기도 한다.

5) 혈관염(vasculitis)

수막혈관매독(meningovascular syphilis), 쇠그렌증후군, 전신홍반루푸스, 베체트병(Behçet's disease), 육아종증다발혈관염(granulomatosis with polyangiitis, Wegener's granulomatosis) 및 다른 독립된 중추신경계 혈관염은 모두 다발경화증과 같은 양상을 보일 수 있다. 비전형적인 MRI 소견을 보이는지 확인한다. 환자에게 혈관염을 시사하는 다른 전신성 질환의 병력이 있는지 물어봐야 하며, 신체검진도 중요하다.

6) 라임병(Lyme disease)

중추신경계에 생기는 드문 감염성 질환으로 다발경화증과 비슷하지만 대개 뇌척수액검사 소견과 임상증상은 다르다. 예를 들면 라임병에서는 전형적인 피부 발진이 있고 수막염의 임상적 특징이 나타나며 신경뿌리병증이 나타날 수 있으나 다발경화증에서는 이러한 것들이 나타나지 않으므로 구별이 가능하다.

7) 그 외 구조적인 병터들

경부척추증(cervical spondylosis), 척수 종양(spinal cord tumor), 후두개와 종양(posterior fossa tumor) 등 구조적인 병변들은 다발경화증과 유사한 증상을 나타낼 수 있다. 이런 구조적 이상 소견들은 영상검사를 통해 감별할 수 있다.

8) 비타민 B_{12} 결핍

비타민 B_{12} 결핍은 백질과 척수에 질환을 일으킬 수 있다. 보통 단상성이거나 진행성이다(Chapter 13 참고).

9) 비정상수초화 질환(dysmyelinating disease) 및 CADASIL (cerebral autosomal dominant arteriopathy with subcortical infarcts and leukoencephalopathy)

5. 치료(Treatment)

다발경화증의 치료는 2가지 관점에서 접근해야 한다. (1) 면역체계에 초점을 둔 질병완화요법과 (2) 신경계 기능(예: 경직) 회복에 중점을 둔 대증요법이 그것이다.

1) 질병완화요법(disease-modifying therapy)

질병의 경과에 영향을 주는 몇 가지 치료법들이 알려져 있다. 질환의 단계와 중증도에 따라서 치료의 단계가 달라진다. 대부분의 질병완화요법은 인터페론감마(IFN-g)의 분비를 감소시킨다. 몇몇 치료는 IL−4, IL−10, transforming growth factor beta (TGF-b) 등 항염증사이토카인(anti-inflammatory cytokine)의 분비를 촉진시킨다. 또 중추신경계로의 세포 이동에 영향을 주기도 한다.

a) 급성 발작

증상이 미미하면 특별한 치료는 필요하지 않다. 어느 정도 장애가 발생한다면 단기간 정맥 내 코티코스테로이드(corticosteroid) 투여를 할 수 있다. 주용법은 3~7일간 하루 1,000 mg의 정맥 내 메틸프레드니솔론(methylprednisolone) 투여이며 이후 필요시 경구용 프레드니손(prednisone) 유지 및 감량 치료를 할 수 있다. 코티코스테로이드 치료로 만족스럽지 않을 경우 혈장교환술을 시도할 수 있다.

b) 재발−완화형 질환

재조합 인터페론베타(interferon-beta−1a/1b) 및 글라티라머아세테이트(glatiramer acetate)가 재발−완화형 다발경화증에서 예방적인 목적으로 사용하는 데 가장 우선적으로 공인받은 치료법이다. 재발을 줄이며 MRI에서 활동성 병터도 줄인다(수준 1A 근거). 인터페론베타1b는 이틀에 한 번씩 피하주사하고, 인터페론베타1a는 1주에 3번 피하주사하거나 1주에 한 번 근육 주사할 수 있다. 글라티라머아세테이트는 매일 피하 주사한다. 인터페론 치료의 부작용은 주사 부위 이상 반응과 독감유사증상, 기존에 있던 우울증의 악화 등이 있고, 간기능 이상, 백혈구 수치 감소 등이 나타날 수 있어 치료 시 정기적인 확인이 필요하다. 글라티라머아세테이트는 매일 피하 주사하는데, 흔한 부작용으로 주사 부위의 이상 반응과 함께 종종 안면 홍조, 흉부압박감, 호흡거칠어짐, 두근거림 등이 비특이적 반응으로 있을 수 있다. 재발−완화형 다발경화증 환자에서 인터페론베타와 글라티라머아세테이트 중 어느 것이 우수한가는 아직 뚜렷이 입증된 것은 없다. 인터페론 치료를 받을 경우에는 고용량이 좀 더 효과를 보이는 것으로 알려져 있다. 최근 다양한 경구용 약제들도 이용되고 있는데 핑고리모드(fingolimod), 디메틸퓨마레이트(dimethyl fumarate), 테리플루노마이드(teriflunomide) 등이다. 사용 약물의 결정에는 환자의 순응도, 기존 약물을 사용시 재발 여부, 약물 비용 등이 종합적으로 고려된다.

c) 불응성환자군

기존 면역억제제에 반응하지 않는 재발-완화형 환자들에게는 질병의 활동성 정도에 따라서 다른 치료를 시도해볼 수 있다. 이를 구조요법(rescue therapy)이라고 하는데, 반응하지 않는 환자군 중에는 발작이 계속되는 환자와 장애가 계속 심해지는 환자, MRI에서 새로운 병터가 관찰되는 환자들이 포함된다. 구조요법으로는 정맥내 메틸프레드니솔론(methylprednisolone) 충격요법(pulse therapy), 사이클로포스퍼마이드(cyclophosphamide), 미토산트론(mitoxantrone)과 같은 면역억제제 충격요법 등이 있는데, 미토산트론은 심독성의 위험 때문에 총 사용 용량(누적용량으로)에 제한이 있고, 약 0.25%에서는 백혈병을 유발한다고 보고되어 있어, 사용에 신중해야 한다. 나탈리주맙(natalizumab)은 중추신경계로의 림프구 침입을 막는 단클론항체(monoclonal antibody)로, 한 달에 한 번씩 주입할 경우 발작의 횟수, 장애의 진행, MRI상 활동성 병변을 유의미하게 줄이는 것으로 알려졌다(수준 1A 근거). 치료에 따른 위험성으로는 종종 발생할 수 있는 과민증(anaphylaxis) 반응과 진행다초점백질 뇌병증(progressive multifocal leukoencephalopathy)과 같은 잠재적인 기회감염 발생 가능성의 증가 등이다. 이러한 약물 치료를 하기 위해서는 다발경화증의 치료에 경험이 많은 전문 의사들의 감독이 필요하다.

d) 진행형 다발경화증

다발경화증이 진행성 단계에 돌입하면 질병의 경과가 더 악화되기 때문에 진행형 다발경화증의 치료는 더 어렵다. 인터페론베타-1b가 발작이 지속되는 이차진행형 다발경화증에 어느 정도 효과 있는 것으로 알려졌다(수준 1b 근거). 다른 약물로는 진행형 다발경화증의 형태와 개별 환자에서 병의 진행 정도에 따라 사이클로포스퍼마이드, 미토산트론, 메토트렉세이트 모페틸, 리툭시맙 등이 있다. 다발경화증은 특히 병의 진행 말기에 이르러서는 신경변성(neurodegenerative) 요소가 있기 때문에 면역조절이나 면역억제 요법은 이 단계에 이른 상태에서는 별로 효과가 없는 것으로 여겨지고 있다.

2) 특이적 상황에서의 치료 원칙

a) 시신경염(optic neuritis)

다발경화증의 첫 증상일 수도 있고 진행 과정 중에 나타날 수도 있다. 시신경염 치료에 대한 연구에서 정맥내 메틸프로드니솔론(methylprednisolone)

치료 후 경구용 프레드니손(prednisone) 투여를 한 환자군이 경구용 프레드니손 단독 투여만 한 환자군보다 시신경염 재발률이 더 낮은 것으로 알려졌다. 또한 정맥내 메틸프레드니솔론 투여는 시신경염에서 시력을 회복하는 데 걸리는 시간을 의미 있게 단축시켰다.

b) 전격성 장애(fulminating disability)

급성기의 전격성 다발경화증 환자에서 혈장교환술의 효과에 대해 알아보기 위해 수행된 개방 연구에서, 고용량 정맥내 프레드니솔론 투여로 호전이 없었던 환자에서 혈장교환술을 했을 경우 중추신경계에 발생하는 염증성 탈수초화가 뚜렷하게 호전되는 것으로 밝혀졌다. 따라서 이런 드문 유형의 환자들에서 혈장교환술도 중요한 치료법 중 하나로 고려될 수 있다. 급성기를 무사히 넘긴 이후에는 면역억제제로 사이클로포스퍼마이드와 인터페론, 글라티라머아세테이트 등을 조합해서 사용한다.

c) 일차진행형 다발경화증

이 유형은 치료가 어렵고 다른 병태생리를 나타낸다. 현재까지 뚜렷한 치료 성과를 보인 연구결과는 없다.

d) 다발경화증 환자의 임신

대개 임신 시에는 다발경화증의 발작 빈도가 줄어들지만 산후에는 약간 증가하는 경향이 있다. 경막외마취(epidural anesthesia), 제왕절개술 혹은 정상 질식분만 여부가 다발경화증의 경과에 어떠한 영향을 미치는가는 잘 알려져 있지 않다. 질병완화요법을 하고 있다면 임신 3개월 전에는 중단해야 하며 모유수유시기가 지난 다음에 다시 시작한다. 임신기간 중에 발작이 일어난다면 필요시 스테로이드 치료를 고려할 수 있다.

3) 대증요법(Symptomatic therapy)

a) 경직

바클로펜(baclofen)과 티자니딘(tizanidine)은 다발경화증 환자에서 항경직효과가 있는 약물들이다. 그 외 가바펜틴(gabapentin), 디아제팜(diazepam) 등도 효과가 있으며, 규칙적인 운동과 스트레칭도 도움이 된다. 몇몇 연구에서는 바클로펜의 경막내 펌프를 이용한 주입이 적은 부작용으로도 좋은 치료 효과를 보인 것으로 알려졌다.

b) 통증

신경병통증(neuropathic pain)은 다발경화증에서 비교적 흔한 증상이다. 치료는 개개의 환자에 맞게 달리해야 하며 통증의 양상, 중증도, 부위 등을 고려해야 한다. 아미트립틸린(amitriptyline), 노르트립틸린(nortriptyline), 카바마제핀(carbamazepine), 가바펜틴, 프레가발린(pregabalin) 등도 효과가 있는 것으로 알려졌다. 비스테로이드소염제(NSAID)도 사용해 볼 수 있으며 마약성 진통제도 필요한 경우 시도해 볼 수 있다.

c) 피로감

다발경화증과 연관된 피로를 해소하기 위해 낮잠을 자는 등의 에너지 보충이 도움 될 수 있다. 피로를 악화시킬 수 있는 야간 수면 장애가 동반되어 있는지도 확인해야 한다. 아만타딘(amantadine)과 모다피닐(modafinil) 등이 도움을 주는 것으로 알려져 있다. 다른 약물로는 메틸페니데이트(methylphenidate)와 그 밖의 신경자극성 약물들이 일부 환자에서 효과가 있는 것으로 나타났다. 최근 수행된 무작위시험에서 아스피린(aspirin) 325 mg을 하루 2번 투여한 환자군에서 다발경화증과 관련된 피로감을 감소시키는 것으로 알려졌다(수준 1b 근거).

d) 일과성 신경증상

하루에도 몇 번씩 발생하며 보통 1~2분 지속되는 증상이다. 또 다른 다발경화증 발작이 생긴 것으로 혼동할 수 있다. 얼굴이나 팔, 다리 등에 감각이상이나 통증이 발생하며 이후 통증성 긴장수축(tonic contraction)이 뒤따른다. 다른 일과성 신경증상으로는 구음장애와 실조 등이 있는데 실조는 보통 한쪽 팔다리에만 나타나며 보행도 지장이 있을 수 있다. 이러한 증상들은 이전에 있던 병변이나 새로 생긴 병변의 신경 전기연접전달(ephaptic transmission)에 의해 발생하는 것으로 생각된다.

e) 떨림

약물 치료로는 큰 효과를 보지 못하며, 시도해 볼 수 있는 약물들로는 클로나제팜(clonazepam), 프리미돈(primidone), 레베티라세탐(levetiracetam), 토피라메이트(topiramate), 프로프라놀롤(propranolol) 등이 있다. 몇몇 환자들의 경우에는 시상파괴술(thalamotomy)도 떨림 감소에 어느 정도는 효과가 있었으나 장기적인 기능 개선에까지 이르지는 못하였다.

f) 방광 및 장 기능저하

흔한 증상은 절박감, 야뇨, 요실금이 있다. 때론 배뇨지연이나 배뇨불능이 나타나기도 한다. 증상 자체로만 보아서는 방광의 기능장애 원인을 예측하긴 어려우므로 방광 기능장애가 있는 환자들은 요역동학검사(urodynamic study)를 위해 비뇨의학과 전문의에게 의뢰하는 것이 좋다. 요로감염에 대해서도 주의하고 잘 치료하는 것이 중요하다. 환자들은 소변을 완전하게 보기 위해 도뇨관 유치를 해야 할 수도 있으나, 감염의 위험성이 높아 간헐적자가 도뇨형식으로 유지하는 것이 더 바람직하다. 변비도 다발경화증 환자에서 드물지 않은 증상 중 하나이며 특히 휠체어 사용 중인 중증 환자에서 많이 나타난다. 수분과 불소화 식품 섭취를 늘리고 필요시 보조 약물요법을 시행한다(Metamucil, glycerin 좌약, MgO 등).

References & Reading materials

1. 대한신경과학회. 신경학 3판, 범문에듀케이션, 2017.
2. 이광우 편저. 임상신경학 5판, 범문에듀케이션, 2013.
3. Thompson AJ, Banwell BL, Barkhof F, Carroll WM, Coetzee T, Comi G, et al. Diagnosis of multiple sclerosis: 2017 revisions of the McDonald criteria. Lancet Neurol. 2018;17(2):162-73.
4. Wingerchuk DM, Banwell B, Bennett JL, Cabre P, Carroll W, Chitnis T, et al. International consensus diagnostic criteria for neuromyelitis optica spectrum disorders. Neurology. 2015;85(2):177-89.

Case discussion

55세 여자, 3일 전 발생한 양하지 위약감을 주소로 내원

Q1. History Taking

내원 3일 전 자고 일어났을 때 양하지의 위약감이 발생하여 부축을 받아야 걸을 수 있었고 다음날에는 전혀 걷지 못하는 정도까지 증상 진행함. 이와 함께 양하지 감각 저하가 동반되었고, 잔뇨감, 변비도 동반되었음.

5년 전에 경부 척수염을 앓았던 적이 있었으며 배꼽 이하 이상감각 및 양측 하지 위약감이 주 증상이었음. 또 1년 전에 시신경염을 앓았던 적이 있으며 우측 눈의 시력이 저하되었음. 두 차례 모두 병원에서 입원하여 검사 뒤 정맥내 스테로이드 투여를 한 후 호전되었음. 그 외에 다른 과거력은 없었으며 음주는 거의 하지 않았고 독성물질 유출이나 결체조직 질환을 시사할 만한 병력도 없었음. 가족력에서도 특이사항은 없었음.

Q2. Physical Examinations

특이사항 없음

Q3. Neurological Examinations

인지기능검사와 뇌신경검사는 정상이었다. 운동기능검사에서 양측 하지(특히 고관절굽힙근 및 폄근)에 MRC grade III~IV 정도의 위약이 있었다. 감각기능검사에서 T5 이하로 통증, 온도, 진동 감각 등이 모두 저하되어 있었다. 양측 무릎반사 및 발목반사가 항진되어 있었고, 롬버그검사는 양성이었다.

Q4. Differential diagnosis

- Localization
  - 양측 하지의 위약이 있었고 T5 이하 모든 종류의 자극에 대한 감각저하가 있었으므로 운동과 감각 기능 모두를 침범하는 질환을 의심해야 한다. 또 하지의 심부건반사가 증가되어 있으므로 말초신경 등의 문제가 아닌 척수, 뇌줄기, 대뇌 등의 이상으로 범위를 좁혀볼 수 있다. T5 이하로 감각저하가 있었다는 것은 감각층(sensory level) 현상으로 병변이 적어도 척수의 T5 혹은 그 상부에 위치하고 있다는 것을 의미한다. 인지기능 등 대뇌피질 기능 장애가 없었고 감각저하 부위가 뚜렷하게 구별되는 감각층 형태의 감각 장애를 보인 점을 고려하면 대뇌피질이나 피질하병변의 가능성은 매우 낮다고 할 수 있다. 증상이 양측성으로 발생하면서 감각, 운동을 모두 침범하였던 점을 고려하면 병변의 크기가 아주 작다고만 볼 수는 없는 상황인데 뇌간에 병변이 있다면 다른 뇌신경 장애를 동반하지 않기 힘들지만 이 환자는 뇌신경 검사에서 전혀 이상소견이 없었으므로 뇌간의 가능성도 떨어진다고 할 수 있다. 따라서 척수(T5 이상의 흉부 혹은 경부 부위 척수)병변을 우선적으로 감별해야 할 것이다.

- Etiology
  - 급성으로 발병하였고, 진행하는 경과를 보였다. 혈관성 병변의 경우에는 보통 매우 빠른 초급성의 증상 발생 이후 수 시간 이내에 증상의 정점에 도달하므로 가능성이 떨어진다. 다른 급성 원인인 감염이나 대사성 질환을 의심할 만한 징후도 없는 상태이다. 따라서 척수를 침범하는 질환 중에서 비교적 흔한 급성 발생의 원인인 탈수초성 질환을 먼저 의심해 보아야 한다. 이 환자에서는 이전에 척수염의 병력 및 시신경염의 병력이 있었으며 이번 척추에 의심되는 병변도 같은 연장선상에서 생각해 본다면 재발로 의심할 수 있으며 더더욱 탈수초성 질환의 특성과 부합된다고 할 수 있다.

Q5. Lab findings

- Blood labs – 전혈구검사, 전해질검사, 호르몬검사, viral marker, 결체조직관련 검사 등은 전부 정상이었고, Anti-AQP-4 antibody가 양성이었다.
- Brain MRI – 대뇌피질, 피질하, 뇌실주위, 뇌줄기 등에 특별한 병터는 관찰되지 않았다.
- C-T spine MRI(그림 19-2)– T2-high signal intensity at spinal cord through C6-T6.

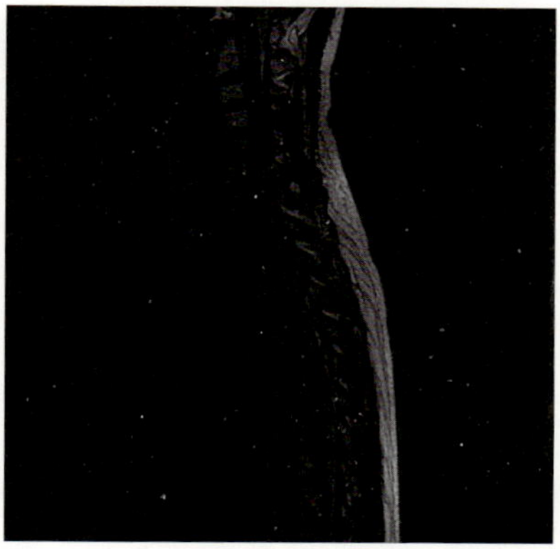

그림 19-2. Spinal cord MRI (T2-weighted, sagittal)

Q6. Confirmed diagnosis

- 시신경척수염범주질환(neuromyelitis optica spectrum disorder)

  이 환자에서 시신경염의 병력과 척수염의 병력이 있으면서 anti-AQP-4 antibody가 양성이었고, 척수에 3분절 이상에 걸쳐 침범된 병변이 있으며, 다발경화증에 맞는 brain MRI 병변은 관찰되지 않았다. 따라서 이 소견을 조합할 때 진단기준에 부합되므로 시신경척수염범주질환으로 진단할 수 있다.

Q7. Further management & Plans

정맥 내로 prednisolone 1 g/day 투여하였으며 환자의 증상은 비교적 빠르게 호전되었다. 증상 호전 후 경구용 스테로이드로 전환하였으며 점차 감량(tapering) 후 퇴원하였다. 추후 외래에서 질병 예방을 위한 면역억제제 투여를 고려하기로 하였다(이 환자에서는 재발 방지를 위해 인터페론 투약을 고려해서는 안 된다).

20

치매
(Dementia)

박기홍

치매는 지적 능력의 손상으로 일자리나 사회생활에서 필요한 기능을 잘 수행하지 못하는 것을 말한다. 대개 수개월 혹은 수년에 걸쳐 만성적으로 악화된다. 인지기능 중 여러 요소들이 손상되어 판단력, 언어기능, 공간감각력, 기억력 등의 기능이 떨어진다. 다양한 형태의 원인이 있을 수 있는데, 그중 알츠하이머병(Alzheimer's disease)과 혈관치매(vascular dementia)가 가장 흔한 원인이다. 또한 치료가 가능한 가역치매들을 감별하는 것이 매우 중요하다.

1. 병력 청취

1) 상세한 병력 청취: 특히 가족들에게 병력을 묻는 것이 꼭 필요하며 환자 본인의 기술에만 의존해서는 안 된다. 치매환자들은 본인의 상태에 대한 병식이 없을 수 있기 때문이다.
2) 발생 시기 및 진행 속도
3) 작업수행능력: 직무수행, 운전, 쇼핑, 몸단장 등
4) 언어 기능: 단어 떠올리기에 어려움을 겪거나 부적절한 언어를 사용하는지 여부, 우성 뇌반구의 언어 영역에 문제를 시사
5) 성격의 변화: 전두엽 치매(frontal lobe dementia) 혹은 알츠하이머병의 말기일 가능성을 시사
6) 동기부여 결핍: 취미를 포기한다든지 주말 외출 등을 안 하는 등의 모습, 전두엽 치매에서 나타날 수 있는 증상
7) 지남력 장애: 길을 잃거나 주차장에서 차를 못 찾는 등의 행동, 비우성 뇌반구의 두정엽(parietal lobe)의 문제를 시사
8) 실조증이나 요실금: 정상뇌압수두증(normal pressure hydrocephalus)에서 치매, 실조증, 요실금 발생하며 보행장애는 다른 치매에서도 발생 가능
9) 우울증: 노인에게 있어 우울증은 치매와 혼동될 수 있음
10) 약 혹은 독성물질: 알코올 중독이나 약독성은 노인에게 있어 흔히 간과되기 쉽다. 항고지혈증약물인 스타틴(statin) 계열도 기억력 장애를 유발할 수 있다.
11) 다른 기저질환: 젊은 사람들의 경우 HIV 양성이 치매의 주요 원인 중 하나임
12) 치매의 가족력: 가족 중 알츠하이머병 환자가 있다면 일생 중 알츠하이머병에 걸릴 위험성이 높아진다.
13) 혈관치매의 위험 요인: 뇌졸중, 고혈압, 당뇨 등
14) 레비소체치매(Lewy body dementia): 파킨슨 증상이나 심적 불안정, 환시(visual hallucination)와 같은 증상이 동반될 수 있음
15) 종괴성 질환: 진행성 두통이나 국소 신경학적 증상 동반 가능

2. 인지기능 평가

자세한 검사를 통해 각기 다른 기능 상실을 평가할 수도 있고 간단한 테스트로 스크리닝 도구를 사용할 수도 있다(K-MMSE: 부록 20-1). 또한 시간 경과에 따른 차이를 추적하는 데 사용할 수도 있다. 검사에는 다음과 같은 항목들이 포함되어야 한다.

1) 각성수준

a) 각성(alert)

b) 기면(drowsy): 자극 없으면 잠을 자려 하고 깨우면 대화 가능한 상태

c) 혼미(stupor): 강하고 지속적인 자극에만 반응, 반응이 부적절하고 짧은 상태

d) 혼수(coma): 주위 환경에 대한 의식적 상호작용이 없는 상태

▶ **각성수준이 저하되어 있다면 대사 질환이나 공간점유 병변을 고려해야 한다.**

cf) 섬망(Delirium): 급격히 정신 상태가 변동이 심한 상태로 심한 불안감과 환각, 인지 오류 등이 동반된다. 치매보다 섬망을 더 시사하는 실마리들은 다음과 같다.

- 주의력 결핍
- 증상의 변동이 심함
- 수면장애
- 인식의 장애가 뚜렷함
- 자율적 행동의 증가

2) 주의력

숫자세기나 월/년을 거꾸로 말하게 해본다.

3) 지남력(Orientation)

a) 장소: 현재 위치하고 있는 도시 이름

b) 사람: 환자 본인을 검사하고 있는 사람이 누구이며 무엇을 하는지 아는가?

c) 시간: 날짜, 요일, 연도

4) 실어증(Aphasia)

이름대기, 따라 말하기, 자발적 말하기 등을 평가한다. 본인의 직업이나 취미를 자세하게 설명할 수 있는지 본다. 신문 읽기나 쓰기 능력도 평가한다.

5) 기억력(Memory)

a) 즉시기억(immediate memory): 전화번호 불러주고 즉시 따라 말하게 해본다.
b) 최근기억(recent memory): 몇 분 전에서 수주 사이의 일들
c) 옛날기억(remote memory): 출신학교, 졸업 연도 등

6) 계산력(Calculation)

간단한 산수 문제를 풀게 해본다. 계산불능(acalculia)은 우성 뇌반구의 두정엽 문제일 때 발생한다.

7) 추상화(Abstraction)

다음과 같은 질문들을 한다. "공과 오렌지는 어떤 점에서 비슷한가?" "욕조와 바다는 어떤 점이 공통적인가?"

8) 판단력(Judgement)

"길에서 지갑을 주었을 때 어떻게 해야 하나?"와 같은 질문을 해 본다.

9) 그림인식/그리기

잡지의 사진을 잘 해석할 수 있는가? 전체를 보지 못하고 작은 부분에만 집중하여 이를 통합할 수 없는가(동시실인증, simultagnosia)? 그림그리기나 베끼기에 문제는 없는가(구성실행증, constructional apraxia)?

10) 감정과 사고 내용

부적절한 감정반응은 양측 전두엽질환, 상위운동신경원병(upper motor neuron disease) 등에서 나타날 수 있다.

3. 신체진찰

1) 간, 신장, 폐, 심장, 부신, 갑상선 질환
2) 혈압 및 심장박동: 고혈압과 심방세동은 혈관성 치매의 위험인자
3) 전두엽 해리 증상 외 국소 신경학적 징후: 뇌경색, 종양, 감염, 염증 등의 국소 병변을 의미한다.
4) 시각, 청각, 후각: 치매 증상들은 감각 박탈로 인해 악화될 수 있다. 알츠하이머병과 파킨슨병은 후각 상실이 선행하기도 한다.
5) 보행 및 파킨슨 징후

4. 진단 검사

다음과 같은 검사들을 의심되는 질환에 맞추어 선택하여 시행한다.

1) CBC, 요검사, 전해질 측정, 혈중 요산, 비타민 B_{12}, 침강속도, 간기능, 갑상선 기능 검사와 매독 혈청검사, HIV 검사, 약물 농도 측정
2) 심전도
3) 폐 x-ray
4) 뇌구조영상: CT, MRI
5) 뇌기능영상: PET, SPECT
6) 뇌척수액 검사
7) 신경심리검사
8) 혈관 조영술이나 뇌조직 검사

5. 퇴행성 치매

1) 알츠하이머병

a) 임상양상
- 수년에 걸쳐 서서히 진행하며 계단식으로 진행하지 않는다.
- 기억력 저하가 가장 초기부터 나타나며 최근기억부터 장애가 시작되어 점차 옛날기억도 나지 않게 된다. 언어 장애가 발생하며 특히 단어를 잘 떠올리지 못하게 된다. 계산력도 흔히 떨어지며, 시공간지각력도 떨어져 그림을 분석하거나 그리기 등을 잘 하지 못하게 되고, 길을 헤매고 돌아다니는 것도 자주 발생한다. 각성 상태는 말기까지도 대개 보존된다.
- 대개 가족에 이끌려 병원으로 오며 본인은 병식이 없다.
- 초기에는 사회적으로 별 문제가 없으며 몸단장도 깔끔한 편이다. 후기로 가면서 성격의 변화가 흔하다. 때때로 시각 실인증과 운동 실행증이 동반된다.
- 말기가 되면 상당수의 환자에서 추체외로 징후가 관찰된다.

b) 검사 소견
- MRI: 전반적 대뇌피질 및 해마 위축, 이차적 뇌실 확장
- FDG-PET: 양측 내측 측두엽 및 두정엽 대사 감소
- PIB-PET: 아밀로이드판(amyloid plaque) 축적 반영
- 뇌척수액 검사: 베타아밀로이드는 감소, 타우 단백질은 증가

c) 치료
- 항콜린에스테라제(cholinesterase inhibitor): donepezil, rivastigmine, galantamine
- NMDA 수용체 길항제: memantine
- 행동 조절을 위해 신경이완제, 진정제, 항우울제 등을 사용할 수 있다. 하지만 노인들은 이러한 약물에 부작용을 나타내는 경우가 많기 때문에 신중히 투여하여야 한다.
- 항정신약제로는 clozapine, risperidone 같은 비전형 항정신약제를 우선적으로 사용한다.
- 항우울제로는 선택적 세로토닌재흡수억제제(selective serotonin reuptake inhibitor)가 부작용이 적은 편이기 때문에 선호된다.
- 대체 약제로 오메가-3, 코엔자임 Q10, ginkgo biloba 등이 사용되기도 하나 아직까지 근거는 부족하기 때문에 주의가 필요하다.

2) 경도인지장애(Mild cognitive impairment, MCI)

a) 인지기능장애가 있으나 치매만큼 심하지는 않아 일상생활 능력 및 사회역할 수행능력은 유지되어 있는 상태
b) 임상적 의의: 매년 치매로 진행할 확률이 10~15%(정상인에서는 1~2%)
c) 치료: 아직 치매로 진행하는 것을 막는 약은 증명된 것이 없음

3) 혈관치매

알츠하이머병과 구분이 쉽지 않은 경우가 많으며 때로는 두 가지가 혼재되어 있는 경우도 있다.

a) 혈관치매를 더 시사하는 소견
- 혈관성 위험인자
- 뇌경색 병력
- 계단식 진행
- 국소 신경학적 징후
- 가성 구마비(Pseudobulbar palsy)
- MRI나 CT에서 뚜렷한 다발성 경색

b) 예방: 뇌졸중의 예방과 동일
c) 치료: 항콜린에스테라제가 일부 혈관성 치매 환자에서도 효과가 있을 수 있다.

4) 레비소체치매

a) 증상: 변동이 심한 인지기능 장애와, 환시, 파킨슨 증상을 특징으로 한다.

파킨슨병치매와 감별하기 위해서는 파킨슨 증상 발병시기를 기준으로 치매가 1년 이내에 나타났을 경우 레비소체치매로, 1년 이후에 나타나면 파킨슨병치매로 본다. 또한 렘수면행동장애가 동반될 수 있으며, 신경이완제에 강한 민감도를 보인다.

b) SPECT/PET: 기저핵의 도파민운반체 흡수감소, 후두엽 활성 감소

c) 치료

- 치매 증상: 항콜린에스테라제에 잘 반응한다.
- 파킨슨 증상: 파킨슨병에 비해 도파민 제제에 대한 효과는 떨어진다.
- 환시, 섬망: 비전형 항정신약제를 우선 선택한다(clozapine, olanzapine, risperidone).

5) 전두측두엽치매(Frontotemporal dementia)

a) 분류

- 행동변이형 전두측두엽치매(behavioral-variant frontotemporal dementia): 무감동(apathy), 탈억제(disinhibition), 반복운동행동, 과잉구강행동(hyperorality) 등이 동반
- 의미치매(semantic dementia): 말을 유창하게는 하나 의미를 점차 잊어버려 초기에는 이름대기 장애를 보이며 점차 이해력에도 장애를 보인다.
- 진행비유창실어증(progressive nonfluent aphasia): 이해력은 유지되나 유창성이 떨어지고 언어실행증(speech apraxia), 음소착어증(phonemic paraphasia) 등이 나타난다.

b) 치료

- 행동장애 조절을 위해 선택적세로토닌재흡수억제제, 세로토닌노르에피네프린 재흡수억제제를 사용할 수 있다.
- 병의 진행을 막는 치료제는 없으며 항콜린에스테라제에 반응하지 않는다.

6) 피질기저핵변성(Corticobasal degeneration)

진행성 치매와 함께 뚜렷한 편측화 징후가 특징인 질환이다. 무시 증후군이나 구성 실행증이 나타날 수 있으며 외계인 손 증후군(alien hand syndrome)이나 근긴장자세도 자주 나타난다. 뚜렷한 치료법은 없다.

7) 헌팅턴병(Huntington disease)

헌팅턴병은 인지기능의 저하가 정신병적 증상과 무도증(chorea)과 함께 서서히 발생한다. 치매, 인격 변화, 감정 장애는 무도증보다 선행하여 나타날 수 있다. 상염색체 우성 양식으로 유전되며 4번 염색체의 단완의 문제점으로 발생한다. CAG 트

리뉴클레오티드(trinucleotide) 반복이 과잉되어 질환으로 연결되며, 늘어난 숫자는 발병시기와 관련이 있다. 가족력이 대개 있으나 철저히 조사해 보아야 한다. 유전자 검사 및 상담이 가능하다. 유전자 검사는 환자와 가족에 대한 정신적 지지가 전문적으로 동반되어야 한다.

6. 가역성 치매

퇴행성 질환에 의한 치매들과는 달리 기저 원인/질환이 있는 경우에는 이를 교정해 줌으로써 인지기능의 개선을 기대할 수 있기 때문에 이에 대한 감별이 중요하다.

1) 정상압수두증(Normal pressure hydrocephalus, NPH)

a) 인지기능장애가 6개월에서 12개월에 걸쳐 발생하였으며 보행장애와 요실금이 동반되면 이 질환을 고려해야 한다.
b) 병태생리학은 잘 알려져 있지 않으나 뇌척수액의 흡수가 잘 되지 않아 수두증이 발생할 것으로 생각된다.
c) 지주막하 출혈, 뇌수막염, 두부 외상 등이 발생한 후에도 나타날 수 있다.
d) 특정 검사법은 없으나 피질 위축은 없이 뇌실 확장만 있는 경우 이 질환을 강력히 시사한다.
e) 요추 천자(lumbar puncture)나 뇌척수액 제거 후 보행이 호전되면 진단에 도움이 된다. 근본적인 치료는 션트 수술이며 뇌실복강션트나 뇌실심방션트를 시행할 수 있다.

2) 종양

a) 치매로 나타나는 종양은 대개 전두엽에 위치하므로 전두엽 반사가 나타날 수 있고 작업을 수행하는 속도가 느려지며 후각이 떨어질 수도 있다. 다른 영역에 발생한 종양은 대개 국소 징후를 보인다.
b) 3번 혹은 4번 뇌실을 막은 종양은 수두증과 이에 따른 치매를 유발한다. 간헐적 증상 악화가 흔하며, 이는 뇌척수액 경로가 일시적으로 막히면서 발생한다.

3) 만성경막하혈종

때로는 작은 외상 후에도 경막하혈종이 서서히 커지면서 치매로 진행하기도 한다. 두통, 변동이 심한 증상, 보행 장애, 상대적으로 짧은 경과 등이 이 질환을 시사한다.

4) 비타민 B_{12} 결핍(Vitamin B_{12} deficiency)

a) 혈액학적 변화: 경계선상 정도의 비타민 B_{12}가 특징적이며 호모시스테인(homocysteine)과 메틸말론산(methylmalonic acid)이 증가되어 있다. 악성빈혈(pernicious anemia)이 있는 경우 항내인자(intrinsic factor antibody) 및 벽측세포 항체(antiparietal cell antibody)가 대개 양성이다.

b) 동반된 이상 감각과 척수의 후각/측각(posterior/ lateral column) 징후가 나타나는지 살펴보아야 한다(Subacute combined degeneration).

5) 대사질환

간, 신장, 그 외 내분비 질환에 의한 치매의 경우 또렷한 지각증추가 없다. 나이가 젊으면서 간질환과 치매 혹은 우울증이 있는 경우 윌슨병을 의심해 보아야 한다. 그 외 갑상선 기능저하증, 저혈당, 쿠싱병 등을 고려해야 한다.

6) 감염성 질환

a) 결핵, 진균성 혹은 암성 수막염이 의심되는 경우 뇌척수액 검사를 고려해야 한다.

b) 후천성면역결핍증(AIDS)의 경우 행동변화와 치매가 동반된 뇌병증이 발생할 수 있다(HIV 연관 뇌병증).

c) 매독 검사는 다음과 같은 경우를 제외하고는 관례적으로 실시하지는 않는다.
- AIDS와 같은 고위험군
- 매독 증상이나 증후가 있음
- 매독이 흔한 지역에서 살고 있음

7) 약물과 독성 물질

노인에서 수면제, 항불안제, 술은 인지기능장애를 유발할 수 있다.

20

8) 우울증

노인에서 우울증은 치매와 같이 나타날 수 있으며 이는 가성치매(pseudodementia)라 불린다. 다음과 같은 증상이 나타날 경우 가능성이 높다.

a) 정신과적 병력

b) 증상이 비교적 짧게 지속됨

c) 식욕부진, 체중감소, 수면양상 변화, 집중력 저하, 무기력 등의 증상(Vegetative symptoms)

Reference and Reading materials

1. Ropper AH, Brown RH. Adams and Victor's Principles of Neurology. 11th ed. New York: McGraw-Hill, 2019.
2. 대한신경과학회. 신경학. 3판. 군자출판사, 2017.
3. Alexander R-G. Weiner and Levitt's Neurology. 8th ed. Philadelphia: Lippincott Williams & Wilkins, 2008; 38-44, 132-143.
4. Marshall Mayre, On Call Neurology, 3rd ed. Saunders, 2007; 401-415.
5. 대한치매학회. 치매 임상적 접근. 2nd ed. 아카데미아.

Case discussion

3년 전부터 발생한 기억력 저하를 주소로 내원한 75세 남자

Q1. History taking

이전 특이 병력 없던 75세 남자 환자로 약 3년 전부터 발생한 기억력 저하를 주소로 내원하였다. 학력은 중학교 졸업으로 현재 식당을 운영하고 있으며 일을 하거나 사회생활을 하는 데에는 큰 문제는 없으나 기억력이 서서히 저하되었다. 금방 들었던 말도 잊어버리고 했던 말을 반복하는 모습을 자주 보였다.

Q2. Neurologic examinations

신경학적 검진에서 특이사항은 없었으며 신경심리검사를 시행한 결과 기억력 부분에서 기능이 크게 감소해 있었고, 그 외 주의력이나 시공간력, 이름대기 등은 정상이었으며 전두엽 기능도 보존되어 있었다.

Q3. Lab findings

Routine blood lab과 호르몬 수치, Vitamine B_{12} 수치 등도 모두 정상이었다.
Brain imaging (MRI)에서도 특별한 brain parenchymal lesion은 관찰되지 않았다.

Q4. Diagnosis and Follow-up

이에 주관적 인지장애와 객관적 인지장애도 있으나 일상생활능력은 보존되어 있어 mild cognitive impairment로 진단하여 경과 관찰하던 중 2년 후 증상이 점차 악화되는 양상을 보였다. 기억력이 더욱 저하되어 식당 경영도 더 할 수 없게 되는 등 일상생활능력 장애도 보이게 되었고, 신경심리 검사를 재실시한 결과 기억장애가 더 심해져 있었고 전두엽 기능장애도 동반되었다. 이에 Alzheimer's disease early stage로 진단하였다.

20

※ 과거 많이 시행해오던 K-MMSE (Korean Vision of Mini-Mental State Exam)는 판권의 문제가 있어 최근에는 MoCA-K (Montral Cognitive Assessment test-Korean version)을 사용한다. MoCA-K는 기억력 뿐만 아니라 전두엽 기능인 집행기능을 평가하는데 우수하다.

한국판 몬트리올 인지평가 (K-MOCA)

이 름:
교육수준: 생년월일:
성 별: 실시일:

시공간 / 집행기능

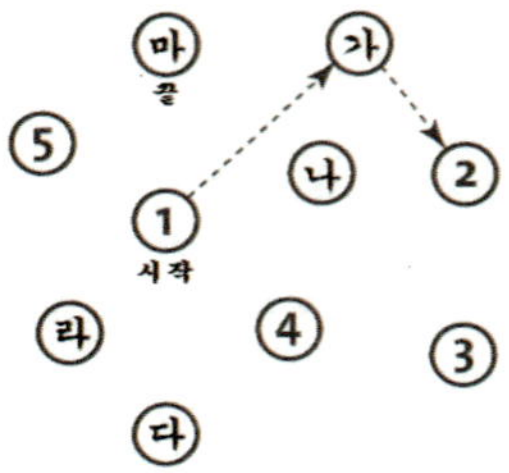

[ ]

육면체 그리기

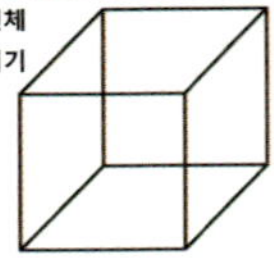

[ ]

시계 그리기 (열한시 십분) (3점)

[ ] 윤곽 [ ] 숫자 [ ] 바늘

점수 ___/5

이름대기

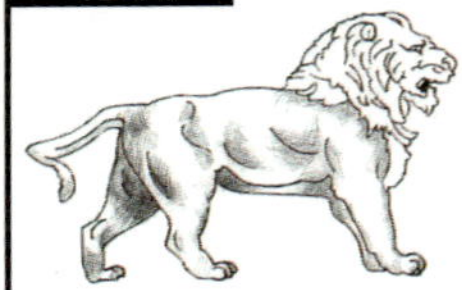

[ ]

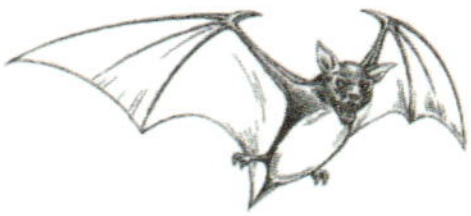

[ ]

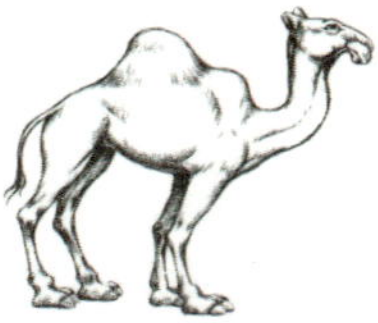

[ ]

___/3

기억력 5개 단어를 모두 들은 후 즉각회상 실시. 1차 시행을 성공하였더라도 2회 모두 실시함. 5분 후에 지연회상 실시.		얼 굴	비 단	학 교	피 리	노 랑	점수 없음
	1차 시행						
	2차 시행						

주의력 1초에 1개씩 숫자를 읽어 줌.

순서대로 따라 외우기 [ ] 2 1 8 5 4
거꾸로 따라 외우기 [ ] 7 4 2 ___/2

쓰인 순서대로 요일을 불러 줌. 피검자는 "월"에만 손뼉을 쳐야 함. 2개 이상의 오류는 0점

[ ] 토 화 월 수 일 화 월 월 목 금 토 화 월 토 월 금 목 금 월 월 월 목 월 일 화 토 월 월 화 ___/1

100에서 7씩 빼기 [ ] 93 [ ] 86 [ ] 79 [ ] 72 [ ] 65

*정답이 4 또는 5개: **3점**, 2 또는 3개: **2점**, 1개: **1점**, 0개: **0점** ___/3

언 어 따라 말하기: 칼날같이 날카로운 바위. [ ] 스물 일곱 개의 찬 맥주병이 냉장고에 있다. [ ] ___/2

유창성 / "ㄱ"으로 시작되는 단어를 1분 동안 최대한 많이 말씀해 주세요. [ ] ______ (N ≥ 6개 단어) ___/1

추상력 공통성 (예) 사과 – 복숭아 = 과일 [ ] 기차 – 비행기 [ ] 시계 – 저울 ___/2

지연회상	회상 단어	얼 굴	비 단	학 교	피 리	노 랑	단서 없이 회상한 단어에만 점수를 줌.	___/5
	단서 없음	[ ]	[ ]	[ ]	[ ]	[ ]		
선택 사항	범주 단서							
	선다형 단서							

지남력 [ ] 일 [ ] 월 [ ] 년 [ ] 요일 [ ] 장소 [ ] 도시 이름 ___/6

 규 준: 강연욱 등(2009) 참조

검 사 자: ____________________

총 점 _____ / 30

그림 20-1. MoCA–K (Montral Cognitive Assessment test, Korean version)

21

종양과 신경계

(Neuro-oncology)

장윤혁

종양신경학은 비교적 최근 들어 연구된 분야로 진단과 치료가 활발하게 진행되고 있는 분야다. 이전에는 신경계 자체에 발생하는 종양, 또는 전이된 종양이 신경계에 미치는 영향이 주된 관심사였다면 2008년 Joseph Dalmau에 의해 NMDAR 뇌염(NMDAR encephalitis)이 기형종으로부터 기원할 수 있다는 것이 알려진 이후 수많은 자가면역 뇌염의 존재가 밝혀졌다.

본 장에서는 자가면역 뇌염에 대해 개괄적으로 살펴보고 면역치료에 대해 알아보고자 한다.

1. 자가면역 뇌염

1) 종양과의 연관성

자가면역 뇌염은 종양과 연관성이 있을 수 있다. 약 절반 정도의 자가면역 뇌염에서 종양이 발견되며, 이러한 경우 뇌염은 부종양성 증후군(paraneoplastic syndrome)에 의해 발생했을 가능성이 있다. 하지만 종양 자체는 뇌염과 관계없는 단순한 우연종(incidental tumor)일 수 있으므로 그 연관성을 따져보아야 한다.

자가면역뇌염 중 가장 환자 수가 많은 NMDAR 뇌염의 경우 약 40~60%의 환자에게서 난소 기형종(ovarian teratoma)이 발견된다. 두 번째로 흔한 LGI1 수용체 뇌염에서는 5% 미만의 환자에서 흉선종(thymoma)이 발견되며 그 외에 소세포폐암은 GABA-B 뇌염 환자의 70%에서 발견된다. 또한 AMPA 뇌염 역시 70%의 환자에서 폐암과 흉선종이 확인되었다. 따라서 자가면역뇌염이 진단된 환자에게서 종양 스크리닝은 필수이다.

2) 자가면역뇌염의 원인

자가면역뇌염은 신경세포 표면의 수용체에 자가면역성이 생기는 것이다. 신경세포 표면 수용체를 면역세포가 항원으로 인식하기 위해서는 타깃 물질의 말초순환계 첫 노출이 필요하다. 초기에 노출되는 항원의 기원은 종양에 의해서일 수 있고 혹은 바이러스로부터 파괴된 신경세포의 흔적일 수 있다. 그러나 약 절반가량은 그 기원이 정확히 알려져 있지 않다. 종양에 의해 기원하는 경우 대표적으로 기형종으로부터 유래된 항 NMDA 수용체 항체가 있다.

난소 기형종이 신경세포의 NMDA 수용체를 타깃으로 항원이 발생하고, 항원은 혈액순환을 통해 뇌척수액으로 들어와 뇌신경세포 표면의 NMDA 수용체를 공격한다. 일부 memory B 세포는 직접 BBB를 통과하여 뇌로 들어와 항체를 생산하는 것으로 알려져 있다. 이렇게 항원에 부착된 항체는 수용체를 세포질 내로 내재화(internalization)시켜 표면에서 수를 줄여버리거나(항 NMDA 수용체 뇌염), 다른 protein

과의 결합을 막아 기능을 상실시키거나(LGI1 항체 뇌염), 수용체에 ligand가 붙는 것을 막아(GABA-B 뇌염) 신경활동을 교란한다.

3) 자가면역뇌염의 종류와 임상증상(표 21-1)

자가면역뇌염은 전체 뇌염 중 감염성 뇌염, 급성 파종성 뇌척수염에 이어 세 번째로 흔한 원인이며, 그중 항 NMDA 수용체 뇌염은 젊은 환자에서는 감염성 뇌염보다 환자수가 많다. 자가면역뇌염의 초기증상으로 발열, 두통, 어지럼증, 불면증, 상기도감염이 나타날 수 있다. 3일 이상의 발열이 있을 경우 바이러스 감염을 반드시 의심해야 한다. 그러나 바이러스 감염 이후 파괴된 뇌세포로부터 발생하는 자가면역뇌염이 있으므로 두 원인을 모두 고려해야 한다.

자가면역뇌염은 급성 악화되는 소견을 보이며 항뇌전증제에 잘 반응하지 않는 난치성 발작을 일으킨다. 가장 환자 수가 많은 NMDAR 뇌염은 가임기의 젊은 여성 환자(20~40대)에서 많이 발생한다는 것이 특징이며 이상운동, 정신병적 증상, 심한 변비 및 자율신경계이상 등이 나타난다. 두 번째로 환자 수가 많은 LGI1 항체 뇌염은 비교적 나이대가 높은 환자들에게서 발생하며 얼굴과 팔에 이상운동과 같은 발작성 움직임을 보이는 안면상완근긴장발작(faciobrachial dystonic seizure, FBDS)이 특징이다. 또한, 횡설수설과 함께 기억력 저하, 정신과적인 증상을 보이므로 고령의 환자에서는 치매의 초기증상인 치매의 행동심리증상(behavioral and psychological symptoms of dementia, BPSD)으로 오인될 수 있어 주의를 요한다. 저나트륨혈증도 함께 동반된다.

2. 진단방법 및 감별진단(그림 21-1)

첫 번째로 감염 등 다른 원인을 배제하는 것이 가장 중요하며, 두 번째로는 자가항체의 유무와 종류를 밝히는 것이 핵심이다. 약 40~50%의 뇌염 환자에서는 자가항체가 확인되지 않는다. 원인미상의 뇌염에서는 다른 원인을 배제하기 위한 철저한 검사 이후 임상의사의 판단에 따라 경험적 면역치료를 시작해 볼 수 있다.

- **뇌척수액검사**: 자가면역뇌염은 일반적으로 백혈구와 단백질이 상승되어 있는 비정상적인 결과를 보인다. 하지만 정상적인 결과를 보이는 경우도 흔하므로 주의를 요한다. 단백질은 급성기에서 현재 얼마나 활발히 염증이 진행하고 있는지를 반영하고 만성기에는 남아있는 염증정도를 뜻한다.
- **뇌영상검사**: MRI는 자가면역뇌염의 종류에 따라 다양한 양상을 보인다. 환자의 증상은 심하지만 MRI는 비교적 경미하거나 심지어 정상인 경우가 흔하다. 일부 뇌염에서는 hippocampus나 다른 뇌 부위에 T2 고신호강도를 보일 수 있다.

- **EEG**: 자가면역뇌염을 의미하는 특징적인 뇌파 소견은 존재하지 않는다. 예외적으로 NMDAR 뇌염에서 extreme delta brush가 약 30%의 환자에서 나타난다. LGI1 항체 뇌염의 특징적인 FBDS은 뇌파로 진단할 수 없고 오로지 현상학적으로 진단이 가능하다.
- **자가항체검사**: 자가면역뇌염의 확진을 위한 검사이다. 자가항체 검사는 혈청과 뇌척수액 모두를 통해 이루어지며 NMDAR 뇌염은 뇌척수액의 항체역가와 질병의 중증도가 비례한 것으로 알려져 있다.

표 21-1. 자가면역뇌염의 임상특징

항체종류	나이대(median age)와 성비	임상증상	MRI 영상소견 (환자 %)	종양 발견 빈도 (환자 %)
NMDAR	Young (20), female (1:4)	Seizure, dyskinesia, behavioral changes, psychiatric symptoms	정상소견 (>70%)	Ovarian teratoma (40~60%)
LGI1	Elderly (64yr), male (2:1)	Confusion, memory loss, faciobrachial dystonic seizure, hyponatremia	Hippocampus 신호증가(83%)	Thymoma (rare, <5%)
AMPAR	Elderly (56yr), female (1:2.3)	Confusion, memory loss	Hippocampus 신호증가(67%)	SCLC, thymoma (70%)
GABABR	Elderly (61yr), male (1.5:1)	Confusion, memory loss, seizures	Hippocampus 신호증가(45%)	SCLC (70%)

3. 면역치료

면역치료란 비정상적으로 상승되어 있는 환자의 면역반응을 억누르는 역할을 하는 치료를 뜻한다. 과거에는 면역계의 전반을 비특이적으로 완화시키는 스테로이드, 혈장교환술, 면역글로불린(IVIg)을 사용해 왔다면 최근에는 점점 더 특정 면역세포, 또는 사이토카인을 타깃하는 면역치료로 세분화되고 있다. 하지만 면역치료는 동전의 양면과 같아 면역반응이 완화될 경우 필연적으로 감염의 위험이 커질 수밖에 없음을 인지해야 한다. 따라서 자가면역뇌염의 안전한 치료를 위해서는 감염성 뇌염 및 다른 원인에 대한 정확한 배제가 필요하다.

4. 면역치료의 원칙과 예후

면역치료는 자가면역뇌염 치료를 위해 필수적이다. 자가면역뇌염에서 발생하는 난치성 발작은 항뇌전증제만으로 치료될 수 없다. 약 40~50%의 환자에서 항체가 발견되지 않기 때문에 다른 원인이 배제가 되었다면 임상의의 판단에 따라 경험적 면역치료를 시행해야 한다. 현재까지 연구 결과에 따르면 면역치료를 빠르게 시작할수록 환자의 회복속도는 빠르고 예후는 더 좋다. NMDAR 뇌염은 자가항체가 사라질 경우 내재화(internalization)되었던 표면의 수용체가 다시 생성되어 환자는 후유증 없이 회복될 수 있으나 치료가 늦어질 경우 증상이 더 심하고 유병기간 역시 늘어난다. 반면 LGI1 뇌염은 뇌세포를 비가역적으로 파괴하므로 치료가 늦어질 시 인지장애 등의 후유증이 남을 수 있다. 따라서 모든 뇌염 환자에서는 자가면역뇌염이 의심될 시 빠른 경험적 면역치료를 고려해야만 한다.

5. 면역치료의 종류(표 21-2)

일반적으로 고용량 스테로이드와 면역글로불린(IVIg)을 첫 치료로 시행한다. 혈장교환술 역시 효과가 있다고 알려져 있으나 자가면역뇌염의 증상인 발작과 심한 이상운동으로 인해 카테터 관련 문제가 생길 수 있어 임상에서는 실제로 잘 사용하지 않는다. 약 절반 이상의 환자는 첫 치료에 반응을 하지 않는다. 리툭시맙(rituximab)은 첫 치료 불응성 환자들에게 투여되는 치료제로서 효과가 널리 인정되고 있다. 리툭시맙 치료에도 불응인 환자들을 위해 토실리주맙(tocilizumab), 보르테조밉(bortezomib), 아나킨라(anakinra) 등 다양한 기전의 면역치료가 시도되고 있다.

표 21-2. 자가면역뇌염의 치료법

치료법	치료기전	주요 부작용	용법
고용량 스테로이드	림프구 억제 및 염증작용 유전자 발현 방해	전신감염, 불면증, 고혈당, 쿠싱 증후군, 위궤양, 골다공증, 무혈관성 괴사	메틸프레드니손 1 g을 IV로 3~5일간 매일 주입. 이후 필요시 경구용 스테로이드를 처방
면역글로불린	neonatal Fc 수용체를 막아 체내의 자가항체 반감기를 감소시킴	간기능 악화 약물 과민반응	400 mg/kg을 5일간 매일 IV로 주입
혈장교환술	혈장의 자가항체 및 염증물질 여과	카테터 관련 문제들	1~1.5배 혈장부피교환을 48시간 간격을 두고 5~7번 수행

21

리툭시맙 (Rituximab)	CD20 선택적 타깃을 통한 B세포 제거	전신감염(바이러스성), 만성감염 재발(HBV, HCV) 간기능 악화	375 mg/m²을 4주간 매주 IV 주입
토실리주맙 (Tocilizumab)	림프구의 IL-6 수용체를 막음	전신감염(세균성) 중성구 감소, 혈소판 감소 고지혈증, 간기능 악화	첫용량은 4 mg/kg로, 이후 8 mg/kg로 증량하여 매달 주입. 임상상태의 회복여부에 따라 추가치료 여부 결정

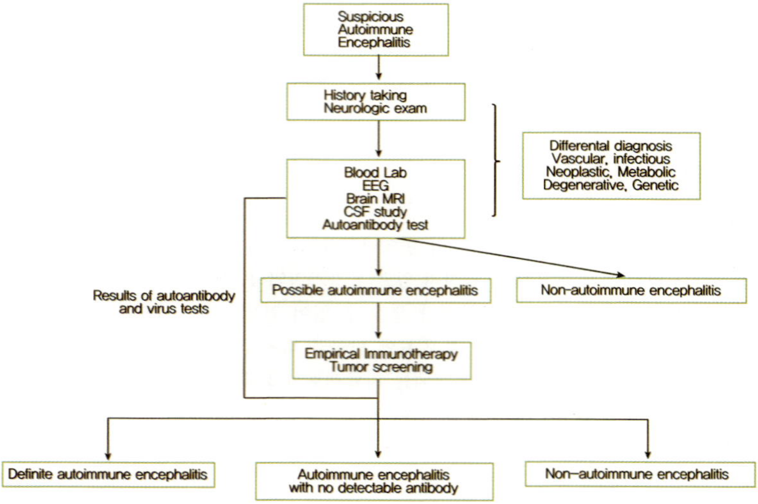

그림 21-1. 자가면역뇌염의 진단과정

자가면역뇌염으로 의심되는 환자가 있다면 면밀한 병력조사와 신경학 검진을 시행한다. 혈액검사, EEG, 뇌영상검사, 뇌척수액검사 및 자가항체검사를 통해 다른 원인을 배제한다. 다른 원인으로는 혈관성, 감염성, 종양성, 대사성, 퇴행성 및 유전적 질환을 감별해야 한다. 자가항체 검사결과를 기다리는 동안(약 3~5일 정도 소요) 자가면역뇌염이 의심된다면 종양 스크리닝을 시행하고, 경험적 면역치료를 시도해볼 수 있다.

Reference and Reading materials

1. Jang Y, Kim D, Yang K et al. Clinical Approach to autoimmune Epilepsy. J Clin Neurol. 2020;16(4).
2. Dalmau J, Graus F. Antibody-Mediated Encephalitis. N Engl J Med. 2018;378(9):840 – 851.

22

알코올과 관련된 신경계질환

(Neurology of Alcoholism)

김진아

알코올은 매우 경미한 증상부터 사망에 이르는 심각한 상태까지 매우 많은 신경과 질환의 원인이 된다(신경과 환자를 대할 때 음주력과 영양섭취력에 대해서 꼼꼼하게 정보를 얻는 습관을 가져야 한다). 알코올이 질환을 일으키는 기전으로는 알코올의 직접적인 독성에 의해 증상이 나타날 수 있고, 알코올에 만성적으로 노출되어 있던 경우 금단 증상이 생길 수 있다. 또한 만성적으로 술을 많이 마시던 사람은 여러 영양결핍으로 신경학적 이상을 보일 수 있으며, 아직까지 정확한 기전을 알 수 없는 질환도 있다. 본 장에서는 알코올과 관련된 대표적인 신경계 질환 각각에 대해 간략히 알아보고자 한다.

1. 급성알코올 중독

알코올은 중추신경계 억제제로, 모든 중추신경계를 억제하나 그중 특히 망상체와 대뇌피질이 예민하게 반응하여 의식 저하와 인지 저하를 동시에 유발한다. 중추 신경계에 대한 독성은 혈중 알코올 농도와 비례하며 혈중 알코올 농도에 따른 임상증상은 표 22-1을 참고하자.

표 22-1. 혈중 알코올 농도와 뇌기능

혈중 알코올 농도(%)	증상
0.02~0.03	경미한 진정, 정상행동
0.03~0.05	이상유쾌감, 억제 및 자기조절의 감소
0.06~0.1	흥분, 기억장애, 협동운동이상
0.2~0.3	혼동, 실조, 감정폭발
0.4~0.5	혼미, 실금, 기립불능
0.5	호흡마비

a) 혈중 알코올 농도를 측정하는 것은 호흡마비의 가능성 예측, 법적인 문제에서 중요한 의미를 가진다. 다만 만성 알코올 중독 환자의 경우 혈중 알코올 농도와 임상 증상이 반드시 일치하지 않을 수는 있다. 혈중 알코올 농도가 0.5% 이상인 경우 호흡마비 및 사망에 이를 수 있기 때문에 주의하여야 한다.
b) 급성 알코올 중독 환자의 경우 두부 외상, 저혈당, 저산소증, 기타 약물 중독이 동반 되었을 가능성을 항상 고려해야 한다. 동맥혈 측정을 통해 호흡부전 가능성이 높을 경우 기계호흡을 고려한다.
c) 경도, 중등도의 알코올 중독은 특별한 치료가 필요하지 않으며 필요시 수액을 공급해준다.

d) 중증의 알코올 중독은 응급 치료가 필요한 경우가 많으며 기도 확보 및 호흡 유지, 순환 유지가 중요하다. 알코올은 위장관계에서 흡수가 매우 빨라 위세척 및 활성탄 투여는 효과가 미미하다.

e) 티아민은 탄수화물대사에 보조인자로 작용한다. 따라서 저혈당 치료를 위해 50% 포도당을 정맥 투여할 때 베르니케뇌병증이 나타날 수 있으므로 포도당을 투여하기 전에 반드시 티아민 100 mg을 먼저 정맥 투여하여 베르니케뇌병증을 예방하도록 한다.

2. 알코올 금단 증후군(Alcohol withdrawal syndrome)

알코올이 중추신경계 억제제이기 때문에 혈중 알코올 농도가 지속적으로 높을 때에는 교감신경계를 포함한 신경계가 이를 보상하기 위하여 과다 흥분된다. 이 상태에서 갑자기 알코올 농도가 감소하면 신경억제효과는 감소하지만, 신경계가 과다 흥분상태를 조절하지 못하여 알코올 금단 증상이 생긴다고 알려져 있다. 알코올 금단 증후군에는 가벼운 떨림부터 치명적인 떨림섬망에 이르기까지 다양한 스펙트럼을 보인다. 이와 유사한 금단 증상은 다른 중추신경계 억제제(예: barbiturate, diazepam)를 중단한 후에도 발생할 수 있다.

1) 떨림(tremor)

a) 알코올 금단의 첫 징후 중 하나임

b) 금주 후 약 8시간 후 발생하여 24시간 후에 정점에 도달하며 정상으로 돌아오는 데까지는 7~10일 정도 소요 가능함

c) 초조, 불규칙적인 양손 떨림을 자주 보임

d) 교감신경계 과다흥분의 징후 – 빈맥, 발한 증가 등

2) 알코올환각증(alcoholic hallucinosis)

a) 금주 후 12~24시간에 흔히 발생한다.

b) 주로 환시가 발생하나 환청도 있을 수 있다.

c) 환각을 느끼나 감각 자체에는 이상이 없다.

d) 떨림섬망과의 차이점은 나타나는 시간이 빠르고, 환각증상 외에 혼동은 없다.

3) 알코올 금단발작(alcoholic withdrawal seizure)

a) 알코올 섭취 중단 후 12~48시간 사이에 나타난다(96시간 이후에는 드묾).

b) 전신적인 발작이지만 뇌전증 환자에서 발생하는 경련과는 다르다. 25%에서는 국소발작을 보일 수도 있다.
c) 주로 만성 알코올 중독자에서 흔하지만 직장생활 등으로 인해 평소에 비교적 많은 양의 음주를 꾸준히 하고 있던 사람의 경우에도 수술 등 다른 이유로 병원에 입원해서 일시적으로 금주 상태가 되는 경우 발생할 수 있다. 따라서 의사들이 병원에서 항상 염두에 두어야 하는 질환이다.
d) 2~3번 정도 반복적으로 발생하고 멈추는 경향이 있으며 환자들은 보통 떨림이 동반되고 초조해 한다.
e) 발작사이뇌파(interictal EEG)는 보통 정상이며 전형적인 병력을 갖고 있다면 별다른 추가 검사나 항경련제 투여는 필요하지 않다.
f) 대개 알코올 금단에 대한 일반적인 치료로도 충분하나 단기간의 재발을 막기 위해 로라제팜(lorazepam)을 투여할 수도 있다.
g) 뇌전증지속상태(status epilepticus)는 2% 정도로 드물게 발생할 수 있으며 이때는 다른 원인의 뇌전증지속상태와 같은 방법으로 치료한다.
h) 일부 환자들의 경우에는 경막하 출혈, 두부외상 등 다른 원인에 의한 발작을 하는 경우도 있을 수 있기 때문에 알코올 금단발작이라고 섣불리 단정지어서는 안 되고 신경학적 진찰에서 이상소견을 보이거나 병력이 전형적이지 않다면 영상학적 검사를 고려해야 한다.
i) 나중에 떨림섬망(delirium tremens)으로 이행할 가능성이 높다.

4) 떨림섬망(delirium tremens, DTS)

a) 금주 후 약 48~72시간 후에 발생하며 보통은 알코올 금단발작이 선행한다. 상대적으로 드문 증상이지만 치명적일 수 있다. 떨림섬망의 증상이 생긴 후에 발작이 발생하면 알코올 금단발작보다는 다른 기질적 원인을 고려하여야 한다.
b) 혼동, 떨림, 환각, 현저한 자율신경계 과다활동(빈맥, 다한증, 발열, 동공확대)을 보인다. 적절히 치료되지 않는다면 심혈관계 허탈, 외상 가능성 증가, 전해질 불균형, 감염 발생 등의 원인으로 인해 사망할 수 있다.
c) 주 치료는 보존적 치료이다. 충분한 음식과 비타민 섭취는 알코올 금단 경과 자체에 영향을 미치지는 못하지만 다른 합병증 발생을 막으므로 필수적이다. 비타민 결핍 증상이 없어도 티아민 100 mg은 투여하도록 한다.
d) 수분과 전해질 균형에 유의해야 하며(하루 수 리터의 생리식염수 공급이 필요) 저혈당도 교정한다. 다른 기저질환(경막하출혈, 폐렴, 뇌수막염 등)이 있는 경우가 드물지 않으며 이런 경우 예후가 더 안 좋기 때문에 기저질환 가능성에 대해 철저히 검사해야 한다.

e) 정신운동초조(psychomotor agitation) 증상을 조절하는데 벤조디아제핀 계통의 약물인 디아제팜(diazepam), 클로르디아제폭사이드(chlordiazepoxide), 로라제팜(lorazepam)을 사용한다. 간경화가 동반되었을 시엔 주의를 요하며 이 때는 상대적으로 반감기가 짧은 로라제팜 혹은 활성 대사산물이 없는 옥사제팜을 선택하도록 한다. 증상이 경미하면 경구 투약하도록 하며, 정맥 투여를 유지하더라도 가능한 빠른 시일 내에 경구 투여로 변경하도록 한다.

f) 증상이 경미할 경우 디아제팜 5~20 mg, 로라제팜 1~4 mg, 클로르디아제폭사이드 25~100 mg을 경구 또는 정맥 투여하다가 점차 줄여나간다.

g) 발작이 동반되거나 증상이 심한 경우 정맥내로 투여한다. 용량은 디아제팜의 경우 10 mg을 정맥내 투여하고, 이후 5~10 mg 용량으로 5~10분마다 반복 투여하여 환자가 안정상태가 될 때까지 총 40 mg을 투여할 수 있다. 이후 필요시 1~4시간마다 정맥내 주사로 5 mg 이상의 유지용량을 투여할 수 있다. 로라제팜은 2~4 mg을 15~20분마다 환자가 안정될 때까지 투여할 수 있으며, 클로르디아제폭사이드는 25~100 mg을 한 시간마다 환자가 안정될 때까지 투여 가능하다. 스테로이드의 유용성에 대해서 알려진 바는 없다. Atenolol 등 베타아드레날린 차단제도 일부 알코올 금단증후군 환자에서 도움을 줄 수 있다.

5) Clinical Institute Withdrawal Assessment from Alcohol-Revised (CIWA-Ar)

알코올 금단 증상은 다양하게 나타날 수 있으며 이에 대한 중증도 평가를 통해 약물 용량을 선택할 수 있다. 10가지 질문으로 구성된 CIWA-Ar scale(표 22-2)을 이용하여 정량화된 점수에 근거하여 약물 처방할 수 있다. 하지만 신경과 전공의들의 대부분은 알코올 금단 증상 환자들을 응급실에서 만나게 되므로 이와 같은 기준이 있다는 것을 참고하여 적절한 약물과 용량을 선택하면 될 것이다.

6) 예방

이전에 알코올 금단발작, 떨림섬망 병력이 있었거나 알코올 금단증상이 진행할 것으로 보이는 환자에 대해서는 예방적으로 벤조디아제핀을 처방할 수 있다. 경구 클로르디아제폭사이드를 첫 날에는 25~100 mg을 여섯 시간 간격으로 처방하고, 이후 이틀 간 25~50 mg을 여섯 시간 간격으로 처방한다. 이후 증상이 없으면 용량과 횟수를 줄여나가고, 금단 증상이 발생하면 CIWA-Ar scale을 참고하여 약물 증량을 고려한다.

3. 비타민 결핍 증후군과 알코올 중독

알코올 금단 증상 외에도 알코올 중독 환자에서 다양한 비타민 결핍 증후군이 나타날 수 있다. 이 증상들은 알코올 섭취를 하지 않지만 식이가 매우 불량한 사람이나 암 투병 중인 악액질(cachexia)이 심한 사람에서도 나타날 수 있다.

1) 베르니케뇌병증(Wernicke encephalopathy)

a) 베르니케뇌병증은 시상과 뇌줄기의 변화와 관련된 물질인 티아민(thiamine)의 부족으로 생기는 중요한 결핍 질환이다. 다음과 같은 전형적 세 가지 징후(triad)를 보인다.
   - 눈돌림이상: 수평이나 수직주시에서 눈떨림, 6번 뇌신경 마비(보통 양측성), 동향주시(conjugate gaze) 마비를 확인해야 한다. 심한 경우 완전한 눈근육마비가 있을 수도 있다. 동공빛반사(pupillary light reflex)는 약해질 수 있으나 완전히 소실되지는 않고 눈꺼풀처짐은 드물다.
   - 보행장애: 보행 시 실조 여부에 대해 확인한다(넓은 보폭, 자주 넘어짐, 걷거나 서 있기 힘듦). 주로 몸통실조(truncal ataxia)로 나타나고, 사지의 실조(finger-to-nose test로 확인가능)는 상대적으로 심하지 않다.
   - 정신증상: 환자들은 보통 조용하고 무감동, 무관심을 보이며 혼동 상태이다. 코르사코프정신병(Korsakoff psychosis)은 베르니케뇌병증의 정신증상의 연장선에 있으며 베르니케뇌병증 상태에서 치료받지 않고 진행하면 말기에 나타난다. 주된 증상은 작화증(confabulation)과 동반된 기억력 저하이다.

b) 베르니케뇌병증은 실제보다 적게 진단되는 경향이 있으며 전형적인 세 가지 징후를 모두 나타내지 않을 수 있다는 것에 유의해야 한다. 또 세 가지 징후 외에도 심장기능 이상을 포함한 자율신경계 이상과 심전도 이상 소견도 보일 수 있다. 따라서 정신 혼동 상태를 보이는 모든 유형의 영양 결핍 환자에서 베르니케뇌병증 가능성을 고려해야 한다.

c) MRI에서 급성기에는 시상의 뇌실주위와 뇌줄기의 수도관주위, 소뇌의 위벌레(superior vermis)에 T2-강조영상에서 고신호 강도가 보이고, 만성기에는 고신호강도가 없어지고 주로 유두체 위축이 관찰된다.

d) 치료는 가능한 일찍 적극적으로 한다. 주된 치료는 눈돌림 장애를 호전시키고 코르사코프정신병으로의 이행을 막기 위해 티아민을 투여하는 것이다(100 mg을 100 mL의 생리식염수 혹은 5% 포도당식염수에 희석하여 30분에 걸쳐 정맥내 투여). 알코올 중독자에서는 위장의 흡수기능이 저하되어 있기 때문에 경구용 치료는 효과가 많이 떨어진다. 정맥 주사 이후에도 환자가 정상적인 식사를 시작할 때까지 매일 50 mg 용량의 근육주사가 필요하다.

e) 안구증상은 티아민 투여 후 수 시간 내에 호전되기 시작하여 대개 1주일 이내에 회복되며, 실조는 수일 내에 회복되나 장애가 남는 경우가 많다. 혼동은 1개월 내에 회복이 되나 대개 기억장애가 남는다.

f) 베르니케뇌병증은 알코올 중독자가 아니더라도 비경구영양법(수술 받은 상태이거나 화상치료 받는 환자 등)을 받고 있는 사람에게서 발생할 수 있다. 또한 신부전, 암 또는 후천면역결핍증후군 등의 질환을 앓고 있는 영양부족 환자에서도 발생할 수 있다.

Clinical Tip

응급실에 Wernicke encephalopathy 증상으로 환자가 내원했을 때 입원 직후부터 수일까지는 알코올 금단 증상들도 보일 수 있어(경련 포함) 이에 대한 지속적인 관찰이 필요하다. 또한 만성 음주자들의 경우 전해질 이상도 동반되는 경우가 많아, 이에 대한 교정도 필수적이다.

2) 코르사코프 증후군(Korsakoff syndrome)

a) 코르사코프 증후군은 베르니케뇌병증의 신경정신증상의 말기 단계에 나타나며 전향적, 후향적 기억장애가 동시에 나타난다. 코르사코프 증후군 환자의 대부분은 베르니케뇌병증에 해당하는 병변을 가지고 있다.

b) 코르사코프 증후군 단계까지 이르면 거의 회복이 어렵기 때문에 이 단계까지 진행하지 않도록 베르니케뇌병증 단계에서 적극적인 조기 치료가 필요하다.

3) 알코올 관련 다발신경병증(Alcohol-related polyneuropathy)

a) 알코올 중독 환자에서 주로 영양 결핍으로 인해 이차적으로 발병하며 알코올 자체의 독성효과와도 일부 관련이 있을 수 있다.

b) 대부분의 환자는 증상이 없으나 발목반사가 소실되고 때로는 무릎반사까지 소실될 수 있다. 증상이 있을 경우 발이 화끈거리고 통증이 있으며 가벼운 원위부 위약감이 있다. 이때 발은 매우 예민해서 침대 커버에 닿는 것과 같은 자극만으로도 통증을 느낄 수 있다. 위약감이 심할 경우 손목처짐(wrist drop)이나 발목처짐(foot drop)까지 보일 수 있다.

c) 다발신경병증과 베르니케 증후군은 때로 한 환자에서 동시에 나타난다.

d) 치료는 식이를 개선하고 철저한 금주를 하며 비타민 보충을 한다.

4) 펠라그라(Pellagra)

a) 나이아신(niacin)이나 그 전구물질인 트립토판(tryptophan)의 섭취결핍으로 인해 발생한다.

b) 피부, 위장관, 신경계 등의 증상을 보이는데 이 주 증상들을 흔히 '3D'로 표현하며 다음과 같다.

– 피부염(Dermatitis): 광자극에 민감한 피부염이 나타날 수 있으며 보통 대칭적이고 햇볕에 탄 전형적인 피부와 유사한 모습이다. 수포가 동반될 수 있으며 최종적으로 피부가 두꺼워지고 색소가 침착된다. 주로 햇볕에 많이 노출되는 부위인 손등, 발, 아래팔, 다리, 얼굴의 양 볼 부위(나비모양으로 침범), 이마, 코끝, 목의 앞 부위 등에서 볼 수 있다.

– 설사(Diarrhea): 위장관 점막 표면의 염증으로 설사가 흔하고 식욕저하가 동반된다. 설사가 지속되면 영양소 흡수 장애로 영양실조 상태를 악화시키게 된다.

– 치매(Dementia): 처음에 피로, 불면증, 무감동 등의 신경계 증상을 보이며 진행할 경우 혼동, 시공간지남력장애 등을 나타내며 치매로 진행한다.

c) 펠라그라의 전형적인 증상과 징후를 보이면서 나이아신 투여에 호전되는 반응을 보일 때 진단할 수 있으며, 혈청 나이아신 수치가 낮은 것을 확인해서 확진할 수 있다.

4. 알코올 중독의 다른 신경계 합병증

1) 소뇌변성(cerebellar degeneration)

여자보다 남자에 더 흔히 발생하며 소뇌반구보다는 중앙부 구조물에 더 영향을 미친다. 그래서 넓은 보폭으로 불안정한 보행을 하게 되며 사지부위의 실조는 드물다. 증상은 보통 수주에서 수개월에 걸쳐 나타나지만 갑작스럽게 발생할 수도 있다. 갑작스럽게 발생하는 경우가 만성적으로 진행하는 경우보다 좀 더 예후가 좋은 편이며 소뇌구조물의 실질적인 손상까지 동반하지는 않는 경우가 많다. 치료는 식이 섭취와 비타민 공급이며 알코올 섭취를 중단하는 것은 기본이다. 티아민 투여 후 증상이 어느 정도 호전되는 것으로 보아 알코올의 독성효과보다는 영양결핍에 의한 변화로 추정된다.

2) 알코올 근육병(alcoholic myopathy)

일부 환자에서는 서서히 발생하는 근위부 위약감을 특징으로 하는 근육병이 발생할 수 있으며 종종 알코올성 심장병과 동반되어 나타난다. 통증과 위약감이 있으면서 creatine phosphokinase 증가와 미오글로빈뇨(myoglobinuria)가 동반되는 급성 형태가 있다. 대증적 치료를 한다.

3) 마르키아파바-비냐미병(Marchiafava-Bignami disease)

주로 알코올 중독 환자에게서 생기지만 발생 빈도가 낮아 알코올의 독성효과만으로 설명하긴 어렵고, 관련된 영양결핍물질도 밝혀진 것이 없다. 뇌량에 탈수초와 위축 변화가 특징적이며 염증소견은 동반하지 않는다. 주의력 결핍, 인격 장애와 함께 뇌량 병변에 따른 왼손의 명칭실어증과 같은 분리증후군이 나타날 수 있다. 급성기에 뇌량에 MRI T1 강조영상에서 저신호강도, T2 강조영상과 확산강조영상에서 고신호강도를 보이며, 만성기에는 위축 소견을 보인다.

4) 기타

그 외 알코올 중독이나 영양결핍의 드문 합병증으로는 중심 다리뇌 수초용해(central pontine myelinolysis) 증후군 등이 있다.

표 22-2 Clinical Institute Withdrawal Assessment from Alcohol-Revised(CIWA-Ar) scale

1. Nausea and Vomiting	(0 points) No nausea and no vomiting
	(1 point) Mild nausea with no vomiting
	(2 points)
	(3 points)
	(4 points) Intermittent nausea with dry heaves
	(5 points)
	(6 points)
	(7 points) Constant nausea, frequent dry heaves, and vomiting
2. Tremor	(0 points) No tremor
	(1 point) Not visible, but can be felt fingertip to fingertip
	(2 points)
	(3 points)
	(4 points) Moderate, with patient's arms extended
	(5 points)
	(6 points)
	(7 points) Severe, even with arms not extended

22

3. Paroxysmal sweats	(0 points) No sweat visible
	(1 point) Barely perceptible sweating, palms moist
	(2 points)
	(3 points)
	(4 points) Beads of sweat obvious on forehead
	(5 points)
	(6 points)
	(7 points) Drenching sweats
4. Anxiety	(0 points) No anxiety, at ease
	(1 point) Mildly anxious
	(2 points)
	(3 points)
	(4 points) Moderately anxious, or guarded, so anxiety is inferred
	(5 points)
	(6 points)
	(7 points) Equivalent to acute panic states as seen in severe delirium or acute schizophrenic reactions
5. Agitation	(0 points) Normal activity
	(1 point) Somewhat more than normal activity
	(2 points)
	(3 points)
	(4 points) Moderately fidgety and restless
	(5 points)
	(6 points)
	(7 points) Paces back and forth during most of the interview, or constantly thrashes about
6. Tactile disturbances	(0 points) None
	(1 point) Very mild itching, pins and needles, burning or numbness
	(2 points) Mild itching, pins and needles, burning or numbness
	(3 points) Moderate itching, pins and needles, burning or numbness
	(4 points) Moderately severe hallucinations
	(5 points) Severe hallucinations
	(6 points) Extremely severe hallucinations
	(7 points) Continuous hallucinations

7. Auditory disturbances	(0 points) Not present
	(1 point) Very mild harshness or ability to frighten
	(2 points) Mild harshness or ability to frighten
	(3 points) Moderate harshness or ability to frighten
	(4 points) Moderately severe hallucinations
	(5 points) Severe hallucinations
	(6 points) Extremely severe hallucinations
	(7 points) Continuous hallucinations
8. Visual disturbances	(0 points) Not present
	(1 point) Very mild sensitivity
	(2 points) Mild sensitivity
	(3 points) Moderate sensitivity
	(4 points) Moderately severe hallucinations
	(5 points) Severe hallucinations
	(6 points) Extremely severe hallucinations
	(7 points) Continuous hallucinations
9. Headache, Fullness in head	(0 points) Not present
	(1 point) Very mild
	(2 points) Mild
	(3 points) Moderate
	(4 points) Moderately severe
	(5 points) Severe
	(6 points) Very severe
	(7 points) Extremely severe
10. Orientation and clouding of sensorium	(0 points) Oriented and can do serial additions
	(1 point) Cannot do serial additions or is uncertain about date
	(2 points) Disoriented for date by no more than two calendar days
	(3 points) Disoriented for date by more than two calendar days
	(4 points) Disoriented for place and/or person
Total	0~9 points: Very mild withdrawal 10 to 15 points: Mild withdrawal 16 to 20 points: Modest withdrawal 21 to 67 points: Severe withdrawal

References & Reading materials

1. 대한신경과학회. 신경학 3판, 범문에듀케이션. 2017.
2. 이광우 편저. 임상신경학 5판, 범문에듀케이션. 2013.
3. Bayard M, McIntyre J, Hill KR, et al. Alcohol withdrawal syndrome. Am Fam Physician. 2004;69:1443-1450.
4. Mayo-Smith MF, Beecher LH, et al. Management of alcohol withdrawal delirium. An evidence-based practice guideline. Arch Intern Med. 2004;164:1405-1412.
5. O'Connor PG, Schottenfeld RS. Patients with alcohol problems. N Engl J Med. 1998;338:592-602.
6. Sechi G, Serra A. Wernicke's encephalopathy: new clinical settings and recent advances in diagnosis and management. Lancet Neurol. 2007;6:442-455.
7. Ropper AH, Brown RH. Adams and Victor's Principles of Neurology. 11th ed. New York: McGraw-Hill, 2019.
8. Sulivan JT et al., Assessment of alcohol withdrawal: the revised clinical institute withdrawal assessment for alcohol scale(CIWA-Ar), 1989;84(11):1353.

주치의 노트 1

다른 약물들의 신경계 합병증(neurologic complications of other drugs)

1. 아편유사제(opioids): 이상행복감(euphoria), 오심, 발한, 변비, 무통증 등을 일으킨다. 동공수축도 일으킬 수 있으며 진단에 유용한 징후이다. 과용량 투여 시 혼수상태와 호흡기능 저하, 점상축소(pinpoint) 상태이면서 반응성인 동공 등이 나타날 수 있다.
2. 신경자극제: amphetamine, cocaine 같은 물질은 운동능력과 신체지구력을 향상시킨다. 과용량 투여 시 고혈압, 빈맥, 두통, 흉통, 발열이 있을 수 있다. 섬망, 심부정맥, 발작, 뇌졸중도 나타날 수 있다.
3. 안정제: barbiturate와 benzodiazepine 같은 약물들은 안정과 호흡억제 작용을 갖는다. 이러한 약물의 투여 중단 시 발작, 떨림, 초조 등이 있을 수 있으며 약물 재투여 시 호전될 수 있다.
4. 마리화나: 이상행복감, 탈억제(disinhibition), 체위성 저혈압이 나타날 수 있다.
5. 환각제(hallucinogen): lysergic acid diethylamide와 같은 약물은 지각기능 이상, 환각, 이인증(depersonalization) 등을 일으킬 수 있다. 몇몇 환자에서는 회상(flashback)을 경험할 수 있다. 약물 투여 중단 후 오랜 시간 뒤에도 이러한 증상이 재발하기도 한다.
6. 흡입제(inhalant): 본드나 라이터 기름과 같은 물질의 흡입은 이상행복감, 졸음, 환각, 발작 등을 일으킬 수 있다.
7. Phencyclidine(PCP): 편집증, 환각, 횡문근융해증, 발작 및 자극성 증상들을 발생시킨다. 증상은 수 시간에서 수일까지 지속될 수 있다.

Case discussion

44세 남자 환자, 내원 당일 발견된 행동 변화를 주소로 내원함

Q1. History Taking

환자는 평소 혼자 지내며, 최근 여러 가지 문제로 거의 식사를 하지 않고 한 달 이상 술만 마시며 지냈음. 따로 사는 보호자가 거의 한 달 만에 환자의 집에 가보니 평소와 달리 반응이 느리고, 말이 어둔해 보여 응급실에 내원함. 환자와 의사소통은 가능하였지만, 주위에 대한 반응이 느린 상태였으며 움직이려고 하지 않는 모습을 보였음. 힘이 없어서 잘 걷지 못하고 말도 약간 어둔해졌음. 환자 말로는 의식을 잃은 적은 없다고 하며 4~5일 이전부터 이런 증상이 생긴 것 같다고 하였음

최근 두통이나 발열, 외상 등의 병력은 없었음. 이전에 특이 병력은 없었으며 직업은 육체노동자로 최근에 매일 술만 마시던 상태였음

Q2. Physical Examinations

특이사항 없음(피부 병변 등은 관찰되지 않음)

Q3. Neurologic Examinations

MMSE 검사는 24점으로 저하되어 있었고 시간 지남력에서 −2점, 장소 지남력에서 −1점, serial 7에서 −3점이었다. 뇌신경 검사상 안구운동에서 주시유발안진(GEN)이 관찰되었으며, 약간의 구음장애도 동반되어 있었다. 사지 근력 강도는 모두 Gr IV+ 정도로 가벼운 정도의 전반적인 위약감이 있었으며, 감각 검사, 심부건 반사는 정상이었다. 소뇌기능검사에서 손가락–코 검사(finger–to–nose test) 및 발꿈치–정강이 검사(heel–to–shin test)를 하였을 때 모두 실조를 나타내었으며, 보행 불안정성이 심하여 스스로 걷지 못하였다. 그 외 다른 신경학적 검사에서는 특별한 이상 소견이 관찰되지 않았다.

Q4. Differential diagnosis

- Localization
  - 주시유발안진(GEN)과 양측 상–하지의 실조 등을 종합할 때 소뇌기능에 뚜렷한 이상이 있는 것을 추정할 수 있으며, 구음장애는 소뇌장애로 인한 가능성이 높다고 판단된다. 또 지남력, 주의력 등 인지기능도 장애를 보이고 있어 대뇌고위 기능에도 전반적인 이상을 보이는 것으로 추정할 수 있다. 즉, 양측성 소뇌와 양측성 대뇌기능 장애를 보이는 미만성(diffuse) 병변을 의심해야 한다.

- Etiology
  - 병변 localization에서 보듯 어느 한부위로 국소화되는 질환이 아니라 광범위한 부위의 장애를 보이는 질환을 추정할 수 있다. 이런 양상의 보이는 질환은 주로 대사성, 독성 질환 및 감염성 질환 등에서 볼 수 있다. 그밖에 퇴행성 질환이나 일부 탈수초성 질환 등

도 이런 형태의 침범을 보일 수는 있으나 혈관성 질환 등은 가능성이 매우 떨어진다.

– 환자의 증상이 비교적 아급성(subacute onset)으로 발생해 서서히 진행하는 양상이므로 주로 급성 증상을 나타내는 감염성 질환은 가능성이 떨어지고 대사성이나 독성 질환 가능성이 높다고 판단된다. 마지막으로 환자의 병력상 장기간의 영양 불균형 상태 및 알코올 섭취력을 고려할 때 알코올과 관련된 영양결핍 질환인 베르니케뇌병증, 펠라그라 등을 먼저 의심해 보아야 한다. 펠라그라의 증상인 피부증상, 위장관 증상 등은 동반되지 않았으므로 베르니케뇌병증의 가능성이 더 높다고 생각된다. 그 다음으로는 대사성 뇌병증 가능성을 확인해야 하는데, 이 환자에서는 다른 간손상의 징후가 뚜렷하지는 않아 가능성은 낮지만 알코올로 인한 간손상으로 인해 발생하는 간성 혼수나 영양결핍이 지속되면서 발생하는 전해질 불균형 등을 배제해야 한다.

Q5. Lab findings

• Blood labs

– 전혈구 검사에서 Hb이 11.8 g/dl로 약간의 빈혈 소견을 보였으며, WBC 등 다른 수치는 정상 범위였다. 전해질검사는 정상범위였으며 간기능 검사에서 OT/PT가 64/56으로 약간 증가되어 있었다. 그 밖의 일반적인 혈액검사 및 소변검사에서는 이상소견을 보이지 않았다.

– 혈중 thiamine level이 50 nmol/L (normal range 74~222 nmol/L)로 감소되어 있었으며 niacin level은 정상이었다.

Brain MRI(그림 22-1) – T2-High signal intensity at periaqueductal area and both medial thalamus

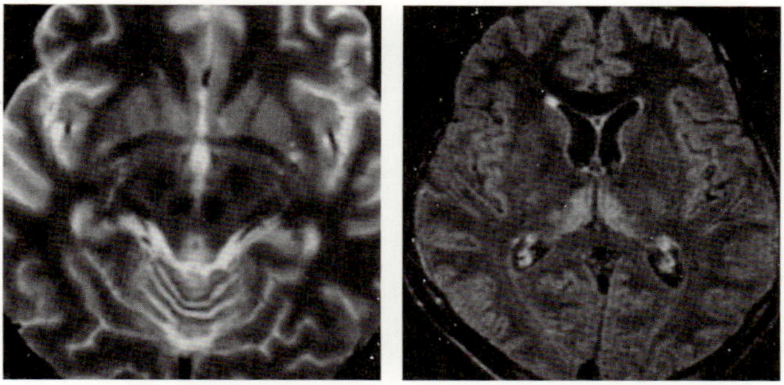

그림 22-1. Brain MRI T2-weighted imaging (Left) and FLAIR imaging (Right)
좌측의 T2 강조영상에서 중뇌 수도주변회백질(periaqueductal gray matter) 부위에 고신호강도를 보이고, 우측 FLAIR 영상에서 양측 medial thalamus에 고신호강도를 보이는 것을 확인할 수 있다.

Q6. Confirmed diagnosis

베르니케뇌병증(Wernicke encephalopathy)

Q7. Further management & Plans

환자는 정맥 내로 daily 100 mg의 thiamine을 투여 받았으며, 2일 뒤부터 인지기능 회복되어 MMSE 28점까지 상승하였고, 상-하지 실조, 보행장애 등의 증상도 수일에 걸쳐 회복을 보였다. 이후 환자는 거의 정상 기능을 회복할 때까지 thiamine 경구 투여 후 퇴원하였다.

23

외상성 뇌손상
(Traumatic brain injury)

박기홍

외상 후 발생하는 뇌손상은 뼛조각에 의한 직접적 손상, 두개골 기저에의 충격, 전단력에 의한 백질의 미만성 축삭손상(diffuse axonal injury)에 의한 것일 수도 있지만, 혈종, 부종, 호흡장애에 의한 저산소증 등에 의해 이차적으로 발생하기도 한다. 빠른 진단과 치료가 이차 손상을 줄이고 회복의 가능성을 높이기 위해 중요하다. 두부 손상은 전 연령대에 걸쳐 주요 사망 및 장애 원인이며, 특히 25세 이하에서 더욱 중요하다.

1. 외상성 뇌손상의 기전

1) 일차 손상: 두피, 두개골, 뇌에 발생하는 직접적 충격 및 손상
2) 이차 손상
   - 전신요인: 저산소증, 저혈압, 전해질 이상, 고탄산혈증, 저탄산혈증, 고체온, 저혈당, 고혈당
   - 두개내 요인: 두개강내압 상승, 뇌부종, 뇌충혈, 뇌탈출, 감염, 수두증, 지연성 혈종

2. 초기 평가

내원 시 소생술과 병력청취 및 검진이 동시에 빠르게 이루어져야 한다. 우선 ABCD (airway, breathing, circulation, disability)를 안정화시키는 것이 최우선이며 다음과 같은 조치를 취한다.

- 신경학적 검진
- 경추 안정화 및 골절 판별
- 뇌압상승이 의심될 경우 이에 대한 조치
- CT 검사를 통해 출혈, 골절 등을 감별

1) 병력청취

사고 당시의 환경과 환자 상태가 어땠는지 중요하며 환자가 의식이 없거나 기억을 못하는 경우도 있으므로 목격자나 응급구조원의 진술이 중요하다. 외부충격을 받은 위치와 방향, 세기 등을 파악해야 하며 저산소증이 있었다면 그 기간도 얼마나 되었는지 확인해야 한다. 의식이 악화되고 있는 경우 두개내 혈종이 커지는 상태가 아닌지 의심해야 하며 두통, 오심, 구토, 경련 등은 중요한 징후가 될 수 있다. 그 외 병력, 약물 복용력, 음주 등을 확인해야 한다.

2) 신체 검진 및 신경학적 검진

우선 두부 촉진을 통해 골절, 혈종, 열상 등이 있는지 확인해야 한다. 그리고 코나 귀에서 나오는 분비물은 뇌척수액일 수 있으므로 꼭 체크해야 한다. 신경학적 검진으로 글래스고혼수척도(Glasgow coma scale)를 통해 두부 손상의 중등도를 평가한다(표 23-1). 글래스고혼수척도가 8 이하인 경우 중증, 9–12인 경우 중등도, 13 이상은 경도로 분류할 수 있다. 그 외 동공반사, 눈머리반사(oculocephalic reflex), 눈전정반사(oculovestibular reflex) 등도 함께 검사해 보아야 한다(자세한 내용은 chapter 12 참고).

표 23-1. Glasgow coma scale

눈뜨기	
전혀 눈을 뜨지 않는다	1
통증에 의해서만 눈을 뜬다	2
소리에 의해서 눈을 뜬다	3
자발적으로 눈을 뜬다	4
언어반응	
반응이 없다	1
이해 안 되는 소리만 낸다	2
부적절한 단어를 말한다	3
말이 혼돈되어 있고 지남력이 상실되어 있다	4
지남력이 정상이며 명확하게 대화를 수행한다	5
운동반응	
반응이 없다	1
비정상적인 신전	2
비정상적인 굴곡	3
통증 자극에 움츠린다	4
통증에 국소적 반응이 있다	5
지시에 따른다	6

3. 외상성 뇌손상의 분류

1) 두개골골절(Skull fracture)

a) 선상골절(Linear fracture): 경막밑혈종(subdural hematoma), 경막외혈종(epidural hematoma) 동반 가능

b) 두개골기저골절(Basal skull fracture): 뇌신경 손상, 뇌척수액 누출과 이로 인한 뇌수막염
- 앞머리뼈오목 골절(Anterior fossa fracture)
  Racoon 징후: 안와 주위 반출혈(ecchymosis)
  후각상실(anosmia)
  뇌척수액비루(rhinorrhea)
- 중간머리뼈오목 골절(Middle fossa fracture)
  Battle 징후: 꼭지돌기(mastoid process) 주위 반출혈
  뇌척수액이루(otorrhea): 고막파열
  6, 7, 8번 뇌신경 마비

c) 함몰골절(Depressed fracture)

2) 두개내손상 (Intracranial injury)

(1) 광범위 병터

a) 뇌진탕(Cerebral concussion)

두부 손상 직후 일시적으로 의식 소실이나 다른 신경학적 기능 소실을 보이는 것을 말한다. 사건 이전의 일을 기억하지 못하는 후향기억상실(retrograde amnesia)이나 이후의 일을 기억 못하는 전향기억상실(anterograde amnesia)도 동반될 수 있다.

b) 광범위축삭손상(Diffuse axonal injury)

뇌진탕이 축삭의 기능적 손상에 의해 일시적으로 증상이 발생하는 것이 비해, 축삭의 형태학적 손상으로 인해 영구적 결손이 발생하는 경우를 광범위축삭손상이라 일컫는다. CT는 정상인 경우가 많으며 MRI가 특징적인 작은 점출혈(punctate hemorrhage)을 발견하기에 더 유용하다.

(2) 국소병터

a) 뇌타박상(Cerebral contusion)

두개골에 대한 뇌실질의 전위(displacement)에 의해 생기는 국소 실질 출혈을 말한다. 충격 지점에서 발생하면 충격손상(coup injury), 충격 지점에서 떨어진 곳에서 발생하면 맞충격손상(countrecoup injury)으로 분류한다. 대개 전두엽이나 측두엽의 끝을 포함하는 병변이며, 임상증상은 병변 위치에 따라 다르다. 대개는 보존적 치료로 충분하나 덩이효과(mass effect)가 큰 경우 수술이 필요할 수 있다.

b) 경막밑혈종(Subdural hematoma)
 i) 분류
  - 급성: 3일 이내
  - 아급성: 3일~3주
  - 만성: 3주 이상
 ii) 경막과 지주막 사이의 경막하 공간 내의 연결정맥(bridging vein)이 찢어지면서 발생한 정맥출혈이 주 원인이다. 특히 급성 경막하혈종은 외상성 혈종 중 가장 흔하고 사망률이 높으며 천공술(burr hole)이나 개두술(craniotomy) 같은 수술적 치료가 고려되어야 한다.

c) 경막외혈종(Epidural hematoma)
 i) 경막외혈종은 측두골의 중간수막동맥(middle meningeal artery)이 찢어지면서 주로 발생한다. 동맥성 출혈이므로 혈종이 빨리 커져 환자 증상이 급격히 악화될 수 있다. 환자는 손상 직후 의식 혼돈이 올 수 있으나 명료기간(lucid interval)을 거친 후 의식의 악화가 발생하기도 한다.
 ii) 글래스고혼수척도 9점 이하인 경우 곧바로 수술적 치료를 해야 하며, 동공부등(anisocoria)이 있거나 혈종 양이 30 mL가 넘으면 글래스고혼수척도와 상관없이 수술을 해야 한다.

d) 뇌내혈종(Intracerebral hematoma)
 i) 관통성 외상이 있지 않은 한 거의 발생하지 않는다.
 ii) 뇌타박상이 커지면서 수술적 치료가 필요한 뇌내혈종으로 발전하기도 한다.

4. 영상 검사

의식 소실이 없었거나 아주 짧게만 있었던 무증상 환자들을 제외한 모든 환자들은 CT 검사를 받아야 한다. 두개골 X-ray는 대개 유용하지 않으며 많은 병변을 놓칠 수 있다. CT는 손상의 정도와 유형을 파악하고 혈종, 부종의 유무, 수술적 처치의 필요성 등에 대한 유용한 정보를 준다.

MRI는 보다 민감한 검사이기는 하나 신경학적, 심혈관계, 혹은 척추의 불안정성으로 인해 초기에는 시행하지 못하는 경우가 많다. 만약 시행이 가능하다면 CT에서 놓칠 수 있는 아급성 혹은 만성 경막밑혈종도 발견할 수 있으며 광범위축삭손상 역시 관찰할 수 있다.

5. 치료

Brain Trauma Foundation의 치료지침(4판)에 따르면 두개내압을 22 mmHg 이하로 유지할 것을 치료 목표로 하고 있다.

1) 만니톨 고삼투치료

a) 0.25~1 g/kg 주입
b) 동맥저혈압(arterial hypotension)에 빠지지 않도록 주의

2) 과다환기(Hyperventilation)

a) 일시적인 두개내압 저하를 위해 1~3시간 이내로 사용할 수 있다.
b) $PaCO_2$ 25 mmHg 이하로 지속하는 것은 추천되지 않는다.

3) 감압술

a) 중증 외상성뇌손상의 경우 12 × 15 cm 혹은 지름 15 cm 이상의 전두측두두정(frontotemporoparietal) 감압술이 그 이하 크기의 감압술에 비해 사망률을 낮추고 신경학적 예후를 좋게 한다.

4) 고용량 바비튜르산염(barbiturate)

a) 최대한의 표준 내과적 및 외과적 치료에도 반응하지 않는 두개내압상승에 추천됨
b) 혈류역학적 안정이 반드시 동반되어야 함

5) 스테로이드

a) 외상성뇌손상에서는 추천되지 않음
b) 중증 외상성뇌손상에서 고용량 스테로이드를 사용할 경우 오히려 사망률을 높일 수 있음

6) 항뇌전증제

a) 외상 7일 이후의 지연성 외상후발작을 예방하기 위해서는 권장되지 않는다.
b) 외상 7일 이내의 발작은 페니토인을 통해 감소시킬 수 있다. 단, 외상 7일 이내 발작은 나쁜 예후와 연관성은 없다.
c) 페니토인과 비교하여 레베티라세탐을 권장할 근거는 아직 부족하다.

Reference and Reading materials

1. Alexander R-G. Weiner and Levitt's Neurology. 8th ed. Philadelphia: Lippincott Williams & Wilkins, 2008; 249-253.
2. Ropper AH, Brown RH. Adams and Victor's Principles of Neurology. 11th ed. New York: McGraw-Hill, 2019.
3. Marshall Mayre, On Call Neurology, 3rd ed. Saunders, 2007; 117-130.
4. Kim TG, Chung SS, Huh R, Choi JU. Tramatic brain injury. J Neurocrit Care 2008;1 Suppl 1:S56-S62.
5. Dash HH, Chavali S. Management of traumatic brain injury patients. Korean J Anesthesiol. 2018 Feb;71:12-21.
6. Carney N, Totten AM, O'Reilly C, Ullman JS, Hawryluk GW, et al. Guidelines for the Management of Severe Traumatic Brain Injury, Fourth Edition. Neurosurgery. 2017;80:6-15.

24

대사장애/전신질환과 관련된 신경계 이상
(Metabolic, Systemic disease-related neurology)

이우진

전신질환과 관련된 신경학적 증상 및 질환은 그 범위가 굉장히 넓다고 할 수 있다. 주로 내과적 질환으로 입원한 환자들 중 신경학적 증상들에 관해 consult가 오는 경우가 굉장히 흔한데, 대부분은 환자의 기저질환과 관련되어 있을 가능성이 매우 높다. 그런 경우는 기저질환에 대한 교정이 표준 치료가 일부가 되기 때문에 원인 파악이 가장 중요하다. 반대로 환자가 신경학적 증상을 주소로 신경과에 찾아와 검사 도중 숨겨져 있던 전신질환을 발견하는 경우도 드물지 않다. 따라서 신경과 의사는 환자 증상의 원인을 신경계에 국한시켜서 판단해서는 안 되며, 문진 및 검진에서 전신질환의 단서를 찾아내려는 노력을 꾸준히 하여야 한다.

이번 장에서는 혈당조절장애(당뇨포함), 신기능장애(요독증)와 연관된 신경학적 증상들을 중점적으로 살펴보고 그 외의 각종 전신 질환에서 나타나는 주요 신경계 이상에 대해 간략히 알아보고자 한다(실제 모든 내용을 다루기에는 방대한 면이 있어, 대표적 질환에 대해서만 살펴보고자 한다). 명심해야 할 점은 신경과 의사는 기본적인 내과적 지식 및 검진 기술을 갖춰야 하고, 환자 진료 시 다양한 내과적 질환을 감별진단 목록에 꼭 넣어야 한다는 것이다.

Endocrine disorders

1. 갑상선 질환

갑상선 질환에서는 대표적으로 동반될 수 있는 신경학적 증상은 근육병증, 안구 관련 증상, 의식 수준의 변화 등이 있다. 대부분은 갑상선 질환 자체와 관련된 다른 전신증상이 동반되는 경우가 많기 때문에 환자를 진찰하면서 의심해보기는 어렵지 않다.

1) 갑상선 기능 항진증(hyperthyroidism)

a) 근심, 불안, 피로감, 불안/초조감 등을 자주 호소하고, 경련, 진전, 무도증 등을 보이며 건반사 항진 소견을 보일 수 있다.
b) 갑상선항진 근육병증: 주로 중년 남성에서 발생하며, 서서히 진행되는 근육위축을 동반한 몸쪽 근력저하가 생기고 구마비가 발생하기도 한다. 혈중 CK, 근전도 검사, 근생검 소견 등은 대개 정상이다. 이런 만성갑상선항진 근육병증(chronic thyrotoxic myopathy)은 다른 전신증상 없이 근육병증으로만 나타나는 경우도 있기 때문에, 감별 진단에 꼭 넣고, 관련 검사를 진행해야 한다.
c) 갑상선 눈병증(thyroid opthalmopathy): Graves씨 병에서 주로 발병하고, 대

개 양안을 침범한다. 초기에 eyelid lag(눈꺼풀 지체)와 lid retraction(눈꺼풀 되당김)이 발생하고 점차 연부조직 침범으로 눈꺼풀 처짐, 안구돌출, 외안근마비 등으로 진행한다.

d) 갑상선 독성 주기마비(thyrotoxic periodic paralysis): 가족성 저칼륨 주기마비(familial hypokalemic paralysis)와 거의 유사한 증상을 보인다. 하지에서 더 심한, 간헐적인 몸통 및 사지 근육의 마비가 수 시간 이내에 빠르게 진행하며 한나절 혹은 그 이상 지속되다 회복된다. 증상 발생 시 혈중 칼륨 수치가 감소되고, 안면은 잘 침범하지 않는 점도 유사하나, 갑상선 독성 주기마비는 유전성이 아니며, 갑상선 기능이 정상화되면 증상은 사라지게 된다.

e) 중증근무력증(myasthenia gravis, MG): MG는 갑상선 기능 항진증에서 잘 동반된다. MG 환자의 5%가 갑상선 기능 항진을 보이며, 갑상선 기능 항진 환자가 MG를 보일 확률은 일반인에 비해 20~30배 높다. 이럴 경우, 두 질환은 서로 다른 질환으로 인식되어야 하며, 각각에 대한 치료가 같이 이뤄져야 한다.

2) 갑상선 기능 저하증(hypothyroidism)

a) 졸음, 무감동, 무관심 등 정신활동이 감소된 모습을 보인다.

b) 몸쪽 근력저하, 근육 뻣뻣함(muscle stiffness), 근경련, 건반사 느려짐(건반사 반응시간 연장은 발목반사에서 특히 잘 보임), 근육부종(myoedema) 등의 증상이 나타나고 가끔 근육비대를 동반한다. 혈중 CK는 대부분 상승되며, 근육 생검에서는 제2형 근섬유의 선택적 위축이 흔하다.

c) 갑상선 기능 저하증과 연관된 말초 신경병증 중 가장 흔한 것은 손목터널증후군(carpal tunnel syndrome, CTS)이며, 종종 양쪽으로 발생한다.

d) Hashimoto's 뇌병증(Hashimoto's encephalopathy): Hashimoto's 갑상선염에서 혼돈, 의식수준 변화, 경련, 성격변화 등의 증상을 보이고 항 갑상선 항체 수치가 상승하게 된다. 이 경우 환자는 스테로이드 치료에 반응을 보이는 경우가 많으며, 갑상선 호르몬 치료도 병행해야 하는 경우가 많다. 일차 스테로이드 치료에 반응이 미약할 시 azathioprine, cyclophosphamide 등의 면역 억제제를 투여할 수 있다.

e) 점액부종 혼수(myxedema coma)는 갑상선 기능 저하증에 대한 보상작용이 상실된(decompensated) 상태로, 고령의 환자에서 감염, 약물, 뇌졸중, 심근 경색 등의 유발인자가 있을 때 잘 발생한다. 의식저하 및 저체온을 보이고, 저혈당, 저혈압, 저환기 등을 동반할 수 있다. 비록 드물지만 치사율이 높고, 정맥 내 갑상선 호르몬 고용량 투여 및 스테로이드 치료가 필요하다.

Clinical Tip

건반사에서 근수축의 속도는 'myosin adenosine triphosphatase (ATPase)'의 양과 밀접한 관계가 있다. 갑상선 기능이 저하되면 각종 단백질의 합성/분해 속도가 느려지기 때문에 근수축 시간이 길어지게 되고(항진증에서는 반대), 근이완의 속도는 endoplasmic reticulum (ER)에서 칼슘이온의 방출 및 재축적 속도에 관계되는데, 이 역시 갑상선 기능 저하증에서는 감소되어 근이완 속도가 느려지게 된다.

2. 부갑상선질환

1) 부갑상선 기능항진증

a) 조증, 정신분열, 우울증 등과 같은 정신과적 증상을 자주 호소한다.

b) 근육병증의 경우는 건반사 항진을 동반한 몸쪽 근력약화가 가장 특징적인 소견이지만, 근경련, 감각 장애 등 말초신경 장애로 인한 증상이 더 자주 발생한다. 일부 환자의 경우 근위축, 근력 저하, 건반사 항진 및 경직 등 운동신경세포질환(motor neuron disease)과 유사한 증상을 보이나, 두 병은 장기적 예후가 매우 다르므로 감별진단이 아주 중요하다고 할 수 있다.

2) 부갑상선 기능 저하증

a) 항진증과 마찬가지로 정신과적 증상이 자주 나타난다.

b) 저칼슘혈증과 저마그네슘혈증은 경련 및 테타니(tetany)를 유발하기도 하는데, 환자에게서 Chvostek sign(환자에게 과호흡을 시키고, 안면신경 주행경로를 두드리면 안면근육이 수축함)이나 Trousseau sign(팔에서 정맥 순환을 차단하면 손발연축(carpopedal spasm)을 유발함)을 유발할 수 있고(그림 24-1), 후두 연축도 유발 가능하다.

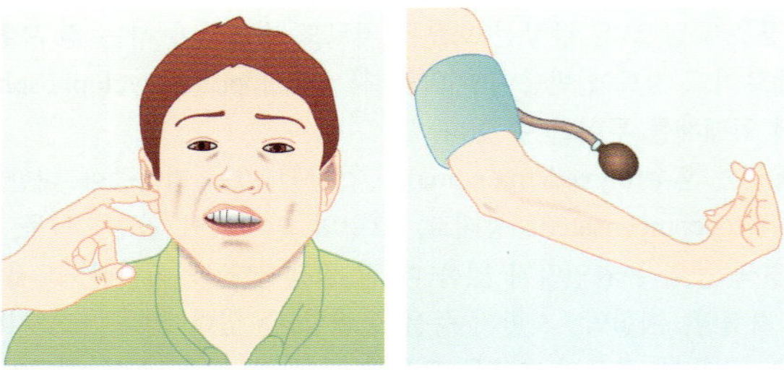

그림 24-1. Chvostek sign(좌측)과 Trousseau sign(우측)

3. 부신 장애

1) 글루코코르티코이드(Glucocorticoid)

스테로이드 치료를 받는 환자에게서 근육통과 근위약은 자주 나타나는 증상 중의 하나로 이 경우 치료는 스테로이드 용량을 줄이거나 격일로 쓰는 것이다. 혹은 다른 면역 억제제를 처방하거나 nonfluorinated-steroid를 복용해도 된다(dexamethasone, bethamethasone, hydrocortisone 등의 fluorinated steroid에 의해 자주 유발됨). 근전도 검사는 대부분 정상이고, 혈중 CK치는 정상 혹은 그 이하로 감소되며, 근생검에서는 제2형 근섬유들의 선택적 위축소견이 보임(스테로이드 근육병증에서 증상의 중증도는 스테로이드 양과 비례하는 경향이 있으나 발병에서 절대적 양의 기준은 없다).

2) 급성 스테로이드 근육병증(critical illness myopathy라고도 불림)

중환자실 환자에서 시행하는 고용량 단기 스테로이드 요법에 의해 발병하며(shock 등의 환자에서는 스테로이드 사용 없이도 생기는 경우가 간혹 있음), 약 80%의 환자들이 신경-근 접합부 차단제를 병용한 병력을 가진다. 신경-근 접합부 차단제에 의해 functional denervation이 생기고, 스테로이드에 대한 취약성이 생기는 것으로 추정됨). 다발성 말초 신경병증이 동반되기도 하며, 근생검에서는 주로 제2형 근섬유의 괴사 및 공포화가 나타나며 예후는 비교적 양호하다(대부분의 환자들이 스테로이드 중단 후 약 6~12주에 걸쳐 회복됨).

신기능 저하 (요독증, Uremia)

1. 요독성 뇌증(Uremic Encephalopathy)

요독성 뇌증는 주기적으로 악화와 호전을 반복하는 특징이 있으며(수 시간~수일), 운동 증상보다는 감각 및 의식의 혼탁이 일찍 나타나는데, 특히 급성 요독증에서는 의식 상태가 급속히 악화될 수 있으므로 주의를 요한다.

- 초기: 무감동(apathy), 피로(fatigue), 주의력소실(inattentiveness), 과민성(irritability) 등
- 후기: 혼미(confusion), 구음장애(dysarthria), 떨림(tremor), 자세고정불능(asterixis), 혼수(coma) 등

1) 감별 진단

의식 저하가 발생할 수 있는 여러 원인에 대해서 감별이 필요하다.

a) 대사 및 전해질 이상
b) 중추신경계 감염-발열, 두통 등이 동반될 경우 꼭 의심해야 한다.
c) 뇌실질병변: 뇌졸중, 다발성경화증, 종양 등
d) 뇌전증발작
e) 신장으로 배설되는 약물의 축적
f) 고혈압성 뇌증(hypertensive encephalopathy): 신부전 환자의 경우 혈압이 올라가는 경우가 흔하므로, 임상적인 고려가 필요하다(수축기 혈압 200 mmHg 이상, 유두부종, 망막출혈, MRI에서 보이는 양측성 겉질 밑부위의 T2-고신호 강도).

▶▷ **특히, 투석을 받는 환자에서 의식이 저하된 경우, 비경련 뇌전증중첩증(nonconvulsive status epilepticus, NCSE)의 가능성이 있으므로, 기전이 명확하지 않을 경우 뇌파를 확인해 봐야 한다. 의식이 저하될 경우 뇌파도 변화가 생기며, 특히 서파가 나오는 빈도는 대사성 뇌증의 중증도와 잘 비례한다. BUN이 60 mg/100 mL 이상인 환자에서, 전반적인 서파가 나타날 수 있다. NCSE에서는 지속적인 국소발작리듬 혹은 rhythmic slowing이 보일 수 있다.**

2) 진단 검사

a) 혈액 검사: 대사 질환 및 전해질 이상, 감염 등과의 감별을 위해 실시
   - 일반혈액검사(CBC), 전해질검사(Na, K, Ca, P, Mg), Glucose, PT/aPTT, ABGA, BUN/Cr, Glucose, Lactate, Osmolality, Bilirubin, AST/ALT, γ-GT
b) 뇌척수액 검사: 중추신경계 감염을 감별하기 위해 실시하며 요독성 뇌증에서도, 단백질과(> 100 mg/dL), 세포 수가 약간 증가할 수 있다.
c) 뇌영상 검사: 뇌실질 병변을 감별하기 위해 실시하며, 요독성뇌증의 경우 CT나 MRI에서 뚜렷한 병변이 보이지 않는다.
d) 뇌파: 전반적인 서파(θ파, δ파)가 관찰되고, 전두엽에서보다 뚜렷하게 나타난다.

3) 치료

신장 기능의 회복이 유일한 치료법이다. 투석 시행 후 임상 소견의 빠른 호전을 기대할 수 있다.

2. 투석 불균형 증후군(Dialysis disequilibrium syndrome)

투석을 받기 시작한 환자에서 주로 나타나며, 투석의 속도가 너무 빠르면 나타날 수 있는 증상으로, 요소가 빠져나가는 과정에서 일시적으로 발생한 뇌부종에 의한 것으로 생각된다. 두통이 제일 흔하게 나타나며(70% 정도), 오심, 근경련, 과민, 초조, 졸음 등이 동반될 수 있고(5~10%), 드물게는 경련(convulsion) 및 섬망(delirium)도 나타날 수 있다. 투석 불균형 증후군은 보존적 치료로 호전이 가능하나, 경막하 혈종(subdural hematoma)과 증상이 유사하므로 뇌 영상 검사를 통해(CT, MRI) 이에 대한 감별이 필요하다.

3. 투석 치매(Dialysis dementia)

반복적인 투석에 의한 알루미늄 중독으로 나타날 수 있으나, 최근에는 투석액에서 알루미늄을 제거함으로써 이전보다 흔하게 나타나지는 않는다. 구음장애(dysarthria), 언어장애(dysphasia, speech arrest)가 초기에 나타난다. 이후, 언어 장애가 심해지면서 인격장애, 정신증(psychosis)이 동반되며, 근간대경련(myoclonus), 뇌전증 발작(seizure), 국소 신경학적 증상이 나타날 수도 있다. 검사에서는 영상 검사는 보통 정상이며, 뇌파에서 주기적인 예파나 극서파가 관찰 가능하다. 발작이 동반될 때에는 항뇌전증제 투여로 증상 및 뇌파의 호전을 볼 수 있다.

4. 말초신경병증

만성 신부전 환자에서 가장 흔하게 나타나는 신경합병증이다. 하지가 상지보다 흔하고, 원위부(특히 발 부위)에서부터 증상이 나타나며, 드물게는 뇌신경을 침범하거나(특히 시각, 청각) 자율신경증상이 동반될 수도 있다.

1) 초기

요독성 신경병증의 초기 증상으로 하지불안 증후군(restless legs syndrome)이 흔히 나타난다. 환자가 가만히 앉아 있을 때 다리의 불편감을 느끼며, 걸으면 증상이 해소된다. 다른 초기 증상의 하나는 양쪽 발에서부터 시작되는 타는 듯한 통증이며, 이는 영양소 결핍과 관련이 있다. 이는 적절한 식이요법과 비타민 보충으로 해소될 수 있다.

2) 후기

수주에서 수개월에 걸쳐서 나타나며, 이는 식이요법과 관련이 없다. 사지 원위부의 감각이상에 대해서 확인해야 한다(모든 감각에 대해서 조사– 통각, 위치감각, 진동). 팔보다는 다리에서 증상이 일찍 그리고 심하게 나타난다. 신경병증은 운동신경 및 감각신경을 모두 침범하며, 심할 경우 하반신마비까지 나타날 수 있다(이 정도까지 진행하면 팔에도 증상이 나타난다). 치료는 어려우나, 신장 이식을 받은 이후에 임상적 호전을 기대할 수는 있다. 다른 peripheral neuropathy의 치료 방법은 비슷하나, 신기능 저하를 감안하여 약물 처방에 주의가 필요하다.

3) 수근관 증후군(Carpal tunnel syndrome)

혈액 투석 환자에서 흔히 나타나는데, 혈관 이식부분의 원위부에서 혈류량의 소실로 국소성 신경병증이 나타나게 된다.

5. 신부전에서 나타날 수 있는 기타 신경학적 증상

1) 뇌졸중

신기능이 떨어지면, 뇌졸중의 발생률은 올라가는 것으로 알려져 있다. 이유는 다음과 같다.

a) 신부전 환자에서 뇌졸중의 위험 인자를 많이 가지고 있다.
b) 신부전이 죽상경화를 촉진 → 허혈성 뇌졸중의 위험도가 올라간다.
c) 혈액 투석 중에 나타날 수 있는 저혈압 → 분수계경색(watershed infarction)
d) 동반된 혈소판기능부전, 혈액 투석 중에 투여되는 항응고제 → 뇌실질 출혈, 경막하 출혈
e) 혈액 투석에서, 동정맥루 내의 혈전 형성에 의한 색전증

2) 근육병

근위부 근육의 위약 및 위축, 피로가 나타날 수 있으며, 원인은 불분명하다. 근육효소(CK) 수치와 근전도에서도 뚜렷한 이상 소견을 발견할 수 없으나, 근생검에서 II형 근섬유위축(type II fiber atrophy)이 나타날 수 있다. 신부전 환자에서 상기 증상이 나타날 경우, 전해질 불균형(K, Ca, Mg), 부갑상선항진증, 골연화증에 대한 감별이 필요하다.

3) 요독성 흑내장(Uremic amaurosis)

국소 뇌부종에 의한 것으로 생각되며, 일시적인 시야 및 시각 장애가 급성으로 나타날 수 있다. 완전 회복이 흔하다.

전해질이상(Electrolyte imbalance)

1. 나트륨

1) 저나트륨혈증(hyponatremia)

혼돈에서 혼수까지 다양한 의식변화를 유발할 수 있다(특히 급성으로 발생하는 경우). 그 외에도 발작, 반신마비, 실조, 진전, 실어증, 추체로 징후 등을 보일 수 있다. 저나트륨혈증의 원인은 다양하지만, 항이뇨호르몬 부적절 분비 증후군(Syndrome of Inappropriate Antidiuretic Hormone Secretion, SIADH)가 임상적 중요성이 크다. SIADH를 일으키는 원인은 매우 다양한데(표 24-1), 저나트륨혈증 자체에 대한 교정뿐 아니라 기저 원인의 진단 및 치료도 병행되어야 한다. 보통 치료 시 수분 제한으로도 효과를 볼 수 있지만, 환자가 저나트륨혈증으로 인한 발작, 의식 변화 등의 신경학적 증상을 보이는 경우에는 NaCl을 정맥 투여하여 교정하게 된다. 환자가 경련 증상을 보이게 되면 나트륨은 120~125 mEq/L까지 교정이 되어야 하지만, 이때 너무 빨리 교정할 경우에는 '중심다리뇌수초용해(central pontine myelinolysis, CPM)'를 야기할 수 있으니 유의해야 한다.

주입할 Na(mEq) = [(목표 Na − 현재 Na) × 0.6] × 체중(Kg)

Clinical Tip

Central pontine myelinolysis: 발생 환자의 50% 이상에서 만성알코올 중독과 관련이 있다. 급격한 전해질 변화에 따라 발생하는 아급성 탈수초성 질환으로 다리뇌와 중간뇌에 병변을 유발하며, 이에 환자는 사지마비, 연하곤란, 의식변화 등을 보이게 된다. MRI상에서 특징적인 '박쥐날개(bat wing)'가 나타난다. 저나트륨 교정 시 처음 24시간 이내에 10 mEq/L 이상 그리고 첫 48시간 내에 약 21 mEq/L 이상 교정하지 않도록 주의해야 한다(다리뇌뿐만 아니라 중간뇌, 숨뇌, 속섬유막, 줄무늬체 등 다른 부위에도 발생한 리포트들이 있고, 이를 extrapontine myelinolysis-다리뇌외 수초용해-라고 함).

2) 고나트륨혈증(Hypernatremia)

혈중 나트륨 농도가 145 mEq/L 이상일 때를 말하는데, 빠르게 나타날수록 증상이 두드러진다. 일반적으로 유아나 노인에게서 비교적 흔히 발생하는데, 노인에서는 160 mEq/L 정도까지도 증상이 특별히 없는 경우가 많고 더 높아지면 근위약, 발작, 혼돈, 혼수가 가능하다. 원인 중 요붕증(diabetes insipidus, DI)이 중요 원인인데, 뇌하수체 후엽에서의 vasopression 분비 이상으로 생기는 중추요붕증(central DI)에 대한 감별이 필요하다(표 24-1). 치료는 vasopressin 투여 및 기저질환 치료가 될 것이다.

표 24-1. SIADH 및 중추요붕증의 원인

SIADH	Central DI
종양: Bronchogenic carcinoma, Pancreatic carcinoma, GI neoplasm, Lymphoma, Thymoma 중추신경계 질환: Head trauma, SAH, SDH, Meningitis, Encephalitis, Brain abscess 폐질환: Tb, Pneumonia, Lung abscess, Empyema 약물: Carbamazepine, Vincristine, Cyclophosphamide, Chlorpropamide, TCAs 특발성 그 외: Acute intermittent porphyria, Acute psychosis	종양: Craniopharyngioma, Germinoma, Metastasis, Pituitary macroadenoma 중추신경계 질환: Head trauma, Meningitis, Encephalitis 염증성: Sarcoidosis, Histiocytosis, Guillain-Barré syndrome

2. 칼륨

저칼륨혈증은 근위약, 근육통, 피로감 등을 유발한다. 혈중 내 칼륨 수치가 2.5 mEq/L 아래로 떨어지는 경우에는 횡문근융해증 및 마이오글로빈뇨가 발생하고, 칼륨을 보충해줄 경우 빠르게 회복 가능하다. 고칼륨혈증은 심독성을 가지며, 신경학적 증상을 유발하는 경우는 드물다.

3. 칼슘

고칼슘혈증은 부갑상선 기능 항진증이나 악성 종양 환자에서(특히 유방암, 폐암, 다발성 골수종) 잘 발생하게 되는데, 이 경우 환자는 기력저하(lethargy), 근위약, 피로감, 혼돈, 두통, 발작, 혼수 등을 보일 수 있다. 저칼슘혈증은 신부전 환자에서 보이는 경우가 간혹 있는데 급성 저칼슘혈증은 갑상선이나 부갑상선 수술 이후, 혹은 급성 췌장염의 합병증으로 자주 발생한다. 이 경우 환자는 불안/초조와 섬망, 환각, 정신병증, 경련 등을 보일 수 있고, 테타니 증상 또한 가능하다.

4. 마그네슘

저마그네슘혈증의 경우, 환자는 irritability, 혼돈, 테타니, 경련, 진전, myoclonus 등을 보이고, 건반사 항진 및 Chvostek sign을 보일 수 있다. 고마그네슘혈증은 드물지만 신기능이 떨어진 환자에게서 마그네슘 섭취가 증가할 때 발생할 수 있고, lethargy, 혼돈, 근마비 등을 야기할 수 있다.

혈당이상(Blood glucose disturbances)

1. 저혈당(Hypoglycemia)

1) 정상 뇌는 글리코겐의 형태로 1~2 g의 당(30 mmol/100 g)을 비축하고 있는데, 이는 뇌가 60~80 mg/min의 속도로 당을 사용한다고 하면 30분 정도 대뇌활동을 지속할 수 있는 양이다. 이 이상 당이 공급되지 못하는 상황이 오면 세포의 구조와 기능에 이상이 초래되는데, 일반적으로 혈당이 40~50 mg/dL 아래로 떨어지면 저혈당 증상이 생긴다. 초기에는 불안, 신경과민, 배고픔, 땀, 두통 등이 있다가 점차 혼돈, 졸음 같은 의식변화가 생긴다. 드물게 반신불완전마비와 같은 국소신경이상이 생기기도 한다. 저혈당이 더 지속되면 forced sucking, grasping, 근육연축, 대뇌제거경직, 경련 등이 생기고, 10 mg/dL 정도까지 저하되면 동공확대, 창백한 피부, 얕은 호흡, 느린 맥박 등을 보이고, 이를 medullary phase(숨뇌기)라고 하는데, 이 시기에는 혈당이 회복되어도 증상이 회복되는 데 수일~수주가 걸릴 수 있고, 후유증이 남을 수 있다.
2) 당뇨환자의 경우엔 인슐린이나 혈당 강하제 과다사용이 가장 흔한 원인이며, 병력이 없는 사람에서는 췌장의 섬세포종양(islet cell tumor)이나 기능적 과다형성, 위암, 섬유중피세포종, 간암 등에 의한 인슐린 과분비나 장기간의 폭음이나 영양결핍에 의해 간의 저장 글리코겐이 고갈된 경우, Reye 증후군과 같은 급성간질환에서 발생 가능하다.
3) 치료는 최대한 빨리 진단하여 즉각적으로 교정하는 것이다. 응급실이나 병동환자에서 갑작스런 의식저하를 보일 때 기본 vital sign check 후 혈당도 같이 측정하는 것은 모든 환자에서 필수적이다. 혈당수치가 어느 정도까지 떨어지는지도 중요하지만, 지속시간도 환자의 예후에 영향을 미칠 수 있다.

2. 당뇨 신경병증(Diabetic neuropathy)

당뇨 환자들 중 많은 비율이 손끝, 발끝의 저림, 무딘 감각 등을 자주 호소한다. 다발성 신경병증을 유발하는 가장 흔한 원인들 중 하나이며, 대칭성의 다발성 신경병증 외에도 당뇨에서 호발하는 몇 가지 다른 유형의 말초 신경병증이 있다.

1) Distal Sensory Diabetic polyneuropathy (DM polyneuropathy)

가장 흔한 형태로, 서서히 진행하는 대칭성, 원위부(하지부터)의 감각 이상이 발생한다. 환자는 초기에 주로 밤에 심해지는 발끝의 저리고 불편한 느낌을 호소하고,

보통은 무릎 아래에 국한되는 경우가 많으나, 심한 경우에는 손, 그리고 몸통까지 증상을 호소하는 경우도 가능하다. 보통 근위약은 없으나, 드물게 대칭적인 하지 근위부의 근위축 및 위약을 동반하는 형태와 같이 나타나기도 한다. 환자의 감각 증상에 대해서는 amitriptyline, nortriptyline, gabapentin, pregabalin 등으로 조절하게 되고, 환자들에게는 감각이 무뎌지면서 발생할 수 있는 발의 외상을 항상 주의토록 해야 한다.

2) Acute diabetic mononeuropathy

Diabetic ophthalmoplegia가 흔한 형태인데(눈돌림 신경을 침범하는 경우가 많고 통증을 동반하며 동공 침범은 없음. Chapter 7 참고), 말초신경 중에서는 대퇴신경, 궁둥신경, 종아리신경 등이 잘 침범되는 신경이다. 상지는 상대적으로 침범이 드물다. 시간이 지나면서 회복되는 경우가 많으나, 보통 수개월이 소요된다.

3) 당뇨병성 근위축증(Diabetic amyotrophy)

40대 이상 남자에서 많이 발생하며, 한쪽 하지의 심한 통증(등 아래쪽 혹은 골반쪽에서 발생해 허벅지쪽으로 퍼지는 심한 통증)과 함께 하지 근위부의 근위약/근위축이 오게 된다. 통증은 수일 후에 감소되고, 위약감의 회복은 수개월에서 수년까지 걸릴 수 있다. 간격을 두고 같은 증상이 반대편 다리에 나타날 수 있다. 감각증상은 없거나, 있더라도 경미하다. 이런 신경병증은 종종 환자가 당뇨 조절이 잘 되지 않아 심한 고혈당/저혈당이 오거나 인슐린 치료를 시작하는 시기 혹은 급격한 체중감소 후에 발생하고는 한다.

4) Thoracoabdominal radiculopathy

흉부나 복부에 인접한 몇 분절에 걸쳐 편측의 통증 및 이상 감각이 발생하며, 간혹 양쪽으로 발생하기도 한다. 대부분의 환자들이 당뇨 유병기간이 길고, 당 조절과 함께 증상은 저절로 호전될 수 있으나, 오래 걸릴 수 있다.

5) Autonomic Diabetic neuropathy

대부분은 비특이적인 경우가 많으나, 당뇨병이 오래된 환자에서 눈물, 침, 땀 분비 기능이상, 기립성 저혈압, 방광 이완증 등이 나타나는 경우가 있으며, 이들은 대부분 비가역적이다. 특별한 치료법은 없고 환자의 삶의 질에 많은 영향을 미치게 된다.

소화기계 이상(Gastrointestinal disorders)

1. 간성 뇌병증(hepatic encephalopathy)

내과 병동이나 응급실에서 아주 흔하게 만날 수 있는 질환이다. 결국 심한 간세포기능이상으로 장에서 생성된 여러 독성물질이 해독을 거치지 못하고 우회로를 통해 전신순환으로 들어가 중추신경계 기능을 저하시키고, 대사성 뇌병증을 유발하게 되는 것인데, 암모니아, mercaptans, short-chain fatty acid, phenol, octopamine, GABA 등이 간성 뇌병증에 관여하는 물질로 생각된다. 간질환 환자에서 간성 혼수를 유발할 수 있는 인자들은 다양하며(표 24-2), 이에 대한 교정이 같이 이뤄져야 한다.

1) 섬망에서 혼수에 이르는 다양한 의식변화, 진전, paratonia, asterixis, 과반사, 발작 등이 관찰된다. Asterixis는 근수축이 갑자기 정지하는 것을 말하는데 환자에게 팔을 앞으로 뻗은 뒤 손을 손등쪽으로 젖히라고 했을 때 손이 갑자기 앞으로 떨어졌다가 다시 올라오는 모습을 보이게 된다. 만약 간성 뇌병증 환자가 국소 신경학적 징후를 보인다면 기질적 원인에 대한 검사가 필요하게 된다(간질환과 관련된 응고병증으로 지주막하 혹은 뇌내 출혈 등이 발생할 수 있기 때문).
2) 뇌파에서 서파 및 'high-voltage triphasic slow wave'가 관찰되며, 혈중 내 암모니아 수치가 상승하긴 하지만, 그 정도가 환자의 증상과 꼭 비례하는 건 아니다.
3) 치료는 유발인자 제거 및 단백질 식이 제한, 항생제(neomycin, kanamycin), 관장, 경구 lactulose 등이 있고 경과는 매우 다양하여 수일에서 수주 이상 증상이 나타나고, 적절히 치료하면 임상적으로 호전되나 수주에서 수개월 동안 증상의 호전과 악화가 반복될 수 있다.
4) 감별진단: 급성알코올 중독, 진정제과용, 진전섬망, Wernicke encephalopathy, Korsakoff psychosis, 수막염, 저혈당 등이다.

표 24-2. 만성 간기능 장애 환자에서 간성혼수를 유발할 수 있는 인자들

유형	원인
과다한 질소	단백질 과다 섭취, 위장관 출혈, 신부전, 변비 등
전해질/대사장애	저나트륨혈증, 저칼륨혈증, 탈수, 대사성 알칼리증 등
약물	Benzodiazepine, narcotics, antipsychotics etc.
감염	폐렴, 요로 감염, 자발성 세균성 복막염 등
그 외	수술, 추가 간 손상(알코올성 간염, 바이러스성 간염)

2. 흡수장애

염증성 장질환이나 위장 수술 등으로 인해 특정 영양인자의 흡수장애가 발생하면 다양한 신경병증을 야기할 수 있다. 비타민 B_1 (thiamine) 결핍의 경우 Wernicke 뇌병증 혹은 Korsakoff 정신병증을 유발하고(Chapter 22 참고), 비타민 B_{12} (cobalamin)가 결핍된 경우 환자는 감각 이상, 실조, 치매 증상 등을 호소할 수 있으며(Chapter 13 참고) 비타민 B_6 (pyridoxine)가 부족할 경우에는 말초 신경병증을 유발할 수 있다. 비타민 A 결핍의 경우 야맹증의 위험이 올라가며, 비타민 E 결핍 때는 말초 신경병증 및 소뇌 기능 저하를 유발한다. 최근에는 구리 결핍 시, 비타민 B_{12} 결핍과 유사한 척수병증을 유발할 수 있다는 보고가 있어, 감별진단에 포함시켜야 한다.

3. Wilson's disease

젊은 환자에서 이상운동을 보일 때는 항상 Wilson's disease는 감별진단에 들어가야 한다(Chapter 5 참고).

류마티스병(Rheumatoid diseases)

1. 전신 홍반 루푸스(systemic lupus erythematosus, SLE)

1) SLE는 전신의 다양한 장기를 침범하는 자가면역 질환으로 여성에서 흔하고, 피로, 근육통, 관절통 등의 증상은 거의 모든 환자에서 관찰 가능하며, 구체적인 진단 기준은 아래와 같다(표 24-3).
2) 관련자가 항체: Antinuclear Ab (ANA), Anti-dsDNA, Anti-Sm, Antiphospholipid Ab
3) 환자의 절반 정도는 신경학적 증상을 보이게 되는데, 기저 질환 자체의 악화에 의한 것일 수도 있고, 혈관 폐쇄 증상(뇌졸중, 일과성허혈발작, 심근 경색 등의 유병률이 올라감)의 일환으로 나타날 수도 있다. 중추 신경계, 말초 신경계 모두 침범 가능하며, CNS lupus는 뇌졸중, 경련, 실조, 무도증, 수막염, 뇌신경병증, 시신경염 등으로 발현하게 된다. 말초신경 침범 시는 mononeuritis multiplex나 chronic inflammatory polyneuropathy 형태로 발병한다.
4) 근병증의 경우 질환 자체에 의해서 발생할 수도 있으나, steroid 치료에 따른 이차성으로 발병하는 것도 가능하다.

5) 치료: 환자가 주요 장기 침범이 없을 시에는 대증적 치료를 하지만, 주요 장기 침범 시에는(신경계 침범 포함) high-dose corticosteroid, cyclophosphamide, azathioprine, 혈장교환술 등의 치료를 시행하게 된다. 만약 환자의 신경계 증상이 혈관 폐쇄 증상에 의한 것일 경우는 항응고 치료를 고려해야 한다.

표 24-3. SLE 진단 기준

분류	상세 내용
뺨 발진 (Malar rash)	Fixed erythema, flat or raised, over the malar eminences
원반모양 발진 (Discoid rash)	Erythematous circular raised patches with adherent keratotic scaling and follicular plugging
광과민성	Exposure to UV light causes rash
구강 궤양	Oral and nasopharyngeal ulcers
관절염	Nonerosive arthritis of 2 or more peripheral joints, with tenderness, swelling, or effusion
장막염	Pleuritis or pericarditis (documented by ECG or rub or evidences of effusion)
신기능 이상	Proteinuria (>0.5 g/day or > 3+) or cellular casts
신경계 이상	Seizures or psychosis without other causes
혈액학적 이상	a. Hemolytic anemia or b. Leukopenia (<4,000/ul) or lymphopenia (<1,500/ul) or c. Thrombocytopenia (<100,000/ul) : 위 3개 중 1개 이상(without offending drugs)
면역학적 이상	Anti-dsDNA, anti-Sm, and/or antiphospholipid Ab
항핵항체	Abnormal titer of ANA by immunofluorescence or an equivalent assay at any point in time (without offending drugs)

위 11가지 중 4개 이상 만족 시 진단 가능

2. Sjögren syndrome

1) 중년 여성에 호발하며 다른 자가면역 류마티스질환과 연관되어 발생 가능하다(이 경우는 이차성 Sjögren syndrome).
2) 외분비 기관의 문제(구강건조, 안건조 등) 외에도(표 24-4), 30%의 환자에서 타 장기 침범 증상을 보인다(관절염, 림프절 비대, 폐/간/신장 침범, 림프종, 빈혈 등).
3) 관련 자가항체: Anti-Ro (SS-A), Anti-La (SS-B)

24

4) 신경계 침범과 관련해서 경련, 이상 운동, 정신과적 증상, 무세균성 수막염, 진행성 치매 등 다양한 증상을 유발할 수 있고, 약 25%의 환자에서 말초신경계를 침범하는데, 특히 감각 신경병증이 흔하게 나타난다. 이 외에도 진행성 척수병증, Brown-Sequard 증후군, 신경인성 방광 등과 같은 척수 관련 증상을 유발하기도 하고, 중증 근무력증, 다발성 근염, 봉입체 근염(inclusion body myositis) 등과 같은 질환과 병발하기도 한다.
5) 치료: Corticosteroid 혹은 cyclophosphamide 등을 처방하게 된다(환자 중에서 진행성 치매 증상을 보이며 뇌 MRI에서 수막의 조양증강을 보이는 환자들에서 스테로이드 치료에 반응하는 경우가 있다).

표 24-4. Sjögren syndrome 진단 기준

분류	상세 조건
1. 안구증상 (옆 3가지 중 최소 1개 이상 만족)	- 3개월 이상 매일 지속적인 안구건조 증상이 있나? - 눈에 모래가 낀 듯한 느낌이 지속되나? - 하루에 3번 이상 인공눈물을 사용하나?
2. 구강증상 (옆 3가지 중 최소 1개 이상 만족)	- 3개월 이상 매일 구강건조 증상이 있나? - (성인)반복적인 침샘 확대가 있나? - 마른 음식 섭취 시 물을 많이 먹나?
3. 안구증후 (옆 2가지 중 최소 1개 이상 만족)	- Schirmer's test: 5분간 5 mm 이하가 양성 - Rose Bengal score or van Bijsterveld's scoring 4점 이상
4. 조직검사	Minor salivary gland에서 국소 림프구성 침샘염, 1점 이상
5. 침샘침범 (옆 3가지 중 최소 1개 이상 만족)	- Unstimulated whole salivary flow(15분간 ≤ 1.5 mL) - Parotid sialography - Salivary scintigraphy
6. 자가항체	Anti-Ro/SS-A or anti-La/SS-B Ab

Primary SS: 위 6개 중 4개 기준(특히 4, 6번이 양성인 경우), 혹은 3~6번 중 3가지 이상 양성
Secondary SS: 다른 자가면역질환이 있으면서 1, 2번을 만족하고, 3~5중 2가지 이상 양성
Exclusion: radiation history, HCV, AIDS, lymphoma, sarcoidosis, GVHD, anti-cholinergics medication

3. Behçet's disease

1) 반복되는 iritis, uveitis와 구강/성기의 궤양성 병변이 특징으로 20대에 제일 많이 발생한다(표 24-5).
2) 재발성 뇌수막염, 뇌신경 마비가 신경계 침범(NeuroBehçet's disease)의 흔한 형태이며, 뇌 및 척수 실질을 침범해 다양한 증상을 유발한다(말초신경은 거

의 침범하지 않음). 심부정맥 혈전증을 잘 유발해 이와 관련된 두통, 뇌압 상승 등을 야기할 수 있다.

3) 혈청 ESR이 흔히 상승되어 있고, 뇌척수액 검사에서는 경한 세포 수 증가 및 단백 수치 증가를 보인다.

4) 치료: Corticosteroid, azathioprine이 치료의 주를 이루며, 중추신경계 침범 시 인터페론도 고려 가능하다.

표 24-5. Behçet's disease 진단 기준

증상	조건
구강궤양	1년에 3회 이상
생식기궤양	재발성
눈 병변	Anterior/posterior uveitis, cells in the vitreous, retinal vasculitis
피부 병변	Erythema nodosum, pseudofolliculitis, papulopustular lesions or acne-iform nodules
Pathergy test	Hyperactivity of the skin to any intracutaneous injection or needle stick (주사바늘로 피부 찌르거나 생리 식염수 진피 내 주입 후 24~48시간 후에 구진성 병변 발생, 조직학적으로는 혈관염 소견 보임)

구강궤양 병변 + 나머지 4개 중 2개 증상이 동반되는 경우 진단 가능

4. Sarcoidosis

1) 조직학적으로 다발성 비건락성 육아종을 특징으로 하는 만성 염증질환으로 전신을 침범 가능하다. 폐, 중격동 림프절, 피부를 가장 흔하게 침범하며 약 10%에서 신경계를 침범한다. 여자에서 훨씬 흔하고 30대 전후로 가장 흔하다.

2) 침범 위치에 따라 다양한 증상을 유발할 수 있다.

   a) Aseptic meningitis – 두통, lethargy, 구토, 안저 부종

   b) Hydrocephalus – 뇌척수액 흐름을 육아종이 막으면서 이차적으로 발생

   c) Basal meningitis – 7번 뇌신경(제일 흔하게 침범)부터 제12번 뇌신경, 시신경을 침범 가능(하나의 뇌신경만 단독 침투도 가능)

   d) 뇌실질 내 육아종 – 반신마비, 실조, 감각이상, 진행성 치매 가능, 뇌전증 병소로 작용 가능

   e) 드물게 척수를 침범하기도 함

   f) Polyradiculopathy, sensorimotor polyneuropathy, myopathy

3) 혈청 ACE (angiotensin-converting enzyme) 수치가 상승하고, 뇌척수액에서 검출되기도 한다(neurosarcoidosis 환자의 약 50~60%). 뇌척수액 검사 시 단

백질이 상승하고, 단핵구 증가, 당 수치 감소 소견을 보이고, MRI에서 조영 증강되는 결절성 병변이 보인다.

4) 치료: Corticosteroid, azathioprine, cyclophosphamide를 순차적으로 써볼 수 있다.

5. Vasculitis

1) 발열, 식욕부진, 체중감소 등의 비특이적 증상과 함께 전신 기관의 침범이 가능하며, 침범혈관의 크기에 따라 분류 가능하다(표 24-6).

표 24-6. 침범혈관 크기에 따른 혈관염의 분류

대혈관	중혈관	소혈관
Takayasu's arteritis Giant cell arteritis Polymyalgia rheumatica	Polyarteritis nodosa (PAN) Kawasaki disease Buerger's disease Rheumatoid vasculitis	Wegener's granulomatosis Churg-Strauss vasculitis Microscopic polyangiitis Henoch-Schonlein purpura Cryoglobulinemia

PAN: GI, renal (renal HTN, not glomerulonephritis), skin, cerebral vascular
Churg-Strauss syndrome: mainly lung, asthma, eosionophilia
Wegener's granulomatosis: respiratory tract, renal, joint
Microscopic polyangiitis: renal (glomerulonephritis), lung

2) 관련 자가항체
   a) p-ANCA (polyarteritis nodosa, microscopic polyangiitis, Churg-Strauss syndrome)
   b) c-ANCA (Wegener's granulomatosis)

3) 중추신경계 혈관염은 두통, 행동 변화, 기억장애, 정신과적 증상, 의식수준 변화, 전신경련 등을 유발할 수 있으며, 국소성 신경 증상도 가능하다. 신경학적 증상이 전신 혈관염의 첫 증상으로 발현할 수도 있다.

4) 말초신경계에서는 mononeuritis multiplex나 stocking-glove 패턴의(대칭적, 원위부 침범) 감각운동 신경병증을 유발할 수 있다. 가장 흔하게 침범하는 말초신경은 종아리 신경(peroneal nerve)이며, 초기에 심한 통증을 동반하는 경우가 많고 이 통증으로 위약감이 드러나지 않다가 시간이 지나면서 통증이 가라앉으면 뚜렷한 근위약을 보이게 되며, 축삭 손상성 기전(axonal neuropathy)으로 발생한다.

5) ESR 상승, 뇌척수액 검사에서 단백질 상승, 림프구 증가, MRI상 뇌경색 병변 등을 발견할 수 있으나, 대부분의 경우 확진을 위해서는 뇌실질, 뇌수막, 말초 신경의 조직학적 생검이 필요하게 된다.
6) 치료: 신경학적 증상이 일시적으로 나타났다가 저절로 호전되는 경우도 간혹 있으며 그 외의 경우는 corticosteroid나 cyclophosphamide를 처방하는 게 도움이 된다.

References and Reading materials

1. Alexander R-G. Weiner and Levitt's Neurology. 8th ed. Philadelphia: Lippincott Williams & Wilkins; 2008.
2. Brazis PW, Masdeu JC, Biller J. Localization in Clinical Neurology. 5th ed. Philadelphia: Lippincott Williams & Wilkins; 2007.
3. A. Staal, J. van Gijn, F. Spaans, Mononeuropathies; Examination, Diagnosis and Treatment. W.B.Saunders, 1999;168-176.
4. Ropper AH, Brown RH. Adams and Victor's Principles of Neurology. 11th ed. New York: McGraw-Hill, 2019.
5. 대한신경과학회. 신경학. 3판. 범문에듀케이션; 2017.
6. Marshall Mayre, On Call Neurology, 3rd ed. Saunders; 2007.
7. Merritt HH, Pedley TA, Rowland LP. Merritt's Neurology, 12th ed. Philadelphia: Lippincott Williams & Wilkins; 2010.
8. 서울대학교 의과대학 내과학 교실, 내과 매뉴얼, 고려의학; 2012.

Case discussion 1

83세 여자 환자, 하루 전부터 발생한 좌측 상하지의 불수의적 움직임을 주소로 내원한 환자

Q1. History Taking

내원 하루 전 오전 9시경 어지럼증을 느끼며 주저앉았고, 직후 왼쪽 팔다리가 마치 춤을 추듯 마음대로 움직였다고 함. 멈추려 해도 말을 듣지 않았고, 수 분간 지속되었음. 증상은 이후에도 반복적으로 같은 패턴으로 나타났음. 다리보다는 팔이 더 심했고, 팔 중에서도 근위부쪽의 움직임이 더 컸다고 함. 환자 고혈압, 당뇨로 진단받고 약 복용 중이었으며, 2차례의 뇌졸중 병력이 있었지만, 후유증은 없었음

Q2. Physical Examinations

특이사항 없음(생체 징후 모두 정상 범위)

Q3. Neurologic Examinations

좌측 상하지의 지속적인 불규칙한 불수의적 움직임을 보였고(Wide amplitude, hyperkinetic, continuous, random, mainly proximal dominant), 양쪽 발가락에서 진동각에 대한 감각소실이 관찰되고, 양측 상하지 모두에서 심부건반사(deep tendon reflex, DTR)가 감소되어 있었음

Q4. Differential diagnosis

- Localization
  - 좌측 상하지의 운동증상이기 때문에 이론적으로는 경추부터 위쪽으로 운동피질까지 운동신경과 관련된 tract가 다 가능한 병변이 될 수 있다. 하지만 이번 환자는 위약감이 아닌 과운동 증상으로(본 경우는 ballism 혹은 chorea) 내원한 경우로, 직접적인 pyramidal tract가 침범당한 것이 아닌 기저핵(basal ganglia) 병변의(시상하병변) 가능성이 높아진다. 증상이 좌측이기 때문에 우측 시상하핵(subthalamic nucleus, STN) 병변이 된다.

- Etiology
  - 고령으로 고혈압, 당뇨 등의 위험인자를 가진 상태에서 증상은 갑자기 발병했기 때문에, 뇌졸중과 같은 혈관성 원인을 가장 먼저 생각해야 한다. 그 외 종양성, 염증성, 감염성 등의 원인이 가능성은 떨어지지만 감별이 필요하며, 드물게 metabolic(고혈당), drug (levodopa, phenytoin, oral contraceptives etc.) 등의 원인으로 hemiballism이 나타나기 때문에 이 역시 감별이 필요하다.

Q5. Lab findings

Brain MRI (diffusion, T2, T1-weighted, GRE): no specific findings
Blood labs: BST-uncheckable, HbA1c: 14.3

Q6. Confirmed diagnosis

Hemiballism associated non-ketotic hyperglycemia

Q7. Further management

이번 케이스는 조절되지 않은 당뇨로 인해 고혈당이 발생했고, 이로 인해 편측의 ballism이 나타난 경우로, 이런 경우 인슐린, 경구용 혈당 강하제로 적극적으로 혈당을 조절하면 대부분 증상은 호전되는 것으로 알려져 있다. 이와 더불어 dopamine receptor blockers (haloperidol, olazapine, risperidone, quetiapine etc.), dopamine depleting agents (tetrabenazine, reserpine etc.), GABAergic agents (clonazepam, gabapentin etc.) 등이 증상완화에 도움이 될 수 있다.

▶▷ **이번 케이스의 경우, 드문 경우이기 때문에, 앞의 본문에서 특별히 언급되지 않았던 내용이지만, 이런 경우도 가능하다는 것을 알아두길 바라고, 이런 드문 경우는 이보다 흔한 다른 원인들을 먼저 꼭 감별을 해줘야 한다는 것을 명심해라(본 케이스 같은 경우는 당연히 뇌졸중 발병 가능성을 배제해야 함).**

Case discussion 2

64세 남자 환자, 3개월 전부터 발생한 다리 불편감과 수면 장애를 주소로 내원

Q1. History Taking

환자는 3개월 전부터 발생한 다리 불편감으로 인한 수면장애를 호소하였다. 평소에 움직일 때는 괜찮으나, 밤에 잠을 자려고 자리에 들 때면 다리 속에서 불편하고 움직이고 싶은 느낌이 반복적으로 나타나고, 다리를 움직여야 해소된다고 하였다. 낮에도, 가만히 의자에 있으면 가끔씩 비슷한 증상이 나타난다고 하였다. 환자는 고혈압, 당뇨로 5년 전부터 지속적으로 약물을 복용 중이었고, 말기 신부전으로 1년 전부터 정기적으로 혈액투석 중이었다.

Q2. Physical Examinations

특이사항 없음. 전반적으로 마른 체격이었으나 불편해 보이지 않았으며, 공막 황달 및 결막 창백은 없었다. 심음 및 호흡음도 정상이었으며, 장음도 정상이었다. 말초부종 및 청색증도 없었다.

Q3. Neurologic Examinations

뇌신경 검사상 정상이었고, 사지근력은 정상이었다. 근위축이나 경직도 없었다. 감각 검진 결과, 양쪽 발끝의 통각, 진동각, 위치 감각이 감소해 있었다. 건반사는 양측 상하지 모두 1+였다. 롬버그 검사는 음성이었다.

Q4. Differential diagnosis

- Localization
  - 감각이상이 양쪽 발끝에 대칭적으로 발생하였고, 상부 운동신경 징후 및 감각해리도 없었으므로, 척수하부 병변, 즉 말초신경, 신경근 부위를 생각해볼 수 있으나, 피부 분절을 명확히 따르지 않았으므로, 말초신경병의 가능성이 높다.

- Etiology
  - 환자의 증상은 비교적 만성으로 진행하는 경과를 보였다. 기저질환으로 당뇨가 있었고, 신부전으로 혈액 투석을 받고 있었다는 점에서, 기저질환에 의한 말초신경병증의 가능성이 가장 높을 것으로 보인다. 아울러, 밤에 자려고 누울 때 악화되고, 움직이면 해소되는 하지의 불편감은 하지 불안 증후군의 진단 기준에 합당하다. 그러므로, 환자의 증상은 말초신경병증에 동반된 하지 불안 증후군으로 생각할 수 있다.

Q5. Lab findings

혈구 검사와 전해질의 이상 소견은 없었으며, 당화혈색소는 6.3, 공복혈당은 121이었다. BUN/Cr은 40/1.8이었다. 혈청 Ferritin이 11 ng/mL로 감소되어 있었다. TIBC는 300 ug/dL로 정상이었다.

신경 전도 검사(NCS) 결과는 경미한 축삭 신경병(axonal polyneuropathy: 신경전도 속도는 정상, 진폭의 경미한 저하)을 시사 하였다.

Q6. Confirmed diagnosis

신부전으로 인한 다발성 말초신경병증 및 하지 불안 증후군

Q7. Further management

경구 철분 제제를 투여하면서 2주간 경과를 관찰하였으나, 뚜렷한 호전을 보이지 않아, pramipexole 0.125 mg qd hs를 투여하였으며, 이후 증상이 호전되었다.

(하지 불안 증후군에 대한 더 자세한 내용은 Chapter 27 참고)

25

뇌척수액 검사

(CSF study)

김경준

요추 천자 검사(Lumbar puncture test)는 신경과에서 가장 흔히 시행하는 검사 중의 하나이며, 뇌 혹은 척수와 직접 접촉하고 있는 뇌척수액을 이용하여 신경계의 다양한 질환을 진단하는 데 도움을 받을 수 있다. 술기 시행 시 무균 상태에서 정확한 술기가 필요하며, 그 결과를 환자의 임상 증상에 맞춰 해석할 수 있어야 한다. 뇌척수액 검사의 방법과 주요 질환에서의 검사 소견에 대해 간략히 살펴보겠다.

1. Indication & Contraindication of Lumbar puncture

요추 천자의 목표는 뇌척수액 압력을 측정하고 뇌척수액을 얻어 세포, 화학, 바이러스 및 세균 그리고 자가면역항체 등에 대한 검사를 시행하는 것에 있다. 요추 천자 검사로 진단에 도움을 받을 수 있는 주요 신경계 질환은 다양하다(표 25-1). 검사 자체의 난이도는 어렵지 않고, 위험도도 높지는 않으나, 몇몇 상황에서는 검사의 위험도가 높아지기 때문에 금기시되어 있다(표 25-2). 특히 두개내압상승이 의심되는 상황에서는 CT/MRI를 먼저 검사하는 것이 권장된다.

표 25-1. 뇌척수액 검사의 적응

1. 신경계 감염
   - 감염성 뇌수막염 및 뇌염(meningitis and encephalitis)
     세균, 바이러스, 결핵, 곰팡이, 신경매독, 신경낭미충증, 아메바 등
   - 수막주변감염 및 농양(abscess)
   - 무균수막염(aseptic meningitis)
2. 자가면역뇌염
3. 거미막하출혈
4. 탈수초질환
   - 다발경화증(MS), 시신경척수염(NMO) 등
   - 염증다발신경병
5. 신생물 관련
   - 연수막전이, 뇌종양, 신생물딸림증후군 등
   - 뇌거짓종양
6. 정상압수두증

표 25-2. 요추 천자 검사의 금기

두개내압상승
종괴 혹은 뇌실계통의 폐쇄
완전척수차단
응고 결함 또는 항응고 치료
혈소판 수 < 20,000/mm^{3}는 금기
PT-INR > 1.7, 혈소판 수 < 50,000/mm^{3}에서는 주의해야 함(출혈 발생 가능)
천자 부위의 농양

2. Lumbar puncture procedure

1) 요추 천자는 환자의 자세를 정확히 잡는 것이 중요하다(그림 25-1).
2) 머리를 최대한 무릎까지 구부리게 한다(knee-chest position). 양쪽 어깨와 골반은 침상과 수직을 이루는 것이 중요하다.
3) 양쪽 엉덩뼈 능선의 연장선과 척추가 만나는 부분이 L3~L4에 해당하는데, 성인에서는 이 부분을 천자한다(여의치 않을 경우, 한 단계 위(L2~L3)나 아래(L4~5)에서 한다). 소아에서는 보다 아래에서 한다.
4) 침을 피부와 수직으로 삽입한다. 4~5 cm 정도 삽입하면, 저항이 갑자기 감소하는데, 경막을 통과하여 거미막하 공간에 도달한 것이다.
5) 침이 거미막하 공간에 위치하면 속심을 빼고 압력을 측정하며 척수차단 여부를 확인한다. 압력을 측정할 때는 환자가 힘을 빼고 안정한 상태에서 머리와 척추가 같은 높이에 위치한 것을 먼저 확인한다.
6) 척수 차단 여부는 Queckenstedt 수기를 통해 확인한다(Q test). 양쪽 경정맥을 차례로 압박하여 뇌척수액의 압력이 100~200 mmH_2O 정도 오르고 압박을 풀면 10초 내에 원래 압력으로 돌아오는지 확인한다. 기침을 하거나 Valsalva 수기를 하는 경우 압력이 오르는데, 경정맥 압박 시 압력이 오르지 않으면 척수 차단이 있는 것이다.
7) 압력 측정 및 척수차단 여부를 확인한 후, 검체를 모은다(표 25-3). 검체를 모으면서, 뇌척수액의 색 및 투명도를 확인한다. 정상 뇌척수액은 무색투명하나 병적 상태에서는 혼탁해지고 색깔 변화가 나타난다(세포 증가, 세균 및 지방 등). 특히, 뇌척수액이 붉고 혼탁한 경우, 외상천자(traumatic tap)와 거미막하출혈을 감별하기 위하여 3 tube test를 실시한다.

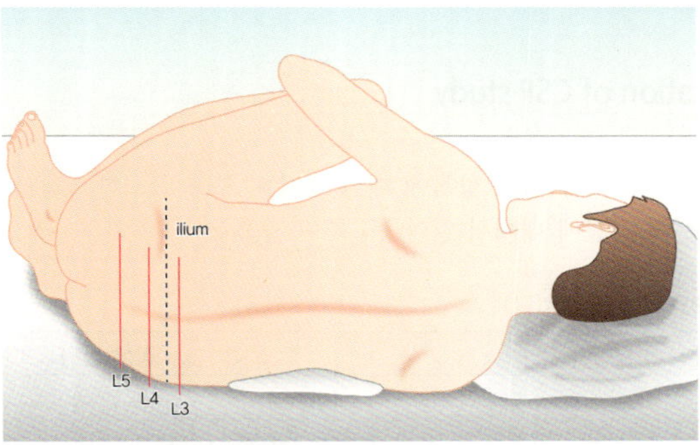

그림 25-1. 침상 모서리에 옆으로 누운 자세를 취하게 한다(Lateral decubitus position).

8) 술기가 끝난 다음에는 환자를 반듯하게 눕히고, 일어서지 말고 약 4시간 정도 이상의 안정을 꼭 취하도록 한다.

••• *Clinical Tip*

- 외상 천자 시에는 3-tube test에서 RBC 수가 점점 줄어들고, xanthochromia가 나타나지 않으며, 가만히 두면 쉽게 응고된다.
- Xanthochromia는 심한 황달, 단백증가(150 mg/dL 이상), hypercarotenemia, hyperuricemia 등에서도 나타날 수 있다.
- 만약 경한 외상천자가 있을 경우 WBC count의 해석에서, 과연 감염 등의 원인으로 pleocytosis가 생긴 건지, 외상천자 때문에 백혈구 수가 올라간 것인지 해석이 어려울 때가 있는데, 보통 정상적인 적혈구 용적 상태를 고려할 때 적혈구 700~800개당 백혈구 1개의 비율로 계산해 참고 가능하다.
- 요추 천자 검사가 끝나면 바로 serum glucose test (BST check)를 시행해 나중에 CSF의 glucose 수치가 나오면 비교해야 한다.

표 25-3. 뇌척수액 검사 항목들

검사 항목
세포 수 및 종류
단백질 및 포도당
배양- 세균, 곰팡이, 항산균(mycobacteria), 바이러스
도말표본(india ink), 그람 및 항산(acid-fast) 염색
항원검사(라텍스응집검사)
PCR에 의한 DNA 혹은 RNA 증폭
미생물에 대한 항체
글로불린, 올리고클론띠(oligoclonal band)를 위한 면역전기영동
세포학(cytology): 이 항목은 검체의 양이 충분해야 민감도가 상승함
자가면역항체

3. Interpretation of CSF study

뇌척수액 검사의 각종 검사 항목에 대한 정상 수치를 참고하고(표 25-4), 주요 질환에 대한 뇌척수액 소견에 대해서 알아두도록 하자(표 25-5).

표 25-4. 뇌척수액의 정상 수치

항목	정상 범위
양	150 mL
압력	50~180 mmH_2O

적혈구	0
백혈구	0~5/mm
림프구	60~70 %
단핵구	30~50 %
중성구	없음
총 단백질	15~50 mg/dL
포도당	40~70 mg/dL
IgG index	0.29~0.59

표 25-5. 주요 질환별 뇌척수액 소견

질환	세포 (개/mm)	단백질 (mg/dL)	포도당 (mg/dL)	비고
세균감염	WBC 50 이상	100~250	20~50 (혈당의 1/2 이하)	그람 염색 양성, 압력 증가
바이러스, 곰팡이 감염	WBC 10~100	50~200	정상/약간 감소	특수배양 필요, 정상압력 또는 약간 증가
결핵감염	WBC 25 이상	100~1,000	50 이하 매우 감소	특수배양 및 PCR 필요
거미막하출혈	RBC 500 이상, WBC 약간 증가	60~150	정상	황색변색증으로 외상천자와 구분, 압력 매우 증가
다발성경화증	정상/약간 증가	정상/약간 증가	정상	면역글로불린 G 증가 및 올리고클론띠 검출
수막암종증	WBC 10~100	증가	정상 또는 감소	신생물세포, 특정 단백표지자 증가
정상압수두증	WBC 0	정상/약간 증가	정상	치료적 뇌척수액 배액으로 단백질 수치가 감소할 수 있음

4. Complication of Lumbar Puncture

척수 천자 후에, 다음과 같은 합병증에 대한 주의가 필요하다.

- 뇌탈출
- 천자 후 두통
- 국소출혈(경막하 및 경막외)
- 국소감염
- 척수 및 척수신경뿌리 손상

25

1) 특히, 뇌탈출의 위험성에 대한 평가를 위하여, 척수 천자 전에, 뇌 CT나 MRI를 통하여, 국소 종괴나 광범위부종의 가능성을 확인해야 한다.
2) 천자 후 두통(post lumbar-puncture headache): 가장 흔한 부작용으로 천자 부위로 지속적으로 뇌척수액의 유출이 발생해서 생기는 두통이다. 환자는 누워 있을 때는 통증이 없으나, 앉거나 서면 두통이 심해지는 양상으로 가는 천자바늘을 사용하고, 검사 후 환자가 누운 자세로 절대 안정을 충분히 취하도록 하면 대부분 예방 가능하다. 발생 시에는 절대안정(Absolute bed rest)이 일차 치료이고, 그럼에도 불구하고 지속될 때는 'Epidural Blood patch(환자 자신의 혈액을 주입)'를 이용해 막아야 한다.
3) 부분 척수 차단(partial spinal block)이 있던 환자에서 요추 천자 후에 완전 척수 차단(complete spinal block)으로 바뀔 수도 있으므로 주의를 요한다.

References & Reading materials

1. 대한신경과학회. 신경학. 3판. 군자출판사, 2017.
2. Ropper AH, Adams RD, Samuels MA, Victor M. Adams and Victor's Principles of neurology. 11th ed. New York: McGraw-Hill Medical, 2019.
3. Marshall Mayer, On call Neurology, 3rd ed. Saunders; 2009; 29-31.

26

신경과적 응급
(Neurologic Emergency)

김태정

본 장에서는 신경과에서 흔하게 볼 수 있고, 제대로 된 조치가 최대한 빨리 취해지지 않으면 환자에게 치명적일 수 있는 응급상황에 대해 다루고자 한다. 본 장의 취지는 신경과 전공의나 타과 전공의들이 아래와 같은 환자에 대해 연락을 받았을 때 이게 응급상황이라는 것을 alert하게 감지하고 빠르게 환자 진찰 및 처치 오더를 내릴 수 있게 하는 것이다. 실제로 전공의 초년 시절에는 그 심각성을 몸소 인지하지 못한 채 아쉬운 처치를 하게 되는 경우가 꽤 있다. 내가 지금 당장 뭔가 조치를 취하지 않고, '잠깐 이따가 해야지'라는 마음으로 미루는 순간 환자가 고스란히 그 위험을 떠안는다는 걸 꼭 명심했으면 한다.

1. Hyperacute stroke

전공의 시절 가장 많이 접할 수 있는 뇌졸중 환자들, 그중 초급성 뇌졸중 환자의 응급실 방문은 늘 접하면서도 긴장되는 순간이다. Minor stroke이어도 기저 혈관 상태 및 발병 기전에 따라 언제 나빠질지 모르는 순간들과, 내원 시부터 심한 신경학적 증상을 동반했을 경우 어떻게 대처해야 할지 몰라 당황하는 순간들이 많을 것이다. 결국 환자의 케이스별로 조금씩 달라지겠지만, 큰 원칙은 변하지 않으니, 초급성 뇌졸중 환자에 접근하는 법을 익히고, 미리 머릿속으로 연습을 해보자. 여기서는 증상 발생 24시간 이내에 내원한 초급성 환자들의 경우를 다루도록 하겠다.

⊙ Call from ER (through phone)

최근에는 병원별로 초급성/급성 뇌졸중 환자 방문 시에 대처하는 일종의 protocol들이 많이 마련되어 있고, 보통 그 시스템의 순서대로 신경과 의사에 연락이 오면서, 여러 파트(응급의학과, 간호부, 영상 검사실, 채혈 등)들이 동시에 활성화되게 된다. 여기서는 그런 시스템과 상관없이 신경과 의사가 챙겨야 하는 것들을 살펴보도록 하겠다.

1) 환자의 나이 확인
2) Main complaint 확인
3) 최초 vital sign 확인(BST 포함: 저혈당인 경우는 dextrose 용액 투입하도록)
4) 증상 발병시간 확인 및 약물 투약력 확인
5) 기본 IV line을 잡으면서 기본 채혈 검사 항목 나가도록 함(coagulation panel, Blood cell count panel, Chemistry panel 포함). Main fluid는 생리식염수로 해야 하며 hypotonic saline은 피해야 함
6) 산소포화도가 유지되지 않거나 혈압이 너무 낮은 등 기본 활력 징후가 흔들릴 경우 해당 조치를 취하도록 함

7) 금식(NPO)을 유지하도록 함
8) 심전도, Chest X-ray를 찍어 두도록 함
(acute coronary syndrome, aortic dissection 등의 응급 상황이 의심되는 것이 아니고, 동시에 진행이 안 된다면 초기 brain imaging 이후 시행해도 된다.)

▶▷ **초급성 뇌졸중 환자가 내원하였을 때에는 시간을 지체하지 말고 이동하면서 머릿속으로는 환자의 주증상으로 유추했을 때 발생할 수 있는 병변의 위치, 그 위치에서 추가로 확인해야 할 검진 항목들, 해당 증상이 뇌졸중이 아닌 경우도 가능한 것인지 등에 대해 생각해봐야 한다.**

⊙ Arrive at ER

1) Vital sign 다시 확인(심장 리듬 포함)
2) 병력 청취
   a) 언제, 어떻게 증상이 발생했고, 감지했는지(자고 일어나면서 발견한 건지, 그렇다면 잠든 시각과 일어난 시각 체크)
   b) 증상 발생 후 증상의 시간적 경과에 따른 변화는 어떠한지
   c) 증상 발생 전후 동반되는 타 증상은 없었는지(심한 두통, 오심, 구토, 경련을 시사할만한 징후 등)
   d) 최근 dehydration을 유발할 만한 상황은 없었는지(근위부 혈관의 협착이 있는 상태에서 뇌혈류 감소가 유발되면 '경계역 뇌경색(borderzone infarction)'이 호발함)
   e) 과거 질환력은 어떤지(특히 고혈압, 당뇨, 고지혈증, 심장 질환 유무)
   f) 이전에 뇌졸중(출혈성 뇌졸중 혹은 허혈성 뇌졸중) 병력은 없었는지
   g) 흡연/음주력은 어떤지
   h) 외상은 없었는지
   i) 복용 중인 약은 없는지: 특히 항응고제(LMWH, warfarin 및 DOAC (dabigatran, rivaroxaban, apixaban, edoxaban)(복용 중 뇌출혈이 발생한다면 빨리 Vitamin K, FFP 투여 등을 통해 INR을 낮춰야 함)
3) 환자 신경학적 검진
   a) 의식 수준 체크
   b) 언어기능, 뇌신경 검사, 운동/감각, 심부 건반사, 병적 반사 유무, 소뇌기능 검사를 신속, 정확하게 시행한다(보통 NIHSS 점수 항목에 맞춰 진행하게 된다. 표 26-1).
      – 전공의 초기에는 당황하는 경우가 많아, 빨리 하려는 경우, 중간에 건너뛰는 검진 항목도 생기는 경우가 꽤 있다. 익숙해지기 전까지는 평소에

뇌졸중 환자의 검진법을 상상하면서 훈련해 두는 것이 도움이 된다.

c) 검진 결과를 바탕으로 대략적인 병소의 위치 및 신경학적 결손 정도를 NIHSS 점수로 계산해둔다.

Decision 1. 여기서 신경과 의사가 중요한 판단을 해야 하는 첫 번째 순간이 온다.

▶▷ 과연 뇌졸중이 맞는가?

- 뇌졸중이 의심되는 경우와 아닌 경우, 이후에 환자에게 이뤄지는 검사 및 처치의 방향이 완전히 달라지기 때문에 이 단계에서 결정해줘야 한다.
- 뇌졸중의 의미를 다시 한 번 떠올려보면 'Sudden onset Focal neurologic deficit'이다. 특히 뇌혈관질환의 위험인자를 가진 사람이라면 더욱 가능성이 높아진다. 따라서 이와 같은 경우에 해당된다면 일단 뇌졸중에 간주해 다음 단계로 진행해야 한다.
- 만약 위험인자가 전혀 없는 사람이라면(특히 젊은 사람)? – 그래도 뇌졸중을 응급으로 배제해주는 것이 맞을 것이다. 젊은 연령일 경우, 본인이 모르고 있던 발병 위험인자들을 가지고 있을 수도 있고, 대표적으로 감별해야 할 질환들이 complicated migraine, seizure, malingering 등이 있는데, 반대로 뇌졸중에도 두통은 동반될 수 있고, 뇌졸중의 증상 발현이 경련이 될 수도 있기 때문에 뇌졸중이 아닌 것인지 확인하는 것이 좋다. Malingering의 경우는 결국 배제진단이기 때문에(환자가 증상을 일부러 지어내는 경우는 검진에서 감별이 될 것임) 역시 뇌졸중이 아님을 확인해 주는 것이 좋을 것이다.
- Focal deficit이 아니라면? – 환자가 전반적인 의식저하를 보일 때가 있는데, 이때는 검진만 제대로 한다면 어렵지 않게 감별할 수 있다. 'Chapter 12 혼수' 편에도 언급되지만, 의식수준을 저하시키는 경우는 'Diffuse cerebral dysfunction, Large hemispheric lesion, brainstem lesion'일 경우다. 여기서 뇌졸중에 의한 병변이라면(즉, Large hemispheric lesion, brainstem lesion), 환자가 다른 신경학적 검진(뇌신경검사–특히 동공반사, VOR, visual threatening test로 유추되는 시야 검사–, 통증에 대한 반응 정도로 유추되는 운동/감각 손실, 심부 건반사, 병적 반사 검진, 경부강직)에서 이상을 보이게 된다. 만약 특이사항이 없다면 대사성/독성(저혈당, 패혈증, 심장질환에 의한 저혈류 상태, 약물 중독 등)에 의한 증상일 것이다. 간혹 저혈당인데, 편측 신경학적 징후를 보이는 경우가 가능하나 워낙 드문 경우이기 때문에, 저혈당 환자가 편측 침범 징후가 있다면 일단 혈당을 올리면서 뇌졸중에 준한 검사 단계로 넘어가는 것이 좋다.

표 26-1. NIH stroke scale

1a. Level of Consciousness (LOC)
0 = 명료한 의식상태; 기민한 반응을 보임
1 = 명료한 의식상태는 아니지만, 약간의 자극에 깨어나 지시를 따라하거나, 대답하는 등 반응을 보임
2 = 의식이 명료하지 않은 상태로 반복적인 자극에 의해서 깨어나는 경우, 혹은 강한 동통자극에 의해서만 움직임이 유발되는 경우(상동적이지 않은)
3 = 반사적인 운동이나 자율신경계의 반응만을 보이는 경우, 혹은 전혀 반응을 보이지 않는 이완성무반사 상태
1b. LOC Questions
0 = 두 가지 질문 모두에 바르게 대답함
1 = 한 가지에만 바르게 대답함
2 = 두 가지 모두 바르게 대답하지 못함
1c. LOC Commands
0 = 두 가지 작업을 모두 바르게 수행함
1 = 한 가지 작업만 바르게 수행함
2 = 두 가지 모두 바르게 수행하지 못함

2. Best gaze
0 = 정상
1 = 부분 주시마비. 단안, 혹은 양안에서 주시가 비정상적이나, 심한 편향이나 완전 마비가 없을 때
2 = 심한 편향이나 완전 마비가 있고, 안구두부반사로 교정되지 않는 경우

3. Visual
0 = 정상
1 = 부분 반맹
2 = 완전 반맹
3 = 양측 반맹(피질맹을 포함한 실명)

4. Facial palsy
0 = 정상 대칭적 움직임
1 = 경미한 마비(코입술주름의 소실, 비대칭적 미소)
2 = 부분마비(하안면의 완전, 혹은 거의 완전한 마비)
3 = 완전마비(상하안면의 움직임이 없는 경우)

5. Motor Arm
0 = 정상; 상지를 90(혹은 45)도로 10초 동안 계속 유지할 수 있음
1 = Drift; 상지를 90(혹은 45)도로 유지하나 10초 이전에 아래로 처짐; 그러나 침대나 다른 지지물을 건드리지 않음
2 = 중력에 저항함; 상지를 90(혹은 45)도로 유지할 수 없고, 침대쪽으로 편향되나, 중력에 저항함
3 = 중력에 저항하지 못함; 상지가 아래로 떨어짐
4 = 전혀 움직이지 못함
9 = 절단, 관절융합
5a. Left Arm
5b. Right Arm

6. Motor Leg
0 = 정상; 하지를 30도로 5초 동안 계속 유지할 수 있음
1 = Drift; 하지가 5초 이전에 아래로 처짐; 그러나 침대를 건드리지 않음
2 = 중력에 저항함; 하지가 침대쪽으로 편향되나, 중력에 저항함
3 = 중력에 저항하지 못함; 하지가 곧바로 침대로 떨어짐
4 = 전혀 움직이지 못함
9 = 절단, 관절융합
6a. Left Leg
6b. Right Leg

7. Limb Ataxia
0 = 정상
1 = 한쪽 상지 혹은 한쪽 하지에만 실조증이 있는 경우
2 = two limbs에 실조증이 있는 경우

8. Sensory
0 = 정상; 감각 소실이 없음
1 = 경도, 혹은 중등도의 감각 소실이 있음; pinprick 시 덜 날카롭거나 둔한 느낌; pinprick 시 촉감이 있으나 표재성 통각의 소실이 있음
2 = 심하거나 완전한 감각 소실; 촉감의 소실

9. Best Language
0 = 정상; 언어장애가 없음
1 = 경도, 혹은 중등도의 실어증; 사고의 표현이나 유형에서 유의한 제한 없이, 유창성이나 이해력에 어느 정도의 분명한 장애가 있음. 제공된 자료에 대한 대화가 어렵거나 불가능함. 예를 들면, 검사자는 제공된 자료에 대한 환자와의 대화에서 그림이나 사물 card를 환자의 반응으로부터 식별할 수 있다.
2 = 심한 실어증; 모든 의사소통이 단절된 표현을 통해 이루어짐. 청취자는 대화 중에 추론, 질문, 그리고 추측을 위해 많은 노력이 필요함. 교환되는 정보의 범위가 제한됨; 청취자는 의사소통을 위해 많은 부담을 지게 됨. 검사자는 환자의 반응으로부터 제공된 자료를 식별할 수 없음
3 = 무언(Mute), 전실어증; 어음이나 청각성 이해가 불가능함

10. Dysarthria
0 = 정상
1 = 경도 혹은 중등도; 발음이 분명하지 않지만, 적어도 알아들을 수 있는 정도
2 = 중증도; 전혀 알아들을 수 없는 상태이거나, mute/anarthric
9 = 기관내삽관 혹은 다른 물리적 장벽

11. Extinction and Inattention
0 = 정상
1 = 시각, 촉각, 청각, 공간 혹은 personal 무시 혹은 동시자극 시 한측에 대한 감각의 소멸
2 = 심한 반측무시 혹은 두개 이상의 modality에 대한 반측무시. 환자 자신의 손을 인지하지 못하거나, 편측으로만 공간감각이 있는 경우

이제 뇌졸중이 의심된다면 다음 검사로 넘어간다.

4) 영상 검사 실시: Brain CT or MRI?

이 단계부터는 환자가 발병시각으로부터 얼마나 빨리 병원에 내원했는지에 따라 약간 달라지게 된다. 아래 내용들에서 명시된 시간 기준은 '마지막으로 정상이었던 시간(Last normal time, LNT)' 기준이다.

a) Time window < 4.5시간: 정맥내 혈전용해제 투여 가능한 시간 내에 내원

- Brain CT 시행: non-contrast CT를 시행하게 되며, 동시에 CT angiography 혹은 perfusion CT가 시행이 가능하다면 함께 시행하여 large artery occlusion을 확인하는 것이 좋다.
- 뇌출혈: 적극적인 혈압 조절과 함께 수술이 필요한 경우라면 신경외과 협진을 요청하고, 그렇지 않은 경우라면 신경과로 입원 지시한다(혈압, 환자의 신경학적 증상 진행 여부 면밀히 관찰, 뇌압 상승에 따른 경미한 증상은 대증 요법으로 치료하고, 심해질 경우 적극적인 뇌압 조절 치료–Chapter 10 참고–를 병행한다).
- 뇌출혈의 증거가 없음: 초급성기에는 뇌경색 병변이 CT상에 보이지 않는 경우가 많으나(시간이 지나면서 저음영으로 관찰 가능함), 회색질/백색질의 구분의 소실, 뇌이랑 소실, hyperdense MCA sign 등의 미세한 변화는 보일 수 있다. 뇌출혈 증거가 없으면 정맥내 혈전 용해제 투여를 고려해야 한다(Decision 2).

Decision 2. 두 번째 중요한 결정의 순간이다.

▶▷ 정맥내 혈전용해제(IV thrombolytics, IV tPA)를 투여할 것인가?

- CT상 뇌출혈의 증거가 없다면, 환자가 정맥내 혈전용해제를 투여해도 되는지를 확인해야 한다. 정해진 여러 적응증이 있고, 환자가 이에 해당하는 지를 검토한다(표 26-2).
- 금기사항에 해당되지 않으면 투약을 시작한다(0.9 mg/kg의 10%를 initial bolus로 투여 후, 나머지 용량은 1시간에 걸쳐 주입, Max dose: 90 mg). 투약 시/후 혈압이 너무 상승해서는 안 되며(표 26-3), 투여 중간에 내부 타 장기 출혈의 징후(잇몸출혈, 혈뇨, 토혈 등)가 있으면 투여를 중단하며, 심한 두통, 오심, 구토 등이 발생하면 중지하고 CT를 촬영해 뇌출혈 여부를 체크해야 한다.
- 같은 3시간(4.5시간) 이내라고 해도 투여시간이 빠를수록 환자의 예후는 좋아

지므로, 항상 가능한 빨리 투여하기 위해 노력해야 하며, 투여 시에는 환자 및 보호자에게 투약에 따른 risk/benefit에 대해 미리 설명해야 한다.

- tPA 투여 가능 시간이 3시간에서 4.5시간으로 늘어나 4.5시간 이내 내원한 환자들의 경우 투약 가능성을 고려해야 하지만, 이 경우 적응증에 약간의 차이가 있다. 3시간 이내인 경우에는 환자가 81세 이상의 고령이어도 tPA의 금기가 없다면 적응 가능하나, 3~4.5시간 사이라면, 80세 이상, 심한 신경학적 장애(NIHSS 점수 25점 초과), 과거 뇌졸중과 당뇨병의 병력이 함께 있는 환자, 경구 항응고제를 복용하고 있는 환자에서는 투여할 근거가 부족하다.
- tPA 이외의 정맥내 혈전용해제(urokinase, tenecteplase, desmoteplase)는 아직 효과가 입증되지 않았다.
- 혈전 용해제 투여 이후에는 Brain MRI를 시행하고, 그 다음 단계는 아래 b)항목의 'Brain MRI' 부분을 참고하도록 한다.

표 26-2. 정맥내 혈전용해제 투여의 적응증

- 신경학적 장애가 동반되고 경미하지 않은 허혈성 뇌졸중
- 신경학적 장애가 자발적으로 신속히 호전되지 않아야 함
- 신경학적 장애가 심한 환자는 치료 시 주의해야 함
- 거미막하 출혈(subarachnoid hemorrhage)로 인한 증상이 아니어야 함
- 최근 3개월 이내에 두부 외상(head trauma) 및 뇌졸중이 없어야 함
- 최근 3개월 이내에 심근 경색이 없어야 함
- 최근 21일 이내에 소화기 및 비뇨기계 출혈이 없어야 함
- 최근 14일 이내에 주요 수술(major surgery)을 시행하지 않았어야 함
- 최근 14일 이내에 주요 외상이 없었어야 함
- 최근 7일 이내 압박 불가능한 동맥 천자(arterial puncture)를 시행하지 않았어야 함
- 두개내 출혈(intracranial hemorrhage)의 과거력이 없어야 함
- 혈압은 수축기 혈압 185 mmHg 및 확장기 혈압 110 mmHg 이내로 조절되어야 함
- 신체 검진 당시, 출혈 및 외상(골절 포함)이 발견되지 않아야 함
- 경구 항응고제를 복용하고 있다면 INR 1.7 이하여야 함
- 과거 48시간 이내 헤파린을 투여 받았다면, aPTT가 정상범위 이내로 조절되어야 함
- 혈소판수치는 100,000 mm^3 이상이어야 함
- 혈당 수치는 50 mg/dL (2.7 mmol/L) 이상이어야 함
- 경련(seizure) 후 발생한 신경학적 장애가 아니어야 함
- CT에서 저음영병변이 뇌반구의 1/3 이상인 다엽경색(multilobar infarction)이 아니어야 함
- 환자 또는 보호자가 치료에 따르는 위험과 이득에 대해 이해하고 있어야 함

b) Time window > 3시간(or 4.5시간), but < 16시간(or 24시간)

- Brain CT: 환자 증상에 따라 CT angiography, perfusion CT를 이용하여 large artery occlusion 여부를 확인하고, large artery occlusion이 확인되는 경우 바로 동맥내혈전용해술(intraarterial thrombectomy, IA thrombectomy)을 진행하는 경우도 있고, 병원에 따라서는 MR angiography 시

행 후에 재개통치료를 결정하는 경우도 있다.

i) MRI 기계가 갖춰지지 않은 경우: MRI가 없는 소규모의 병원일 경우, 빠른 CT 검사 후(뇌출혈 여부만 감별), 인근의 대형 병원으로 전원하는 것이 좋다.

ii) 환자가 활력 징후의 불안정 및 과거 수술력으로 체내에 금속물질을 가지고 있는 경우 혹은 pacemaker가 있어 등 MRI 검사가 불가능하거나 pacemaker 조정이 필요한 경우: 이 경우는 Brain CT (pre-contrast) 외에도 brain CT perfusion, CT angiography를 같이 촬영하여 초급성기 치료를 결정 하면 된다.

iii) 임상적으로 환자가 뇌경색보다 뇌출혈을 더 시사하는 소견과 함께 신경학적 결손이 심한데(크기가 큰 뇌출혈의 경우(혹은 지주막하 출혈), 수술적 치료가 응급으로 필요한 경우가 있음), MRI 촬영 대기시간이 길어질 경우: 촬영 후 뇌출혈이 아니라면 바로 MRI 촬영으로 넘어가고, 뇌출혈이 맞다면 출혈에 준한 치료에 들어간다.

– Brain MRI: 가능하다면 Diffusion/Perfusion/T2 FLAIR/GRE/angiography를 같이 촬영해 결과를 분석한다. 각 병원의 protocol에 따라서 IA thrombectomy를 brain MRI/MRA 시행 후 결정하기도 하여 brain MRA 시행후 large artery occlusion이 있다면, IA thrombectomy를 시행한다. 만일 시술에 해당이 되지않는 뇌경색 환자들은 brain MRI/MRA까지 시행하고 항혈소판제 혹은 항응고제 투약을 결정하고 입원을 진행하게 된다.

Decision 3. 마지막 선택의 순간이다.

▶▷ IA thrombectomy를 시행할 것인가?

- IA thrombectomy는 숙련된 전문가가 시행해야 하며, 시술 자체에 따르는 위험이 분명히 존재하기 때문에, 쉽게 결정할 문제가 아니며, 정확한 목적과 얻을 수 있는 이득이 있을 때 시도해야 한다. IV tPA에 금기상항이 있어 투약하지 못한 환자에서도 IA thrombectomy는 시도해 볼 수 있다.
- 영상 검사 결과에서 perfusion-infarct core mismatch, Diffusion-Perfusion mismatch (D-P mismatch)가 있고(환자의 증상이 Diffusion-weighted imaging 병변보다 범위가 더 크다면 더욱), 이에 해당하는 원인 혈관(major vessel)의 폐색이 있다면 IA thrombectomy 시행할 수 있다. 물론 실제로 시술 중 치료 방법과 사용하는 device 등 무엇을 선택할지는 시술자의 판단에 맡기게 되는 것이며, 신

경과 전공의는 환자 및 보호자에게는 시술 자체의 실패, 재관류 후 재폐색/출혈의 위험성 등에 대한 설명을 미리 충분히 해야 한다.
- 최근의 연구 결과들로 IA thrombectomy는 major vessel 폐색에 대해 최대 24시간 이내까지 시도해 볼 수 있다. 단 환자의 증상, 영상 소견이 시술이 가능한 소견으로 확인되어야 한다.
- D-P mismatch가 없거나, 만약 있더라도 크지 않고, major vessel(즉, IA thrombectomy)가 물리적으로 접근 가능한 범위 내의 혈관)의 폐색이 아니라면 시술의 적응증이 되지 않는다.
- 정맥내 혈전용해제를 투여 받은 환자라도 CT angiography 혹은 MR angiography에서 large artery occlusion 있는 경우 IA thrombectomy를 시행하며, D-P mismatch 및 large artery occlusion이 있더라도 정맥내 혈전용해제의 부작용으로 뇌출혈이 발생했다면 IA thrombectomy를 시행할 수 없을 것이다.
- 뇌출혈로 판명이 나면, 그 정도에 따라 내과적 치료 vs 수술적 치료를 결정해 진행한다.

5) 위 과정들을 거친 뒤에는 IV tPA/IA thrombectomy 시행 여부에 따라 내용이 달라지게 된다.
   a) 일단 환자는 지속적인 혈압/맥박/산소 포화도/신경학적 상태를 체크할 수 있는 집중관리실에서 관찰하는 것이 중요하며, 여건이 되지 않는 경우에도 의료진은 일정 간격으로 환자를 검진해야 한다.
   b) IV tPA를 투여했거나, IA thrombectomy에 성공한 경우, 특히 IV tPA 투약한 환자는 만 24시간 동안은 항혈소판제/항응고제 투여를 금지해야 한다(IA thrombectomy 과정에서 mechanical thrombectomy 혹은 stenting을 시행한 경우는 제외). 그리고 혈압이 높을 경우는 약제로 적극 조절해야 하며(출혈 예방), 24시간 후에 f/u imaging을 실시해 출혈 부작용은 없는지 확인 후 약제 투여를 시작하게 된다.
   c) 위의 시술들에 대한 적응증이 되지 않아 시행 받지 못했을 경우, 혹은 IA thrombectomy를 시도했으나, 실패한 경우는 항혈소판제/항응고제 요법을 시작하게 되고, 혈압은 급성기에 준해 관리하게 된다.

6) 위의 모든 과정에서 중간에 환자의 활력 징후가 흔들리는 경우는 검사에 앞서 환자의 vital sign을 먼저 안정화시키는 게 최우선이다. 특히 아래와 같은 경우에는 급격한 의식 저하와 함께 호흡 부전, 심정지 등의 위험성이 존재하기 때문에, 더욱 신경을 써야 하며, 응급 수술이 필요하게 된다.
   a) Very large size hemispheric infarction or hemorrhage (herniation의 위험)

b) SAH, Large amount of IVH
c) Large size cerebellar lesion (brainstem compression)
d) Comorbidity: Myocardiac infarction(급성뇌졸중 환자의 1~3%에서 동반)

지금까지 설명된 내용들은 일반적인 경우를 기준으로 이야기한 것이며, 순간순간의 결정에 환자 케이스별로 추가로 고려해야 할 사항들이 생기므로(예를 들어 같은 MCA infarction이래도 Right, Left인지에 따라 추후 환자의 언어기능 마비 유무가 결정되고, 이는 환자의 사회적 삶의 질에 큰 영향을 미치게 될 것이고, 환자의 기저질환으로 기대여명이 길지 않은 상황이라면 IA thrombectomy 같은 적극적인 침습적 시술이 가지는 의미가 줄어들 것이다), 임상의사는 이를 종합적으로 고려해야 할 것이다.

뇌졸중의 경우 워낙 유병률이 높고, 초기의 처치가 환자의 장기적인 예후를 정하는 데 결정적인 역할을 하기 때문에, 초급성기 치료에 대한 지속적인 연구들이 이루어지고 있다. 특히 여러 임상 연구 결과를 바탕으로 IA thrombectomy에 대한 time window를 16~24시간까지 확대하여 시행하는 경우가 있어 초급성 뇌졸중 환자가 왔을 때는 빠르게 환자를 평가하고 치료 방법을 결정하야 할 것이다.

표 26-3. 급성기 뇌졸중 환자의 혈압 관리

급성기 뇌경색
• SBP ≥ 220 mmHg or DBP ≥ 120 mmHg일 경우 - Labetalol 10 mg IV (for 1-2mins), 10~20분 간격으로 반복 투여 가능(Max: 300 mg) or Labetalol 10 mg IV 후 2~8 mg/min infusion or Nicardipine 5 mg/hr IV, 5분마다 2.5 mg/hr 증량 가능(Max: 15 mg/hr) - 위 방법으로 조절 안 되면 sodium nitroprusside 투약 고려 • 환자가 대동맥박리, 심한 심기능상실, 고혈압뇌병증 등이 있으면 혈압이 해당 기준보다 낮더라도 신속한 조절이 필요
혈전 용해제를 투여 받은 경우
• 처음 2시간은 15분마다, 그 다음 6시간은 30분마다, 다음 16시간은 1시간마다 측정 • SBP ≥ 180 mmHg or DBP ≥ 105 mmHg이면 위와 같은 방법으로 치료
뇌출혈
• SBP ≥ 200 mmHg or MAP ≥ 150 mmHg일 경우는 혈압강하제 투여해 적극적으로 낮추면서 감시 • SBP ≥ 180 mmHg or MAP ≥ 130 mmHg이면서 IICP 증거가 있을 시에는 두개내압 감시 및 뇌관류압 60~80 mmHg 이상 유지하면서 혈압 조절 • SBP ≥ 180 mmHg or MAP ≥ 130 mmHg이면서 IICP 증거가 없을 시에는 목표 혈압 SBP140~150 mmHg 정도로 혈압 조절하면서 감시

2. Neuromuscular respiratory failure

신경과의 대표적인 응급상황 중의 하나다. 응급실에서, 병실에서, 중환자실에서 드물지 않게 마주칠 수 있다. 사실 이런 호흡부전을 일으킬 수 있는 신경과적 질환은 생각보다 다양하다. 하지만 그중에서 우리가 흔하게 접하는 것은 몇 가지 정도로 압축해 볼 수 있고, 응급처치 또한 크게 다르지 않아 대처가 어려운 것은 아니다. 하지만 신경과 환자의 호흡부전은 대부분 원인이 폐 자체의 문제보다는 호흡근의 힘이 떨어지거나 상기도 폐색 등에 의해 생기는 것이기 때문에, 콜을 받았을 때 흔한 내과적(기질적 폐질환 관련) 원인을 생각하고 w/u 하기보다는 빠른 처치가 우선시 되어야 한다는 것을 명심해야 한다.

⊙ Call from ER (through phone)

1) 환자 vital sign check
   환자가 다른 medical problem을 함께 가지고 있는(ex. Sepsis) 게 아니면 대부분 호흡을 제외한 생체 징후가 흔들리는 경우는 많지 않다.
2) 환자의 기본 인적 사항 확인 – 나이 및 병원에 f/u를 받던 사람인지 등
3) 산소 포화도가 낮은 경우에는 정도에 따라 O_2 공급을 일단 해주도록 이야기해야 함(nasal prong, facial mask 등으로)
4) 환자 의식이 같이 떨어지는 경우에는 oral airway를 하도록 지시함
5) 혹시 이미 ABGA 결과가 나가 있다면, 결과를 물어봐 알아두는 게 좋음
6) 환자 연하 장애를 호소한다면 NPO를 하도록 지시함
7) IV line을 잡도록 지시함

⊙ Arrive at ER

1) 환자의 호흡패턴을 관찰함과 동시에 환자의 의식 수준을 체크하고, 청진을 시행함
2) 위의 'Call from ER' 체크 사항에서 아직 시행되지 않은 게 있다면 시행하도록 함
3) 환자에게 바로 기도 삽관이 필요하다고 판단될 땐 지체하지 말고 시행해야 함. 여러 가지 요소가 참고가 되어야 하지만(표 26-4), 가장 중요한 건 환자가 실제로 얼마나 호흡을 힘들어 하는지다. 충분한 산소 공급에도 불구하고, 저산소 상태가 지속되거나, 호흡곤란이 해소되지 않으면 적극 고려해야 함
4) 이제 환자의 호흡 부전이 내과적 문제에 의한 것인지, 신경과적 질환(표 26-5)에 의해서 생긴 것인지 판단해야 한다.

표 26-4. Recommendation for intubation

Vital capacity < 15 ml/Kg (대략 1 L in a 70 kg person)
PaO_2 < 70 mmHg on room air
$PaCO_2$ > 50 mmHg associated with acidosis (pH less than 7.35)
Severe oropharyngeal paresis with inability to protect the airway

••• *Clinical Tip*

많은 전공의들이 기도 삽관에 대해 일단 하면 장기적으로 가면서 발관하기가 힘들 거라는 생각을 하는 경우가 많다. 하지만, 오히려 때를 놓치게 되면 폐렴 등의 합병증이 발생하는 경우가 많아져 나중에 결국 삽관하게 되고, 상태는 더 악화되는 경우가 종종 있다. 따라서 환자의 호흡 부전의 원인이 명확하고, 증상이 계속 진행하는 경우에 기도삽관이 필요하다고 판단될 때는 시행하는 것이 좋으며, 기저 질환에 대한 치료를 지속해 환자의 호흡근의 힘을 회복시켜 주면 된다.

- 이는 환자의 병력 문진, 신경학적 검진, 이학적 검진을 통해 종합적으로 이뤄져야 한다.
- 환자 기존에 신경과적 질환을 앓고 있었는지?
- 현재 호흡곤란이 사지의 위약감이나 복시, 안검하수, 구음장애 등과 동반되는지?
- 최근에 선행감염이 의심되는 증상이 있었는지?
- 증상의 fluctuation이 있는지?
- 목이나 등, 허리의 통증이 같이 있는지?
- 독성 물질에 노출된 적은 없는지?
- 벌레에 물린 흔적은 없는지?
- 감각장애는 없는지?
- 근육의 통증이나 cramping 등은 없는지?
- 피부 발진 등의 전신 증상은 없는지?
- 검진상 동공반사는 정상적인지? 외안근마비는 없는지?
- 검진상 병적 반사는 없는지? 심부 건반사의 이상은 없는지?
- 실조증은 없는지?

5) 내과적 문제에 의한 것으로 판명되면 내과 협진 하에 내과적 치료를 진행하고, 신경과적 질환에 의한 것으로 판단되면 해당되는 w/u 및 치료를 진행해야 한다. 위의 과정을 포함하여 추후 해당 질환에 대한 치료를 지속하는 어느 중간에라도 환자의 호흡증상이 악화된다면 기도 삽관은 필요하다.

표 26-5. Neurologic disorder that can induce respiratory failure

Spinal cord lesion (cervical cord lesion due to compression, transverse myelitis etc.)
Motor neuron disease (ALS, PLS etc.)
Peripheral nerve lesion
- Guillain-Barré syndrome
- Chronic inflammatory demyelinating polyneuropathy
- Diphtheritic polyneuropathy
- AIDS-related
- Toxic neuropathy (lead, arsenic, hexacarbons, dapsone, nitrofurantoin)
- Lyme disease
- Tick paralysis
- Critical illness polyneuropathy
- Acute intermittent porphyria

Neuromuscular junction lesion
- Myasthenia gravis
- Lambert-Eaton syndrome
- Botulism
- Organophosphate poisoning

Muscle lesion
- Polymyositis or Dermatomyositis
- Critical illness myopathy
- Mitochondrial myopathy
- Acid maltase deficiency
- Periodic paralysis
- Congenital myopathy

6) 표 26-5와 같은 아주 다양한 질환들이 가능하지만, 실제 임상에서 전공의들이 제일 많이 접하는 경우는 Myathenia gravis (MG), Motor neuron disease (MND), Guillain-Barré Syndrome (GBS) 환자들이다. 기존에 건강하던 사람이 새롭게 MG나 GBS가 발병하면서 호흡곤란 증상까지 진행해 내원하는 경우도 있을 것이고, 아니면 기존의 MG나 motor neuron disease 환자가 질환의 진행에 따라 호흡곤란이 발생할 수도 있을 것이다. 어느 경우를 막론하고 환자의 호흡부전이 심해지면 기관 삽관 및 기계 호흡 치료를 시작하고, 이와 병행해 기저질환에 대한 치료를 해야 할 것이다. 본 장은 응급처치의 중요성을 상기시키기 위해 마련한 장이기 때문에 각 질환에 대한 자세한 설명은 하지 않도록 하겠다. 대신 대표적 상황인 MG, GBS, MND에서의 응급치료에 대한 간단한 언급만 하고자 한다.

a) Guillain-Barré syndrome – 호흡근 약화까지 진행하지 않는 경우도 있지만, 늘 주의 관찰이 필요하고, 일반병실 치료 중에도 모니터는 지속하여 환자가 조금이라도 호흡부전 증상이나 징후를 보이면 중환자실 치료를 해야 한다.

치료는 plasmapheresis(매일 혹은 격일로 총 2~4 L을 다섯 번에 나눠서)나 IVIg(매일 0.4 g/kg씩 총 5일 동안)를 사용하게 된다. 이와 더불어 환자가 통증을 호소하는 경우가 꽤 있으므로, 적극적인 통증 조절(NSAIDs, 필요시 opioid 제제)과 자율신경 부전증상을 보일 때는(고혈압과 빈맥이 가장 흔하다) 같이 조절해야 한다.

b) Myasthenia gravis
- 대증적 치료
  Anticholinesterase inhibitor (pyridostigmine)
  Muscarinic side effect (ex. 설사, 과다한 침분비): glycopyrrolate (1~2 mg씩 하루 3번)
- Short term disease suppression
  Plasmapheresis, IVIg(아직까지는 혈장교환술을 더 많이 이용한다.)
- Long-term immunosuppression
  대증적 치료만으로 되지 않을 경우, 처방하게 되는데 대표적인 것이 prednisolone이고 azathioprine(특히 steroid의 부작용이 심할 때), 수술적 치료(흉선 제거술)도 가능함
- 중증근무력증 환자에서는 환자의 증상을 악화시킬 수 있는 타 약제들에 대한 이해가 있어야 함(표 26-6)

c) Motor neuron disease – 아직까지는 호흡관리가 생존을 유지시킬 수 있는 유일한 방법이고, 삼킴곤란이 진행되거나, 흡인, 폐렴의 문제가 반복되었던 환자가 대부분이다. 흡인, 폐렴의 문제를 해결하면서 응급실에서부터 삼킴곤란에 대한 보존치료에 대해 보호자와 상의를 시작하는 것이 좋다(Tracheostomy, PEG, 타액과다 조절, 인공환기기 사용). 이미 경험이 있는 보호자들은 환자 care에 대해 심리적으로 지쳐있는 경우가 많으므로 emotional support도 중요하다.

표 26-6. 중증근무력증에서 근위약을 악화시킬 수 있는 약제

항생제: Aminoglycoside, Tetracyclines, Erythromycin, Clindamycin, Ciprofloxacin, Ampicillin
항부정맥제: Quinidine, Procainamide, Lidocaine, Verapamil
신경근접합부 차단제: Vecuronium, Pancuronium
Steroid
Lithium
Thyroid hormone
Beta-blockers
Phenytoin
Penicillamine

3. 뇌전증 중첩증(Status Epilepticus, SE)

뇌전증 중첩증 역시 신경과의 대표적인 응급질환 중의 하나로, 예후도 좋지 않을 뿐 아니라, 환자는 언제든지 vital sign이 흔들릴 수 있는 위급상황이라고 할 수 있다. 실제 환자 수도 적지 않고, 꼭 뇌전증을 앓던 사람뿐만 아니라 다양한 유발 요인에 의해 뇌전증 중첩증이 발생할 수 있다(표 26-7). 뇌전증 중첩증은 최근의 정의에 따르면 1) 5분 이상 지속되는 임상적(혹은 전기학적) 발작 혹은 2) 의식 회복 없이 반복되는 발작을 의미한다. 뇌전증 중첩증은 임상양상에 따라 크게 발작성 뇌전증 중첩증(Convulsive Status Epilepticus, CSE)과 비발작성 뇌전증 중첩증(Non-convulsive Status Epilepticus, NCSE)으로 나눠지며, 치료에 대한 반응 여부에 따라 여기에 불응성 뇌전증 중첩증(Refractory Status Epilepticus, RSE)을 추가하기도 한다(표 26-8, 국제뇌전증기구 기준은 다름). 뇌전증 중첩증은 지속 시간에 따라 환자 예후가 크게 달라지므로, 최대한 빠른 치료에 들어가는 것이 가장 중요하다. 본 장에서는 발작성 뇌전증 중첩증에 준한 응급 치료에 대해 중점적으로 다룰 예정으로, 환자가 뇌전증 중첩증이 의심될 때는 주저하지 말고 권고되는 protocol에 따라 약을 투여해야 하며, 지속적인 f/u으로 중간에 환자가 방치되는 일이 없어야 한다(NCSE의 경우 처음 진단과정 및 치료 반응을 판단하는 데 있어 뇌파 모니터링이 필요하다는 점 외에 큰 치료의 흐름은 CSE와 다르지 않음).

표 26-7. 뇌전증 중첩증을 유발할 수 있는 원인들

기존 뇌전증의 급성 악화 및 항경련제 중단(혹은 불규칙적 복용)
뇌신경계 감염: 뇌수막염, 뇌염, 뇌농양
뇌졸중: 허혈성 뇌졸중, 뇌출혈, 지주막하 출혈, 뇌정맥 혈전증
두부 외상
저산소성 뇌손상
뇌종양
고혈압성 뇌병증
Posterior reversible encephalopathy syndrome (PRES)
자가면역성 뇌염: 항-NMDA 항체 관련, 항-VGKC 항체 관련 등
대사성 장애: 전해질 이상, 저혈당, 신부전 등
약물 중독
약물 금단 시: Opioids, benzodiazepine, barbiturate, alcohol
만성 음주
지속되는 열성 경련(소아의 뇌전증 중첩증 원인 중 제일 흔함)

표 26-8. 뇌전증 중첩증의 분류

Convulsive Status Epilepticus (CSE)
Generalized CSE (GCSE)
- Generalized tonic-clonic movements
- Mental status change (coma, lethargy, confusion)
- 경련 후 국소 신경학적 결손을 가질 수 있음(ex. Todd's paralysis)

Focal motor status epilepticus, epilepsia partialis continua는 보통 여기에 포함시키지 않음

Non-convulsive Status Epilepticus (NCSE)
GCSE에서 보일 수 있는 임상증상 없이 뇌파에서 뇌전증파가 지속적으로 관찰되는 경우로 임상적으로 두 가지로 구분될 수 있음
- Wandering confused: 의식은 있는데, 환자가 지남력이 상실되거나 혼돈된 상태로 넋이 나간 것처럼 보이거나, 횡설수설하는 등의 비정상적인 모습을 보임
- Subtle status: 심한 의식 저하를 동반한 경우로 환자는 'subtle motor symptoms'를 급성기에 동반할 수 있음. 위의 경우보다 예후가 좋지 않고, GCSE로 이환될 가능성도 더 높음

NCSE의 발현 증상은 아주 다양한 범위를 가짐
- 음성증상: anorexia, aphasia/mutism, amnesia, coma, catatonia, confusion etc.
- 양성증상: agitation, automatisms, blinking, crying, delirium, delusions, perseveration, echolalia etc.

Refractory Status Epilepticus (RSE)
뇌전증 중첩증에 준한 표준 치료에 반응하지 않는 경우로, 어디까지를 표준치료로 볼 것이냐에 대해 논란이 있으나, 대부분은 1차 치료로 benzodiazepine 계열 약물투여 후 하나의 항경련제를 더 썼음에도 불구하고 지속되는 경우를 RSE로 정의함

⊙ Call from ER (through phone)

1) Vital sign check (BST 포함): 모든 응급환자의 기본이며, 뇌전증 중첩증 환자의 경우 호흡이 흔들리는 경우가 특히 많으므로 주의 관찰이 필요하다(저혈당 환자가 경련으로 내원하면 dextrose 및 thiamine을 즉각 투여해라).
2) 환자 의식 수준 확인
3) 환자 경련 발병 시간 및 지속 시간 확인
4) 환자 성별, 나이, 기저 병력 확인: 전화로 모두 확인할 수도 있겠지만, 시간을 너무 낭비하지 않아야 한다. 되도록이면 빨리 가서 직접 확인해라.
5) IV line 잡고(이때 기본 채혈 검사 나가도록 함) 경련 지속 시 short-acting anti-epileptic drug (AED) 투여 지시: 흔히 lorazepam, diazepam 등이 많이 쓰임
6) Oral airway를 물리고, 환자 산소포화도가 유지되지 않을 때는 O_2 supply를 (nasal prong or facial mask) 지시하고, 그럼에도 유지되지 않을 때는 기도 삽관을 준비하게 한다(필요시 응급의학과에서 시행하도록 협진 요청함).
7) 기본 vital sign에 대해서는 지속적인 모니터링이 가능하도록 지시한다.

▶▷ 위의 상황들을 지시하면서 최대한 빨리 환자를 보러 가야 한다. 발작성 뇌전증의 경우, 발작을 일단 빨리 멈추게 하는 것이 급선무다.

⊙ Arrive at ER

1) 다시 vital sign 확인: 필요시 기도내 기관삽관 및 기계호흡 먼저 시행
2) 환자 의식수준 확인 및 경련 여부 확인: 경련 지속 시 다시 short-acting AED 투여 고려, 혹은 이미 경련 지속시간이 오래된 경우 뇌전증 중첩증에 준한 항경련제 투여 지시(표 26-9)
3) 보호자/목격자를 통한 병력 청취 및 환자 과거력/투약력 확인: 병원에 f/u 받던 환자일 경우 과거 차트를 리뷰하여 환자의 기저질환을 확인하고 뇌전증을 가지고 있던 환자인지 확인함
4) 기본 신체 검진 및 신경학적 검진(neck stiffness 여부 포함) 시행: 환자의 의식수준에 따라 신경학적 검진에는 제약이 있을 수 있지만, 허용되는 범위에서 'focal neurologic deficit'이 있는지 빠르게 확인(뇌전증파의 병소 추정에 도움이 된다.)
5) 기본 채혈 검사 결과 확인(ABGA 포함) 후 필요시 이상수치 교정
6) 환자 기존에 항경련제 복용하는 경우 약물 농도 검사 시행
7) 뇌전증 중첩증의 원인 감별
   a) 유발 요인이 무엇이냐에 따라 경련 조절 후의 후속 치료 방향이 결정되기 때문에 이 과정 또한 매우 중요하다.
      - 환자가 복용하던 항경련제가 있다면 잘 복용했는가?
      - 최근 투약한 새로운 약물이 있는가?
      - 감염을 시사하는 전신 징후가 있었는가?
      - 최근 외상력이 있는가?
      - 다른 내과적 질환을 앓고 있는 게 있는가?
      - 경련 발생 전 보였던 증상은 무엇인가? 뇌출혈을 시사할 만한 두통, 구토, 시력 이상 등을 호소했는가?
      - 과거 뇌졸중의 병력이 있는가?
      - 종양의 병력이 있는가?
      - 독성물질에 노출될 만한 환경에 있었는가?
      - 최근 수면 박탈, 과음, 과도한 스트레스 등에 노출된 적이 있는가?
      - 만성 음주, 만성 영양결핍의 가능성은 없는가?
   b) 원인 감별에 필요한 추가 채혈 검사(혈청검사 포함) 및 뇌척수액천자/영상검사 시행
   c) 의심되는 원인에 따라 추가 치료 방향 결정

••• Clinical Tip

영상 검사나 뇌척수액 검사의 경우 경련을 하는 상태에서는 불가능하므로, 경련 조절 후 시행할 수밖에 없다. 보통 기도 내 기관삽관을 하게 되면 진정제 및 근육이완제를 투여하게 되고, 이때 환자의 경련이 멈추는 경우가 많다. 이때 필요한 영상 검사나 뇌척수액 검사 등을 빠르게 진행하는 것이 좋다.

8) 뇌파 모니터링 시행 고려 – 경련을 멈추는 것이 최우선이라고 했으나, 실제로 멈췄다고 해도 절대 안심해서는 안 된다. 뇌전증 중첩증 환자의 경우 24시간 내에 재발하는 경우가 드물지 않으며, 경련은 없더라도 비발작성 뇌전증 중첩증(non-convulsive status epilepticus, NCSE)으로 넘어가는 경우도 있다. 이런 경우에는 환자는 의식이 떨어진 채로 유지되는데, 뇌파 검사 없이 판단하기가 힘든 경우가 있다. 따라서 환자가 경련을 멈추었어도 병원 시설이 가능하다면 지속적인 뇌파 모니터링을 시행한다(표 26-10).
9) 중환자실이나 지속적인 모니터링이 가능한 구역에서 환자를 관찰: 환자 뇌전증 중첩증에 준해 사용하는 항경련제에 의해 나타날 수 있는 부작용을(표 26-11) 숙지해 일정 간격으로 부작용 유무를 체크한다.

••• Clinical Tip

비발작성 뇌전증 중첩증(NCSE)의 경우 치료는 발작성 뇌전증 중첩증(CSE)과 크게 다르지 않다. 뇌파에서의 뇌전증파가 조절되는 것이 치료의 기준이 될 것이다. 발작성 뇌전증 중첩증에서 이환되는 경우 말고도, 환자가 의식이 떨어진 상태가 지속되는 경우, 신경과적으로 비발작성 뇌전증 중첩증은 하나의 감별 진단으로 꼭 고려되어야 한다. 비발작성 뇌전증 중첩증의 경우도 치료 없이 지속되는 경우에는 뇌피질 손상이 지속되기 때문에 향후 예후가 불량할 수 있으며, 보통 병발된(그리고 유발인자로 작용한) 내과적 문제에 의해 예후가 결정되는 경우가 흔하다.

상기의 일련의 과정들은 위의 순서대로 이루어진다기보다는 동시다발적으로 이루어져야 하는 과정으로 본 장의 핵심 포인트는 아래와 같다.

- 눈에 보이는 경련을 최대한 빨리 멈추게 할 것
- 유발인자를 찾아내 초기에 제거할 것
- 초기에 적극적인 치료를 고려할 것
- 어떤 과정에서라도 환자의 생체징후가 흔들리면 바로 조치할 것(기도삽관 포함)
- 경련이 멈춰도 NCSE 상태로 넘어가지 않았는지 확인할 것

표 26-9. 뇌전증 중첩증의 치료 프로토콜

Step 1	Lorazepam: 4 mg/dose over 2 minutes, repeat in 5~10 mins or Diazepam: 0.15 mg/kg IV up to 10 mg/dose, repeat in 5 mins or Midazolam: 0.2 mg/kg IM up to maximum of 10 mg (if IV access is unavailable)
Step 2	• 해당 단계의 목적은 두 가지로 나뉜다. 첫 번째 치료에 반응한 환자의 경우에서 항경련제의 농도를 치료 레벨로 단시간에 올리고자 하는 경우와 첫 치료에 반응이 없는 환자에서 경련을 멈추게 하는 경우임 • Fospheytoin이 효과면에서는 Phenytoin과 크게 다르지 않으나, 심혈관계 부작용이 상대적으로 적고 투여 시 saline외 용액과도 투여가 가능해 최근 사용이 늘고 있음 • Primary generalized epilepsy 병력이 있는 환자의 경우는 valproate가 가장 좋은 선택임 • Step 2에 경우에 따라서는 'midazolam continuous infusion'을 넣는 경우도 있음 • 해당 단계에서 항경련제 투여 후 경련이 멈추지 않는 경우 같은 단계의 다른 항경련제를 투여할 것인지 아니면 다음 단계로 바로 넘어가는 것이 효과적인지에 대해서는 명확히 확립된 연구가 없는 상태로 임상의의 판단에 따라야 함(ex. CSE의 경우에는 적극적으로 다음 단계로 넘어가고, 혈역학 상태, 호흡이 안정된 NCSE의 경우 같은 단계의 다른 약을 써보는 식) Phenytoin: 20 mg/kg IV, may give an additional 5~10 mg/kg (투여속도: ~50 mg/min IV, can mix with only saline) or Fosphenytoin: 30 mgPE/kg IV, may give an additional 5 mg/kg (투여속도: 150~225 mg/min IV, can mix only with normal saline) or Valproate sodium: 20~40 mg/kg IV, may give an additional 20 mg/kg (투여속도: 3~6 mg/kg/min IV) or Levetiracetam: 50 mg/kg (if>50 kg, 3,000 mg) (투여속도: 2~5 mg/kg/min IV – for 10 min) or Phenobarbital: 20 mg/kg IV, may give an additional 5~10 mg/kg (투여속도: 50~100 mg/min IV) PE: phenytoin equivalents
Step 3	Midazolam: 0.2 mg/kg with rate of 2 mg/min >> 0.05~2 mg/kg/hr continuous infusion or Pentobarbital: 5~10 mg/kg with rate ~ 50 mg/min >> 0.5~5 mg/kg/hr continuous infusion or Propofol: 20 mcg/kg/min with 1~2 mg/kg loading >> 30~200 mcg/kg/min continuous infusion or Thiopental: 2~7 mg/kg with rate ~50 mg/min >> 0.5~5 mg/kg/hr continuous infusion
Step 4	• 아직 안전성이나 효과에 대해 정립된 연구가 많이 부족한 상태로, 소규모 환자를 대상으로 한 연구 결과들만 있는 상태임 • Ketamine, Inhaled anesthetics, IVIG or PE, Hypothermia, Vagus nerve stimulation, Electroconvuslive therapy etc.

* 위 표에서의 용량은 성인 기준임

G. M. Brophy et al. 'Guidelines for the evaluation and management of Status Epilepticus', Neurocrit Care (2012), 17:3-23.

표 26-10. 지속적 뇌파 감시의(Continuous EEG monitoring) 적응증

경련 혹은 뇌전증 중첩증 이후 10분 이상 원래 상태로 회복되지 못하는 경우
혼수상태
첫 뇌파에서 주기적 경련파가 관찰되는 경우
뇌출혈 환자
의식 수준이 변한 환자에서 비발작성 뇌전증 중첩증(NCSE)이 의심될 때

표 26-11. 주요 항경련제의 주요 부작용

Lorazepam, Diazepam	Hypotension, Respiratory depression
Fosphenytoin, Phenytoin	Hypotension, Arrhythmia (투약 시, 반드시 할 것)
Phenobarbital	Hypotension, Respiratory depression
Valproate	Hyperammonia, Pancreatitis, Thrombocytopenia, Hepatotoxicity
Midazolam	Hypotension, Respiratory depression
Pentobarbital	Hypotension, Respiratory/Cardiac depression, Paralytic ileus
Propofol	Hypotension, Respiratory/Cardiac failure, Rhabdomyolysis, Metabolic acidosis, Renal failure
Thiopental	Hypotension, Respiratory/Cardiac depression

4. Neuroleptic malignant syndrome (NMS)

앞의 세 질환에 비하면 전공의 시절을 볼 수 있는 경우가 매우 드물지만, 적절한 치료를 받지 못하면 사망률이 15~30%에 달하는 응급질환으로 주의가 필요하다. 여기서는 신경이완제 악성증후군(NMS)의 기본 개념과 함께 감별해야 할 것들, 그리고 응급실에서 기본적으로 체크해야 하는 사항들에 대해 간략히 알아보도록 하겠다.

항정신병약을 복용하는 환자에서(보통은 투약 시작 수일 후에 발병하나, 투약 시작 수개월 이후까지도 가능하다) 혹은 파킨슨병으로 도파민 제제를 복용하다가 갑자기 투약을 중지하는 경우에서 발생할 수 있는데, neuroleptic malignant syndrome(이하 NMS)의 주요 증상은 다음과 같다.

- 의식 저하
- 근육 경축(rigidity)
- 고열 > 38℃, 40℃ 이상도 가능함
- 자율신경계 이상(불안정한 혈압, 빈호흡, 과다한 발한 등)

26

검사 소견으로, 다음과 같은 것을 확인할 수 있다.

- 혈청 Creatine Kinase의 상승(1,000 IU/L 이상, 100,000 IU/L까지도 가능함)
- 백혈구증다증(10,000~40,000/mm^3)
- 마이오글로빈뇨를 동반한 급성 신부전(횡문근융해증에 의함)
- LDH, ALP, Liver enzyme의 경미한 상승

의식 저하 및 고열을 주소로 내원하는 경우에, 특히 항정신병약이나 도파민제제를 복용한 병력이 있는 경우 NMS를 생각해야 하나 여러 가지 감별 진단도 반드시 고려해야 한다(표 26-12).

표 26-12. Neuroleptic malignant syndrome

Infection
Meningitis, Encephalitis, Brain abscess
Postinfectious encephalomyelitis syndrome
Psychiatric
Idiopathic malignant catatonia
Agitated delirium
Nonconvulsive status epilepticus
Toxic or pharmacological
Anticholinergic delirium
Salicylate poisoning
Malignant hyperthermia – succinylcholine, inhalant anesthetics
Serotonin syndrome – MAO inhibitor, Triptan, Linezolid
마약류 – amphetamine, cocaine 등
Endocrine
Thyrotoxicosis
Pheochromocytoma
Heat Stroke

▶▷ 여기서 잠깐!

특히 NMS와 가장 혼동하기 쉬운 것이 Serotonin syndrome일 것이라 생각된다. 이 둘은 증상이 유사하나, 유발 약물과(표 26-13) **치료 방법에 차이가 있다. 그래서 serotonin syndrome의 임상적 특징과 NMS와의 대략적인 감별점을 간략히 정리하였다**(표 26-14).

★ Serotonin syndrome의 임상 증상(Clinical triad)

1) 의식 증상: 두통, 초조, 경조증, 혼미, 환각, 혼수
2) 자율신경증상: 몸떨림, 발한, 고열, 혈압 상승, 빈맥, 오심, 설사

3) 운동 증상: 근경련, 반사항진, 진전

표 26-13. Serotonin syndrome을 유발하는 약물

Serotonin 생산 증가	L-tryptophan
Serotonin 대사 억제	MAO 억제제-moclobemide, selegiline 등
Serotonin 배출 증가	Amphetamine, mirtazapine 등
Serotonin 재흡수 억제	SSRI - citalopram, fluvoxamine, fluoxetine, paroxetine, venlafaxine 등 Tramadol Sibutramine TCA - amitriptyline, clomipramine, imipramine 등
Serotonin 수용체 활성화	Buspirone, Pethidine, LSD, Lithium 등

표 26-14. Serotonin syndrome과 Neuroleptic malignant syndrome과의 감별점

	Serotonin syndrome	NMS
Onset	Rapid(약물복용 수 분 내도 가능)	Slow(수일~수주)
Bradykinesia	드물다	흔하다
Rigidity	드물다	흔하다
Hyperkinesia	흔하다	드물다
Clonus	흔하다	드물다
Fever	상대적으로 덜 심함	고열이 흔함

Serotonin syndrome의 치료는, 대증적 치료가 필요하다는 점에서 NMS와 유사하나, 치료 약물에서 차이가 있다.

★ Serotonin syndrome의 치료

1) 유발 약물의 중단
2) 활력 징후의 정상화
3) Benzodiazepine 투여: 불안, 초조 및 운동 증상의 완화
4) Serotonin 길항제 투여: Cyproheptadine(12 mg부터 시작해, 증상 호전 보일 때까지 2시간마다 2 mg 추가 가능)

그러면 응급실에 내원한 환자가 NMS가 의심되는 증상(고열, 의식 저하, 근육 경직 등)을 보일 경우 필요한 조치를 살펴보자. NMS의 경우, 보통은 응급실에서 환자의 의식저하에 대한 평가를 부탁한다면서 콜이 오는 경우가 많다. 환자가 보통 고

열과 함께 의식이 떨어지기 때문에 처음에는 대부분 중추신경계 감염이나, 혹은 다른 내과적 문제로 인한 전신 발열과 그로 인한 의식저하를 의심하게 되는데, 환자가 rigitidy가 있으면서 자율신경 이상증상을 보인다면 신경과 의사는 감별진단에 NMS를 염두에 두고 환자에 접근해야 한다.

⦿ At the ER

1) V/S 및 blood glucose check
2) ABC (Airway, Breath, Circulation) 확보
3) 심전도, 산소포화도, 호흡 양상의 지속적 감시
4) 환자의 병력 파악
   a) 현병력 및 과거 병력에 대한 꼼꼼히 확인: 특히 감별진단을 위한 정보를 얻어야 함
   b) 유발 약물 복용력에 대해 확인(제일 중요함)
      – 항정신병약물(도파민 억제제)이나 도파민제제 복용력을 확인하고, 파킨슨병으로 도파민 제제를 복용하던 환자의 경우, 최근 투약을 중단한 적은 없는지 반드시 확인할 것
      – 약제와 관련된 병력의 경우, 보호자를 통해 최대한의 정보를 얻어야 하며(환자는 보통 의식저하로 소통이 불가능한 경우가 많음), 환자가 병원을 다니던 경우는 차트 리뷰를 통해 약물의 종류 및 용량의 변화 등을 꼼꼼히 체크해야 함
      – Serotonin syndrome에 대해서도 감별이 필요하므로, 해당 약물에 대한 확인도 필요
5) Initial work-up at ER
   a) Blood test: CBC, Blood culture, LFT, BUN/Cr, Ca/P, Creatine Kinase, Lactate, ABGA, PT-INR
   b) Urine test: Myoglobin
   c) Brain CT: Structural lesion 유무 확인
   d) Lumbar puncture: infection 여부 확인
   e) 가능하다면, toxicology screening도 진행
   f) 추가로 NCSE를 배제하기 위해 EEG도 확인한다.
6) Treatment of NMS: 임상적으로 NMS로 진단할 수 있으면, 아래와 같이 치료를 진행한다.
   a) 항정신병약을 복용하고 있는 경우에는 중지한다.
   b) 활력 징후의 지속적 monitoring 및 정상화
   c) Cardiac monitoring – 필요시 항부정맥제나 pacemaker

d) Respiratory monitoring – 필요시 기계호흡
e) 체온의 정상화 – cooling blanket, ice pack, 해열제
f) 약물 치료
   – Dantrolene(근이완제) 1~2.5 mg/kg IV, 10 mg/kg/day까지 투여 가능
   – Bromocriptine(도파민효현제) 2.5 mg q 6~8hrs부터 시작, 필요시 증량
   – Amantadine (Bromocriptine 대용으로) 100 mg q 12hrs부터, 200 mg q 12hrs까지 증량
   – 불안, 초조 증상이 심할 경우, benzodiazepine을 사용할 수 있다(lorazepam 0.5~1.0 mg/회)
g) 횡문근융해증 및 급성 신부전이 의심될 경우, urine output을 확인하면서 IV fluid 투여 및 urine alkalization을 실시한다.

References and Reading materials

1. Alexander R-G. Weiner and Levitt's Neurology. 8th ed. Philadelphia: Lippincott Williams & Wilkins, 2008.
2. Ropper AH, Brown RH. Adams and Victor's Principles of Neurology. 11th ed. New York: McGraw-Hill, 2019.
3. 대한신경과학회. 신경학. 3판. 군자출판사, 2017.
4. Marshall Mayre, On Call Neurology, 3rd ed. Saunders, 2007.
5. 대한뇌전증학회. 임상뇌전증학. 이퍼블릭, 2009.
6. 대한뇌졸중학회. 뇌졸중 제 2판. 범문에듀케이션, 2015.
7. 뇌졸중 진료지침 개정판, 뇌졸중임상연구센터(http://www.stroke-crc.or.kr/).
8. G.M. Brophy et al. 'Guidelines for the evaluation and management of Status Epilepticus', Neurocrit Care 2012;17:3-23.
9. Status Epilepticus, Continuum Lifelong Learning Neurol 2010;16(3):199-227.
10. Merritt HH, Pedley TA, Rowland LP. Merritt's Neurology. 12th ed. Philadelphia: Lippincott Williams & Wilkins; 2010.
11. Strawn JR, Keck PE, Jr., Caroff SN. Neuroleptic malignant syndrome. The American journal of psychiatry. 2007;164(6):870-6.
12. Iqbal MM, Basil MJ, Kaplan J, Iqbal MT. Overview of serotonin syndrome. Annals of clinical psychiatry: official journal of the American Academy of Clinical Psychiatrists. 2012;24(4):310-8.
13. Glauser T, et al. Evidence-Based Guideline: Treatment of Convulsive Status Epilepticus in Children and Adults: Report of the Guideline Committee of the American Epilepsy Society. Epilepsy Curr. 2016; 16; 48-61.

14. Guidelines for the Early Management of Patients With Acute Ischemic Stroke: 2019 Update to the 2018 Guidelines for the Early Management of Acute Ischemic Stroke: A Guideline for Healthcare Professionals From the American Heart Association/American Stroke Association. Stroke. 2019;50(12): e440-e441.
15. Ko SB, Park HK, Kim BM, Heo JH, Rha JH, Kwon SU, Kim JS, Lee BC, Suh SH, Jung C, Jeong HW, Kang DH, Bae HJ, Yoon BW, Hong KS. 2019 Update of the Korean Clinical Practice Guidelines of Stroke for Endovascular Recanalization Therapy in Patients with Acute Ischemic Stroke. J Stroke. 2019;21(2):231-240.

주치의 노트 1

기계 호흡(Mechanical Ventilation) 조절

처음 ventilator를 접했을 때 당황했던 게 생각이 난다. 기계의 종류마다 조작하는 법, 보는 법 등은 다르지만, 기본 원리는 모두 같다. 또한 환자에게서 기계 호흡을 시작한 후 상태 호전에 따라 weaning하는 방법에 대해선 병원마다 나름의 지침을 가지고 있다. 하지만 이건 말 그대로 하나의 길을 제시해 준 것뿐이고, 실제 임상에서는 환자의 상태 및 여러 수치를 종합적으로 판단해 조절해야 한다. 사실 의과대학생 시절에 다 한 번씩 배우는 개념이지만, 막상 닥치면 당황스러우니, 여기서는 기본 개념만 짚고 넘어가기로 하자. 기계 호흡 모드에는 Control mode, SIMV, Support mode, CPAP mode가 있다. 순서대로 앞에서부터 기계에 의존하는 정도가 큰 것이 된다.

- Control mode: 기계가 우리가 정해준 대로 숨을 불어넣어 주며(환자의 자발호흡과 상관없이) 이때 압력(inspiratory maximal pressure)과 시간(inspiration time)을 지정해주면 'Pressure control'이 되는 것이고, 들어가는 숨의 용적을 지정해주면 'Volume control'이 된다.
- SIMV mode: 환자의 자발호흡이 감지되면(감지되는 역치도 설정 가능) 그 호흡에 맞춰 일정부분 도와주게 되며, 어느 이상 호흡이 없을 시에는 기계가 알아서 숨을 불어넣게 된다(예로 우리가 호흡횟수를 12회/분, control pressure를 12 mmHg, support pressure를 5 mmHg로 지정했다고 하면, 환자의 호흡이 감지되면 거기에 맞춰 5의 압력을 더 들어갈 수 있게 도와주고, 5초 이상-호흡수를 12회/분으로 최소 설정했기 때문에 여기서는 5초- 숨이 감지되지 않으면 기계가 12의 압력으로 숨을 불어넣게 된다).

- Support mode: 환자의 숨에 맞춰서만 일정 부분 도와주게 된다.
- CPAP mode: 최소한의 PEEP만 걸어둔 상태이다.

위의 여러 모드들 안에서 우리는 RR, tidal volume, pO_2, pCO_2 등의 수치 변화에 따라 각종 지표들을 조절하게 되는 것이다. 환자의 pO_2가 낮을 경우에는 minute ventilation(=Tidal volume x RR)을 높여주거나 FiO_2를 높여준다든지, 환자의 pCO_2가 너무 떨어질 때에는 환자의 전체적인 '호흡용적'이 과하다는 것이기 때문에, 호흡수를 낮추거나 tidal volume을 낮추는 방향(PC나 PS mode에서는 pressure를 낮추면 자연히 tidal volume이 낮아지고, 반대로 압력을 올리면 tidal volume도 늘어나겠죠?)으로 조절해야 한다.

환자의 의식수준이 낮거나, 질환의 경과가 심해져 자발 호흡이 미약할 때는 기계가 완전히 도와 줄 수 있도록 Control mode로 지원하다가 호전됨에 따라 기계에 의존하는 정도를 차츰 줄여나가게 되며, 최소한의 support mode나 CPAP mode에서도 편안히 숨을 쉬는 경우에는 발관을 하게 된다.

여기서 단 환자가 CPAP mode에서도 산소포화도가 잘 유지되고, 본인도 주관적인 호흡의 불편함을 느끼지 못한다고 해도, secretion 양이 너무 많다든지, 아니면 심혈관 관련 생체징후가 아주 불안정하다든지 하는 경우에는 발관을 늦추고 해당 문제를 해결할 필요가 있다.

Criteria for initiating ventilator weaning

Vital capacity greater than 15 ml/kg

Peak inspiratory pressure greater than 25 cmH_2O

pO_2 greater than 80 mmHg on 40% inspired oxygen with PEEP < 10 cmH_2O

No adverse medical conditions: severe infection, hypotension, anemia, gastric distension, volume overload, or cardiac arrhythmias.

26

주치의 노트 2

중환자실 환자 기본 order list (fluid & medication & lab order 제외)

- Vital sign check (q1hr, q4hrs, q6hrs etc.)
- Monitoring: continuous – HR, RR, SpO_2, $ETCO_2$, BP (if, patient have a A-line), BT
- Diet: NPO or through Levin tube
- Respiration: O_2 supply(대부분은 mechanical ventilation: mode에 대한 order)
- Activity: ABR or BR
- Position: Head elevation, Supine position
- Position change: q2hrs, q4hrs etc. (prevention for sore)
- About voiding: through Foley catheter or diaper voiding
- About line: Central line, Arterial line, Endotracheal tube, Levin tube, Foley catheter in situ
- Line management: Foley catheter irrigation or Levin tube irrigation (when GI bleeding is suspected.)
- Chest physiotherapy
- Suction: frequent suction for endotracheal secretion and oral airway
- Elastic stocking apply or Intermittent Pneumatic Compression (IPC)
- Call for doctor when special situations developed. like
- Mental status change
- Light reflex, Corneal reflex change
- Neurologic symptoms change: mental change, weakness, sensory change, EOM change etc.
- Vital sign change: $RR > 20$, $SBP > 180$, $SBP < 100$, $HR > 120$, $SpO_2 < 92$, $BT > 38.0$ etc.

위 order들은 중환자실 care에 기본적으로 필요한 'To do list'들로, 주치의로서 빠트려서는 안 된다. 결국 환자의 기본 order들에 대한 일차적 책임은 의사에게 있으므로, 본인이 먼저 챙겨야 한다.

27

타과에서 자주 의뢰되는 신경과적 문제

(Consultation for Neurology)

김준순, 정종원

신경과 전공의 시절, 특히 초기에는 가장 두려운 시간이 아마 혼자 당직을 서는 시간일 것이다. 혼자 신경과 입원 환자와 응급실 환자들을 보는 것도 힘든데, 타과에서 자문을 구하는 경우라도 있으면 더 초조해했던 기억이 있다. 신경과적 응급상황이 발생했을 경우는 앞의 chapter 26을 참고해서 대처하면 될 것이고, 그 외 자주 의뢰되는 문제들 중 본 책에서 언급되지 않았던 내용들을 추려서 이번 장에서 보이고자 한다.

Consult 1

수술 전후로 발생할 수 있는 뇌혈관 질환의 위험도 평가를 의뢰함

Reply

제일 흔하게 의뢰받는 내용이라고 할 수 있다.

1) 수술 전후 뇌졸중이 발생하는 기전

다양한 원인에 의한 수술 전후 뇌졸중이 발생할 수 있으며 그중 뇌혈류의 저하와 수술 관련 혈전 발생이 가장 중요한 원인이다. 수술 중 출혈에 의한 혈압의 감소, 혈류량의 감소, 헤모글로빈 감소 등이 뇌로 공급되는 산소의 저하를 일으킬 수 있다. 심장, 대동맥 질환의 수술의 경우 혈관에 붙어 있던 동맥경화 물질이 경동맥을 통하여 뇌혈관으로 올라가 혈류의 진행을 막을 수 있으며 난원공개존증(patent foramen ovale)가 있는 환자의 경우 수술 중 발생한 정맥의 혈전이 뇌동맥으로 이동할 수 있다. 경동맥 또는 척추 동맥에 협착이 있는 환자의 경우 작은 양의 혈류 변화에도 민감하게 뇌혈류 저하가 발생해 뇌졸중의 발생 위험이 높다.

2) 수술의 종류에 따른 뇌졸중의 위험률은 하단과 같다(표 27-1).

표 27-1. 전신 마취 수술의 종류에 따른 뇌졸중 위험도

Surgery	Stroke risk (%)
General surgery	0.2
General surgery with or without carotid bruit	0.5
General surgery after prior stroke	2.9
General surgery with carotid stenosis and bruit or prior symptoms	3.6
CABG retrospective studies	1.4
CABG prospective studies	2.0
CABG surgery after prior stroke or TIA	8.5

CABG surgery + valve surgery	4.2~13.0
CABG surgery + unilateral >50% carotid stenosis	3.0
CABG surgery + bilateral >50% carotid stenosis	5.0
CABG surgery + carotid occlusion	7.0
Surgery with symptomatic vertebrobasilar stenosis	6.0
CABG: coronary artery bypass graft surgery, TIA: transient ischemia attack	

3) 경동맥 또는 척추 동맥에 협착이 있는 환자의 수술 전후 뇌졸중 위험

a) 무증상성 경동맥 협착과 bruit는 일반적 수술 전후 뇌졸중의 위험을 증가시키지 않는다.

b) 무증상성 경동맥 협착과 bruit가 있는 경우 관상동맥우회로(coronary artery bypass graft, CABG) 수술을 받는 환자의 뇌졸중 위험률은 5~7%이다.

c) 증상성 척추-기저동맥 협착 환자에서 일반적 수술과 CABG 수술의 뇌졸중 위험률은 6% 정도이다.

d) 두개내 전순환 뇌동맥(anterior circulation intracranial artery) 협착이 있는 환자의 경우 무증상성인 경우 수술 전후 뇌졸중 위험은 크지 않으며, 증상성인 경우 6% 정도의 수술 전후 뇌졸중 위험률을 지닌다.

4) 증상성 뇌동맥 협착 환자의 수술 전 예방적 혈관 치료(stenting, carotid endarterectomy)

a) 증상성 경동맥 협착 환자는 예정된 수술 전 carotid endarterctomy 또는 stenting으로 경동맥 협착을 치료해야 한다.

b) 최근 증상이 발생한 두개내 대뇌 동맥 협착환자의 경우 최소한 1달이 지난 이후에 수술을 진행하여야 한다. 또한 수술 중 저혈압에 주의해야 한다.

c) 무증상성 경동맥 협착 환자의 경우 수술 전 경동맥 협착에 대한 치료가 필요하지 않다.

d) 무증상성 두내개 뇌동맥 협착 환자의 경우 수술 전 경동맥 협착에 대한 치료가 필요하지 않다.

e) 경동맥 협착 치료 자체에 따르는 뇌졸중 위험률은 방법과 적용 경우에 따라 약간의 차이를 보인다(표 27-2).

표 27-2. 혈관 치료의 방법에 따른 뇌졸중 발생 위험률, Intracranial angioplasty and stent

Procedure	Stroke risk (%)
CEA (carotid endarterctomy)	
Asymptomatic stenosis (ACAS)	2.5
Symptomatic stenosis (NASCET)	5.8
Asymptomatic patients (AHA guidelines)	<3.0
Endovascular procedure	
ICA extracranial stent alone	5.4
Stent + protection device	0.7~5.3
Intracranial angioplasty and stent	<10, 4~40

Consult 2

각종 약물 조절에 대한 문의

Reply

신경과적 기저 질환을 가지고 있는 환자가 타과 처치(특히 수술)를 받아야 할 때 신경과에서 복용 중인 약물에 대한 조절을 문의하는 경우가 많다.

뇌졸중 예방 치료 중인 환자

뇌졸중의 예방을 위하여 항응고제 치료를 받고 있는 사람의 경우 수술 중 또는 이후 출혈의 위험이 높기 때문에 항응고제 치료에 대한 중단 또는 대체가 필요하다.

1) 심혈전 위험도에 따른 항응고 치료 전략
   a) 고위험군(CHA2DS2-VASc 6~9): 항응고제 끊고 치료 용량의 저분자량 헤파린 (low molecular weight heparin, LMWH)으로 대체
   b) 중간위험군(CHA2DS2-VASc 4~5): 항응고제 끊고 치료 용량 또는 낮은 용량의 LMWH으로 대체
   c) 저위험군(CHA2DS2-VASc 0~3): 항응고제 끊고 낮은 용량의 LMWH으로 대체하거나 대체하지 않을 수 있다.

2) 와파린 중단 전략
   a) 대부분의 침습적인 수술은 INR < 1.5 경우 중요한 출혈 부작용으로부터 안전하다.
   b) INR 2~3을 유지하던 환자에서 warfarin 4일 중단 시 INR이 1.5까지 떨어진다.
   c) WFR을 이전 복용 용량으로 재복용 시 3일 정도 후에 이전의 INR에 도달한다.
   d) 종합적으로 보았을 때 수술 4일 전 warfarin 복용을 중단하고 수술 이후 바로 warfarin 복용을 재시작할 경우 환자는 2일 동안 효과적으로 항응고 치료를 중단할 수 있다.
   e) 수술 전일 INR을 재측정하여 INR이 1.8 이상일 경우 vitamin K 1 mg을 투약할 수 있다.

3) New oral anticoagulant (NOAC) 중단 전략
   a) NOAC 중단 시 혈전 형성 기능을 모니터링 할 만한 지표는 없으며, 수술 전 약물 중단 시기는 출혈 위험도 및 신장 기능을 고려하여 결정한다.
   b) Dabigatran의 혈중 반감기는 12~14시간이며, 출혈 위험도에 따라 CrCl 50 mL/min 이상이면서 출혈 저위험군이면 수술 · 시술 전 1일간 중단하고, 출혈 고위험군이면 수술 · 시술 전 2~3일 중단하면 된다. 단 CrCl 30~50 mL/min이면 각각 수술 · 시술 전 2일 중단, 수술 · 시술 전 3~4일 중단한다.
   c) Rivaroxaban의 혈중 반감기는 7~11시간이며, CrCl 30 mL/min 이상이면서 출혈 저위험군이면 수술 · 시술 전 1일 중단하고 출혈 고위험군이면 수술 · 시술 전 2일 중단해야 한다. 30 mL/min 미만이면 각각 2일 전 중단과 2일 이상 중단하면 된다. 이러한 조절법은 apixaban도 동일하다.

다발경화증 환자

인터페론을 투여하고 있던 환자에서 수술을 앞두고 있는 경우, 특별한 조치 없이 투약하던 스케줄대로 유지한다.

중증 근무력증 환자

1) 흉선종 수술이나 다른 외과적 문제로 수술을 받게 되는 경우가 종종 있는데, 이때 중요한 포인트는 환자의 기존의 중증 근무력증이 잘 조절되는 상태(흉선종의 경우는 환자 질환이 악화된 상태에서 감행하는 경우도 있음)에서 수술을 하는 게 좋다는 것이다. 특히 호흡근이나 bulbar muscle의 약화가 있는 경우라면 수술 전에 plasmapheresis, IVIg 등으로 적극적으로 조절 후 수술하는 것을

권고한다.

2) 환자가 NPO를 유지해야 하는 경우라면 IV pyridostigmine을 경구제제 용량의 1/30으로 투여하고, steroid를 복용하던 환자라면 전신 수술에 따른 stress dose를 추가해야 할 것이다.
3) 전신 마취 시 신경근차단제(neuromuscular blocker)는 피할 수 있으면 피하는 것이 좋고(depolarizing agent에는 환자가 resistance를 보일 수 있고, 약의 효과가 오래 갈 위험이 있고, non-depolarizing agent에는 굉장히 민감하게 반응함), 수술이 끝난 뒤에도 nerve stimulator로 신경근접합 차단 여부를 monitoring해서 extubation 및 호흡관리를 하는 것이 필요하다.
4) 임산부의 경우 마지막 3개월 및 산후기 초기에는 근위약이 더 심해지는 경우가 많은데, 출산 시 경막외마취(epidural anesthesia)를 하는 것이 좋다.

Consult 3

환자가 심폐소생술 이후에 몸을 움찔거림. 신경과적 평가 의뢰함

Reply

Post-hypoxic myoclonus

발생시기 및 예후에 따라 크게 두 가지로 분류할 수 있음

Acute post-hypoxic myoclonus

1) 대부분 myoclonic status epilepticus로 나타나고, 무의식의 환자에서 주로 48시간 이내에 발생하며 전신을 침범하는 형태가 흔하다.
2) 결국 cortical injury를 심하게 입었다는 것을 의미한다.
3) 치료
   a) 뇌전증중첩증에 준하여, IV antiepileptic drug, barbiturate, benzodiazepine, propofol 등을 지속적으로 주입
   b) 최근 levetiracetam이 조절에 효과적이라는 보고가 실제 임상에서도 많이 쓰이는 추세임
   c) 증상 및 뇌파가 호전되면 IV infusion 양을 조금씩 줄이면서 levetiracetam, valproic acid, clonazepam, phenytoin 등으로 교체해나감

••• *Clinical Tip*

이런 무의식 환자의 평가를 의뢰할 때 환자의 전반적인 신경학적 예후를 같이 물어보는 경우가 많은데, 심폐소생술 이후 혼수상태의 환자들을 분석한 'systemic review'에 따르면 심폐소생술 이후 3일째, 동공반사/각막반사가 없거나, 통증자극 시 운동반응이 전혀 없거나 폄(extensor) 자세를 취하는 경우, myoclonic status epilepticus가 있는 경우, 혈청 'neuron-specific enolase' 수치가 33 microgram/L보다 높은 경우, 체감각유발전위(SSEP)에서 양측 피질 반응이 나오지 않는 경우 예후가 극히 불량한 것으로 나왔다.

Chronic post-hypoxic myoclonus (Lance-Adams syndrome)

- 수일에서 수주가 지난 다음에 발생하는 경우로, 의식이 유지되는 환자에서 발생하는 것을 이야기하며, 주로 intention myoclonus의 형태로 나타난다.
- 예후는 정상적인 인지기능부터 심한 인지장애까지 다양하게 보일 수 있다(정상인 경우가 많다).
- 치료: clonazepam, levetiracetam, valproic acid, piracetam 등이 쓰일 수 있다.

▶▷심폐소생술 이후 환자는 다양한 형태의 경련을 보일 수 있으며, 경련의 형태에 따라 약을 고르면 되지만, 대부분 중첩증으로 나타나는 경우가 많아 중첩증에 준한 치료에 따르게 되는 경우가 흔하다(뇌파가 진단 및 치료 반응을 살피는 데 큰 도움이 되므로, 혼수환자에서는 꼭 시행하도록 하자).

Consult 4

환자가 반응이 없고 자꾸 자려고 함

Reply

상당히 많이 자문을 구하는 내용이다. 다양한 질환을 가진 내과환자 혹은 수술을 마친 외과환자들(마취에서 깰 시간이 지났는데도 계속 처지는 모습을 보여서)에서 많이 의뢰가 들어온다. 원칙을 가지고 접근하면 어렵지 않다(혼수 환자의 상세한 접근은 Chapter 12를 참고하도록 하고 여기서는 실제 상황에서 대처하는 순서에 대한 언급을 하고자 함).

병실 환경에서 신경과 의사가 가장 빨리 배제해줘야 하는 응급 질환의 순서는 아래와 같다.

- ▶ ▷ **Stroke**
- ▶ ▷ **Seizure (post-ictal or non-convulsive status epilepticus) or meningoencephalitis**
- ▶ ▷ **그 외: 약물, 대사성 원인 등**

위 순서대로 가능성을 염두에 두고 진찰하면 된다.

1) 만약 뇌졸중이라면 환자의 의식을 손상시킬 정도면 아주 큰 사이즈의 뇌졸중이거나, 뇌줄기(brainstem)를 침범한 경우일 테니, 신경학적 검진을 하면 충분히 감별이 가능하다. 검진소견 상 뇌졸중이 의심된다면, 급성 뇌졸중에 준한 검사 및 치료를 진행하고, 치료에서는 환자의 현재 전신 상태, 기저질환으로 인한 제약/예후 등을 모두 고려해야 한다.
2) 1)번이 배제되고, 환자가 의료진이 미처 몰랐던, 경련을 의심할 만한 증상 직후라면 'post-ictal state'로 조금 더 지켜볼 여지가 생긴다. 하지만, 환자가 의식의 회복 없이 경련이 재발한다면 뇌전증중첩증을 염두에 두어야 하며, 비발작성 뇌전증 중첩증(non-convulsive status epilepticus, NCSE)의 경우는 뇌파를 찍어보기 전까지는 확진할 수 없다. 따라서 임상적으로 의심된다면 뇌파를 꼭 찍어야 한다.
3) 환자가 감염의 징후가 있고, 기저질환에 의해 면역체계가 손상되어 있으며, 두통/구토 등의 증상 및 경부 강직 등을 보인다면 중추신경계 감염을 감별해야 한다(뇌척수액 검사).
4) 가장 흔한 경우는 약물이 원인인 경우이다. 환자의 진통 조절을 위해 아편계 약물이나 진정제가 과다 투여되는 경우가 제일 흔하다. 이 경우에는 해당 약물의 감량을 추천해준다.
5) 다음으로 흔한 경우는 내과적 질환에 의해 활력징후(vital sign)가 심하게 흔들리거나 전해질, 혈당, 간기능 등의 수치 이상으로 대사성 뇌병증에 빠진 경우다. 환자의 기저 질환 및 활력징후, 각종 채혈 검사 수치를 리뷰하여 가능성을 감별해준다.
6) 드물게 정신과적 질환인 경우가 있다. 눈을 감은 채로 아무 반응이 없지만, 눈꺼풀을 위로 올리려 하면 꾹 감는 모습을 보이거나, 팔에 힘이 없어 보이지만, 팔을 검사자 손으로 들어 올려 얼굴 위에 떨어뜨리면 힘을 주면서 얼굴을 피하는 방향으로 팔을 내리는 등의 모습을 보일 수 있다. 이럴 땐 정신과적 평가를 추천해준다.

Consult 5

의식이 없는 환자인데, 뇌사 상태인지 판단해 달라.

Reply

중환자실에서 기계 호흡에 의존한 채 의식 없이 누워 있는 환자에서 장기기증 등의 목적으로 뇌사 판정에 대해 의뢰하는 경우가 있는데, 신경과 의사라면 적어도 성인에서의 뇌사 판정기준에 대해서는 알고 있어야 한다.

뇌사(Brain death) 판정기준(성인)

선행 조건 및 판정기준에 모두 적합해야 함

선행조건

1. 원인질환이 확정되어 있고, 회복 가능성이 없는 기질적 뇌병변이 있어야 한다.
2. 혼수상태로, 자발 호흡이 없어야 한다.
3. 치료 가능한 급성 약물 중독(마취제, 수면제, 진정제, 근이완제 등), 대사/내분비 장애(간성혼수, 요독 혼수, 저혈당 뇌병증) 등의 증거가 없어야 한다.
4. 저체온상태(rectal temperature: 32℃ 이하)가 아니어야 한다.
5. 쇼크 상태가 아니어야 한다.

판정기준

1. 외부자극에 전혀 반응이 없는 깊은 혼수상태
2. 자발호흡의 비가역 소실
3. 양쪽 동공의 확대고정상태
4. 뇌줄기반사(brainstem reflex) 완전 소실
   동공반사(pupillary reflex), 각막반사(corneal reflex), 눈머리반사(oculo-cephalic reflex), 안뜰눈반사(vestibulo-ocular reflex), 모양체척수반사(cilio-spinal reflex), 구역반사(gag reflex), 기침반사(cough reflex)
5. 자발운동, 대뇌제거경직, 겉질제거경직, 발작 등이 나타나지 않아야 한다.
6. 무호흡검사: '100% 산소' 혹은 '95% 산소 + 5% 이산화탄소'를 10분간 인공호흡기로 흡입시킨 후 호흡기 제거 후 100% 산소를 기관내관을 통해 6 L/min로 공급하면서 10분 이내에 혈압을 관찰하고 $PaCO_2$가 50 mmHg 이상으로 상승하는 것을 확인한다. 이 과정에 자발호흡이 유발되지 않으면 호흡정지가 비가역이라고 판단한다.

7. 재확인: 위의 1번 항목 혹은 6번 항목을 6시간 경과 후에 재확인해도 똑같아야 한다.
8. 뇌파검사: 7번 항목을 확인한 후, 뇌파검사상 평탄 뇌파(flat)가 30분 이상 지속

Consult 6

환자가 자꾸 밤에 잘 때 다리가 저리면서 불쾌한 느낌이 들고 움찔거리게 된다고 함

Reply

내과에서 종종 위와 같은 내용의 컨설트가 오게 된다.
처음에는 '그냥 환자가 자꾸 다리가 저리다고 해서 혹시 신경근병증(radiculopathy)이 아닐까 해서 의뢰드립니다'라는 내용으로 오는 경우가 많은데, 실제 환자 병력청취를 해보면 위와 같은 경우가 많다. 하지불안증후군(Restless leg syndrome, RLS)의 가능성이 높은 경우로 이에 대해 간략히 살펴보겠다.

Restless leg syndrome

유병률은 5~15% 정도로 높은 편이며, 환자의 70~80%가 이 증상으로 수면의 질 저하를 호소함.

1) 환자는 다리의 불쾌한 감각 때문에 다리를 움직여야 하는 충동을 느끼게 된다. 환자가 느끼는 감각은 벌레가 기어가는 느낌, 찌르는 느낌, 가려운 느낌 등 다양한 형태로 나타난다. 이 느낌 때문에 다리를 바닥에 두드리거나 뒤척이거나 허공에 차거나, 움찔거리는 등의 모습을 보인다. 필수적인 네 가지 진단 기준을 만족해야 한다(표 27-3).
2) 환자의 약 80%가 주기사지운동(periodic limb movement disorder, PLMD)을 호소하는데 PLMS는 수면 중 다리를 반복적으로 짧게 움직이는 증상인데, 엄지발가락과 발의 발바닥쪽굽힘(plantar flexion)이 특징이다. 수면다원검사로 진단 가능하다.
3) 대부분은 특발성이지만, 다른 원인에 의해 이차적으로 발생할 수 있고, 이에 대한 감별 검사가 필요하다.
   (1) 철분 결핍
   (2) 요독증(uremia)
   (3) 만성신부전
   (4) 임신

(5) 갑상선기능저하증/항진증
(6) 엽산 결핍
(7) 포르피린증(porphyria)
(8) 파킨슨증후군
(9) 말초신경병증
(10) 각종 약제(tricyclic antidepressants, SSRIs, lithium, haloperidol, chlorpromazine, caffeine, nicotine etc.)

4) 치료(주요 약제의 용량은 표 27-4 참고)
(1) 증상이 간헐적인 경우(임상의 판단으로 약물치료가 필요하다고 생각될 때)
a) Levodopa (with dopamine decarboxylase inhibitor)
b) Opioids
c) Dopamine agonists(저용량으로) – pramipexole, ropinirole
(2) 증상이 매일 나타나는 경우
a) Dopamine agonists
b) Benzodiazepines – clonazepam, nitrazepam
c) Opioids
d) Anti-convulsants – gabapentin, carbamazepine
(3) 하지만, 약물치료가 병을 완치하는 건 아니므로, 증상이 환자의 수면에 영향을 미칠 정도로 심할 때에 약물치료를 고려하는 것이 좋다.
(4) 임신의 경우, 철분 및 엽산 보충을 하면서 출산을 하면 증상은 사라지는 경우가 많다.
(5) 철분 결핍이 원인인 경우는 철분 보충이 필수적이다.
(6) 약물이 원인일 경우 의심되는 약제를 끊을 수 있으면 끊어야 한다.

표 27-3. 하지불안증후군의 진단기준(International RLS Study Group)

필수적인 진단기준
1. 다리를 움직이고 싶은 충동, 대개 다리에 불편하거나 불쾌한 느낌이 동반
2. 움직이고 싶은 충동이나 불쾌한 느낌이 움직이지 않을 때 시작하거나 악화
3. 움직이고 싶은 충동이나 불쾌한 느낌은 움직임에 따라 부분적으로나 전체적으로 완화
4. 움직이고 싶은 충동이나 불쾌한 느낌은 낮 시간보다 저녁이나 이른 밤에 더 심해짐
흔히 동반되지만 진단에 필수적이지는 않은 증상들
1. 수면장애, 특히 잠들기 어려움
2. 잠이 들려고 할 때, 깨어서 쉬고 있을 때 불수의 움직임(주기하지운동)이 있음
3. 신경학적 검진상 이상소견 없음
4. 중년이나 노인에 가장 심하게 이환되고, 임신 중 잘 발생함
5. 만성적이고 진행하는 것이 전형적인 경과지만 때때로 완화 가능함
6. 카페인이나 도파민차단제(dopamine blockers)에 의해 흔히 악화됨
7. 보통염색체우성유전(autosomal dominant)의 가족력을 보이는 경우가 보고됨

표 27-4. RLS에 사용되는 주요 약물 용량

약물	시작용량 (mg/day)	용량증가 (mg, every 3~7 days)	최대용량 (mg/day)
Levodopa (with dopamine decarboxylase inhibitor)	50~100	50	1,000
Pramipexole	0.125	0.125	1.5
Ropinirole	0.25~0.5	0.5	4.0
Pergolide	0.05	0.05~0.125	0.5
Clonazepam	0.25	0.25~0.5	4
Oxycodone	2.5	2.5	Not recommended

References and Reading materials

1. Selim M. Perioperative Stroke. N Engl J Med. 2007 Feb 15; 356(7):706-13.
2. Blacker DJ, Flemming KD, Link MJ, Brown RD Jr. The preoperative cerebrovascular consultation: common cerebrovascular questions before general or cardiac surgery. Mayo Clin Proc. 2004 Feb; 79(2):223-9.
3. Ng JL, Chan MT, Gelb AW. Perioperative Stroke in Noncardiac, Nonneurosurgical Surgery. Anesthesiology. 2011 Oct; 115(4):879-90.
4. Ropper AH, Brown RH. Adams and Victor's Principles of Neurology. 11th ed. New York: McGraw-Hill, 2019.
5. 대한신경과학회.1 신경학. 3판. 범문에듀케이션, 2017; 451-546.
6. G. Edward Morgan, Jr. Maged S. Mikhail, Michael J. Murray, Clinical Anesthesiology, 4th ed. McGraw-Hill Medical, 2005;Ch37.
7. W. A. English, N. J. Giffin, J. P. Nolan, Myoclonus after cardiac arrest: pitfall in diagnosis and prognosis, Anaesthesia 2009;64:908-911.

찾아보기

국문색인

ㄱ

가역성 치매 318
가쪽넓적다리피부신경 210
각막반사 163
각성 158
각성수준 313
간성 뇌병증 365
갈고리이랑탈출 140
감각 실조 40
갑상선 기능 저하증 355
갑상선 기능 항진증 354
갑상선 눈병증 354
갓돌림신경 106
거미막밑출혈 248
거스트만 증후군 36
겉질제거자세 160
겨드랑신경 209
경도인지장애 316
경동맥잡음 246
경동맥 협착 255
경막밑혈종 349
경막외혈종 349
고나트륨혈증 361
관념운동실행증 37
교차 마비 23
국소화 2
군발두통 133
궁둥신경 210
근간대경련 68
근긴장이상증 65
근긴장증 228
근육병 224, 232
근전도검사 193
급성파종뇌척수염 301
기계 호흡 406
기립성 저혈압 156
기면 158
긴장형두통 132

ㄴ

넓적다리신경 210
네오스티그민검사 231
노신경 209
뇌농양 277
뇌사 417
뇌염 277
뇌전증 중첩증 396
뇌정맥 혈전증 147
뇌줄기 증후군 264
뇌진탕 348
뇌척수액 검사 279
뇌탈출 140
눈기울임반응 117
눈돌림신경 104

ㄷ

다계통 위축 59
다발경화증 294
다발근염 232
다발성 안구 운동 마비 107
다발신경병증 197
단일 신경병증 208
당뇨 신경병증 363
대뇌제거자세 160
도르래신경 106
도리깨질 66
두개골기저골절 348
두개내 뇌압 항진 140
떨림섬망 332

ㄹ

램버트-이튼근무력증후군 235
레비소체치매 60, 316

ㅁ

말초신경계 190
머리충동검사 116
메니에르병 119
면역치료 326
명칭실어증 34
무도증 66
미주신경성 실신 155

ㅂ

반복신경자극검사 230
반신마비 16
반혼수 158
발작 74
베르니케뇌병증 334
베르니케 실어증 33
벨마비 212
복시 104
본태떨림 62
봉입소체근염 232
부분발작 75
부종양성 증후군 324
브로카 실어증 33
비우성반구 기능 검사 21

ㅅ

상완신경총병증 203
색전 247
세균수막염 281
수막염 276
시력 소실 99
시상 증후군 264
시신경척수염범주질환 299
시야 결손 97
신경매독 285
신경뿌리병증 202
신경전도검사 193
실신 152
실어증 21, 32
실조증 40
심장성 실신 155

ㅇ

아급성연합변성 176
알츠하이머병 315
알코올 금단발작 331
알코올 금단 증후군 331
앞허혈시각신경병증 100
약물과용두통 134
양성 돌발성 두위현훈 119
양성 두개내 고혈압 146
얼굴신경병 212
얼음조각검사 231

열공성뇌경색 262
완전실어증 34
외상성 뇌손상 346
외안근마비 227
요독성 뇌증 357
요추 천자 검사 376
운동신경세포질환 182
원발벼락두통 134
윌슨병 69
유전성 실조증 41
이차성 두통 129
인형눈반사 163
일과성 허혈 발작 268

ㅈ

자가면역 뇌염 324
자가항체검사 326
자신경 209
저나트륨혈증 361
전도실어증 34
전두엽 뇌전증 76
전두측두엽치매 317
정강신경 212
정맥내 혈전용해제 387
정상압수두증 60, 318
정중신경 208
조직 플라스미노겐 활성제 253
종아리신경 211
주기마비 355
주시유발안진 116
중심다리뇌수초용해 361
중심망막동맥폐색 99
중심망막정맥폐색 100
중증근무력증 234, 355
지연 운동이상증 68
진행성 핵상마비 60

ㅊ

척수공동증 175
척수병증 170
추체로 징후 9
축삭돌기의 손상 193
측두엽 뇌전증 76

ㅋ

코르사코프 증후군 335
크로이츠펠트 야콥병 287

ㅌ

탈수초 193
테타니 356

ㅍ

파킨슨병 57
파킨슨증 57
편두통 130
피부근염 232
피질감각결손 검사 20
피질기저핵변성 60

ㅎ

하지 불안 증후군 69
항뇌전증약물 84
해면정맥동 병변 107
현훈 114
혈관성파킨슨증 60
혈관치매 316
호너 증후군 246
호먼큘러스 19
혼미 158
혼수 158
횡단척수염 302
흉곽출구증후군 205

영문색인

A

ABCD2 score 269
acute disseminated encephalomyelitis 301
Acute inflammatory demyelinating polyradiculopathy 197
ADEM 301
alexia without agraphia 36
amaurosis fugax 102
amyotrophic lateral sclerosis 182
Anatomic localization 2
anomic aphasia 34
anterior horn cell 4
anti-MOG antibody disease 300
aphasia 21, 32
ataxia 40
ataxic hemiparesis 263
Axillary nerve 209

B

ballismus 66
barbecue maneuver 120
basal ganglia 3
Benign paroxysmal positional vertigo 119
Brachial plexopathy 203
Brain death 417
brainstem 4
brainstem syndromes 264
Broca aphasia 33

C

cardiogenic syncope 155
cauda equina 173
central pontine myelinolysis 361
Central vertigo 123
cerebellum 3
cerebral herniation 140
cerebral venous thrombosis 147
chorea 66
chronic inflammatory demyelinating polyradiculopathy 198
Chvostek sign 356
Cluster headache 133
conduction aphasia 34
conus medullaris 173
cortex 2
cortical sensory loss 20
Corticobasal degeneration 60
Creutzfeld-Jakob Disease 287

D

decerebrate posture 160
decorticate posture 160
delirium tremens 332
Dementia with Lewy body 60
dysarthria-clumsy hand syndrome 263
Dystonia 65

E

Epidural hematoma 349
Essential tremor 62
Etiology 9

F

Facial neuropathy 212
Femoral nerve 210

G

global aphasia 34

Guillain-Barré syndrome 197, 394

H

hemiplegia 16
Hereditary motor sensory neuropathy 200
homunculus 19
Hyperacute stroke 382
Hyperkinesia 56
Hyperreflexia 13
Hyperventilation 145
hypokinesia 55
Hyporeflexia 13
Hypothermia 145

I

IA thrombectomy 389
ideomotor apraxia 37
ILAE 발작 분류 74
Intranuclear ophthalmoplegia 108
IV thrombolytics 387

J

Jolly test 230

L

Lambert-Eaton myasthenic syndrome 235
Lance-Adams syndrome 415
Localization 2, 47
lower motor neuron sign 8

M

Mannitol 144
McDonald 진단기준 297
Mechanical Ventilation 406
median nerve 208
Medication overuse headache 134
Ménière's syndrome 119
migraine 130
Modified Epley Maneuver 120
Mononeuropathy multiplex 199
motor neuron disease 182, 395
Multifocal motor neuropathy 199
multiple sclerosis 294
multiple system atrophy 59
myasthenia gravis 234, 395
myelopathy 170
Myoclonus 68
myopathy 224
myotonia 228

N

Neuroleptic malignant syndrome 401
neuromuscular junction 5
neuromyelitis optica spectrum disorder 299
neurosyphilis 285
NIH stroke scale 385
NMDAR 뇌염 324
Normal pressure hydrocephalus 318

O

orthostatic hypotension 156

P

Painful ophthalmoplegia 105
paraneoplastic syndrome 324
Parkinsonism 57
Parkinson's disease 57
peripheral nerve 5
Peroneal nerve 211

plexus 5
polyneuropathy 197
Post-hypoxic myoclonus 414
primary thunderclap headache 134
Progressive Supranuclear Palsy 60
pseudotumor cerebri 146
pure motor hemiparesis 262
pure sensory stroke 262
pyramidal tract sign 9

R

Radial nerve 209
Radiculopathy 202
RAPD 94
Red glass test 95
Restless leg syndrome 418
rtPA 253

S

Sciatic nerve 210
seizure 74
sensorimotor stroke 263
Serotonin syndrome 402
spinal cord 4
Status Epilepticus 396
subacute combined degeneration 176
Subarachnoid hemorrhage 248
Subdural hematoma 349
Supranuclear ophthalmoplegia 108
Syncope 81
syringomyelia 175

T

Tardive dyskinesia 68
Tension type headache 132
tetany 356
thalamus 3, 264
Transient ischemic attack 268
transverse myelitis 302
Trousseau sign 356

U

Ulnar nerve 209
upper moton neuron sign 8
Uremic Encephalopathy 357

V

Vasculitis 370
vasovagal syncope 155
vertigo 114

W

Wernicke aphasia 33
Wernicke encephalopathy 334

전공의들이 쓴
의과대학생, 전공의를 위한
신경과 매뉴얼
(2판)

2013년 9월 30일 1판 발행
2021년 2월 15일 2판 발행
2023년 2월 20일 2판 2쇄 발행

저 자 : 서울대학교 의과대학 신경과학교실 편
발행자 : 최병진

발행처 : 도서출판 고려의학
(02880) 서울시 성북구 성북로9길1 보문빌딩 3층
Tel. 765-0333, 0337 Fax. 743-2288

등록번호 : 제 1-519호 1978. 6. 29.

정가 35,000원

ISBN 979-11-89210-44-1